医学整合课程系列教材

● 丛书主编　龚爱华 ●

循环系统

主　审　陈永昌
主　编　贾俊海　金　雯
副主编　李永金　鞠小丽
编　委　丁红群　车力龙　王　瑛　李月英
　　　　李永金　陈永昌　吴卫疆　吴　燕
　　　　金　雯　杨　鲲　贾俊海　桑建荣
　　　　陶　燕　蒋　璐　鞠小丽

江苏大学出版社
JIANGSU UNIVERSITY PRESS
镇　江

图书在版编目(CIP)数据

循环系统／贾俊海，金雯主编．—镇江 ：江苏大学出版社，2018．8（2023．1 重印）
ISBN 978-7-5684-0895-0

Ⅰ．①循… Ⅱ．①贾… ②金… Ⅲ．①心脏血管疾病—诊疗 Ⅳ．①R54

中国版本图书馆 CIP 数据核字(2018)第 164112 号

循 环 系 统

Xunhuan Xitong

主　　编/贾俊海　金　雯
责任编辑/李菊萍
出版发行/江苏大学出版社
地　　址/江苏省镇江市京口区学府路 301 号(邮编：212013)
电　　话/0511-84446464(传真)
网　　址/http://press.ujs.edu.cn
排　　版/镇江文苑制版印刷有限责任公司
印　　刷/镇江文苑制版印刷有限责任公司
开　　本/787 mm×1 092 mm　1/16
印　　张/19.75
字　　数/505 千字
版　　次/2018 年 8 月第 1 版
印　　次/2023 年 1 月第 2 次印刷
书　　号/ISBN 978-7-5684-0895-0
定　　价/65.00 元

如有印装质量问题请与本社营销部联系(电话：0511-84440882)

医学整合课程系列教材

编审委员会

前　言

近年来，课程整合已经成为医学课程模式改革的主要方向，进行课程整合的目的是为了突出知识的整体性、培养和提高医学生综合应用医学知识解决临床问题的能力。以器官—系统为中心的整合课程改革是医学课程整合的主要模式，已经成为一种新的发展趋势。

《循环系统》是医学整合课程系列教材的其中一部。本教材分两篇共十章，特色在于依照“结构—功能—疾病—药物治疗”的认知规律重新组织教学内容，将心血管系统所涉及的人体解剖学、组织学、生理学、病理学、病理生理学、药理学和心血管内科概论基础等相关学科知识进行有机整合，剔除重复内容，并加入最新的心血管系统相关前沿进展，建立起相对独立又相互关联的功能模块。本教材的编写坚持“淡化学科，注重整合”的原则，不仅注重知识内容的整合，也遵循传统教材编写的“三基”“五性”“三特定”等特点，同时也特别注意与临床课程教材的衔接。《循环系统》每章都以临床常见心血管疾病或综合征为线索，就其所涉及的结构学基础、功能学基础、病理改变、疾病发生发展规律、药物治疗原理展开论述，形成了完整的以常见心血管系统疾病的形态、功能基础及药物治疗为主线的基础医学课程模块。

在教材的规划和编写过程中，陈永昌教授提出了许多宝贵意见和具体修改建议，在此表示由衷的感谢。同时也得到了江苏大学医学院领导和江苏大学出版社的大力支持，在此一并致以诚挚的谢意。

鉴于编者自身水平有限，教材中难免存在疏漏与不当之处，敬请广大读者提出宝贵意见，以便今后在修订中进一步完善。

贾俊海　金　雯

2018 年 7 月

Contents........

目 录

第一篇 循环系统总论

第二篇 循环系统疾病的形态、功能基础及药物治疗

第一篇

循环系统总论

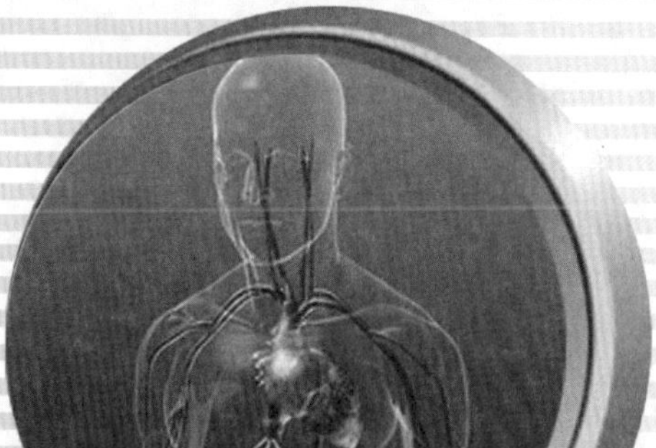

第一章

概　述

第一节　循环系统的组成

循环系统（circulatory system）是一套连续的封闭管道系统，分布于全身各处，包括心血管系统（cardiovascular system）和淋巴系统（lymphatic system）两部分。心血管系统是一个完整的循环管道，它以心脏为中心通过血管与全身各器官、组织相连，血液在其中循环流动；淋巴系统则是一个单向的回流管道，它以毛细淋巴管盲端起源于组织细胞间隙，吸收组织液形成淋巴液，淋巴液在淋巴管内向心流动，沿途经过若干淋巴结，并获得淋巴细胞和浆细胞，最后汇集成胸导管、右淋巴导管开口于左右静脉角。

一、心血管系统组成

心血管系统是一个封闭的管道系统，主要功能是进行血液循环。其由心脏、动脉、静脉及连于动、静脉之间的毛细血管组成。

1. 血液

血液（blood）是存在于心血管系统的流体组织，由血浆和悬浮于其中的血细胞组成。血浆是血液的液体成分，血细胞是血液的有形成分，血细胞可分为红细胞、白细胞和血小板三类。

2. 心脏

心脏（heart）主要由心肌构成，既是连接动、静脉的枢纽，又是心血管系统的动力泵。心腔被房间隔和室间隔分为互不相通的左右两半，每半又经房室口分为心房和心室，故心脏有 4 个腔室：左心房、左心室、右心房和右心室。左、右房室口和动脉口处均有瓣膜，它们似泵的阀门，可顺血流而开放，逆血流而关闭，以保证血液定向流动。

3. 动脉

动脉（artery）是运送血液离心的血管，动脉由心室发出，在行程中不断分支，愈分愈细，最后移行为毛细血管。动脉内压力高，血流速度快，动脉管壁较厚，富有弹性和收缩性等特点，能够有效地调节器官和组织的血流量。在活体的某些部位还可扪及动脉随心跳而搏动。

4. 静脉

静脉（vein）是引导血液回心的血管，小静脉由毛细血管静脉段汇合而成，在向心回流的过程中不断接受属支，直径逐渐变大最后注入心房。与相应动脉比，静脉管壁薄，管腔大，弹性小，容血量较大。

5. 毛细血管

毛细血管（capillary）是连接动、静脉的管道，彼此吻合成网，除软骨、角膜、晶状体、毛发、牙釉质和被覆上皮外，遍布全身各处。血液由毛细血管动脉端经毛细血管网流至毛细血管静脉端。毛细血管数量多，管壁薄，通透性大，管内血流缓慢，是血液和组织液进行物质交换的场所。

二、淋巴系统组成

淋巴系统由淋巴管道、淋巴组织和淋巴器官组成（图 1-1-1）。淋巴管道和淋巴结的淋巴窦内流动的无色透明液体称为淋巴（lymph）。

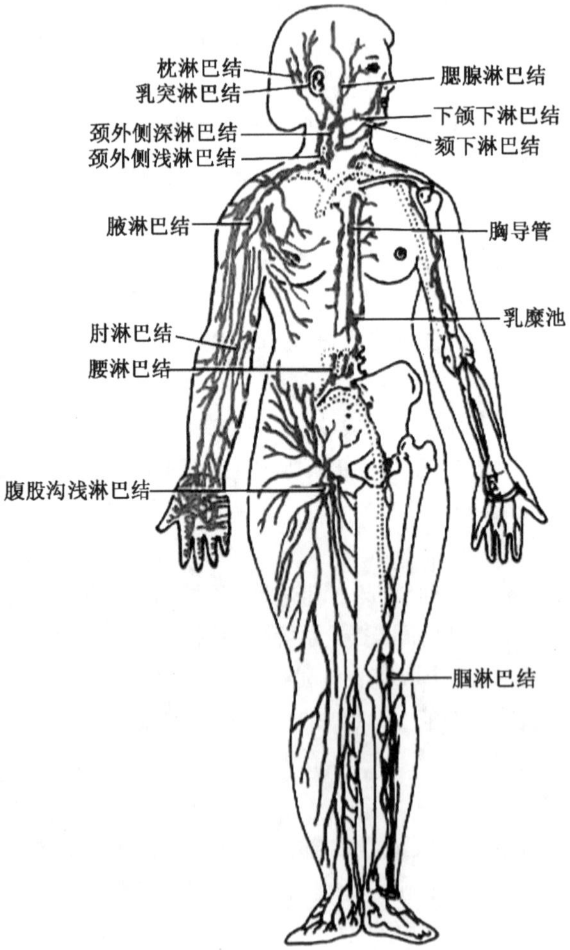

图 1-1-1　全身的淋巴管和淋巴结

1. 淋巴管道

淋巴管道（lymphatic vessels）包括毛细淋巴管、淋巴管、淋巴干和淋巴导管等。

毛细淋巴管（lymphatic capillary）是淋巴管的起始部，以膨大的盲端起于组织间隙，其结构和毛细血管相似，由单层内皮细胞和不完整的基膜构成，管腔粗细不一，没有瓣膜，互相吻合成网。中枢神经、上皮组织、骨髓、软骨和脾实质等器官组织内不存在毛细淋巴管。

淋巴管（lymphatic vessel）由毛细淋巴管汇合而成。管壁与静脉相似，但较薄、瓣膜较多且发达，外形粗细不匀，呈串珠状。淋巴管根据其位置分为浅、深二组，浅淋巴管位于皮下与浅静脉伴行；深淋巴管与深部血管、神经等伴行，二者间有较多交通支。淋巴管在行程中通过一个或多个淋巴结，从而把淋巴细胞带入淋巴。

淋巴干（lymphatic trunk）由淋巴管多次汇合而成，全身淋巴干共有 9 条（图 1-1-2），即收集头颈部淋巴的左、右颈干，收集上肢、胸壁淋巴的左、右锁骨下干，收集胸部淋巴的左、右支气管纵隔干，收集下肢、盆部及腹腔淋巴的左、右腰干及收集腹腔器淋巴的单个的肠干。

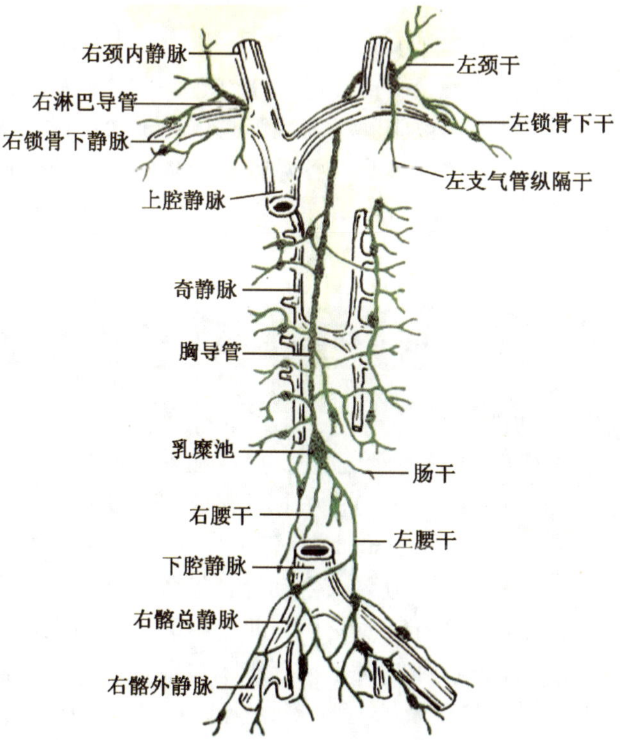

图 1-1-2　淋巴干和淋巴导管（模式图）

淋巴导管（lymphatic duct）包括胸导管（thoracic duct）和右淋巴导管（right lymphatic duct）。胸导管的起始部膨大叫乳糜池（cisterna chyli），位于第 11 胸椎与

第2腰椎之间，乳糜池接受左、右腰干和肠干淋巴的汇入。胸导管穿经膈肌的主动脉裂孔进入胸腔，再上行至颈根部，最终汇入左静脉角，沿途接受左支气管纵隔干、左颈干和左锁骨下干的汇入，即收集下半身及左上半身的淋巴。右淋巴导管为一短干，收集右支气管纵隔干、右颈干和右锁骨下干的淋巴注入右静脉角。两侧淋巴导管之间有交通。

2. 淋巴组织

淋巴组织是含有大量淋巴细胞的网状结缔组织，广泛分布于消化、呼吸、泌尿和生殖管道等处，可分为弥散性淋巴组织和淋巴小结，具有防御屏障的作用。

3. 淋巴器官

淋巴结、脾、胸腺、腭扁桃体、舌扁桃体和咽扁桃体等都属于淋巴器官。此处仅介绍淋巴结和脾。

主要的淋巴器官是淋巴结，淋巴结（lymph node）是灰红色的扁圆形或椭圆形小体，大多集中于颈部、肠系膜、腋及腹股沟等处，按其位置可分为浅表淋巴结和深部淋巴结。正常淋巴结多在 0.2 ～ 0.5 cm，常成群聚集，多沿血管分布，位于身体屈侧活动较多的部位。胸、腹、盆腔的淋巴结多位于内脏门和大血管的周围。淋巴结的主要功能是滤过淋巴，产生淋巴细胞和浆细胞，参与机体的免疫反应。

脾（spleen）位于腹腔左季肋部，第 9 ～ 11 肋之间，其长轴与第 10 肋一致，正常情况下在肋弓下缘不能触及。活体脾为暗红色，质软而脆，易因暴力打击而破裂。脾的表面除脾门以外均被腹膜覆盖。脾是体内最大的淋巴器官，同时又是储血器官，并具有破坏衰老的红细胞、吞噬致病微生物和异物，产生白细胞和抗体的功能。

（杨　鲲）

第二节　循环系统的功能

一、血液循环的功能

心脏、血管组成了机体的心血管系统，血液在其中按一定方向流动，周而复始，称为血液循环（blood circulation）。根据循环途径的不同，可分为体循环和肺循环两种。体循环（systemic circulation），又称大循环，起始于左心室，左心室收缩将富含氧气和营养物质的动脉血泵入主动脉，经各级动脉分支到达全身各处组织的毛细血管，与组织细胞进行物质交换，即血中的氧气和营养物质为组织细胞所吸收，组织细胞的代谢产物和二氧化碳等进入血液，形成静脉血。静脉血经各级静脉，最后经上、下腔静脉及心冠状窦回至右心房。被称为小循环的肺循环（pulmonary circulation）则起于右心室，右心室收缩时，将大循环回流的血液（含代谢产物及二氧化碳的静脉血）泵入肺动脉，经肺动脉的各级分支到达肺泡周围的毛细血管网，通过毛细血管壁和肺泡壁与肺泡内的空气进行气体交换，即排出二氧化碳，摄入氧气，使血液变为富含氧气的动脉血，再经肺静脉回流于左心房

(图 1-2-1)。

体循环和肺循环同时进行，两个循环途径通过左、右房室口互相衔接。因此，两个循环虽路径不同，功能各异，但都是人体整个血液循环的组成部分。血液循环路径中任何一部分发生病变，如心瓣膜病、房间隔缺损、肺疾病等都会影响血液循环的正常进行。

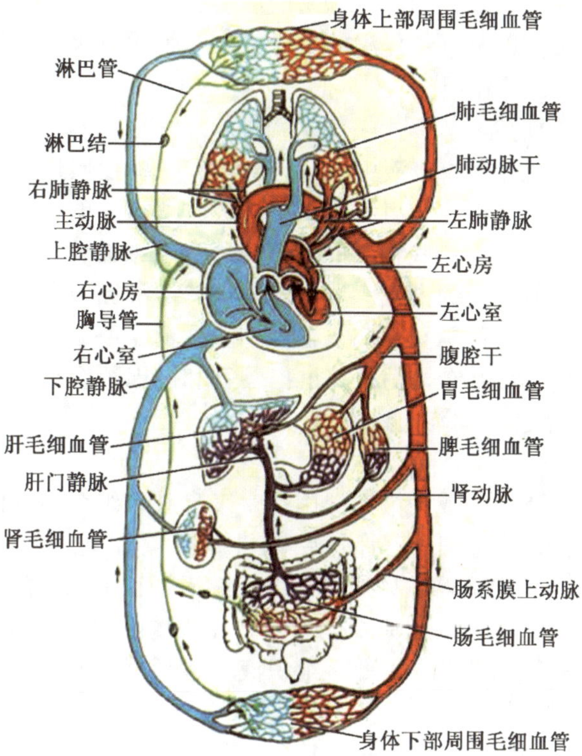

图 1-2-1　血液循环示意图

血液循环主要有以下功能：

1. 物质运输

物质运输是循环系统的主要功能。血液在心血管组成的管道内按一定方向流动，周而复始，完成体内的物质运输，包括运输氧气、营养物质、激素、其他体液性因素和代谢产物。

2. 维持内环境稳态

血液循环一方面可平衡不同器官的细胞外液（内环境）的多种理化指标（如 pH 值、离子浓度、渗透压、温度等）；另一方面也可通过运输对内环境有调节作用的生物活性物质，以及通过肾脏等排泄器官排出代谢废物，对内环境起调节作用。

3. 调节体温

机体的产热组织，如肝脏、肌肉等（严格来说，机体的每一个活细胞都是一个产热单元）所产生的热量可通过血液循环被带到其他器官与组织，达到热量转移和平衡的作用；同时，流动的血液也可将热量带到体表而散发；机体也可通过皮肤的血管收缩减少流经皮肤的血量及热量，从而起到减少散热、保存热量的作用（特别是在寒冷环境中）。

4. 内分泌功能

心血管系统在功能上不仅维持血液循环，还是重要的内分泌器官。心脏和血管可分泌多种生物活性物质，如心脏分泌的心房钠尿肽、抗心律失常肽、心舒血管素、内源性洋地黄，以及血管分泌的内皮素、一氧化氮等。这些活性物质对全身多个脏器的功能有调节作用。

二、淋巴系统的功能

当血液通过毛细血管时，血液中的部分液体和一些物质透过毛细血管壁进入组织间隙，成为组织液。细胞从组织液中直接吸收所需要的物质，同时将代谢产物排入组织液内。组织液内这些物质的大部分通过毛细血管壁，再渗回血液；小部分则进入毛细淋巴管，成为淋巴。淋巴经淋巴管、淋巴结向心流动，最后通过胸导管、右淋巴导管注入静脉角而归入血液中，回流至心脏。因此，淋巴系统可以看作心血管系统的辅助部分。另外，淋巴器官和淋巴组织还具有过滤淋巴、产生淋巴细胞和进行免疫防御等功能。

1. 淋巴的生成和回流

组织液进入淋巴管，即成为淋巴。因此，来自某一组织的淋巴的成分和该组织的组织液非常接近。在毛细淋巴管起始端，内皮细胞的边缘像瓦片般互相覆盖，形成向管腔内开启的单向活瓣。另外，当组织液积聚在组织间隙内时，组织中的胶原纤维和毛细淋巴管之间的胶原细丝可以将互相重叠的内皮细胞边缘拉开，使内皮细胞之间出现较大的缝隙，因此，组织液（包括其中的血浆蛋白质分子）可以自由地进入毛细淋巴管。

正常成人在安静状态下大约每小时有 120 mL 淋巴流入血液循环，其中约 100 mL 经由胸导管，20 mL 经由右淋巴导管进入血液。以此推算，每天生成的淋巴总量为 2 ～ 4 L，大致相当于全身血浆总量。组织液和毛细淋巴管内淋巴的压力差是组织液进入淋巴管的动力。组织液压力升高时，能加快淋巴的生成速度。

2. 影响淋巴生成与回流的因素

毛细淋巴管汇合形成集合淋巴管。后者的管壁中有平滑肌，可以收缩。另外，淋巴管中有瓣膜，使淋巴不能倒流。淋巴管壁平滑肌的收缩活动和瓣膜共同构成“淋巴管泵”，能推动淋巴流动。淋巴管周围组织对淋巴管的压迫也能推动淋巴流动，如肌肉收缩、相邻动脉的搏动，以及外部物体对身体组织的压迫和按摩等。凡能增加淋巴生成的因素，也都能影响淋巴的回流量。淋巴管和淋巴结急慢性炎症、肉芽肿形成、丝虫虫体等均可引起淋巴系统阻塞，导致淋巴窦和淋巴管扩张，造成淋巴水肿（lymphedema）。

3. 淋巴回流的作用

淋巴回流的生理功能，主要是将组织液中的蛋白质分子带回至血液，并且能清除组织液中不能被毛细血管重吸收的较大的分子及组织中的红细胞和细菌等。

小肠绒毛的毛细淋巴管对营养物质特别是脂肪的吸收起重要的作用。由肠道吸收的脂肪 80% ~ 90% 是经过这一途径被输送入血液的，因此小肠的淋巴呈乳糜状。淋巴回流的速度虽较缓慢，但一天中回流的淋巴相当于全身血浆总量，故淋巴回流在组织液生成和重吸收的平衡中起着一定的作用。

（陶　燕）

第三节　循环系统和其他系统的相互关系

一、循环系统和神经系统的关系

（一）循环系统接受神经系统的调节

心血管活动受自主神经系统的紧张性活动控制。支配心脏的神经主要有心交感神经与心迷走神经，其中心交感神经可使心率加快，心肌收缩力增强，传导速度加快，心输出量增加；而心迷走神经可导致心率减慢，心肌收缩力减弱，房室传导速度减慢，心输出量减少。全身绝大多数血管受单一的交感缩血管神经支配，它平时就具有紧张性活动，使血管平滑肌保持一定程度的收缩状态。神经系统对心血管活动的调节是通过各种心血管反射实现的。

（二）脑循环是脑组织的血液循环

脑循环（cerebral circulation）是指流经脑组织的血液循环。脑的血液供应来自颈内动脉和椎动脉，它们在颅底形成 willis 环，然后各自发出分支营养脑组织。脑循环的主要功能是为脑组织提供氧和营养物质，并排出代谢产物，从而维持脑的内环境稳定。

1. 脑循环的特点

脑组织的代谢水平高，血流量较多。在安静情况下，每百克脑组织的血流量为 50 ~ 60 mL/min。整个脑循环的血流量约为 750 mL/min。可见，脑虽仅占体重的 2% 左右，但血流量却占心输出量的 15% 左右。脑组织的耗氧量也较大。在安静情况下，每百克脑每分钟耗氧 3 ~ 3.5 mL。或者说，整个脑的耗氧量约占全身耗氧量的 20%。

脑位于颅腔内。颅腔是骨性的，其容积是固定的。颅腔为脑、脑血管和脑脊液所充满，三者容积的总和也是固定的。由于脑组织是不可压缩的，故脑血管舒缩程度受到相当的限制，血流量的变化范围明显小于其他器官。

在毛细血管血液和脑脊液之间存在限制某些物质自由扩散的屏障，称为血-脑脊液屏障（blood cerebrospinal fluid barrier）。这一屏障由无孔的毛细血管壁和脉络丛细胞中的特殊载体系统构成。在毛细血管血液和脑组织也存在类似的屏障，称为血-脑屏障（blood-brain barrier），毛细血管内皮细胞、内皮下基膜和星形胶质细胞的血管周足等结构是构成血-脑屏障的基础。O_2、CO_2、乙醇和某些脂溶性麻醉药容易通过血-脑脊液屏障和血-脑屏障，而不同的水溶性物质如葡萄糖、氨基酸及各种离子则需要毛细血管内皮细胞上特殊转运体的介导。

血-脑脊液屏障和血-脑屏障的存在，对于保护脑组织周围稳定的化学环境和防止血液中有害物质侵入脑内具有重要的生理意义。脑组织缺氧、损伤及脑肿瘤，可致该部位毛细血管壁的通透性增加，使某些不易透过血-脑屏障的物质进入受损脑组织，并改变脑脊液的理化性质、血清学和细胞学特性。因而，检查脑脊液标本，可为神经系统某些疾病的诊断提供参考依据。在临床上，可以将不易通过血-脑屏障的药物直接注入脑脊液，使之能较快地进入脑组织，起到有效的治疗作用。

2. 脑血流量的调节

（1）自身调节　正常情况下脑循环的灌注压为 10.6 ～ 13.3 kPa（80 ～ 100 mmHg）。当平均动脉压在 8.0 ～ 18.6 kPa（60 ～ 140 mmHg）范围内变化时，脑血管可通过自身调节的机制使脑血流量保持恒定。当平均动脉压降低到 8.0 kPa（60 mmHg）以下时，脑血流量就会显著减少，可引起脑的功能障碍。反之，当平均动脉压超过脑血管自身调节的上限时，脑血流量显著增加，严重时可因脑血管血压过高而出现脑水肿。

（2）CO_2分压与低氧的影响　脑血管的舒缩活动主要受血液中 CO_2、O_2和 H^+ 等多种物质的影响，其中 CO_2起主导作用。血液 CO_2分压升高时，细胞外液中 H^+ 浓度升高，脑血管舒张，血流量增加。因此，CO_2过多时，细胞外液 H^+ 浓度升高而使脑血管舒张；相反，过度通气时，因 CO_2呼出过多，动脉血 CO_2分压过低，脑血流量相应减少，可引起头晕等症状。脑血管对 O_2分压十分敏感，血液 O_2分压降低时，脑血管舒张，而高氧可使脑血管收缩。

（3）神经调节　颈上神经节发出的去甲肾上腺素能纤维，其末梢分布至脑的动脉和静脉，并分布至软脑膜的血管，还有少量分布至脑实质的血管。脑实质内的小血管上有起自蓝斑去甲肾上腺素神经轴突末梢分布。副交感乙酰胆碱能神经末梢也分布至脑血管。此外，脑血管内有血管活性肠肽等神经肽纤维末梢分布。神经对脑血管活动的调节作用不是很明显。刺激或切除支配脑血管的交感或副交感神经，脑血流量没有明显变化。在多种心血管反射中，脑血流量变化一般都很小。

二、循环系统和呼吸系统的关系

（一）氧和二氧化碳等气体的运输需要心血管系统参与

肺是重要的呼吸器官，其关键结构是肺泡膜，其次是膜两侧的通气和血液灌注部分。通过呼吸运动，新鲜空气进入肺泡，在肺泡内通过肺泡膜与肺循环毛细血管的血液进行气体交换，空气中的 O_2进入血液，再由血液运送到身体各部分的组织，经体循环，毛细血管血液与组织细胞再一次进行气体交换，最后 O_2进入组织细胞。可见，细胞自空气获得 O_2，必须经过两次气体交换和一次血液运输。

气体交换的实现主要依靠呼吸器官的功能活动及循环系统的配合，并受神经和体液因素的调节。呼吸和循环两个系统在功能上有密切的联系，呼吸停止，会造成缺氧和二氧化碳潴留。缺氧引起呼吸困难，二氧化碳潴留则损害脑组织，扩张脑和皮肤血管，使心率加快，并诱发心律失常以致心跳停止。呼吸系统疾病引起循环系统功能障碍，循环系统疾病也常影响呼吸功能，如肺心病和心源性哮喘就是常见的这类疾病。

（二）肺循环关系到呼吸系统的功能

肺循环的主要功能是从肺泡气中摄取 O_2，并向肺泡排出 CO_2，实现血液与肺泡之间的气体交换，即肺换气。对肺组织起营养作用的是支气管循环，其动脉是源自胸主动脉或其分支的支气管动脉，属于体循环的一部分。肺循环与支气管动脉末梢之间有吻合支沟通，部分支气管静脉血液可经过这些吻合支进入肺静脉和左心房，使主动脉血液中掺入 1% ~ 2% 的静脉血。

1. 肺循环的特点

右心室的每分输出量和左心室的基本相同。肺动脉及其分支都较粗，管壁较主动脉及其分支薄。肺循环的全部血管都在胸腔内，而胸腔内的压力低于大气压，这些因素使肺循环有与体循环不同的一些特点。

（1）肺循环血流阻力小、血压低　肺动脉管壁厚度仅为主动脉的 1/3，其分支短而管径较粗，故肺动脉的可扩张性较高，对血流的阻力较小。正常情况下，人肺动脉收缩压约为 3.0 kPa（22 mmHg），舒张压约为 1.1 kPa（8 mmHg），平均压约 1.7 kPa（13 mmHg），仅为主动脉压的1/7 ~ 1/6。肺循环的终点，即肺静脉和左心房内压为 0.13 ~ 0.53 kPa（1 ~ 4 mmHg），平均约 0.27 kPa（2 mmHg）。所以，肺循环是一个血流阻力小、血压低的系统。当发生左心衰竭时，肺循环阻力增高可引起肺淤血和肺水肿，导致呼吸功能障碍。

（2）肺的血容量大且容易变化　平静时，肺循环的血容量为 450 ~ 600 mL，占全身血量的 9% ~ 12%。由于肺组织和肺血管的可扩张性大，故肺部血容量的变化范围较大。在用力呼气时，肺部血容量减少至 200 mL 左右；而在深吸气时，可增加到 1 000 mL 左右。由于肺的血容量大，且容易变化，故肺循环血管起着储血库的作用。当机体失血时，肺循环可将一部分血液转移至体循环，起代偿作用。

在每一个呼吸周期中，肺循环的血容量也发生周期性的变化，并对左心室输出量和动脉血压产生影响。在吸气时，由腔静脉回流入右心房的血量增多，右心室射出的血量也随之增加。由于肺扩张时可将肺循环的血管牵拉扩张，使其容量增大，容纳较多的血液，而由肺静脉回流入左心房的血液则减少。但几次心搏后，扩张的肺循环血管已被充盈，故肺静脉回流入左心房的血量逐渐增加。在呼气时，发生相反的过程。因此，在吸气开始时，动脉血压下降，到吸气相的后半期降至最低点，以后逐渐回升，在呼气相的后半期达到最高点。在呼吸周期中出现的这种血压波动，称为动脉血压的呼吸波。

（3）肺部组织液负压有利于肺泡和血液之间进行液体交换　肺循环毛细血管平均压约 0.9 kPa（7 mmHg），而血浆胶体渗透压平均为3.3 kPa（25 mmHg），故将组织中的液体吸收入毛细血管的力量较大。现在一般认为，肺部组织液呈负压。这一负压使肺泡膜和毛细血管管壁紧密相贴，有利于肺泡和血液之间的气体交换。组织液负压还有利于吸收肺泡内的液体，使肺泡内没有液体积聚。在某些病理情况下，如左心衰竭时，肺静脉压力升高，肺循环毛细血管压也随着升高，就可使液体积聚在肺泡或肺的组织间隙中，形成肺水肿（pulmonary edema）。

2. 肺循环血流量的调节

（1）神经调节　肺循环血管受交感神经和迷走神经的双重支配。刺激交感神经对肺血管的直接作用是引起收缩和血流阻力增大。但在整体情况下，交感神经兴奋时体循环的血管收缩，将一部分血液挤入肺循环，使肺循环内血容量增加。循环血液中的儿茶酚胺也有同样的效应。刺激迷走神经可使肺血管舒张。

（2）局部组织化学因素的影响　肺泡气的氧分压对肺部血管的舒缩活动有明显的影响。急性或慢性的低氧都能使肺部血管收缩，血流阻力增大。引起肺血管收缩的原因是肺泡气的氧分压低，而不是血管内血液的氧张力低。当一部分肺泡内气体的氧分压低时，这些肺泡周围的微动脉收缩。在肺泡气的二氧化碳分压升高时，低氧引起的肺部微动脉的收缩更加显著。肺部血管对低氧发生缩血管反应的机制，目前还不完全清楚。有人推测，低氧可能使肺组织产生一种缩血管物质；也有人认为，必须有血管内皮存在才能发生这种缩血管反应。肺泡气低氧引起局部缩血管反应，具有一定的生理意义。当一部分肺泡因通气不足而氧分压降低时，这些肺泡周围的血管收缩，血流减少，而使较多的血液流经通气充足、肺泡气氧分压高的肺泡。假如没有这种缩血管反应，血液流经通气不足的肺泡时，血液不能充分氧合，这部分含氧较低的血液回流入左心房，就会影响体循环血液的含氧量。当吸入气氧分压过低时，如在高海拔地区，肺动脉广泛收缩，血流阻力增大，故肺动脉压显著升高。长期居住在高海拔地区的人，常可因肺动脉高压使右心室负荷长期加重而导致右心室肥厚。

（3）体液调节　肾上腺素、去甲肾上腺素、血管紧张素Ⅱ、血栓素 A_2、前列腺素 $F_{2\alpha}$ 等能使肺循环的微动脉收缩。组胺、5-羟色胺能使肺循环微静脉收缩，但在流经肺循环后即分解失活。而乙酰胆碱、缓激肽、前列腺素能使肺血管舒张，血流量增加。

三、循环系统和消化系统的关系

消化系统的活动与循环系统有着密切的联系。营养素通过肠上皮细胞进入肠壁的毛细血管，直接进入血液循环，如葡萄糖、氨基酸、甘油、电解质和水溶性维生素等，主要是通过这种途径吸收的。在消化期内，循环系统的活动相应加强，流经消化器官的血量也增多，从而有利于营养物质的消化与吸收。相反，循环系统功能障碍，特别是门静脉循环障碍，将会严重影响消化和吸收功能的正常进行。消化器官的血流量受机体全身血液循环功能状态、血压和血量的影响，并与机体在不同的活动状态下血液在各器官间重新分配有关。一般认为，流经消化器官的血量对于消化管和消化腺的功能，具有允许作用和保证作用。如果血管强烈收缩，血流量减少，消化液分泌将随之大为减少，消化管运动也随之大为减弱。

四、循环系统和泌尿系统的关系

人体在新陈代谢过程中，不断产生二氧化碳、尿素、尿酸、水和无机盐等代谢产物，这些物质在体内的过多积聚，将影响正常生理活动，甚至危及生命。其中，部分代谢产物的排出主要依靠肾脏以生成尿的方式来完成。肾单位是肾脏结构和功能的基本单位。每个肾单位包括肾小体和与它相连的肾小管两部分。肾小体由肾小球和包绕在它外面的肾小囊构成。肾小球是由入球小动脉分出的数十条毛细血管弯曲盘绕而成的血管球，毛细血管另一端汇集成出球小动脉。

肾功能正常时，尿量可反映内脏的血液灌注状态，并可由此估计内脏的循环状态。尿液的形成过程主要包括肾小球的滤过和肾小管的重吸收。当血液流经肾小球时，血液中除血细胞和大分子蛋白质外，其他成分如水、无机盐类、葡萄糖、尿素、尿酸等物质，都可以由肾小球过滤到肾小囊腔内，形成原尿。原尿流经肾小管时，其中对人体有用的物质，如大部分水、全部葡萄糖、部分无机盐等，被肾小管重吸收回到血液；而剩下的废物，如尿素、尿酸、一部分无机盐和水分，则由肾小管流出，形成尿液。肾脏担负着清除体内废物的任务，所以肾脏的血液供应很丰富，每分钟流经肾脏的血液相当于心脏输出量的 20% ~ 25%，它的平均血流量比体内其他任何器官都多。一旦肾脏的功能出现障碍，会使血液中毒素含量过多，从而出现尿毒症，严重者会发生昏迷，甚至死亡。

（金　雯）

第四节　循环系统疾病概述

循环系统疾病是一组心脏和血管疾患，主要包括：三大综合征，即心力衰竭、心律失常和心源性休克；五大常见病，即高血压、冠心病、心瓣膜病、先天性心脏病和心肌疾病。三大综合征和五大常见病是循环系统的常见问题。此外，循环系统疾病还包括心包疾病、感染性心内膜炎、心脏肿瘤、周围血管疾病和其他系统疾病的心脏损伤等。

循环系统疾病是世界范围内威胁人类健康和生命的重要疾病，居我国疾病死因的首位。随着我国经济和社会的迅速发展，以及城市化、老龄化加快和生活方式的转变，循环系统疾病危险因素水平持续上升，循环系统疾病患病率快速升高，死亡率持续增长，严重威胁国民健康，并给家庭和社会带来巨大的经济负担。

一、循环系统疾病的分类

循环系统疾病可按照病因、病理和病理生理进行如下分类。

1. 病因分类

根据致病因素，循环系统疾病分为先天性心血管病和后天性心血管病两大类。先天性心血管病（先心病）是心脏大血管在胚胎期发育异常所致，如房间隔缺损。后天性心血管病是由于出生后心脏受到各种外来或机体内在因素作用而致病，有以下几种类型：① 动脉粥样硬化，主要累及弹力动脉，冠状动脉粥样硬化引起供血障碍时，称冠状动脉粥样硬化性心脏病（冠心病）；② 风湿性心脏病（简称风心病），可进一步分为风湿性心脏炎和风湿性心脏瓣膜病；③ 高血压及高血压性心脏病；④ 感染性心脏病，为病毒、细菌、真菌、立克次体、寄生虫等感染侵犯心脏或心包而导致的心脏病，如亚急性细菌性心内膜炎；⑤ 原因不明的心肌病；⑥ 全身疾病的心脏损害，包括内分泌疾病、神经肌肉疾病、血液病、营养代谢病、结缔组织病都可引起心脏损害；⑦ 心脏瓣膜退行性改变引起的心脏瓣膜功能损伤；

⑧ 物理、化学因素，如放射线、高原环境、地域因素、某些抗肿瘤药物等引起的心脏损伤；⑨ 心脏肿瘤；⑩ 遗传因素引起的心血管病。

2. 病理分类

不同病因可累及心血管的不同部位，可分为：① 心内膜病变，如各种心内膜炎（亚急性或急性）和心脏瓣膜病（瓣膜狭窄或关闭不全）；② 心肌病变，如心肌炎、心肌病、心肌梗死等；③ 心包病变，如急性心包炎或慢性缩窄性心包炎；④ 血管病变，如动脉硬化、动脉粥样硬化、动脉瘤、中膜囊性变性、夹层分离、血管炎症、血栓形成、栓塞等；⑤ 心脏和血管各组织结构的先天性畸形。

3. 病理生理分类

不同病因导致的心血管病可引起相同或不同的病理生理和功能变化，可分为：① 心力衰竭：主要指心肌收缩和舒张功能不全，心排血量不足以维持组织代谢需要而引起的以循环功能障碍为主的综合征，临床上以心排血量降低、组织血液灌注减少及肺循环和/或体循环静脉淤血为特征；② 心源性休克：指在血容量充足的情况下，由于心脏泵血功能衰竭，心排血量不足，而引起的动脉低血压和组织低灌注的临床综合征；③ 心律失常：为心脏传导系统的冲动形成和/或冲动传导异常导致的心脏节律改变，如窦性心动过速、过缓或不齐，过早搏动、室上性（室性）心动过速、房室传导阻滞、心房（心室）扑动或颤动、预激综合征等；④ 心脏瓣膜病：因不同病因导致的心脏瓣膜开放或关闭功能异常，如乳头肌功能不全，导致二尖瓣或三尖瓣不能正常启闭，引起瓣膜关闭不全；⑤ 高动力性循环：甲状腺功能亢进、贫血等原因引起心排血量增多、血压增高、心率增快、周围循环血液灌注增多的综合状态；⑥ 心肌缺血：为冠状动脉粥样硬化或血栓事件导致的心肌供血不足；⑦ 心包填塞：心包腔大量积液、积血或积脓，或心包膜增厚、纤维化妨碍心脏舒张充盈；⑧ 高血压：高血压病是一种以动脉压升高为特征，可伴有心脏、血管、脑和肾脏等器官功能性或器质性改变的全身性疾病；⑨ 其他：体循环或肺循环压力的增高或降低等。

二、心血管疾病的危险因素

心血管疾病的发生是多种危险因素长期共同作用的结果。研究显示，高血压、高血脂、吸烟、肥胖、糖尿病、精神压力大、蔬菜水果摄入少、缺乏体力活动、饮酒与心血管疾病的发生有很强的关联。这说明可干预的危险因素是促使心血管疾病发病的主要原因，控制这些危险因素是降低心血管疾病发病率和死亡率的关键。高血压是脑卒中和冠心病发病的主要危险因素，我国有超过半数的心脑血管疾病发病与高血压有关。如果高血压发病率没有得到有效控制，心血管疾病高发的态势将很难遏制。在高血压防控中，尤其要关注正常高值高血压。目前，我国约有 3 亿人为正常高值高血压。正常高值高血压者发生高血压或心血管疾病的危险分别是正常血压者的 3.2 倍和 1.74 倍。再过十年，约有一半正常高值高血压的人群将成为高血压患者。血脂异常与心血管疾病关系密切，总胆固醇降低可以使各个年龄段人群的缺血性心脏病的发病率和死亡率降低，他汀类药物调脂在减少冠心病事件的同时，也能降低脑卒中的发生率，但是目前成人血脂异常的知晓率、治疗率和控制率仍然非常低。我国是世界上最大的烟草生产国和消费国，如何有效控烟也是全社会的难题。与不吸烟者相比，吸烟者冠心病、脑卒中及心血管疾病的患病风险均显著提高。肥胖是心血管疾病的重要危险因素，2010 年的调查表明，成年人超重和肥胖率与 2002 年相比增加了近 1 倍。人口老龄化、城市化、营养水平变化及体力活动的减少使我国糖尿病患病率迅速增高。2007 年调查研究显示，我国糖尿病患病率已达 9.7%。此外，精神压力大、蔬菜水果摄入少、缺乏体力活动和饮酒也会促使心血管疾病的发生和发展。

三、循环系统疾病的常见症状和体征

（一）常见症状

（1）心悸　为心脏病开始时常见的症状，为一种心跳不适的感觉，多见于心律失常或心力衰竭，也可见于高动力性循环。

（2）呼吸困难　心源性呼吸困难常见于左心功能不全所致肺淤血，初起常为劳力性呼吸困难，休息后好转。随着病情的发展，可出现夜间阵发性呼吸困难，端坐呼吸，不能平卧，且常伴有咳嗽甚至咯血。严重者可发生肺水肿。突然出现的呼吸困难，并伴有（或不伴有）剧烈胸痛、咯血，甚至晕厥等症状时，要警惕肺动脉栓塞的发生。

（3）胸痛　由冠心病引起者多位于胸骨后，呈压迫性紧缩感或闷痛，并向左上肢或颈部等处放射，非冠脉闭塞性的心绞痛每次持续 1 ~ 5 分钟，很少超过 15 分钟，多因体力活动、情绪激动或饱餐所诱发。急性心肌梗死引起的胸痛持续时间较长，约半小时到数小时，发作可与活动无关。其他如急性心包炎、肺栓塞亦可引起胸痛，结合发病情况、体征及其他检查可以鉴别。

（4）水肿　为右心功能不全的常见表现。心性水肿的发生部位与体位有密切关系，如右心衰竭早期水肿先见于下肢，常在白天活动后于傍晚明显出现，休息一夜后消失。

（5）咯血　二尖瓣狭窄、肺梗死或左心衰竭肺淤血患者常有咯血；左至右分流的先天性心脏病，当肺循环血流量过多和/或肺动脉高压时，亦可咯血。

（6）心源性晕厥　高度的房室传导阻滞、窦性停搏、室速、室扑、室颤等严重心律失常所致心排出量急剧减少，引起急性脑缺血发作，临床表现为短暂的意识丧失及抽搐，亦称阿-斯（Adams-Stokes）综合征。

（7）紫绀　为一种缺氧的表现。当毛细血管内还原血红蛋白超过 5 g/dL 时，临床才表现有紫绀。紫绀可分为中枢性、周围性及混合性紫绀。中枢性发绀：此类发绀的特点表现为全身性，除四肢及颜面外，也累及躯干和黏膜的皮肤，但受累部位的皮肤是温暖的，如右向左分流的先天性心脏病或因肺淤血换气不良的心力衰竭患者均可有中枢性紫绀；周围性紫绀：周围循环血流瘀滞，造成局部组织耗氧过多或周围血管收缩，末梢组织缺氧，紫绀分布于末梢或下垂部位，休克、右心衰竭患者可引起周围性紫绀；混合性发绀：中枢性、周围性发绀同时存在。可见于严重的全心衰竭的患者。

此外，还应了解患者过去有无风湿热、上呼吸道感染、关节炎、高血压、糖尿病、慢性气管炎等病史，及其就诊诊断及治疗情况，以利于诊断治疗参考。

（二）体格检查

心血管疾病常见体征包括二尖瓣面容（两颧绀红色，口唇轻度发绀），颈静脉怒张，心前区隆起，心尖搏动移位和强度、范围改变，震颤，心包摩擦感，水冲脉，交替脉，奇脉，周围血管征，心脏浊音改变，心率改变，心律改变，二尖瓣开瓣音，心包叩击音，心脏杂音，心包摩擦音等。肺部听诊可闻及干啰音和/或湿啰音。

四、循环系统疾病的常用辅助检查

目前临床常用的心血管疾病检测类型有冠状动脉疾病的危险因素检测、心肌损伤和心肌梗死检测、心力衰竭和心脏功能检测。冠状动脉疾病的危险因素检测包括血脂组合、同型半胱氨酸和超敏 C-反应蛋白检测。心肌损伤和心肌梗死检测包括心肌肌钙蛋白、肌酸激酶同功酶和肌红蛋白检测，这些标志物在正常情况下存在于心肌细胞中，心肌损伤后释放入血，若在血中发现这些物质水平升高则表明有心肌损伤存在。评价心脏功能的检测包括 B 型钠尿肽（B-type natriuretic peptide，BNP）和内皮素检测，BNP 是诊断慢性心力衰竭和评价心脏功能的最佳标志物，是严重心力衰竭患者一年期心血管事件发生的独立危险因子。内皮素在心力衰竭患者明显升高，其增高水平与心力衰竭严重程度及预后相关。

心血管疾病的器械检查除了传统的动脉血压测定、静脉压测定、心脏 X 线片、心电图、超声心电图等之外，随着医学发展，新的检查方法不断涌现，分为侵入性检查和非侵入性检查，这些检查对心血管疾病的临床诊断、危险分层、治疗方案选择及预后判断都有重要意义。

侵入性检查主要指心导管检查，包括选择性心血管造影、临床心脏电生理检查、心内膜心肌组织活检及心脏和血管腔内超声显像、血管内镜检查等。心导管检查创伤较小，可得到直接的诊断资料，临床意义大。

非侵入性检查包括各种类型心电图检查（遥测心电图、动态心电图、食道电生理检查、起搏电生理检查、心电图运动负荷实验、心室晚电位和心率变异性分析等）、多普勒超声心动图、经食管超声心动图、负荷超声心动图、心肌声学造影、心脏多排 CT 血管显像、发射性核素心肌和血池显像、单光子发射体层显影、磁共振体层显影和磁共振血管显影等，这些检查对患者无创伤，容易被患者接受。

五、循环系统疾病的遗传学检查

许多循环系统疾病如肥厚型心肌病、扩张型心肌病、致心律失常性右室心肌病等都与遗传有关。随着人类基因组测定的完成和高通量基因检测方法的应用，人类对疾病的遗传易感性有了全新的认识，从最初依赖于疾病家族史，发展到利用基因分型、特定基因检测等先进技术进行疾病遗传学评估，对临床医学产生了深远的影响。通过基因检测可以筛查家族中的高危患者，但基因检测也有一定的假阳性和假阴性。对已知致病基因的患者家族成员进行基因筛查，可以发现基因突变携带者并进行疾病风险分析，免除基因携带阴性者将来的临床随访观察而节约经费。

六、循环系统疾病诊断方法

诊断循环系统疾病应根据病史、临床症状和体征、实验室检查、器械检查和特殊检查等资料做出综合分析判断。

诊断心血管病时，需将病因、病理和病理生理分类诊断并按顺序同时列出，如诊断风心病时要列出：① 风湿性心脏病（病因诊断）；② 二尖瓣狭窄和关闭不全（病理诊断）；③ 心力衰竭；④ 心房颤动（③和④为病理生理诊断）等。

（贾俊海）

第五节 循环系统疾病防治

一、动脉粥样硬化性疾病的一级预防

动脉粥样硬化性疾病导致心血管死亡的事件增加，其原因主要是心血管危险因素的流行。据2002年世界卫生组织（WHO）报告，全球因心血管疾病所致死亡中，大约50%归因于高血压，31%归因于高胆固醇，14%归因于吸烟，其中约65%的心血管死亡归因于此三个危险因素的综合作用。2004年全球52个国家参与的Interheart研究结果再次证明，个体未来心肌梗死的发病危险90%可以由目前已知的9种传统心血管危险因素预测：高胆固醇、吸烟、糖尿病、高血压、腹型肥胖、缺乏运动、饮食缺少蔬菜水果、精神紧张和大量饮酒。欧美发达国家心血管疾病的流行趋势充分证明了加强心血管危险因素控制在心血管疾病治疗中的重要性。美国从20世纪初开始，心血管病死亡人数逐年增加，但从1950年开始把心血管病预防、积极控制危险因素纳入国家卫生工作重点后，近50年来心血管疾病死亡率下降了约25%。2007年，美国卫生统计报告分析了美国心血管疾病死亡率下降的原因，发现44%～76%归功于心血管危险因素的控制，只有23%～47%与治疗相关。其中，控制血压达标、控制胆固醇达标及吸烟率下降功不可没，贡献值分别为降低胆固醇占24%、降低血压占20%、减少吸烟占12%。同样，英国通过改善医疗保健措施后，近20年间人口死亡率逐年下降，所减少的死亡人数中，大约2/3可归因于整个人群吸烟率、胆固醇和血压的下降。综合分析显示，英美两国人口死亡率大幅降低的关键因素是将心血管疾病的治疗战线前移，加强了心血管疾病的一级预防。

在欧美发达国家心血管疾病死亡人数下降的同时，我国心血管疾病的发病率、死亡率却急剧增加。据《2012中国心血管病报告》，我国心血管病患者为2.9亿，每10秒就有1人死于心血管病，占总死亡的41%。其中冠心病，尤其是急性心肌梗死危害最大。我国平均每年有200万新发心肌梗死患者，且以每年10.42%的速度增长。治疗心血管疾病使我国35～64岁人群每年花费约300亿美元，如果按这个趋势持续下去，2005—2020年我国因心血管疾病造成的治疗费用将达到8 360亿美元。

对我国不同地区14组人群（年龄35～59岁，17 330人）进行的前瞻性队列研究（平均随访6.4年）显示，我国人群中缺血性心血管病（冠心病、缺血性脑

卒中）同样与目前公认的心血管危险因素密切相关，约 34.9% 归因于高血压，31.9% 归因于吸烟，11.4% 归因于高胆固醇，3% 归因于糖尿病，24% 归因于其他因素。

我国人群心血管危险因素控制不利。2002 年公布的中国城乡居民健康营养调查表明，我国烟民达 3.5 亿，被动吸烟 5.4 亿，高血压患者 1.6 亿，血脂异常患者 1.6 亿，糖尿病患者 4 000 万，肥胖患者 6 000 万，超重患者 2 亿人。1992—2002，我国居民超重和肥胖患者人数增加了 1 亿，其中 18 岁以上成年人超重和肥胖率分别上升 40.7% 和 97.2%，同期大城市人群糖尿病患病率上升 40%。《2006 年中国心血管病报告》显示，中国每年新增高血压病患或血脂异常人数 1 000 万人，2006 年高血压人数和血脂异常人数已经达 2 亿。随着我国经济的发展、人民生活水平的提高，上述不健康状态人群仍将不断增加。在我国人群高血压、血脂异常、糖尿病、超重和肥胖的发病率增加的同时，控制率却极低。2002 年的调查资料显示，全国血压控制率仅为 6.1%；2006 年第二次中国临床血脂控制状况多中心协作研究表明，全国血脂控制率仅为 50%，高危、极高危人群控制率仅为 49% 和 38%；2003 年、2004 年和 2006 年调查表明，糖尿病患者 HbA1c 达标仅占 25%。2002 年全国第三次吸烟流行病学调查显示，男性吸烟率高达 66.0%，与 1996 年比，尽管吸烟率略有下降，随着总人口的增加，吸烟人数仍然增加了 3 000 万。吸烟者中只有 26% 的人希望戒烟，戒烟成功率仅为 11.5%，超过 70% 的吸烟者没有意识到吸烟对心血管健康的危害，而吸烟的危害在未来 20 年会逐渐显现，将造成我国巨大的医疗和经济负担。所以，我国心血管疾病危险因素的控制任重而道远。

对于心血管疾病的预防来说，应推行健康的生活方式，包括平衡膳食、规律运动、戒烟、控制体重（将体重指数控制在 22.5 ~ 25.0 kg/m^2）和心理平衡；有效控制危险因素，包括干预血脂异常、监测与控制血糖和血脂；合理使用循证药物。

二、循环系统疾病常见治疗方法

（一）根据发病环节及发病机制分类

循环系统疾病的治疗根据发病环节及其机制有不同的治疗措施，包括病因治疗、解剖病变治疗、病理生理治疗、康复治疗、心理治疗和基因治疗等。

1. 病因治疗

对病因已明确者，积极治疗病因或易患因素，可取得良好的效果，也是最理想的治疗方法。但有些疾病即使积极治疗病因也不能逆转其已形成的损害，而只能延缓病变的发展。

2. 解剖病变治疗

用介入或外科手术的方法可纠正病理解剖改变。目前大多数先心病可用外科手术或介入治疗根治。某些心瓣膜病，可用介入性球囊扩张治疗或瓣膜交界分离、瓣膜修复或人工瓣膜置换等手术纠治。动脉粥样硬化所致的血管狭窄，尤其是冠状动脉狭窄，可应用介入性球囊成形术或支架成形介入治疗，也可用外科血管旁路移植术进行血管重建治疗。

3. 病理生理治疗

对目前尚无法或难以根治的心血管病，主要纠正其病理生理变化，如药物拮抗心力衰竭时神经内分泌过度代偿、心脏同步化治疗心力衰竭时心脏收缩不同步及起搏器治疗心动过缓等。

4. 康复治疗

康复治疗包括理疗、锻炼、协助功能恢复等方法。根据患者的心脏病变、年龄、体力等情况采用动静结合的方法，在恢复期尽早进行适当的体力活动，对改善心脏功能，促进身体健康有良好的作用，但不宜过度。

5. 心理治疗

很多心脏科就诊的患者同时存在精神心理问题，患者常伴有焦虑、抑郁等精神症状。心脏科就诊患者的精神心理问题跨度大，包括普通人的患病反应、患病行为异常及适应障碍、慢性神经症患者的特殊应对方式、药物不良反应造成的精神症状及心脏疾病严重时出现的脑病表现等。由于传统的单纯医学模式，常忽视精神心理因素，使患者的治疗依从性和临床预后变差，生活质量明显降低，这成为目前心血管医生在临床工作中必须面对且迫切需要解决的问题。医生应当给予健康教育、心理支持，提高患者治疗依从性，加强随访，对于焦虑、抑郁症状重的患者可给予抗焦虑、抗抑郁药物治疗。

6. 基因筛查与基因治疗

心肌病是多种复杂的遗传学和非遗传学因素相互作用的结果，而遗传学因素强于非遗传学因素。筛选致病基因对于遗传性或家族倾向性心脏病的防治具有重要意义。干细胞移植在心力衰竭治疗领域和血管新生治疗领域取得许多进展，具有良好的应用前景。基因治疗和靶向药物治疗可能成为治疗心血管疾病的又一新途径。

（二）根据治疗措施分类

循环系统疾病治疗亦可根据治疗措施进行分类，包括药物治疗、介入治疗和外科治疗等。

1. 药物治疗

应当熟悉每一种药物的药效学、药代动力学、剂量、用法、适应证、禁忌证和不良反应等基本知识。心血管疾病治疗的个体差异很大，应当遵循药物治疗的个体化原则。例如，受体阻滞剂和血管紧张素转换酶抑制剂对不同的患者及同一患者治疗的不同阶段，所用剂量都不同，甚至差别很大。对心律失常的药物治疗，不仅要评估患者心律失常的类型，而且要评价药物的风险，因为很多抗心律失常药物有致心律失常的作用。有的药物治疗量和中毒量相近，如地高辛，需要严密监测毒性反应。心肌梗死需要进行溶栓治疗的患者，要充分评估出血风险，严格掌握适应证。

2. 介入治疗

介入治疗（interventional treatment），是介于外科和内科治疗之间的新兴治疗方法，包括血管内介入治疗和非血管介入治疗。经过 30 多年的发展，现在介入治疗学已和外科、内科一道称为三大支柱性学科。简单地讲，介入治疗就是在不开刀暴露病灶的情况下，在血管、皮肤上作直径几毫米的微小通道，或经人体原有的管道，在影像设备（血管造影机、透视机、CT、MR、B 超）的引导下对病灶局部进行治疗的创伤最小的治疗方法。

介入治疗方式包括狭窄血管的球囊扩张及支架植入、瓣膜的球囊扩张及瓣膜置换、心律失常的射频消融、体内心脏起搏、除颤、异常通道及血管的封堵等方法，也可与药物治疗结合应用，如通过血管局部注入化疗药及其他药物，预防再狭窄。此外，介入治疗还可以与外科手术治疗结合应用，形成内科外科联合治疗方法。近年来介入治疗已经成为内科学治疗的有效方法。

经皮腔内冠状动脉成形术（percutaneous transluminal coronary angioplasty, PTCA）是近年来发展起来的一种利用高科技技术治疗冠心病的介入性治疗手段，它适用于冠脉狭窄程度达到或超过 70% 以上的冠心病患者。具体方法是从患者四肢的动脉血管插入一根特殊的细小导管，在 X 线的指导下到达冠状动脉开口部位，先行冠脉造影，在明确病变的部位、性质及严重程度后，再送一根前端带有球囊的导管到达病变处，在体外对球囊进行充气以扩张病变血管。如果单纯的球囊扩张效果不满意，一般还要送入一个用激光打磨切割成的合金支架到病变处，以支撑血管，达到使管腔充分开通的效果。对某些不适合单纯 PTCA 加支架植入的血管，也可以用定向冠状动脉内膜斑块旋切术（directional coronary atherectomy, DCA）等措施。

和外科冠脉搭桥术相比，PTCA 具有不开胸、不全麻、对患者创伤极小等优点。对于心肌梗死患者，PTCA 的血运重建程度远高于溶栓治疗，但对极少部分患者其疗效不及冠脉搭桥术，而且存在 15% 左右的术后血管再狭窄可能。近年来，随着 PTCA 的不断发展，内科治疗的适应证已越来越宽，需要搭桥手术的患者越来越少，为更多的患者减少了因开胸手术带来的痛苦和风险。

心脏射频消融术（catheter radiofrequency ablation）是将电极导管经静脉或动脉血管送入心腔特定部位，释放射频电流导致局部心内膜及心内膜下心肌凝固性坏死，达到阻断快速心律失常异常传导束和起源点的介入性技术。其基本设备包括 X 光机、射频消融仪及心内电生理检查仪器等。经导管向心腔内导入的射频电流损伤范围在 1 ~ 3 mm，不会造成机体危害。目前射频消融术已经成为根治阵发性心动过速最有效的方法。

心脏起搏器是一种植入体内的电子治疗仪器，通过脉冲发生器发出由电池提供能量的电脉冲，通过导线电极的传导，刺激电极所接触的心肌，使心脏兴奋和收缩，从而达到治疗某些由于心律失常所致的心脏功能障碍的目的。自 1958 年第一台心脏起搏器植入人体以来，起搏器制造技术和工艺快速发展，功能日趋完善。在应用起搏器成功地治疗缓慢性心律失常，挽救成千上万患者生命的同时，起搏器也开始应用于快速性心律失常及非心电性疾病，如预防阵发性房性快速心律失常、颈动脉窦晕厥及双室同步治疗药物难治性充血性心力衰竭等。

3. 外科手术治疗

对先心病、心瓣膜病、大血管疾病、冠心病及心脏肿瘤和心包疾病，外科手术是主要治疗方法之一。手术方式和时机的选择常常需要内科医生参与。

三、循环系统疾病治疗的循证医学原则

循证医学（evidence-based medicine，EBM），意为“遵循证据的医学”，又称实证医学。其核心思想是医疗决策（即患者的处理、治疗指南和医疗政策的制定等）应在现有的最好的临床研究依据基础上做出，同时也重视结合个人的临床经验。近年来，随着临床研究方法的日趋完善，特别是大规模的随机对照试验和系统评价（Meta-分析）层出不穷，对心血管疾病的防治产生了巨大的影响。

循证医学肯定了某些有争议的干预措施的疗效。心力衰竭是心血管疾病治疗中的一个难题，尽管过去的治疗方法如洋地黄和利尿剂的使用能改善患者的症状，却并不能延长患者的寿命和改善预后。心力衰竭主要表现为心肌的收缩和舒张功能不全，临床以收缩功能不全更为常见，患者症状也更明显。因此，根据传统医学模式，具有负性肌力作用的 β 阻滞剂是绝对禁用的。然而，大规模的临床试验，如比索洛尔研究（cardiac insufficiency bisoprolol study Ⅰ，Ⅱ，CIBIS Ⅰ，Ⅱ）、扩张型心肌病中美托洛尔的应用（metoprolol in dilated cardiomyopathy，MDC）和美托洛尔控释剂的随机对照试验（metoprolol CR/XL randomized intervention trial in heart failure，MERITHF）等均证明，β 阻滞剂不仅能改善心功能、缩短住院日、提高生存质量，而且能降低患者的病死率，其作用主要是通过抑制 β 肾上腺素能受体的活性，防止交感神经对已衰竭心肌的恶性刺激。因此，在心力衰竭患者的治疗中，建议在无 β 阻滞剂禁忌时，对所有心力衰竭患者使用 β 阻滞剂。

循证医学也否定某些治疗措施的疗效。许多新药的开发都基于疾病的病理生理机制，其短期疗效常常很显著，但其中一些药物的长期疗效并不令人满意，甚至对人体有害。Ⅰ类抗心律失常药物能有效地减少心肌梗死患者频发、复杂的室性早搏或非持续性室性心动过速的发作，但心律失常抑制试验（cardiac arrhythmia suppression trial，CAST）等临床研究却发现，Ⅰ类抗心律失常药物明显增加患者猝死和死亡的风险。硝苯地平等短效第一代二氢吡啶类钙拮抗剂曾被广泛应用于治疗高血压，虽然能有效地降低血压水平，却可能增加患者发生心肌梗死和死亡的风险。因此，循证医学要求我们在确定任何治疗措施的疗效时，不能单纯根据临床指标如血压、血流动力学、生化指标的变化判断其对疾病的治疗作用，而应根据大规模的临床实验结果，特别是随机对照实验，以改善患者预后为目标。随机对照实验的证据在循证医学评价体系被认为是级别最高的，但随机对照实验也有局限性，其主要限于药物研究，很少涉及生活方式和行为；研究中大多排除了 75 岁以上的老人，肾功能不全、肝功能损害、心功能不全、青年人群、女性的代表性不足。因此，除了随机对照实验之外，流行病学和人类遗传学研究的成果对于指导临床疾病诊治亦非常重要。

（贾俊海）

本章小结

1. 循环系统包括起主要作用的心血管系统和起辅助作用的淋巴系统两部分。心血管系统由心脏、动脉、静脉及连于动静脉之间的毛细血管组成。血液是存在于心血管系统的流体组织；心脏主要由心肌组成，是心血管系统的动力泵；动脉是运送血液离心的血管；静脉是引导血液回心的血管；毛细血管是连接动、静脉的管道网络；淋巴系统则由淋巴管道、淋巴组织和淋巴器官等组成。

2. 血液循环的主要功能是物质运输，根据循环途径的不同，可分为大（体）循环和小（肺）循环两种。体循环以动脉血滋养全身各部器官，肺循环主要使静脉血转变成富含氧的动脉血。

3. 循环系统和消化系统、泌尿系统、呼吸系统、神经系统等各系统密切相关。心血管的活动驱动血液形成循环血流，起到运输与联络的作用；血流将胃肠道摄取的各种营养运输到全身各部位，保证细胞代谢所需的原料，同时将细胞代谢生成的废物转运到肾脏处理并排出体外；细胞代谢所需的氧和所生成的二氧化碳则通过血流在肺与外环境进行交换，不断得以更替。循环系统的活动受到神经系统的调节。

4. 随着社会经济的发展，居民生活方式的变化，人口老龄化的到来，我国循环系统疾病危险因素流行趋势明显，导致循环系统疾病的患者数增加。预计今后十年，我国循环系统疾病患者数仍将快速增长。

5. 循环系统疾病的常见症状包括胸痛、呼吸困难、心悸、心性水肿、咳血、紫绀和晕厥等。常见体征包括颈静脉怒张、心前区隆起，心尖搏动移位和强度、范围改变，震颤、周围血管征、心浊音界改变、心率改变、心律改变、二尖瓣开瓣音、心包叩击音、心脏杂音、心包摩擦音等。肺部听诊可闻及干啰音和/或湿啰音。

6. 根据治疗措施的不同，循环系统疾病的治疗主要有药物治疗、介入治疗和外科治疗等方式。同时也要重视对循环系统疾病进行康复治疗、心理治疗和基因治疗。

7. 循证医学是近年来倡导的一种临床医学模式，它要求临床医生在诊断、治疗患者时，参照大规模临床实验所提供的循证医学证据，而不是仅凭个人的临床经验。近年来，循证医学领域取得了巨大发展，肯定了某些有争议的药物的疗效。

思考题

1. 试述循环系统的组成和功能。
2. 试述脑循环的特点及调节脑血流量的因素。

3. 试述肺循环的特点及肺循环血流量的调节。
4. 简述心血管疾病常见症状和体征。
5. 简述动脉粥样硬化疾病的一级预防措施。

主要参考文献

[1] 柏树令，应大君. 系统解剖学［M］. 第8版. 北京：人民卫生出版社，2013.

[2] 于恩华，刘洋，张卫光. 人体解剖学［M］. 北京：北京大学出版社，2014.

[3] 姚泰. 生理学［M］. 第2版. 北京：人民卫生出版社，2010.

[4] 朱大年，王庭槐. 生理学［M］. 第8版. 北京：人民卫生出版社，2013.

[5] 郑煜. 生理学［M］. 北京：高等教育出版社，2010.

[6] Guyton A C，Hall J E. Textbook of medical physiology［M］. 12th ed. Philadelphia：Saunders，2011.

[7] Noble A. Cardiovascular system［M］. 第2版. 北京：人民卫生出版社，2011.

[8] 陆再英，钟南山. 内科学［M］. 第7版. 北京：人民卫生出版社，2012.

[9] 王文，朱曼璐，王拥军，等. 中国心血管病报告2012概要［J］. 中国循环杂志，2013，28（6）：408－412.

[10] 中国医师协会心血管内科医师分会. 心血管疾病一级预防中国专家共识［J］. 中华内科杂志，2010，49（2）：174－185.

[11] Bangalore S，Pursnani S，Kumar S，et al. Percutaneous coronary intervention versus optimal medical therapy for prevention of spontaneous myocardial infarction in subjects with stable ischemic heart disease［J］. Circulation，2013，127：769－781.

第二篇

循环系统疾病的形态、功能基础及药物治疗

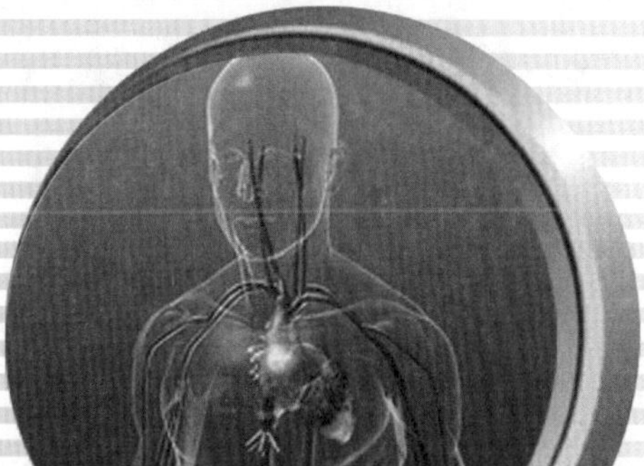

第二章

心功能不全

心血管系统是一个闭合的系统，包括心脏和各级血管。血液在心血管系统内从压力高处流向压力低处，周而复始，形成血液循环。心脏是血液循环的动力器官，心脏最主要的生理功能是作为一个机械泵推动血液的循环，以满足全身组织细胞的代谢需要。心输出量是评价心泵功能的常见指标，心泵功能的调节主要是指影响心输出量的因素及其调节机制。心输出量是搏出量与心率的乘积，故凡能影响搏出量和心率的因素，均可通过影响心输出量进而影响心脏的泵血功能。

完整的心脏泵血过程包括收缩期射血和舒张期充盈两部分。心功能不全（cardiac insufficiency）是指各种原因引起的心脏结构和功能损伤，导致心室射血和/或充盈功能低下，以至于不能满足组织代谢需要的病理生理过程，在临床上表现为呼吸困难、水肿及乏力等静脉淤血和心输出量减少的综合征。心功能不全包括心脏泵血功能受损后由完全代偿直至失代偿的全过程，而心力衰竭（heart failure）则是指心功能不全的失代偿阶段，两者在本质上是相同的，只是在程度上有所区别，可以通用。心力衰竭是心室的射血或充盈功能下降，导致钠水潴留和血容量增加，同时会出现心腔扩大，静脉淤血及组织水肿等表现，故也称为充血性心力衰竭（congestive heart failure，CHF）。

随着工业化、城市化、老龄化进程发展，以及人们生活方式的改变，冠心病和高血压等心血管疾病的发病率和致死率不断上升。据国外的流行病学调查资料显示，在全球范围内，1990 年心血管疾病造成的死亡率约占全部死亡率的 28%，预计 2030 年这一数字将达到 32.5%，心血管疾病将成为全球致死和致残的首要原因。心力衰竭是各种心脏疾病的严重和终末阶段，心力衰竭的防治已成为关系人口健康的重要公共卫生问题。

第一节　心脏结构学

心是一个中空的肌性器官，周围裹以心包，位于胸腔中纵隔，长轴由右上斜向左下，与身体正中线呈 45°。心的位置可因体型和体位的不同有所改变，大小约与本人拳头相近。我国正常成年男性心的质量为 255 ~ 345 g。

一、心的位置

心位于中纵隔内，裹以心包，约2/3居于正中线的左侧，1/3居于正中线的右侧。前方平对胸骨体和第3～6肋软骨，后方平对第5～8胸椎。心前方的大部分为胸膜和肺遮盖，仅前下部有一个三角区域（相当于左肺心切迹处）以心包与胸骨体下半及左侧第4～5肋软骨相邻。因此，心内注射多选择在胸骨左缘第4肋间隙进针，可避免刺伤胸膜和肺而引起气胸。心的两侧面与左、右纵隔胸膜及肺的纵隔面相邻，其间有膈神经、心包膈血管通过。心的后方有胸主动脉、食管、胸导管、迷走神经及纵膈后淋巴结等。心的下方为膈的中心腱，上方有进出心的大血管。

二、心的外形

心的外形近似倒置的圆锥形，比自身握紧的拳头略大，长轴与身体正中线约成45°角，可分为朝向右后上方的心底，和朝向左前下方的心尖，以及对向胸廓的胸肋面和坐于膈肌上的膈面。近心底处有一环形的沟，称冠状沟（coronary sulcus），是心房和心室外面的分界。冠状沟前部被肺动脉隔断，沟内有供养心壁的血管及脂肪组织。

心底（cardiac base）居于右后上方，大部分由左心房、小部分由右心房构成。左、右各有两条肺静脉注入左心房，上、下腔静脉分别开口于右心房的上部和下部。

心尖（cardiac apex）圆钝，由左心室构成，朝向左前下方，平对左侧第5肋间隙，锁骨中线内侧1～2 cm处。由于心尖邻近胸壁，因此在胸前壁左侧第5肋间隙常可看到或摸到心尖的搏动。

胸肋面（sternocostal surface）朝左前上方，此面有一浅沟，自冠状沟向下达心尖右侧，称前室间沟（anterior interventricular groove），它是左、右心室表面的分界。胸肋面主要由右心房和右心室构成，左心耳和左心室仅参与构成其左侧的一小部分。

膈面（diaphragmatic surface）膈心包与膈中心腱部相邻，有一浅沟自冠状沟延至心尖右侧，称后室间沟（posterior interventricular groove）。后室间沟与冠状沟的交点称房室交点（crux）。膈面主要由左心室后壁组成，右心室后壁只构成其一小部分。

心脏的左缘圆钝，又称左侧面，由左心室及其上方的左心耳构成，斜向左下。右缘垂直，由右心房构成，向上延续为上腔静脉。下缘近水平，较锐，大部分为右心室，仅心尖处由左心室构成（图2-1-1）。

三、心腔

心系中空的肌性器官，被房间隔和室间隔分为互不相通的左、右两半，各半又以房室口分为心房和心室。因此，心腔可分为右心房、右心室、左心房和左心室。

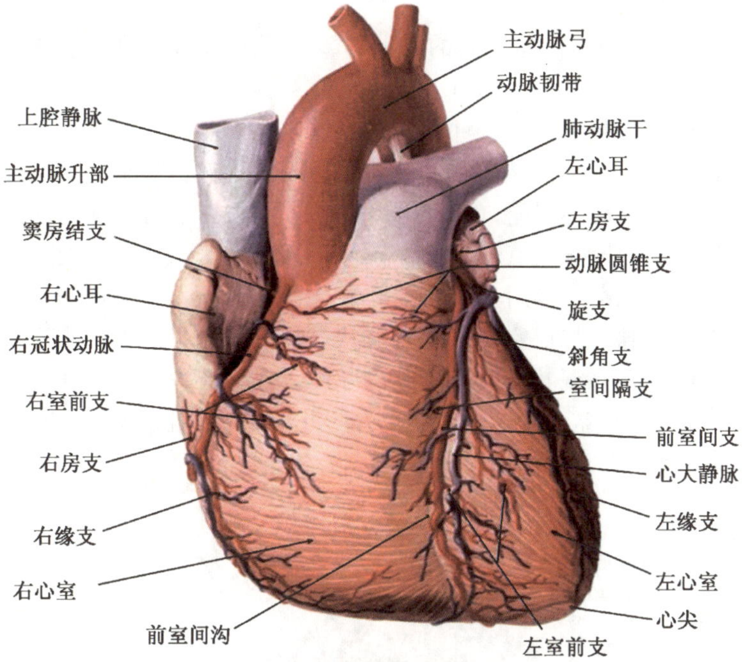

（a）前面观

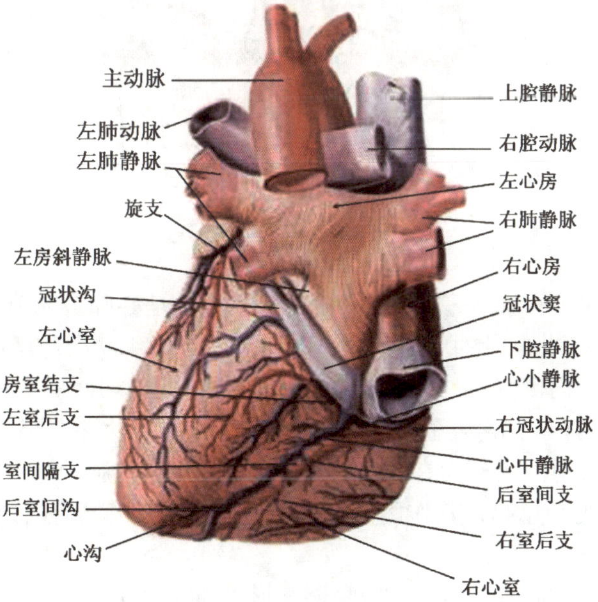

（b）后面观

图 2-1-1　心脏的外形及血管

1. 右心房

右心房（right atrium）位于心的右上部，壁薄腔大。其前部呈锥形突出，遮于主动脉根部右侧，称右心耳（right auricle）。右心房可分为前、后二部，前部为固有心房，后部为腔静脉窦（sinuses venarum cavaram）。两部之间在心表面以靠近心右缘表面的浅沟称界沟（sulcus terminalis）。心房内面与界沟对应处形成的一条纵形的肌肉隆起称界嵴（crista terminalis）。固有心房内面有从界嵴向前发出的平行肌隆起，称梳状肌（pectinate muscles），右心耳内面的肌隆起则交织成网。腔静脉窦内壁光滑，其后上部有上腔静脉口，后下部有下腔静脉口，前下部有房室口。下腔静脉口与房室口之间有冠状窦口，口的下缘有冠状窦瓣。在下腔静脉口的前内侧缘有一镰状皱襞称下腔静脉瓣。在右心房的后内侧壁，房间隔的下部有一浅窝称卵圆窝（fossa ovalis），为胎儿时期的卵圆孔在出生后闭锁形成的遗迹（图 2-1-2）。

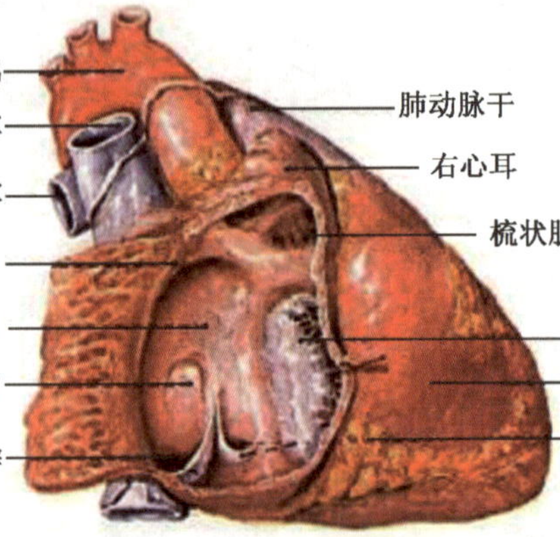

图 2-1-2　右心房

2. 右心室

右心室（right ventricle）位于右心房的前下方，是心腔最靠前方的部分，靠近胸骨和左侧第 4，5 肋软骨的后面，故心内注射多在第 4 肋间隙旁胸骨左缘注入该室。由于右心室的内侧壁-室中膈凸向右心室，故室腔横切面呈半月形。

右心室腔按功能可分为流入道和流出道两部分，以室上嵴（supraventricular crest）为界。流入道的入口为右房室口，流出道的出口称肺动脉口。室上嵴是介于两口之间的弓形肌性隆起，其作用是在心室收缩时帮助缩窄右房室口。室上嵴肥大可引起漏斗部狭窄。

右房室口位于右心室的后上方，呈卵圆形，周径 11 cm 左右，约可容自己的三个手指尖。口周缘为结缔组织构成的纤维环，环上附有三个近似三角形的帆状瓣膜，称右房室瓣（right atrioventricular valve）或三尖瓣（tricuspid valve），按部位分为前瓣、后瓣和隔侧瓣。瓣膜的尖端指向室腔，瓣的边缘与室面通过数条结缔组织细索——腱索（chordae tendineae）连于乳头肌。乳头肌（papillary muscles）是从室壁突向室腔的锥状肉柱，有前、后、内侧（隔侧）三组，分别称前、后乳头肌和隔侧乳头肌。前乳头肌较大，起于室前壁的中部；后乳头肌位置、大小不恒定；隔侧乳头肌最小，有时缺如。由一个乳头肌起始的腱索分别连于相邻两个瓣膜的相对缘。当心室收缩时，血液推顶瓣膜，封闭房室口。由于乳头肌的收缩，腱索牵紧瓣膜，使之不能翻入右心房，从而防止血流的逆流，右心室壁上还有纵横交错的肌隆起，称肉柱（trabeculae carneae）。右心室还有一束肌肉从室中隔连至前壁前乳头肌根部，称隔缘肉柱（septomarginal trabecula），又称节制索（moderator band）。右心室腔向右上延伸的流出道部分向上缘渐变细，呈倒置的漏斗形，称动脉圆锥（conus arteriosus）或漏斗部（infundibulum）（图 2-1-3）。

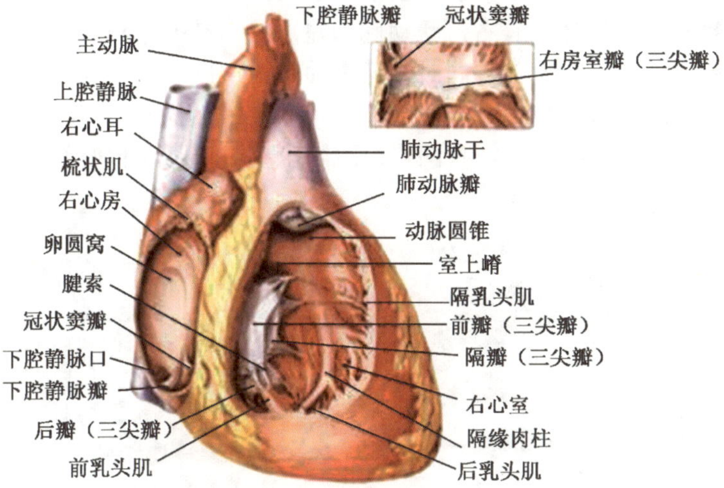

图 2-1-3　右心室

肺动脉口的周缘附有 3 个袋状半月形的瓣膜称为肺动脉瓣（pulmonary valve），分别是前半月瓣、左半月瓣和右半月瓣。每个瓣游离缘的中央有一小结节，称半月瓣小结（nodules of semilunar valve）。心室收缩时，瓣膜顺血流方向开向肺动脉；心室舒张时，瓣膜关闭，以防止血流倒流回右心室。

3. 左心房

左心房（left atrium）构成心底的大部分，位于主动脉和肺动脉起始部的后方，其向左前方突出的部分称左心耳（left auricle）。左心房有 4 个静脉入口，左、右各二，开口于左心房的后壁。左心房的出口为左房室口，位于左心房的前下部。左心房腔前部（即左心耳部分）梳状肌发达，而后部腔壁光滑。

4. 左心室

左心室（left ventricle）位于右心室的左后下方，其壁厚度为右心室的 2 ～ 3 倍。由于室间隔凸向右心室，左心腔的横切面呈圆形。左心室腔也分为流入道和流出道。流入道的内口称左房室口，左房室口较右房室口小，位于左心室的右后上方。左房室口周缘纤维环上附有两个近似三角形的瓣膜称左房室瓣（left atrioventricular valve）或二尖瓣（mitral valve）。前（尖）瓣较大，位于前内侧，介于主动脉口和左房室口之间，借此将左心室腔分为流入道和流出道两部分。后（尖）瓣较小，位于后外侧。前、后瓣底部的内、外侧端连合，分别称前外侧连合和后外侧连合。二尖瓣的边缘和心室面也有腱索连于乳头肌。左室乳头肌较右室者大，分前、后两组（个）。前乳头肌起于左心室前壁中部，后乳头肌起于后壁的内侧部。每个乳头肌发出的腱索均连于两个瓣膜的相对缘上。

左心室流出道壁光滑无肉柱，称主动脉前庭（aortic vestibule）。它的出口为主动脉口，位于左房室口的前侧，其周缘的纤维环上附有3个半月形袋状的瓣膜，称主动脉瓣（aortic valve），分别为左半月瓣、右半月瓣和后半月瓣。瓣膜大而坚韧，半月瓣小结也较显著。瓣膜与动脉壁之间的内腔膨大，称主动脉窦（aortic sinus）。在主动脉右窦和左窦处分别有右冠状动脉和左冠状动脉的开口。心室收缩时，血液推动左房室瓣关闭左房室口，同时冲开主动脉瓣，血液射入主动脉。心室舒张时，主动脉瓣关闭，阻止血液倒流回左室，同时二尖瓣开放，左房血液流入左室。左右两侧的心房、心室收缩与舒张同步，两侧房室瓣和两动脉瓣的启闭也是同步的（图2-1-4）。

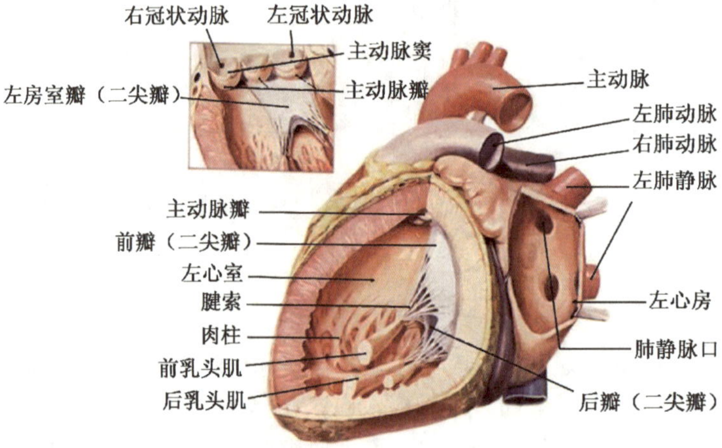

图2-1-4 左心房和左心室

四、心的构造

1. 心纤维支架

心纤维支架由致密结缔组织构成，为心肌纤维束及瓣膜提供了附着点，在左、右房室口，主动脉口和肺动脉口处形成纤维环（fibrous ring）。在左房室口之前、主动脉口之后形成左纤维三角（left fibrous trigone）；在左、右房室口之间、主动脉口后方形成右纤维三角（right fibrous trigone）。右纤维三角向下向前伸展延续于室中隔膜部。

2. 心间隔

心间隔有房间隔和室间隔。

（1）房间隔（interatrial septum），介于左、右心房之间，由于左心房位于右心房的左后方，故房间隔呈斜位，约与正中矢状面成45°角。房间隔的两侧面为心内膜，中间夹有结缔组织，并含部分肌束。房间隔在卵圆窝处最薄，主要由结缔组织构成，房间隔缺损多发生于此。

（2）室间隔（interventricular septum），位于左、右心室之间，也成45°斜位。室间隔可分为肌部和膜部。肌部构成室间隔的绝大部分，膜部为位于室间隔后上部1.5～2.0 cm直径的卵圆区，由两层心内膜及其间的结缔组织构成，缺乏肌纤维，厚约1 mm。膜部的右侧面被三尖瓣的隔侧瓣附着缘分成上、下两部。上部分隔右心房和左心室，因此该部又称房室隔。下部分隔左、右心室。室间隔膜部的成因是由于胚胎时期左、右心室相通，在发育过程中室间隔自下向上生长，上缘留有室间孔，出生前室间孔封闭，形成室间隔膜部，而将左、右心室完全分隔。如发育受阻，则形成室间隔缺损（图2-1-5）。

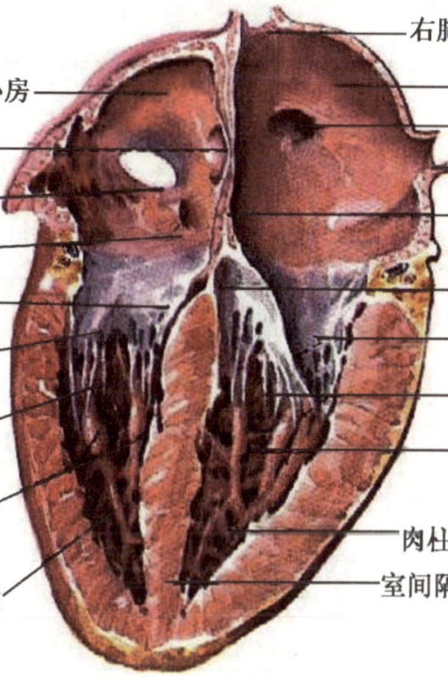

图2-1-5　房间隔和室间隔

五、心壁的组织学结构

心是一个中空的肌性器官，心壁很厚，主要由心肌构成。

（一）心壁的结构

心壁从内向外依次由心内膜、心肌膜和心外膜三层组成。

1. 心内膜

心内膜（endocardium）由内皮层、内皮下层和心内膜下层构成，覆盖在心腔的内面并参与形成瓣膜和腱索。心内膜在不同部位厚度差别很大（20～500 μm），一般心房的心内膜比心室的厚，左半心的心内膜比右半心的厚。内皮薄且光滑，衬于心的内面，与血管内膜相延续。内皮下为内皮下层，由细密结缔组织构成，主要含成纤维细胞、胶原纤维和弹性纤维，也有少量平滑肌束分布，尤以室间隔处为多。内皮下层与心肌膜之间是心内膜下层，由疏松结缔组织组成，含有小血管和神经（图2-1-6）。在房室口与动脉口，心内膜折叠成瓣膜，其间有少量疏松结缔组织。主动脉和肺动脉瓣内一般无血管，而二尖瓣和三尖瓣的基部则有小血管分布。

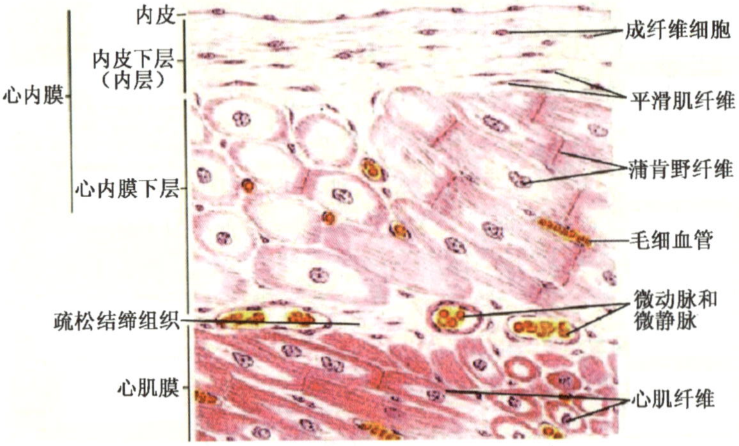

图 2-1-6　心内膜和心肌膜光镜图

2. 心肌膜

心肌膜（myocardium）是心壁的主要部分，也是心壁中最厚的部分，主要由心肌细胞（心肌细胞呈长纤维性，故又称心肌纤维）构成。其中，心房肌较薄，心室肌较厚，又以左心室肌最厚。心房肌和心室肌均附着于纤维环，它们不相连续。因此，心房肌和心室肌不同时收缩。

（1）心肌纤维的光镜结构　心肌纤维呈短柱状，多数有分支，相互连接成网状。心肌纤维的连接处称闰盘（intercalated disc），在 HE 染色的标本中呈着色较深的横形或阶梯状粗线。心肌纤维的核呈卵圆形，位居中央，有的细胞含有双核。心肌纤维的肌浆较丰富，多聚在核的两端处，其中含有丰富的线粒体和糖原及少量脂滴和脂褐素。后者为溶酶体的残余体，随年龄的增长而增多。心肌纤维显示有横纹，但其肌原纤维和横纹都不如骨骼肌纤维的明显。

（2）心肌纤维的超微结构　心肌纤维也含有粗、细两种肌丝，它们在肌节内的排列分布与骨骼肌纤维相同，也具有肌浆网和横小管等结构。心肌纤维的超微结构有下列特点（图 2-1-7）：① 肌原纤维不如骨骼肌那样规则、明显，肌丝被少量肌浆和大量纵行排列的线粒体分隔成粗、细不等的肌丝束，以致横纹也不如骨骼肌的明显；② 横小管较粗，位于 Z 线水平；③ 肌浆网比较稀疏，纵管不甚发达，终池较小也较少，横管两侧的终池往往不同时存在，多见横管与一侧的终池紧贴形成二联体（diad），三联体极少见；④ 闰盘位于 Z 线水平，由相邻两个肌纤维的分支处伸出许多短突相互嵌合而成，常呈阶梯状，在连接的横位部分，有中间连接和桥粒，起牢固的连接作用，在连接的纵位部分，有缝隙连接，便于细胞间化学信息的交流和电冲动的传导，这对心肌纤维整体活动的同步化是十分重要的（图 2-1-8）；⑤ 心房肌纤维除有收缩功能外，还有内分泌功能，可分泌心房钠尿肽（atrial natriuretic peptide，ANP）或称心钠素，具有排钠、利尿和扩张血管、降低血压的作用。

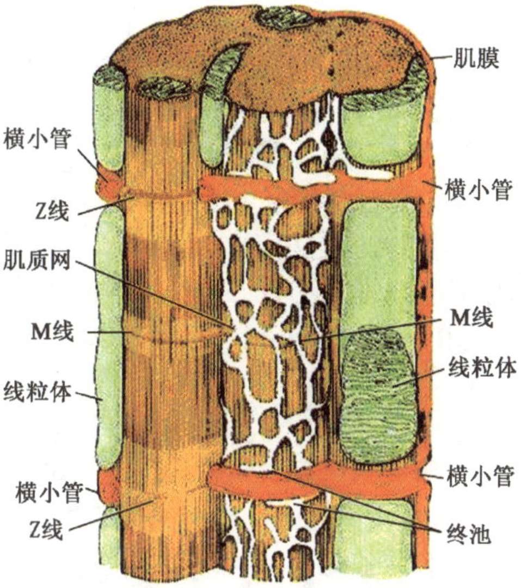

图 2-1-7　心肌纤维超微结构立体模式图

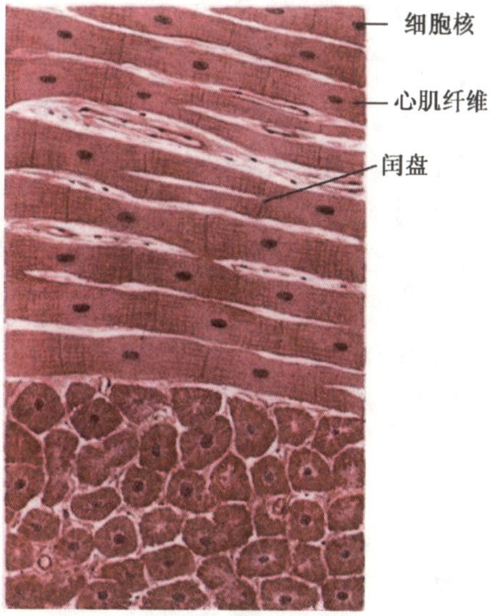

图 2-1-8　心肌闰盘超微结构模式图

心肌纤维呈螺旋状排列，心房肌和心室肌分别附着在纤维支架的上方和下方，两部分并不相连。心房肌可分为浅、深二层，浅层为环绕两心房的横行肌纤维，有些伸入房间隔；深层为各房所固有，为袢状纤维束，从前向后跨越心房，其两端均附于纤维环，并以环状肌束围绕于静脉口及心耳等处。心室肌分为浅层、中层和深层。浅层斜行，肌纤维在心尖部捻转形成心涡，然后进入深部移行为纵行的深层肌，形成肉柱和乳头肌；中层为环形，位于浅、深层之间，分别环绕在左、右心室，左室环形肌特别发达（图 2-1-9）。

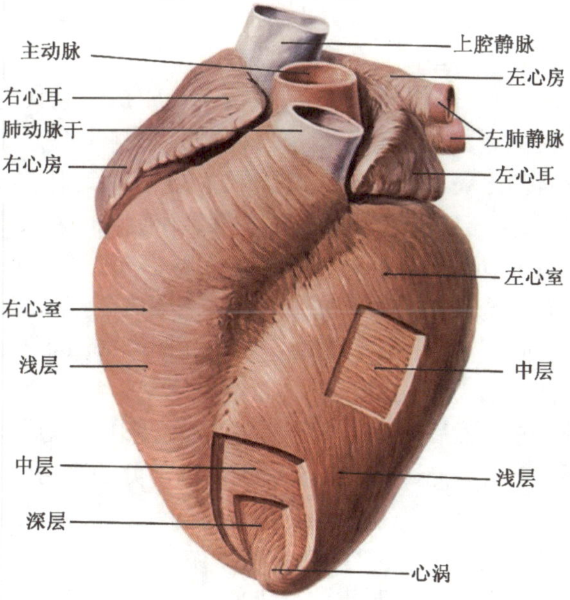

图 2-1-9　心肌层

3. 心外膜

心外膜（epicardium）被覆在心肌层的表面，为浆膜心包的脏层。它的表面被覆一层间皮，间皮下面是薄层结缔组织，内含血管、弹性纤维和神经纤维，并常有脂肪组织。尤其是在冠状血管周围和心房心室交界附近，脂肪组织颇多。在动、静脉通连心脏处，结缔组织与血管的外膜相连。心包膜的壁层由结缔组织组成，其中含弹性纤维、胶原纤维和成纤维细胞等。衬贴在心包内面的是浆膜，与心外膜相连。壁层和脏层之间是心包腔，腔内有少量液体，使壁层与脏层湿润光滑，利于心脏搏动。患心包炎等疾病时，二者粘连在一起可使心包腔阻塞，以致心脏活动受到限制和阻碍。

（二）心瓣膜

心瓣膜（cardiac valve）是心内膜突向心腔而成的薄片状结构，包括二尖瓣、三尖瓣、主动脉瓣和肺动脉瓣。瓣膜表面被覆以内皮，内部为致密结缔组织，瓣膜近基部的结缔组织与纤维环连接，起加固作用；瓣的游离缘由腱索与乳头肌相连，以防止心室收缩压力升高时瓣膜翻转。

心瓣膜的功能是阻止血液逆流。患风心病等疾病时，其内胶原纤维增生，使瓣膜变硬、变短或变形，甚至发生粘连，以致瓣膜不能正常地关闭和开放。

六、心的血管、淋巴管和神经

1. 心的动脉

心壁由左、右冠状动脉及其分支供血。采用 Schlesinger 等的分类原则，可将冠状动脉的分布分为三型：① 右优势型；② 均衡型；③ 左优势型。据我国调查，右优势型约占 65%，均衡型约占 29%，左优势型约占 6%。左冠状动脉（left coronary artery）起源于主动脉左窦，是经左心耳与肺动脉根部之间向左前行较粗大的一段，又称为“左主干”，随即分为前室间支和旋支。前室间支（anterior interventricular branch）沿前室间沟下行，绕过心尖切迹，终于后室间沟下部，与右冠状动脉的后室间支吻合。旋支（circumflex branch）沿冠状沟横行向左，绕心左缘至膈面。旋支最恒定的分支是左缘支，沿心的左侧缘下行。此外，一部分左优势型冠脉的旋支尚发出窦房结支和房室结支。左冠状动脉主要分布于左心房、左心室、右心室前面的一部分、室间隔前上 2/3 和房室束的左束支。

右冠状动脉（right coronary artery）起于主动脉右窦，在右心耳和肺动脉根部之间入冠状沟，向右行绕过心右缘经冠状沟后部至房室交点处分为二支。一支较粗，为主干的延续，向下弯行，移行为后室间支（posterior interventricular branch），沿后室间沟下行，终于后室间沟的下部，与前室间支末梢吻合。另一支较细，自冠状沟房室交点处向左，然后向下分布于左室后壁，形成右冠状动脉的左室后支。右冠状动脉的主要分支有动脉圆锥支、右缘支及大部分的窦房结支和房室结支等。动脉圆锥支为右冠状动脉向右室壁发出的第一个分支，与前室间支的相应分支相吻合，是左、右冠状动脉间的一个重要的侧支循环通路；右缘支较粗大，恒定，沿心下缘行走，是冠状动脉造影时辨认分支的一个标志。右优势型冠脉的窦房结支起于右冠状动脉近侧段，沿右心耳内侧面上行至窦房结。房室结支一般在房室交点处起于右冠状动脉的主干或其分支，并分布于房室结和房室束的近侧部。右冠状动脉主要分布于右心房、右心室、室间隔的后1/3及左室后壁等（图2-1-10）。

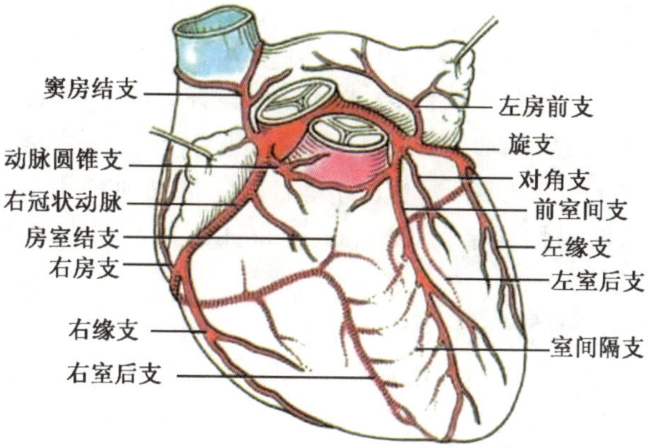

图2-1-10　心冠状动脉模式图

2. 心的静脉

心壁静脉大部分汇集成数条静脉，注入冠状窦，开口于右心房，部分细小的静脉直接开口于各心腔。冠状窦（coronary sinus）位于冠状沟的后部，长3～5 cm。冠状窦的主要属支：心大静脉，位于前室间沟，上行至冠状沟，再向左绕过心左缘至心后面注入冠状窦的左端；心中静脉，位于后室间沟，向上注入冠状窦右端；心小静脉，行于右冠状沟内，绕过心右缘向左注入冠状窦右端；左房斜静脉（Marshall 斜静脉）在左心房后面斜行向下，注入冠状窦左侧端。另外，还有心前静脉2～3支，起于右心室前壁，越过冠状沟，直接开口于右心房。数目甚多的心最小静脉，从心肌层直接注入各心腔。

3. 心的淋巴管

在心内膜下、心肌层和心外膜下细小的淋巴管分别构成丛，并相互连通，一般由深向浅汇流至心外膜下丛，最后汇集成左、右淋巴干，注入气管支气管淋巴结和纵隔前淋巴结。

4. 心的神经

心的神经来自心丛，包括交感神经纤维、副交感神经纤维和感觉神经纤维。交感神经来自颈交感节和上位胸交感节的节后纤维，支配心房肌、心室肌、心传导系统及心冠状动脉。交感神经兴奋使心跳加快，房、室收缩力增强，心冠状动脉扩张。副交感神经节前纤维来自迷走神经干及其分支，在心丛内的神经节细胞换元后支配心房肌、心室肌、心传导系统和冠状动脉。副交感神经兴奋与交感神经的作用相拮抗，可使心跳减慢，房、室收缩力降低，冠状动脉收缩。心的感觉纤维随迷走神经进入延髓，其主要作用是反射性地减慢心率。随交感神经第1～5胸神经后根入脊髓的纤维中含有传递痛觉的纤维，当发生心绞痛时，常在胸前区及左上臂内侧皮肤感到疼痛（牵涉痛）。

（杨　鲲　吴卫疆）

第二节 心脏的泵血过程及心泵功能的评价

心脏在血液循环中起着泵的作用。心脏的泵血依靠心肌收缩和舒张的不断交替活动得以完成。心脏舒张时容纳静脉血返回心脏，收缩时把血液射入动脉，为血液流动提供能量。心房和心室的有序节律性收缩和舒张引起各自心腔内压力、容积发生周期性变化，各心瓣膜随压力差启闭，推动血液沿单一方向循环流动。心脏对血液的驱动作用称为泵功能（pump function）或泵血功能，是心脏的主要功能。

一、心肌细胞收缩的特点

心肌细胞与骨骼肌细胞同属横纹肌，含有由粗、细肌丝构成，和细胞长轴平行的肌原纤维。当胞质内 Ca^{2+} 浓度升高时，Ca^{2+} 和肌钙蛋白结合，触发粗肌丝上的横桥和细肌丝结合并发生摆动，使心肌细胞收缩。但心肌细胞的结构和电生理特性并不完全和骨骼肌相同，心肌细胞的收缩有其自身的特点：

（1）心肌的肌质网不发达，储存的 Ca^{2+} 量较少，其兴奋-收缩耦联过程高度依赖于细胞外 Ca^{2+} 的内流。流入胞质的 Ca^{2+} 能触发肌浆网终池释放大量 Ca^{2+}，使胞质中 Ca^{2+} 浓度升高约 100 倍，进而引起收缩。

（2）心室肌细胞有效不应期特别长，在收缩期内心肌不能再接受刺激产生兴奋和收缩，因而心肌细胞不产生强直收缩。

（3）心脏收缩具有“全或无”的特点，当刺激强度达到阈值后，所有心肌细胞都参加收缩。这是因为心肌细胞之间的闰盘区电阻很低，兴奋易于通过。另外，心脏内还有特殊传导系统可加速兴奋的传导，因此，整个心室（或整个心房）可以看成一个功能上互相联系的合胞体，产生于心室某一处的兴奋可以在心肌细胞之间迅速传递，引起组成心室的所有心肌细胞几乎同步收缩。从参与活动的肌细胞数目上看，心肌的收缩是“全或无”的。这就是说，心肌收缩要么不产生，一旦产生则全部心肌细胞都参与收缩。

二、心脏的泵血过程和机制

（一）心动周期

心脏一次收缩和舒张，构成一个机械活动周期，称为心动周期（cardiac cycle）。心房与心室的心动周期均包括收缩期（systole）和舒张期（diastole）。由于心室在心脏泵血活动中起主要作用，故通常心动周期是指心室的活动周期。正常心脏的活动由一连串的心动周期组合而成，因此，心动周期可以作为分析心脏机械活动的基本单元。

心动周期持续的时间与心跳频率有关。成年人心率平均每分钟 75 次，每个心动周期持续 0.8 s。一个心动周期中，两心房首先收缩，持续 0.1 s，继而心房舒张，持续 0.7 s。当心房收缩时，心室处于舒张期，心房进入舒张期后不久，心室开始收缩，持续 0.3 s，随后进入舒张期，用时 0.5 s。心室舒张的前 0.4 s，心房也处于舒张期，这一时期称为全心舒张期（图 2-2-1）。可见，一次心动周期中，心房和心室各自按一定的时程进行舒张与收缩相交替的活动，而心房和心室两者的活动又依一定的次序先后进行，左右两侧心房或两侧心室的活动几乎是同步的。但无论是心房还是心室，收缩期均短于舒张期。如果心率增快，心动周期持续时间缩短，收缩期和舒张期均相应缩短，但舒张期缩短的比例较大。因此，心率增快时，心肌工作的时间相对延长，休息时间相对缩短，这对心脏的持久活动是不利的。

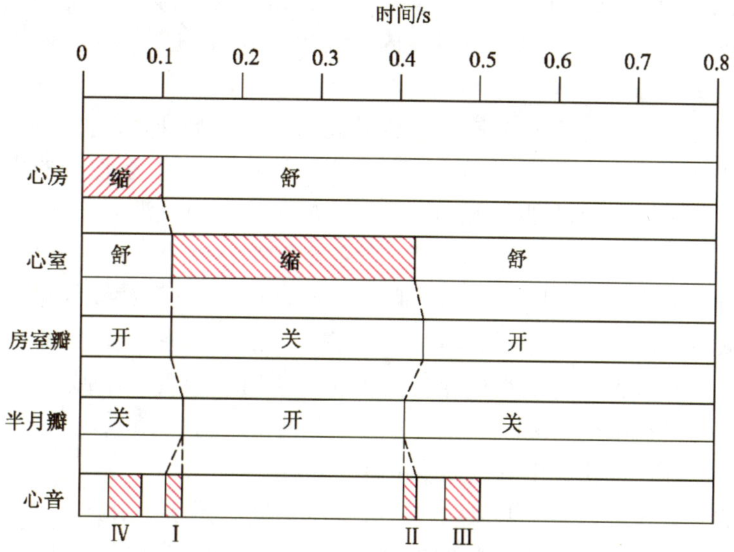

图 2-2-1 心动周期中心房和心室活动的顺序和时间关系

（二）心脏的泵血过程

左右心室的泵血过程相似，而且几乎同时进行。现以左心室为例，说明一个心动周期中心室射血和充盈的过程，以便了解心脏泵血的机制。

左心室的一个心动周期，包括收缩和舒张两个时期，每个时期又可分为若干时相（图 2-2-2）。通常以心房开始收缩作为描述一个心动周期的起点。

1. 心房收缩期

对心室活动周期而言，心房收缩期（period of atrial systole）实际上是前一周期的舒张末期。心房开始收缩之前，心脏正处于全心舒张期，这时，心房和心室内压力都比较低，接近于大气压；然而，由于静脉血不断流入心房，心房压相对高于心室压，房室瓣处于开启状态，心房腔与心室腔相通，血液由心房顺房-室压力梯度进入心室，使心室充盈。而此时，心室内压远比主动脉压（约 80 mmHg，即 10.6 kPa）低，故半月瓣是关闭着的，心室腔与动脉腔不相连通。

心房开始收缩，心房容积缩小，内压升高，心房内血液被挤入已经充盈了血液但仍然处于舒张期状态的心室，由心房推动进入心室的血液通常只占心室总充盈量的 25% 左右。心房收缩持续约 0.1 s，随后进入舒张期。

2. 心室收缩期

心室收缩期（period of ventricular systole）包括等容收缩期及快速和减慢射血期。

（1）等容收缩期　心房进入舒张期后不久，心室开始收缩，心室内压力开始升高，当压力超过房内压时，心室内血液出现由心室向心房反流的倾向，但这种反流正好推动房室瓣，使之关闭，血液因而不至于倒流。这时，室内压尚低于主动脉压，半月瓣仍然处于关闭状态，心室成为一个封闭腔。因血液是不可压缩的液体，这时心室肌的强烈收缩可导致室内压急剧升高。从房室瓣关闭到主动脉瓣开启前的这段时期，心室的收缩不能改变心室的容积，故称为等容收缩期（period of isovolumic contraction）。其特点是室内压大幅度升高，且升高速率很快。这一时相持续 0.05 s 左右。

（2）射血期　当心室收缩使室内压升高超过主动脉压时，半月瓣被打开，等容收缩期结束，进入射血期（period of ventricular ejection）。射血期的最初 1/3 左右时间内，心室肌仍在做强烈收缩，由心室射入主动脉的血液量很大（约占总射血量的 2/3 左右），流速也很快。此时，心室容积明显缩小，室内压继续上升达峰值，这段时期称快速射血期（period of rapid ejection），此期持续约 0.10 s。由于大量血液进入主动脉，主动脉压相应增高。随后，由于心室内血液减少及心室肌收缩强度减弱，心室容积的缩小也相应变得缓慢，射血速度逐渐减弱，这段时期称为减慢射血期（period of reduced ejection），此期持续约 0.15 s，在这一时期内，心室内压和主动脉压都相应由峰值逐步下降。

早期的实验表明，整个射血期内，心室压始终高于主动脉压，这种心室-动脉压力梯度是血液由心室进入动脉的推动力。然而，近代应用精确的压力测量方法观察到，在快速射血的中期或稍后，乃至整个减慢射血期，心室内压已经低于主动脉压（图 2-2-2），不过此时，心室内血液因为受到心室肌收缩的作用而具有较高的动能，依其惯性作用可以逆着压力梯度继续射入主动脉。

3. 心室舒张期

心室舒张期（period of ventricular diastole）包括等容舒张期和心室充盈期，后者又再细分为快速充盈、减慢充盈和心房收缩期三个时期。

（1）等容舒张期　心室肌开始舒张后，室内压下降，主动脉内血液向心室方向反流，推动半月瓣关闭。这时室内压仍明显高于心房压，房室瓣仍然处于关闭状态，心室又成为封闭腔。此时，心室肌舒张，室内压以极快的速度大幅度下降，但容积并不改变，从半月瓣关闭直到室内压下降到低于心房压，房室瓣开启时为止的这段时间，称为等容舒张期（period of isovolumic relaxation），持续 0.06 ~ 0.08 s。

（2）心室充盈期　当室内压下降到低于心房压时，血液顺着房-室压力梯度由心房向心室方向流动，冲开房室瓣并快速进入心室，心室容积增大，称快速充盈期（period of rapid filling），占时 0.11 s 左右；其间进入心室的血液约为总充盈量的 2/3。随后，血液以较慢的速度继续流入心室，心室容积进一步增大，称减慢充盈期（period of reduced filling），持续约 0.22 s。此后，心房开始收缩并向心室射血，心室充盈又快速增加。亦有人将这一时期称为心室的主动快速充盈期（占时 0.1 s）。

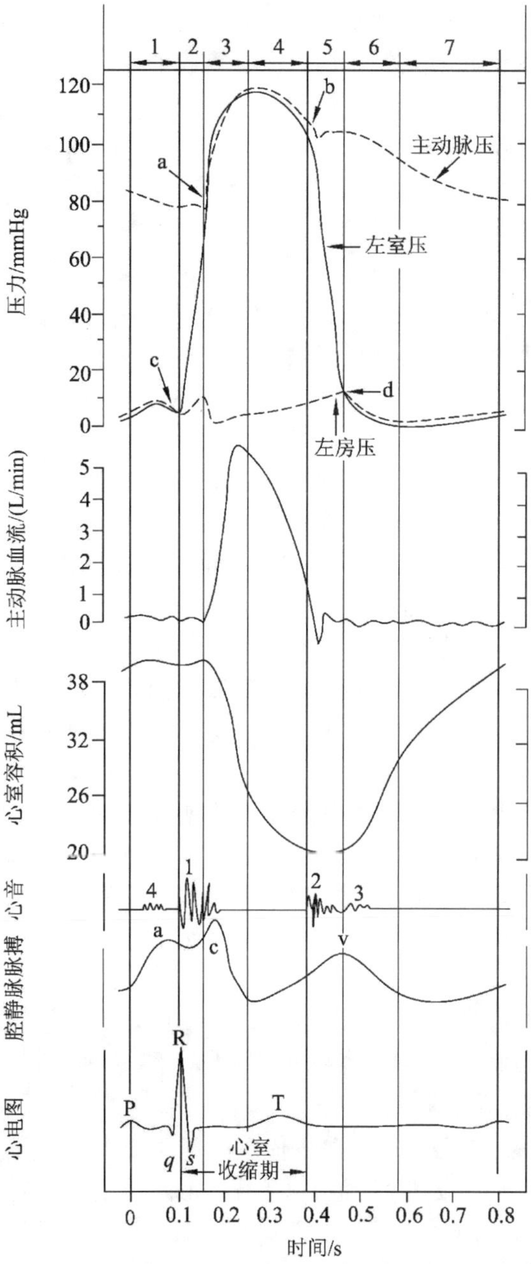

（1—心房收缩期；2—等容收缩期；3—快速射血期；4—减慢射血期；5—等容舒张期；6—快速充盈期；7—减慢充盈期；a，b—主动脉瓣开启和关闭；c，d—二尖瓣关闭和开启）（1 mmHg = 0. 133 kPa）

图 2-2-2　心动周期各时相中，心（左侧）内压力、容积和瓣膜等的变化

通过以上对心室充盈和射血过程的描述，不难理解左心室泵血的机制。室壁心肌收缩和舒张是造成室内压力变化，从而导致心房和心室之间，以及心室和主动脉之间产生压力梯度的根本原因；而压力梯度是推动血液在相应腔室之间流动的主要动力，血液的单方向流动则是在瓣膜活动的配合下实现的。还应注意，瓣膜对于室内压力的变化起着重要作用，没有瓣膜的配合，等容收缩期和等容舒张期的室内压大幅度升降是不能完美实现的。

右心室的泵血过程与左心室基本相同。但由于肺动脉压约为主动脉压的1/6，因此在心动周期中右心室内压的变化幅度要比左心室内压变动小得多。

（三）心房在心脏泵血中的作用

1. 心房的初级泵作用

心室-动脉压力梯度是引起半月瓣开放、推动血液由心室开始射入动脉的直接动力，这种压力梯度是由心室的强烈收缩，使得室内压由原来近于心房压水平升高到超过动脉压而形成的。同样，房-室压力梯度是血液由心房流入心室的动力，但它的形成主要不是靠心房收缩，而是靠心室的舒张，即在心室等容舒张期，室内压大幅度下降，由开始时近于动脉压一直下降到低于心房压，房室瓣开放，血液由心房迅速进入心室。整个心室舒张充盈期内，房-室压力梯度始终存在。然而，这一时期的前一段时间内（即充盈期的前4/5时间内），心房也处于舒张状态，这时心房只不过是静脉血液返回心室的一条通道，只有后1/5期间心房才收缩。由此可以看出，心房收缩对于心室充盈不起主要作用。故当发生心房纤维性颤动时，虽然心房已不能正常收缩，心室充盈量因此有所减少，但一般不至于严重影响心室的充盈和射血功能；如果发生心室纤维性颤动，心脏泵血活动立即停止，后果十分严重。

一方面，虽然心室的充盈绝大部分是在快速充盈期内完成的，但心房收缩时又挤出部分血液以增加心室充盈（约占总充盈量的25%），使心室舒张末期容积和压力都有一定程度的增加，这对于心室射血功能是有利的。另一方面，如果心房收缩缺失，将会导致房内压增加，不利于静脉血液回流，从而间接影响心室射血。可以认为，心房收缩起着初级泵的作用，对于心脏射血和血液的回流都是有利的。房泵作用的缺失，对静息状态下心脏泵血功能影响不大；但机体在运动和应急状态下，就可能出现心输出量不足等泵功能的严重损害表现。

2. 心动周期中心房内压的变化

每一心动周期中，左心房压力曲线依次出现3个小的正向波（a波、c波和v波）和2个下降波（x降波和y降波）。首先，心房收缩，房内压升高，形成a波，随后心房舒张，压力又回降。以后心室开始收缩，室内压升高，室内血液推顶并关闭了房室瓣，使瓣膜叶片向心房腔一侧凸出，造成房内压轻度上升，形成c波。随着心室射血时体积的缩小，心底部向下移动，房室瓣也被向下牵拉，以致心房的容积趋于扩大，房内压下降，形成x降波。以后，静脉血不断流入心房，而房室瓣尚关闭着，血液不能入心室，心房内血液量不断增加，房内压缓慢而持续地升高，直到心室等容舒张期结束，心房血得以进入心室为止，由此形成的上升波称v波。随后房室瓣开放，血液由心房迅速进入心室，房内压下降，形成y降波。

一个心动周期中，心房压力波动的幅度较小。成年人于安静卧位，左房压变化幅度为0.3～1.6 kPa（2～12 mmHg）；右房压变化幅度为0～0.7 kPa（0～5 mmHg）。

三、心脏泵血功能的评价

心脏的主要功能是泵血，心脏泵功能是正常还是不正常，是增强还是减弱，这是医疗实践及实验研究工作中经常遇到的问题。因此，用什么样的方法和指标来测量和评定心脏功能，在理论和实践上都是十分重要的。对心脏泵功能的评定，通常以单位时间内心脏的输出量和心脏的做功量作为评价指标。

（一）心脏的输出量

心脏在循环系统中所起的主要作用就是泵出血液以适应机体新陈代谢的需要，不言而喻，心脏输出的血液量是衡量心脏功能的基本指标。

1. 每分输出量和每搏输出量

一次心跳从一侧心室射出的血液量，称每搏输出量（stroke volume，SV），简称搏出量。每分钟射出的血液量，称每分输出量（minute volume），简称心输出量（cardiac output，CO），等于心率与搏出量的乘积。左右两心室的输出量基本相等。

心输出量与机体新陈代谢水平相适应，可因性别、年龄及其他生理情况而不同。如健康成年男性静息状态下，心率平均每分钟 75 次，搏出量约为 70 mL（60 ～ 80 mL），心输出量为 5 L/min（4.5 ～ 6.0 L/min）。女性比同体重男性的心输出量约低 10%，青年时期心输出量高于老年时期。心输出量在剧烈运动时可高达 25 ～ 35 L/min，麻醉情况下则可降低到 2.5 L/min。

2. 心指数

心输出量是以个体为单位计算的。身体矮小的人和高大的人，新陈代谢总量并不相等，因此，用输出量的绝对值作为指标进行不同个体之间心功能比较，是不全面的。群体调查资料表明，人体静息时的心输出量，也和基础代谢率一样，并不与体重成正比，而是与体表面积成正比。以单位体表面积（m^2）计算的心输出量，称为心指数（cardiac index，CI）。中等身材的成年人体表面积为 1.6 ～ 1.7 m^2，安静和空腹情况下心输出量为 5 ～ 6 L/min，故心指数为 3.0 ～ 3.5 L/（min · m^2）。安静和空腹情况下的心指数，称为静息心指数，是分析比较不同个体心功能时常用的评定指标。

在同一个体的不同年龄段或不同生理情况下，心指数也可发生变化。年龄在 10 岁左右时，静息心指数最大，可达 4 L/（min · m^2）以上，以后随年龄增长逐渐下降，到 80 岁时，静息心指数接近于 2 L/（min · m^2）。肌肉运动时，心指数随运动强度的增加大致成比例增高。妊娠、情绪激动和进食时，心指数均增高。

3. 射血分数

心室舒张末期充盈量最大，此时心室的容积称为舒张末期容积（end-diastolic volume，EDV）。心室射血期末，容积最小，这时的心室容积称为收缩末期容积（end-systolic volume，ESV）。舒张末期容积与收缩末期容积之差，即为搏出量。正常成年人，左心室舒张末期容积约为 145 mL，收缩末期容积约为 75 mL，搏出量为 70 mL。可见，每一次心跳，心室内血液并没有全部射出。搏出量占心室舒张末期容积的百分比，称为射血分数（ejection fraction，EF）。健康成年人静息时，射血分数为 55% ～ 65%。

在评定心泵血功能时，单纯用搏出量作指标，不考虑心室舒张末期容积，是不全面的。正常情况下，搏出量始终与心室舒张末期容积相适应，即当心室舒张末期容积增大时，搏出量也相应增加，射血分数基本不变。但是，在心室异常扩大、心室功能减退的情况下，搏出量可能与正常人没有明显区别，但它并不与已经增大的舒张末期容积相适应，射血分数明显下降。若单纯依据搏出量来评定心脏泵血功能，则可能做出错误判断。因此，与搏出量相比，反应心室泵血效率的射血分数更能客观地反映心泵功能，对早期发现心泵功能异常具有重要意义。

（二）心脏的做功量

血液在心血管内流动的过程中所消耗的能量，是由心脏做功所供给的。换句话说，心脏做功所释放的能量转化为压强能和血流的动能，血液才能循环流动。

1. 每搏功

心室一次收缩所做的功，称为每搏功（stroke work），简称搏功，可以用搏出的血液所增加的动能和压强能来表示。心脏射出的血液所具有的动能在整个搏功中所占比例很小，可以忽略不计。搏出血液的压强能可用平均动脉压表示，约相当于舒张压 +（收缩压 − 舒张压）×1/3。由于心室充盈是由静脉和心房输送回心的血液充盈心室造成的，计算心室收缩释放的能量时不应将充盈压（可用左室舒张末期压或平均心房压表示，约为 0.8 kPa）计算在内。搏功单位为 J。计算左室搏功的简式如下：

$$\text{搏功(J)} = \text{搏出量(L)} \times (1/1\,000) \times 9.807 \times [(\text{平均动脉压} - \text{平均心房压})\text{mmHg}] \times (13.6\ \text{kg/L})$$

2. 每分功

心室每分钟收缩射血所做的功，称为每分功（minute work），等于搏功和心率的乘积，单位为 J/min。计算左室每分功的简式如下：

$$\text{每分功(J/min)} = \text{搏功(J)} \times \text{心率}$$

设搏出量为 70 mL，收缩压为 120 mmHg，舒张压为 80 mmHg，平均心房压为 6 mmHg，心率 75 次/min，代入上式，求得左心室搏功为 0.803 J，每分功为60.2 J/min。

右心室搏出量与左心室相等，但肺动脉平均压仅为主动脉平均压的 1/6 左右，故右心室做功量也只有左心室的 1/6。

用做功量来评定心脏泵血功能，其意义是显而易见的，心脏收缩不仅仅是排出一定量的血液，而且这部分血液具有适当高的压强能（以及很快的流速）。在动脉压增高的情况下，心脏要射出与原先同等量的血液就必须加强收缩；如果此时心肌收缩的强度不变，那么搏出量将会减少。实验资料表明，心肌的耗氧量与心肌的做功量是相平行的，其中，心输出量的变动不如心室射血期压力和动脉压的变动对心肌耗氧量的影响大。这就是说，心肌收缩释放的能量主要用于维持血压。由此可见，作为评定心泵血功能的指标，心脏做功量要比单纯的心输出量更为全面。在需要对动脉压不相等的各个人，以及同一个人动脉压发生变动前后的心脏泵血功能进行分析比较时，更是如此。

（车力龙）

第三节　心脏泵功能的调节

机体在长期进化的过程中，形成了一套逐步完善的循环调节机制，使循环功能适应于不同生理情况下新陈代谢的需要。这种调节是在复杂的神经和体液机制参与下，通过对心脏和血管活动的综合调节实现的。其中对心脏泵血功能的调节主要指影响心输出量的因素及其调节机制。心输出量取决于心率和搏出量，机体可通过对心率和搏出量两方面的调节来影响心输出量。心脏接受心交感神经和迷走神经双重支配，可通过心交感神经和心迷走神经的作用来调节心输出量。一些体液因素也可通过影响心率进而影响心输出量。

一、搏出量对心脏泵血功能的调节

在心率恒定的情况下，心室每次收缩的射血量取决于心肌纤维缩短的程度和速度，这决定了心肌收缩产生张力（表现为心室内血液的压力）的程度和速度。凡是能影响心肌收缩强度和速度的因素都能影响搏出量，而搏出量的调节正是通过改变心肌收缩的强度和速度实现的。

1. 前负荷的影响

与骨骼肌类似，心肌初长度是控制收缩功能的重要因素，不过，对于心肌来说，初长度和收缩功能的关系具有某些特殊性。为了分析前负荷（preload）和初长度对心脏泵血功能的影响，可以在实验中逐步改变心室舒张末期压力（亦称充盈压）和容积（相当于前负荷或初长度），并测量射血心室的搏功或等容心室的室内峰压，将一系列搏功或室内峰压数据对应心室舒张末期的压力和容积，绘制成坐标图，即为心室功能曲线（ventricular function curve），如图 2-3-1 所示。心室功能曲线大致可分为三段：①心室舒张末期压 15 ~ 20 cmH_2O 是人体心室最适前负荷，位于其左侧的一段为功能曲线升支，它与骨骼肌长度-张力曲张升支段相似，均表明当前负荷-初长度未达最适水平之前，搏功或等容峰压随初长度的增加而增加。通常情况下，左心室舒张末期压为 6 ~ 8 cmH_2O，可见，正常心室在功能曲线的升支段工作，前负荷-初长度尚远离其最适水平。这一特征表明，心室具有较大程度的初长度储备，心室通过前负荷-初长度的增加使泵血功能增强的容许范围是很宽的。而体内骨骼肌的自然长度已经接近最适长度，前负荷-初长度储备很小，通过初长度调节其收缩功能的范围也很小。②心室舒张末期压在 20 ~ 25 cmH_2O 范围内，曲线逐渐平坦，说明前负荷在上限范围内变动时对泵血功能的影响不大。③随后的曲线呈平坦状，或轻度下倾，并不出现明显的降支，这并不是因为心肌初长度在超过最适

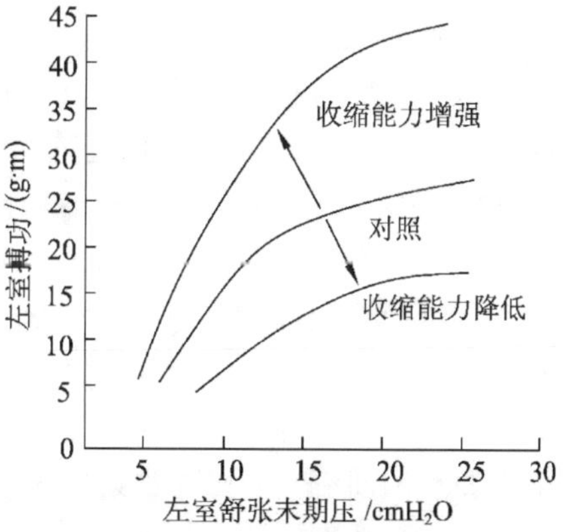

图 2-3-1　心室功能曲线
(1 cmH_2O = 0.098 kPa)

初长后对心肌收缩功能不再产生影响，而是因为在这种情况下初长度不再与前负荷呈平行关系，即前负荷的继续增加不再使初长度相应增加。但在发生严重病理变化的心室，功能曲线出现降支，表明心肌细胞的收缩功能已严重受损。

对心肌肌小节初长度和收缩时产生的主动张力之间的关系的研究表明，在心室最适前负荷和最适初长度时，肌小节的初长度为 2.0 ～ 2.2 μm，此时粗、细肌丝处于最佳重叠状态，肌小节等长收缩产生的张力最大。在达到最适初长度之前，随着前负荷和肌小节的初长度的增加，粗、细肌丝的有效重叠程度增加，激活时可能形成的横桥联接的数目相应增加，肌小节以至整个心室的收缩强度增加。由此可见，心室功能曲线的升支正是肌小节初长度-主动张力关系的升支在整个心室功能上的一种反映。在搏出量的这种调节机制中，引起调节的因素是心肌细胞本身初长度的改变，其效应是心肌细胞收缩强度的改变，因此将这种形式的调节称为异长调节（heterometric regulation）。

既然前负荷-初长度是调节搏出量的主要因素，那么在具体情况下有哪些因素可以影响心室的前负荷和初长度呢？在心室其他条件（主要是心室肌的顺应性）不变的情况下，心室前负荷～舒张末期压力是由心室舒张末期充盈的血液量决定的，充盈量大，舒张末期容积也较大。可以设想，凡是影响心室充盈量的因素，都能够通过异长调节机制使搏出量发生改变。

心室充盈的血量，是静脉回心血量和心室射血剩余血量的总和。静脉回心血量又受下述因素的影响：① 心室舒张充盈期持续时间。例如，心率增快时，充盈期缩短，心室充盈不完全，充盈压降低，搏出量减少。② 静脉回流速度。在充盈期持续时间不变的情况下，静脉内血液通过心房进入心室的速度愈快，充盈量愈大，搏出量相应增加。静脉回流速度取决于外周静脉压与心房、心室内压之差。外周静脉压增高（如循环血量增加、外周静脉管壁张力增高等情况下）和/或心房、心室压力降低时，可促进静脉回流。此外，心包腔内压力和心室的顺应性也影响静脉的回流。心脏每次射血之后的剩余血液量，也影响心室的充盈量，但是，这种影响是多方面的。如果静脉回心血量不变，心室剩余血量的增加将导致心室总充盈量增加，充盈压增高，搏出量随之增加；当心室剩余血量增加时，舒张末期心室内压增高，静脉回心血量将因此减少，总充盈量不一定增加。总之，在心室射血功能不变的情况下，心室剩余血量的增减对搏出量是否有影响及发生何种影响，取决于心室总充盈量是否改变及发生何种改变。

早在 1895 年，德国生理学家 Frank 在离体蛙心实验中心就已观察到这种心肌收缩力随心肌长度增加而增强的现象。1914 年，生理学家 Starling 在哺乳动物身上也观察到了肌纤维初长度对心脏功能的影响，因此异长调节也称为 Frank-Starling 机制，心室功能曲线也可称为 Frank-Starling 曲线。通常，心室射血量与静脉回心血量相平衡，将心室舒张末期压力和容积维持于正常范围，如果因某种原因造成静脉回心血量超过射血量，则充盈压增高，通过 Frank-Starling 机制增加搏出量使之与回流量重新达到平衡，否则舒张末期压力和容积将持续增高而得不到纠正。但 Frank-starling 机制的主要作用是对搏出量进行精细的调节。例如，体位改变及左、右心室搏出量不平衡等情况下出现的充盈量的微小变化，是通过异长调节机制改变搏出量使之与充盈量达到平衡的；而对于持续的、剧烈的循环功能变化，如体力劳动时搏出量持久且大幅度的增高，主要靠心肌收缩能力的变化来调节，这时异长调节机制的作用不大。

2. 后负荷的影响

心肌开始收缩时所遇到的阻力和负荷，称为后负荷（afterload）。对心室而言，动脉压起着后负荷的作用，因此，动脉压的变化将影响心室肌的收缩过程，进而影响搏出量。在心率、心肌初长度和收缩能力不变的情况下，如果动脉压增高，等容收缩期室内压峰值必然增高，从而使等容收缩期延长而射血期缩短，同时，射血期心室肌纤维缩短的程度和速度均减小，射血速度减慢，搏出量因此减少。一方面，应该看到，后负荷对心肌收缩活动的上述影响，是一种单纯机械效应，并不是某种功能调节机制进行调节的结果。当心肌收缩能力不变时，收缩释放的能量是恒定的。如果室内压力升高，表示心肌产生张力消耗的能量相对增加，用于心肌纤维缩短的能量将相对减少；如果肌肉做等长收缩，释放的能量几乎全部用于产生张力。另一方面，也应该看到，动脉压影响搏出量，常常继发地引起一些调节机制的活动。例如，动脉压的突然升高首先导致搏出量减少，结果造成心室内剩余血量增加，充盈量增加，后者再通过异长调节机制的调节，使搏出量恢复到正常水平，即通过异长调节可以使动脉压增高所致的搏出量减少的现象得到纠正。

在整体条件下，正常人主动脉压在 80 ～ 170 mmHg 范围内变动时，心输出量一般并不发生明显的改变。这是因为除通过上述异长调节机制增加初长度外，机体还可通过神经和体液机制以等长调节的方式改变心肌收缩能力（见后文），使输出量能适应后负荷的改变。也即，前负荷和心肌收缩能力与后负荷相匹配，从而使机体得以在动脉压增高的情况下，维持适当的心输出量，这种情况对于机体是有重要生理意义的。但也应看到，此时搏出量的维持，是心肌加强收缩的结果，如果动脉压持续增高，心室肌将处于收缩状态而逐渐肥厚，即发生病理性改变，随后将导致泵血功能减退。如在高血压病引起心脏病变时，可先后出现左心室肥厚、扩张以至左心衰竭。

3. 心肌收缩能力的影响

人们进行强体力劳动时，搏出量和搏功可成倍增加，而心室舒张末期容积或动脉血压可能并无明显增加，说明除异长调节外，还有另一种与心肌初长度无关的调节机制存在。这种调节是通过心肌另一种功能变数起作用的。这种功能变数称为心肌收缩能力（myocardial contractility）。心肌收缩能力一般定义为：心肌不依赖于负荷而改变其力学活动（包括收缩活动的强度和速度）的一种内在特性，因此，心肌收缩能力又称为心肌变力状态（inotropic state）。在某些因素作用下，心肌收缩能力发生改变，从而影响心肌细胞学活动的强度和速度，使心脏搏出量和搏功相应发生改变（图 2-3-1）。心脏泵血功能的这种调节是通过收缩能力这种与初长度无关的、心肌内在功能变数的改变实现的，故称等长调节（homometric regulation)。

心肌收缩能力受多种因素的影响，兴奋-收缩耦联过程中各个环节都能影响收缩能力，其中活化横桥数和肌凝蛋白的 ATP 酶活性是控制收缩能力的主要因素。活化横桥数与最大横桥数的比例，取决于兴奋后胞质 Ca^{2+} 浓度的升高程度和肌钙蛋白对 Ca^{2+} 的亲和力。凡能增加兴奋后胞质 Ca^{2+} 浓度或肌钙蛋白对 Ca^{2+} 亲和力的因素，均可增加活化横桥的比例，导致收缩能力的增强。例如，儿茶酚胺增加收缩能力的原因之一，就是它通过激活 β 肾上腺素能受体，增加胞质 cAMP 浓度，使肌膜 Ca^{2+} 通道和肌浆网 Ca^{2+} 通道的开放程度增加，导致心肌兴奋后胞质 Ca^{2+} 浓度升高程度增加。一些钙增敏剂，如茶碱，可以增加肌钙蛋白对 Ca^{2+} 的亲和力，使肌钙蛋白结合形成活化横桥，肌凝蛋白的 ATP 酶被激活，它分解 ATP 以提供肌丝滑行的能量。甲状腺激素和体育锻炼能提高肌凝蛋白 ATP 酶活性，促进心肌收缩能力增强；相反，老年人的心脏和甲状腺功能减退患者的心脏，心肌肌凝蛋白分子结构发生改变，其 ATP 酶的活性较低，收缩能力减弱。

收缩能力的改变具有极其重要的生理和病理意义。因此，理论研究和临床实践中都需要对收缩能力进行定量测量和评定，以了解收缩能力的水平和变化。由于收缩能力并不是某种可测量的单一变数，因此，对收缩能力的具体度量是比较困难的。衡量泵血功能的指标（如搏出量、搏功等）受前、后负荷影响，并不能直接反映收缩能力的水平，只能根据心室功能曲线的移位来判断收缩能力的变化（左上移位提示收缩能力增强，右下移位表明收缩能力减弱，如图 2-3-1 所示）。但这种评定方法具有操作繁杂、敏感性较低的缺点。目前，常用的方法是采用一系列速度指标来定量评定收缩能力。对离体心肌，最常采用的是张力变化速率（dT/dt）和长度变化速率（dl/dt）；对完整心室，常采用的指标有等容相室内压变化速率（dp/dt）、射血相心室容积变化速率（dV/dt）或心室直径变化速率（dD/dt），以及心肌纤维收缩成分的缩短程度（V_{CE}）等。这些速度指标受负荷改变的影响较小，对收缩能力的变化比较敏感，为国内外心脏学研究工作者广泛采用。

二、心率对心脏泵血功能的调节

健康成年人在安静状态下，心率平均为每分钟 75 次左右（正常范围为 60 ~ 100 次/分）。不同生理条件下，心率有很大变动，可低至每分钟 40 ~ 50 次，高达每分钟 200 次。

心输出量是搏出量与心率的乘积，若心率增快，则心输出量增加。但这有一定的限度，如果心率增加过快，超过每分钟 170 ~ 180 次，心室充盈时间明显缩短，充盈量减少，搏出量可减少到正常时的一半左右，心输出量亦开始下降。当心率增快但尚未超过此限度时，尽管心室充盈时间有所缩短，但由于回心血量中的绝大部分是在快速充盈期内进入心室的，因此，心室充盈量及搏出量不至于减少或过分减少，而由于心率增加，每分钟输出量增加。反之，如果心率太慢，低于每分钟 40 次，心输出量亦减少。这是因为心室舒张期过长，心室充盈早已接近限度，再延长心舒的时间也不能相应增加充盈量和搏出量。可见，心率过快或过慢，心输出量都会减少。

心率受自主神经的控制，交感神经活动增强时，心率增快；迷走神经活动增强时，心率减慢。影响心率的体液因素主要有循环血液中的肾上腺素、去甲肾上腺素及甲状腺激素等。此外，心率亦受体温的影响，体温每升高 1 ℃，心率将增加 12 ～ 18 次。

三、心交感神经和心迷走神经及其作用

心脏活动接受自主神经的调节，通过调节不仅使心率、心输出量能保持相对稳定，而且能在机体内、外环境变化时做出相应的调整，以适应代谢活动改变的需要。

1. 心交感神经及其作用

心交感神经的节前神经元位于脊髓第 1 ～ 5 胸段的中间外侧柱，其轴突末梢释放的递质为乙酰胆碱，后者能激活节后神经元膜上的 N 型胆碱能受体。心交感节后神经元位于星状神经节或颈交感神经节内。节后神经元的轴突组成心脏神经丛，支配心脏各个部分，包括窦房结、房室交界、房室束、心房肌和心室肌。

在动物实验中看到，两侧心交感神经对心脏的支配有所差别。支配窦房结的交感纤维主要来自右侧心交感神经，支配房室交界的交感纤维主要来自左侧心交感神经。在功能上，右侧心交感神经兴奋时以引起心率加快的效应为主，而左侧心交感神经兴奋则以加强心肌收缩能力的效应为主。

心交感节后神经元末梢释放的递质为去甲肾上腺素，与心肌细胞膜上的 β 肾上腺素能受体结合，可导致心率加快，房室交界的传导加快，心房肌和心室肌的收缩能力加强。这些效应分别称为正性变时作用（positive chronotropic action）、正性变传导作用（positive dromotropic action）和正性变力作用（positive inotropic action）。刺激心交感神经可使心缩期缩短，收缩期室内压上升的速率增大；室内压峰值增高，心舒早期室内压下降的速率增大。这些变化还有利于心室在舒张期的充盈。交感神经末梢释放的去甲肾上腺素和循环血液中的儿茶酚胺都能作用于心肌细胞膜的 β 肾上腺素能受体，从而激活腺苷酸环化酶，使细胞内 cAMP 的浓度升高，继而激活蛋白激酶和细胞内蛋白质的磷酸化过程，使心肌膜上的钙通道激活，故在心肌动作电位平台期 Ca^{2+} 的内流增加，细胞内肌浆网释放的 Ca^{2+} 也增加，其最终效应是心肌收缩能力增强，每搏功增加。交感神经兴奋引起的正性变传导作用可使心室各部分肌纤维的收缩更趋同步化，这也有利于心肌收缩力的加强。

心交感神经对心肌的效应，主要是通过 β 肾上腺素能受体实现的，但心肌也有 α 肾上腺素能受体。激活心肌的 α 肾上腺素能受体主要引起正性变力效应，而心率的变化则不显著；另外，室内压上升和下降的速率并无明显加快，故心肌的收缩期延长。心肌 α 肾上腺素能受体的生理功能尚不清楚，有人认为，当 β 肾上腺素能受体功能受损时（如长期使用 β 肾上腺素能受体拮抗剂），心肌 α 肾上腺素能受体可继续对交感神经和儿茶酚胺发生反应。在病理情况下，心肌 α 肾上腺素能受体可能在心肌缺血后再灌注引起的心律失常中起一定的作用。

2. 心迷走神经及其作用

支配心脏的副交感神经节前纤维行走于神经干中。这些节前神经元的细胞体位于延髓的迷走神经背核和疑核，在不同的动物中有种间差异。在胸腔内，心迷走神经纤维和心交感神经一起组成心脏神经丛，并和交感纤维伴行进入心脏，与心内神经节细胞发生突触联系。心迷走神经的节前和节后神经元都是胆碱能神经元。节后神经纤维支配窦房结、心房肌、房室交界、房室束及其分支。心室肌也有迷走神经支配，但纤维末梢的数量远较心房肌中的少。两侧心迷走神经对心脏的支配也有差别，但不如两侧心交感神经支配的差别显著。右侧迷走神经对窦房结的影响占优势；左侧迷走神经对房室交界的作用占优势。

心迷走神经节后纤维末梢释放的乙酰胆碱作用于心肌细胞膜的 M 型胆碱能受体，可导致心率减慢，心房肌收缩能力减弱，心房肌不应期缩短，房室传导速度减慢，即具有负性变时、变力和变传导作用。刺激迷走神经时也能使心室肌收缩减弱，但其效应不如心房肌明显。迷走神经减弱心肌收缩能力的机制是由于其末梢释放的乙酰胆碱作用于 M 胆碱能受体后，可抑制腺苷酸环化酶，因此细胞内 cAMP 浓度降低，肌浆网释放 Ca^{2+} 减少。

一般来说，心迷走神经和心交感神经对心脏的作用是相对抗的。但当两者同时对心脏发生作用时，其总的效应并不等于两者分别作用时发生效应的代数和。在多数情况下，心迷走神经的作用相对于交感神经的作用占有较大的优势。在动物实验中，如同时刺激迷走神经和心交感神经，常出现心率减慢效应，其机制比较复杂。此外，在交感神经末梢上有接头前 M 型胆碱能受体，在迷走神经末梢上有接头前 α 肾上腺素能受体。迷走神经末梢释放的乙酰胆碱可作用于交感神经末梢的 M 型胆碱能受体，使交感神经末梢释放递质减少；交感神经末梢释放的去甲肾上腺素也可作用于迷走神经末梢的 α 肾上腺素能受体，使迷走神经末梢释放递质减少。这种通过接头前受体影响神经末梢递质释放的过程称为递质释放的接头前（或突触前）调制。

四、体液因素对心输出量的影响

肾上腺素和去甲肾上腺素都可与心肌细胞膜上的 β 型肾上腺素能受体结合，导致心率加快，房室交界的传导加快，心房肌和心室肌的收缩能力加强，使心输出量增加。乙酰胆碱作用于 M 胆碱能受体，可导致心率减慢，房室交界的传导减慢，心房肌和心室肌的收缩能力减弱，使心输出量减少。

（金　雯）

第四节　心脏泵功能的储备

健康成年人在静息状态下心率为每分钟 60 ～ 100 次，搏出量约为 70 mL，心输出量为 5 L 左右。强体力劳动时，心率可达每分钟 180 ～ 200 次，搏出量可增加到 150 mL 左右，心输出量可达 25 ～ 30 L，为静息时的 5 ～ 6 倍。这说明，正常心脏的泵血功能有相当大的储备量。心输出量可随机体代谢需要而增加的能力，称为心泵功能储备或心力储备（cardiac reserve）。心泵功能储备可用心脏每分钟能射出的最大血量，即心脏的最大输出量来表示。训练有素的运动员，心脏的最大输出量远比一般人高，可达 35 L 以上，为静息时的 8 倍左右。某些心脏疾病的患者，静息时心输出量与健康人没明显差别，尚能够满足静息状态下代谢的需要，但在代谢活动增强时，输出量却不相应增加，最大输出量较正常人为低，也就是说，心脏疾病患者的最大输出量明显低于正常人，表明他们的心泵功能储备已经降低，在安静时已有相当量的储备量被动用，因而剩余的储备量不足以满足代谢活动增强时的需要。

心泵功能储备的大小主要取决于搏出量和心率能够提高的程度，因而心泵功能储备包括搏出量储备（stroke volume reserve）和心率储备（heart rate reserve）两部分。

一、搏出量储备

搏出量是心室舒张末期容积和收缩末期容积之差，所以，搏出量储备分为收缩期储备和舒张期储备两部分。前者是通过增强心肌收缩力和提高射血分数实现的，而后者则是通过增加舒张末期容积获得的。安静时，左心室舒张末期容积约为 125 mL，左心室收缩末期容积约为 55 mL，搏出量为 70 mL。由于正常心腔不能过分扩大，一般只能达到 140 mL 左右，故舒张期搏出量储备只有 15 mL，而当心肌做最大限度的收缩时，收缩末期容积可减少到不足 20 mL，因而收缩期搏出量储备可达 35 ～ 40 mL。相比之下，搏出量收缩期储备要比舒张期储备大得多。

二、心率储备

假如保持搏出量不变，在一定范围内增快心率，当心率达 160 ～ 180 次/分时，心输出量可增加至静息时的 2 ～ 2.5 倍，称为心率储备，它是调节心输出量和形成心力储备的另一重要因素。

在运动或强体力劳动时，主要通过动用心率储备和收缩期搏出量储备来增加心输出量。

（金　雯）

第五节　心功能不全的病理生理基础

各种原因引起的心脏结构和功能的损伤，使心脏泵血功能受损，引起神经-体液调节失衡，从而导致心肌收缩和/或舒张功能下降到一定程度，最终出现心功能不全。

心功能不全是一种严重危害人类健康与生命的复杂综合征，循环系统及非循环系统的许多疾病都可直接或者间接引起心脏结构或功能损伤，最终导致心力衰竭。

一、心功能不全的病因、诱因与分类

（一）心功能不全的病因

心功能不全的关键环节是心输出量的绝对减少或相对不足，而心输出量的多

少与心肌收缩性的强弱、前负荷和后负荷的高低及心率的快慢密切相关。因此，凡是到能够减弱心肌收缩性、使心脏负荷过度和引起心率显著加快的因素都可能导致心功能不全的发生（表 2-5-1）。

表 2-5-1 心功能不全的病因

心肌舒缩功能障碍		心脏负荷过度	
心肌损害	心肌代谢异常	压力负荷过度	容量负荷过度
心肌梗死	维生素 B_1 缺乏	高血压	瓣膜关闭不全
心肌炎	缺血	主动脉缩窄	动-静脉瘘
心肌病	缺氧	主动脉瓣狭窄	室间隔缺损
心肌中毒		肺动脉高压	严重贫血
心肌纤维化		肺动脉狭窄	甲状腺功能亢进

1. 原发性心肌舒缩功能障碍

（1）原发性弥漫性心肌病变 如病毒性心肌炎、心肌病、心肌梗死等是由于心肌结构的完整性遭到破坏，损害了心肌收缩的物质基础，故心肌的收缩性减弱。此时是否出现心力衰竭，关键取决于心肌病变的程度、速度和范围。若病变轻、范围小或发展缓慢，通过机体的代偿，患者可长期处于心功能不全的代偿阶段；若病变重、范围广、发展迅速，可导致急性心力衰竭。

（2）能量代谢障碍 心脏要保持其正常的泵功能，必须有充足的 ATP 供应。ATP 主要依赖于底物的有氧氧化。当冠状动脉粥样硬化、重度贫血及心肌肥大时，心肌因长期供血绝对减少或相对不足而缺氧，心肌能量生成障碍，从而导致心肌收缩性逐渐减弱，以致最后引起心力衰竭。维生素 B_1 是丙酮酸脱羧酶的辅酶，当体内含量不足时，ATP 生成减少。此外，如果同时伴有能量利用障碍，则更易发生心力衰竭。

2. 心脏负荷过度

心脏负荷分压力负荷和容量负荷。

（1）压力负荷过度 压力负荷（pressure load）又称后负荷，指收缩期心室壁产生的张力，即心脏收缩时所承受的阻力负荷。左心压力负荷过度时，主动脉压一般增高或有左室流出道梗阻，临床见于高血压、主动脉缩窄、主动脉瓣狭窄等；右心压力负荷过度时，肺动脉压往往升高，也可由右室流出道梗阻引起，临床见于肺动脉高压、肺动脉狭窄等。压力负荷过度的心脏，往往要经历代偿肥大阶段，最后转向心力衰竭。

（2）容量负荷过度 容量负荷（volume load）又称前负荷，指心脏收缩前所承受的负荷，相当于心腔舒张末期容积或压力。一般以心室舒张末期压力的大小衡量心室容量负荷的高低。容量负荷的大小，决定心肌纤维收缩的初长度（当肌节初长度等于 2. 2 μm 时，心肌收缩力达最大）。容量负荷过度，临床可见于二尖瓣或主动脉瓣关闭不全时引起的左心室容量负荷过度；三尖瓣或肺动脉瓣关闭不全时引起的右心室容量负荷过度。通常，心脏对容量负荷过度较对压力负荷过度的适应代偿能力大，故发生心力衰竭的时间较晚。

（二）诱因

实际上，许多慢性心功能不全的患者通过机体的多种代偿措施，心功能维持在相对正常状态而不表现出明显的心力衰竭症状和体征。通常在某些因素作用下，心脏负荷加重，而发生心力衰竭。这些因素能够增强基本病因的作用，促进心力衰竭的发生，即称为诱因。

（1）感染　特别是呼吸道感染，可通过多种途径加重心脏负荷，易诱发心力衰竭。感染是引起心力衰竭较常见的诱因，其引起心衰的主要机制为：① 感染引起的发热可使代谢增加，加重心脏负荷；② 心率加快，既加剧心肌耗氧，又通过缩短舒张期降低冠脉血液灌流量而减少心肌供血供氧；③ 内毒素直接损伤心肌细胞；④ 若发生肺部感染，则进一步减少心肌供氧。

（2）酸碱失衡及电解质代谢紊乱　酸中毒和高钾血症可直接或间接影响心肌舒缩功能，同时造成心律失常，诱发心力衰竭的发生。

（3）心律失常　心房纤颤、室性心动过速、室性纤颤等快速型心律失常也是心力衰竭的常见诱因。其诱发心力衰竭的机制主要为：① 房室协调性紊乱，导致心室充盈不足，射血功能障碍；② 舒张期缩短，冠脉血流不足，心肌缺血缺氧；③ 心率加快，耗氧量增加，加剧缺氧。心律失常既可以是心力衰竭的基本病因，也可使心功能不全患者从代偿期转向失代偿期，发生心力衰竭。

（4）妊娠与分娩　孕妇在妊娠期血容量可增加 20% 以上，加之此时心率加快、心输出量增多，致使心脏负荷加重；分娩时，精神紧张等因素兴奋交感-肾上腺髓质系统，除增加静脉回流量、加剧心脏前负荷，尚可通过收缩外周阻力血管、加剧心脏的后负荷，加之心率加快导致耗氧增多及冠脉血流不足，从而引发心力衰竭。

（5）其他　过度劳累、情绪激动、输液、输血过多过快、贫血、洋地黄中毒等均可诱发心力衰竭。

（三）分类

按照心肌受损的部位、病变特性、发生速度和心输出量的变化等，心力衰竭有多种分类方法。

1. 根据心力衰竭的发病部位分类

（1）左心衰竭　左心衰竭（left heart failure）常见于高血压、冠心病、心肌病、二尖瓣关闭不全等。主要是由于左心室受损或负荷过度导致搏出功能障碍，心输出量降低，造成肺循环淤血甚至肺水肿。

（2）右心衰竭　右心衰竭（right heart failure）常见于肺动脉高压、肺心病、二尖瓣狭窄、慢性阻塞性肺疾患等，并常继发于左心衰竭。因右心室搏出功能障碍，心输出量降低，故导致体循环淤血和静脉压升高，并常伴有下肢水肿甚至全身性水肿。

（3）全心衰竭　风湿性心脏病、重度贫血等疾病发生时，常同时累及左右心而引起全心衰竭（whole heart failure）。但全心衰竭也可继发于一侧心力衰竭。如左心衰竭时，肺静脉压增高，右心后负荷因肺动脉压的继发性增高而增大，故发生右心衰竭；右心衰竭时，肺循环的血流量减少，以致左心不能充盈、冠脉血流减少、左心受损，发生左心衰竭。

2. 根据心力衰竭的发生速度分类

（1）急性心力衰竭 急性心力衰竭（acute heart failure）常见于急性大面积心肌梗死、严重心肌炎等。特点为发病急，发展迅速，机体代偿常来不及动员，因心输出量在短时间内急剧减少，故动脉血压进行性降低，常可导致心源性休克。

（2）慢性心力衰竭 慢性心力衰竭（chronic heart failure）常见于高血压病、心脏瓣膜病、肺动脉高压等。特点为发病缓慢，病程较长，临床常见，常表现为充血性心力衰竭。

3. 根据心输出量的高低分类

（1）低心输出量性心力衰竭 低心输出量性心力衰竭（low output heart failure）常见于冠心病、高血压病、心肌病、心脏瓣膜病等。此种疾病患者的心输出量绝对减少，在基础状态下明显低于正常水平。

（2）高心输出量性心力衰竭 高心输出量性心力衰竭（high output heart failure）继发于代谢增高或心脏后负荷降低的疾病，如甲状腺机能亢进、严重贫血、维生素 B_1 缺乏和动静脉瘘等。虽然其心输出量可稍高于正常水平，但比心力衰竭发生前有所降低，对于患者本身而言，其心输出量相对减少。在这种情况下，心脏长期处于高输出量状态，心脏做功增强，使心肌能量供应相对不足，导致心泵功能降低，心输出量下降。此外，某些疾病由于组织需氧量增高，心脏虽处于高输出状态，但其输出量仍表现出相对不足。

4. 根据心肌收缩与舒张功能障碍分类

（1）收缩性心力衰竭 收缩性心力衰竭（systolic heart failure）是指由于心肌缺血缺氧引起心脏收缩功能不全，可导致射血功能下降，心搏出量减少，可见于扩张型心肌病和大多数心脏病。收缩性心力衰竭是心力衰竭最常见的类型，此型患者射血分数降低，又称为射血分数降低型心力衰竭（heart failure with reduced left ventricular ejection fraction，HF-REF）。

（2）舒张性心力衰竭 舒张性心力衰竭（diastolic heart failure）是指心脏的舒张功能不全，由于心肌肥厚，心内膜缺血，心脏顺应性降低引起，可导致左心室充盈压增高，肺循环淤血，多见于高血压、冠心病早期，肥厚型心肌病及限制型心肌病等。舒张性心力衰竭因收缩功能相对正常，所以射血分数降低不明显，又称为射血分数保留型心力衰竭（heart failure with preserved left ventricular ejection fraction，HF-PEF）。射血分数降低型与射血分数保留型心力衰竭的部分特点见表 2-5-2。

表 2-5-2 射血分数降低型与射血分数保留型心力衰竭的比较

项目	射血分数降低型心力衰竭	射血分数保留型心力衰竭
主要发病原因	心肌缺血和梗死、扩张型心肌病、反流性瓣膜性心脏病	肥厚型心肌病、高血压、纤维化、限制型心肌病
功能改变	收缩功能受损为主	舒张功能受损为主

续表

项目	射血分数降低型心力衰竭	射血分数保留型心力衰竭
心肌肥大类型	离心性肥大	向心性肥大
左室壁厚度	降低	明显增加
细胞外基质沉积	增加或降低	明显增加
心室收缩期末容积	明显增加	基本正常
心室舒张期末容积	明显增加	下降
射血分数	明显下降（<45%）	基本正常（>46%）

值得注意的是，在心功能不全的早期，患者的心脏受损可能以单纯的收缩或舒张功能减退为主。当心脏损伤发展到一定阶段，心肌收缩和舒张功能障碍常同时并存。例如，高血压早期由于心脏后负荷的增加可导致心室肥厚，此时只表现为心室充盈量的减少，但随着肥厚心肌的代谢、功能和结构改变，最终会发展成收缩和舒张功能并存的心力衰竭。

5. *根据心力衰竭的严重程度分类*

临床上，为了更好地判断患者的病情轻重并指导治疗，常按心力衰竭的严重程度进行分类。

根据患者在不同程度的活动量下所产生的主观症状，采用美国纽约心脏病学会（NYHA）标准将心功能划分为四级。Ⅰ级：有心脏血管疾病，但一切活动不受限制且无症状。Ⅱ级：能胜任一般轻体力活动，但较重的体力活动可引起心悸、气短等心功能不全症状。Ⅲ级：休息时无任何不适，但做一般轻度活动时即有心功能不全表现。Ⅳ级：任何活动均有症状，即使在卧床休息时，亦有心功能不全症状，如心悸、呼吸困难及不能平卧等。

也可根据患者的病情轻重，分为轻度、中度和重度心力衰竭。① 轻度心力衰竭：代偿完全，一般无明显的心力衰竭症状、体征，心功能Ⅰ级或Ⅱ级；② 中度心力衰竭：体力活动时，心力衰竭的症状、体征明显，休息后好转，心功能Ⅲ级；③ 重度心力衰竭：完全失代偿，患者在静息状态下即表现出明显的心力衰竭症状和体征，心功能Ⅳ级。

二、心功能不全的神经-体液调节机制

在生理条件下，心输出量可以随着机体代谢需求的增长而增加，称为心力储备，这是通过激活神经-体液系统调节心率、心室前负荷、后负荷和心肌收缩性实现的。心脏具有相当大的储备能力，在心功能不全早期，机体可通过神经-体液系统调节心脏的收缩性，心室前、后负荷和心率等进行代偿，这种代偿对于维持心脏的泵血功能、维持血流动力学稳态及重要器官的血液灌注都起着十分重要的作用。但经过或长或短的适应代偿后，病情恶化进入适应不良或代偿失效阶段，神经-体液系统持续激活的有害作用也逐渐显现出来，成为加重心肌损伤、降低心脏泵血功能及促使心力衰竭发展的关键环节。在神经-体液调节机制中，最为重要的是交感神经系统（sympathetic nervous system）、肾素-血管紧张素-醛固酮系统（renin-angiotensinaldosterone system，RAAS）和促炎细胞因子系统（proinflammatory cytokine system）。

（一）交感神经系统激活

心功能不全时，心输出量减少，可激活交感神经系统，激活的交感神经系统经刺激肾上腺髓质，使血浆去甲肾上腺素浓度升高，心率加快，心收缩力增强，外周血管收缩，从而部分地代偿心功能不全引起的血流动力学异常。但是交感神经张力持续和过度增高，一方面，引起心肌 β_1 受体下调，腺苷酸环化酶活性降低等细胞内信号转导机制异常；另一方面，由于外周血管阻力和左心室射血阻抗的持续增加，后负荷长期升高，反而使心脏功能进一步降低。同时，过高的去甲肾上腺素对心肌可产生直接的损害。

（二）肾素-血管紧张素-醛固酮系统激活

心输出量减少可激活肾素-血管紧张素-醛固酮系统，使血管紧张素Ⅱ（angiotensin，AngⅡ）和醛固酮分泌增加，外周血管收缩，水钠潴留，可部分代偿功能不全引起的血流动力学异常，如提高肾小球滤过率。但肾素-血管紧张素-醛固酮系统的过度激活也有明显副作用。例如，过度的血管收缩加重左室后负荷；水钠潴留引起的血容量增加可使已经升高的心室充盈压进一步升高。血管紧张素Ⅱ还可直接促进心肌细胞和非心肌细胞的肥大和增殖。醛固酮增加除可促进远曲小管和集合管上皮细胞对钠水的重吸收，引起水钠潴留外，还可作用于心脏成纤维细胞，促进胶原合成和心脏纤维化。总体来说，肾素-血管紧张素-醛固酮系统激活在心功能不全的代偿及失代偿调节中的作用是弊大于利。

（三）促炎细胞因子系统激活

心脏的心肌细胞和非心肌细胞具有内分泌、旁分泌和自分泌功能，以及通过分泌生物活性物质调节自身和远隔器官的功能。致心肌损伤的因素可以直接改变心脏的分泌功能，也可通过兴奋交感神经系统和肾素-血管紧张素-醛固酮系统，改变心脏局部机械信号和生物化学信号，进而激活免疫细胞、心肌细胞和心肌成纤维细胞等，这些激活的细胞合成和释放多种细胞因子，使循环中和心脏局部的促炎细胞因子如 TNF-α、IL-1β 和 IL-6 的水平升高，而抗炎细胞因子如 IL-10 的水平降低。促炎细胞因子大多以旁分泌和自分泌的方式作用于靶细胞，促进心肌肥大和纤维化。TNF-α 可以通过激活 NF-kβ 促进心肌和成纤维细胞中促炎细胞因子的合成和分泌，形成恶性循环。在心力衰竭患者中，促炎细胞因子的水平升高往往与心力衰竭的程度呈正相关。

（四）其他体液因子

1. 血管升压素（vasopressin，VP）

心功能不全时，由于血液中 AngⅡ浓度升高，促进神经垂体释放血管升压素，可引起血管收缩，外周阻力增加，并可促进水钠潴留。

2. 心房钠尿肽

心房钠尿肽为心脏分泌的激素，具有排钠、利尿、扩血管、改善肾脏灌流、抑制肾素和醛固酮的作用。心功能不全时心房钠尿肽分泌增加，但作用较弱，不能对抗交感神经系统和 RAAS 的激活作用。

3. 内皮素

内皮素（endothelin，ET）是由内皮细胞合成和释放的强力血管收缩肽。心功能损伤时，血浆内皮素水平升高，并与其他缩血管活性物质，如去甲肾上腺素和血管紧张素等共同作用，促进组织缺血和心肌肥大。

三、心功能损伤时机体的代偿机制

代偿反应是机体在发生心力衰竭时防止心输出量进一步减少的必要措施，且代偿反应的强度与心力衰竭是否发生、发生速度及严重程度密切相关。从心功能不全的早期代偿到晚期的心力衰竭，是机体从完全代偿、不完全代偿到失代偿的连续的动态发展过程。就急性心力衰竭患者而言，由于机体的代偿反应不能及时动员，患者常在短时间内即可表现出严重的心力衰竭状态。反之，慢性心力衰竭发生时，机体可通过心脏代偿和心外代偿使这个过程的持续时间长达数年甚至更久，以致患者在相当长的时间内维持相对正常的生命活动。这表明，通过代偿，心输出量尚可满足机体的代谢需要，患者未表现出心力衰竭的表征，此为完全代偿（complete compensation）；若心输出量仅能满足机体在静息状态下的代谢需要，患者有轻度的心力衰竭表现，称为不完全代偿（incomplete compensation）；严重时，心输出量甚至不能满足机体在静息状态下的代谢需要，患者有明显的心力衰竭症状和体征，此为失代偿（decompensation），是心功能不全的最后阶段。

在神经-体液机制的调控下，机体对心功能损伤的代偿反应可以分为心脏本身的代偿和心外代偿两部分。

（一）心脏本身的代偿方式

心脏本身的代偿方式包括心率加快、心脏紧张源性扩张、心肌收缩性增强和心室重构（ventricular remodeling）。其中，心率加快、心脏紧张源性扩张和心肌收缩性增强属于可快速动员起来的功能性调整；而心室重构是在心肌损伤或心室前负荷和后负荷长期增加时，通过改变心室的结构、代谢和功能而发生的慢性综合性代偿适应性反应。

1. 心率加快

心功能不全时，由于损伤的心脏搏出量相对固定，难以增加，心率加快成为决定心输出量的主要因素。心率加快是一种易被动员起来的代偿反应，往往贯穿于心功能不全发生发展的全过程。心率加快的机制：① 压力感受器效应：心输出量减少导致动脉血压下降，颈动脉窦和主动脉弓压力感受器传入冲动减少，致使心脏迷走神经紧张性减弱，交感神经紧张性增强，心率加快；② 容量感受器效应：心力衰竭时，心室舒张末期容积因心输出量减少而增大，心房淤血，刺激容量感受器，引起交感神经兴奋；③ 化学感受器效应：如果合并缺氧，可刺激颈动脉体和主动脉体化学感受器，反射性地加快心率。

心率加快具有重要的意义：① 动员迅速，见效快，贯穿始终；② 一定程度的心率加快可以增加心输出量；③ 提高舒张压，增加冠脉的血液灌流。但心率加快代偿作用也有一定的局限性。当心率过快时（如超过 150 ~ 160 次/分），因增加心肌耗氧、缩短心脏舒张期，致使心脏充盈不足、冠脉血流量减少。心率越快，对机体的不利影响越明显。

2. 心脏紧张源性扩张

静脉回心血量在一定程度上可以调控心肌的收缩能力，根据 Frank-Starling 机制，即在一定范围内，心肌收缩力与心肌纤维初长度成正比。当心功能不全时，心脏本身会发生快速的、应急性的调节反应。由于搏出量的降低，使心室舒张末期容积增加，前负荷的增加导致心肌纤维初长度增大，此时心肌收缩力增强，代偿性增加搏出量，这种伴有心肌收缩力增强的心腔扩大称为心脏紧张源性扩张。其重要意义如下：① 起动迅速；② 防止心室舒张末期压力和容积发生过久和过度的改变。但心肌紧张源性扩张代偿能力有限。当前负荷过大，舒张末期容积或压力过高，使肌节长度大于 2.2 μm 时，反而可诱发和加重心力衰竭。

紧张源性扩张是指伴有心肌收缩力增强的心脏扩张，是心脏对急性血流动力学变化的一种重要的代偿方式。如果仅有心脏扩张并不伴有收缩力增强，则称为肌源性扩张，表明心脏已丧失代偿功能。

3. 心肌收缩性增强

心功能受损时，由于交感神经系统兴奋，儿茶酚胺分泌增加，通过激活 β 受体，增加胞质 cAMP 浓度，激活蛋白激酶 A。一方面，使心肌细胞膜 L 型钙通道蛋白磷酸化，增加 Ca^{2+} 内流，使胞质 Ca^{2+} 浓度升高，发挥正性变力作用。另一方面，增加舒张期肌浆网钙泵的磷酸化，促进胞质 Ca^{2+} 再摄取入肌浆网，促进心肌舒张。在心功能损害的急性期，心肌收缩性增强对于维持心输出量和血流动力学稳态是十分必要的代偿和适应机制。当慢性心力衰竭时，心肌 β 受体减敏，血浆中虽存在大量儿茶酚胺，但正性变力作用的效果显著减弱。

4. 心室重构

心脏由心肌细胞、非心肌细胞（包括成纤维细胞、血管平滑肌细胞、内皮细胞等）及细胞外基质组成。损伤的心脏发生心室重构涉及各种心脏成分的变化，主要表现为心肌肥大（myocardial hypertrophy），心肌和成纤维细胞表型改变，胶原间质的数量、类型和分布异常，以及心肌间质和实质两者比例的变化。

（1）心肌肥大　心肌肥大是指心肌细胞体积增大，在细胞水平上表现为细胞直径增宽，长度增加；在器官水平上表现为心室质量增加，心室壁肥厚。临床上可用超声心电图等无创性方法检测心室壁厚度，因此心肌肥大又称为心室肥厚（ventricular hypertrophy）。过度的心肌肥大是心力衰竭发生与发展的重要病理基础，是心功能不全由代偿阶段向失代偿阶段演变的重要步骤。心肌肥大可由多种原因引起，当部分心肌细胞丧失时，残余心肌可以发生反应性心肌肥大；长期负荷过重可引起超负荷性心肌肥大，按照超负荷的原因和心肌反应方式可分为向心性肥大（concentric hypertrophy）和离心性肥大（eccentric hypertrophy）两种。

① 向心性肥大：心室在长期过度的压力负荷作用下，收缩期室壁张力持续增加，使心肌肌节并联性增生，导致心肌纤维增粗。向心性肥大的特征是心室壁显著增厚，而心腔容积正常甚至减小，使室壁厚度与心腔半径之比增大，常见于高

血压性心脏病及主动脉瓣狭窄等疾病。

② 离心性肥大：心脏在长期过度的容量负荷作用下，舒张期室壁张力持续增加，导致心肌肌节串联性增生，心肌纤维增长。离心性肥大的特征是心腔容积显著扩大与室壁轻度增厚并存，室壁厚度与心腔半径之比基本保持正常，常见于二尖瓣或主动脉瓣膜关闭不全等疾病。

无论是向心性肥大还是离心性肥大，都是对室壁应力增加产生的适应性变化，是慢性心功能不全极为重要的代偿方式。另外，心肌肥大时虽然单位质量肥大心肌的收缩力减弱，但由于整个心脏的质量增加，故收缩力增强，有助于维持心输出量，使心脏在较长一段时间内能满足组织对心输出量的需求而不致发生心力衰竭；但是，心肌肥大的代偿作用有限，肥大心肌的生长具有不平衡性，因此当心肌过度肥大超过某种限度时，则发生由代偿向衰竭的转化。

（2）心肌细胞表型改变　心肌细胞表型改变是指由于心肌所合成的蛋白质的种类变化所引起的心肌细胞“质”的改变。在引起心肌肥大的机械信号和生物化学信号刺激下，成年心肌细胞的蛋白质合成发生改变，特别是在成年心肌细胞处于静止状态的胚胎期基因表达重新启动，如心房钠尿肽基因、B 型钠尿肽基因和β-肌球蛋白重链基因等心肌肥大的标志基因表达增加。但是，也有某些功能基因的表达减少，如肌浆网钙泵蛋白的含量降低，使舒张期肌浆网的钙再摄取受到抑制。表型转变的心肌细胞在细胞膜、线粒体、肌浆网、肌原纤维及细胞骨架等方面均与正常心肌有差异，从而导致其代谢与功能发生变化。转型的心肌细胞分泌活动增强，还可通过分泌细胞因子和局部激素，进一步促进细胞生长、增殖及凋亡，从而改变心肌的舒缩能力。

（3）非心肌细胞及细胞外基质的变化　心室重构时，血管紧张素Ⅱ、去甲肾上腺素和醛固酮等可促进非心肌细胞活化或增殖，分泌大量细胞外基质，通过对胶原合成与降解的调控，发生心肌间质的增生与重构。细胞外基质是存在于细胞间隙、肌束之间及血管周围的结构糖蛋白、蛋白多糖及糖胺聚糖的总称，其中最主要的是Ⅰ型和Ⅲ型胶原纤维。Ⅰ型胶原是与心肌束平行排列的粗大肌原纤维的主要成分，Ⅲ型胶原则形成了较细的纤维网状结构。一般而言，重构早期以Ⅲ型胶原增多为主，这有利于肥大心肌肌束组合的重新排列及心室的结构性扩张；而重构后期则以Ⅰ型胶原增加为主，可提高心肌的抗张强度，防止室壁变薄和心腔扩大。

但是，过度的非心肌细胞增殖及基质重构，改变了心肌间质和心肌细胞两者的比例，以及增大Ⅰ型/Ⅲ型胶原的比值，一方面会降低室壁的顺应性而使心室僵硬度增加，影响心脏的舒张功能；另一方面冠状动脉周围的纤维增生和管壁增厚，使冠状循环的储备能力和供血量降低。同时，心肌间质的增生与重构还会影响心肌细胞之间的信息传递和舒缩的协调性，影响心肌细胞的血氧供应，促进心肌的凋亡和纤维化。

（二）心脏以外的代偿方式

心功能减退时，除心脏本身发生结构和功能的代偿外，机体还会启动心外的代偿机制，以适应输出量的降低。心脏以外的代偿包括呼吸、血液的代偿，以及组织摄氧和利用氧的能力加强等。

1. 血容量增加

慢性心功能不全时，血容量增加是其主要代偿方式之一，由肾小球滤过率降低和肾小管重吸收增加引发的钠水潴留所致。

（1）肾小球滤过率降低　肾小球滤过率降低是肾血流量减少的结果，机制如下：① 心力衰竭时，心输出量降低、动脉血压下降可直接导致肾小球滤过率降低；② 动脉血压下降兴奋交感-肾上腺髓质系统，肾动脉收缩、肾血流减少，滤过率进一步降低；③ 交感神经兴奋和肾血流减少通过刺激近球细胞激活肾素-血管紧张素-醛固酮系统，血管紧张素Ⅱ强烈收缩肾动脉；④肾缺血导致肾脏合成的扩血管物质 PGE_2减少。

（2）肾小管重吸收钠水增加　机制如下：① 肾血流重新分布：在交感神经兴奋及血管紧张素Ⅱ增多时，大量血液从皮质流向髓质；② 滤过分数（filtration fraction，FF，数值上等于肾小球滤过率／肾血流量）增加：交感神经兴奋时，肾小球滤过率因出球小动脉收缩明显而相对增大，肾小管周围的毛细血管内胶体渗透压升高，有效流体静压下降，故钠水重吸收增加；③ 促进钠水重吸收的激素增多：醛固酮释放增加，抗利尿激素可因肝清除不足而作用增强；④ 心房钠尿肽和 PGE_2等抑制钠水重吸收的物质减少。

通过上述机制增加血容量，有利于提高心输出量和维持动脉血压，但钠水潴留也可能存在潜在的危险。

2. 血流重分布

心功能不全时，交感-肾上腺髓质系统兴奋可导致血流重新分布，其中肾血管收缩明显，血流量显著减少，其次是皮肤和肝，心、脑血管血流量不变或略增加。血流重分布的代偿意义是既能防止血压下降，又能保障心、脑等重要器官的血流量。但是，若外周器官长期供血不足，亦可引起该脏器功能减退。另外，外周器官长期收缩，也会导致心脏后负荷增大而使心输出量减少。

3. 红细胞增多

心功能不全时，体循环淤血和血流速度减慢可引起循环性缺氧；肺淤血、水肿又可引起乏氧性缺氧，缺氧刺激肾间质细胞合成、分泌促红细胞生成素，促进骨髓造血功能，使红细胞数和血红蛋白含量增加，血液的携氧能力增强，有利于改善周围组织的供氧。但红细胞过多，可增大血液黏滞性，加重心脏的负荷。

4. 组织细胞摄氧、用氧能力增强

组织摄氧的能力增加与心功能不全的程度呈正相关，心功能愈差，动-静脉氧差也愈大，说明组织从单位血流中摄取的氧增多。与此同时，细胞线粒体中呼吸链酶的活性增强，而且线粒体的数量也增多，所以组织利用氧的能力也增强。

综上所述，心力衰竭时，在神经-体液调节机制的调节下，机体可以动员心脏本身和心脏以外的多种代偿机制进行代偿，并且这种代偿贯穿于心力衰竭的全过程。一般说来，在心脏泵血功能受损的急性期，神经-体液调节机制激活，通过心率加快，增加心肌收缩力和外周阻力，维持血压和器官血流灌注。同时，启动心室重构，心功能维持在相对正常的水平。但是，随着心室重构缓慢而隐匿地进行，其损伤作用也日益明显，终将进入心力衰竭的失代偿期。心功能受损时机体的代偿至关重要，它决定着心力衰竭是否发生，以及发病的快慢和程度。严重心功能受损时，如大面积心肌梗死、严重心肌炎、急性心包填塞时，由于起病急，病情严重，机体来不及充分动员代偿机制，患者常在短时间内陷入严重的急性心力衰竭状态。相反，对于起病缓慢的慢性心功能受损，如高血压病和心瓣膜病等，机体可充分调动各种适应性代偿调节机制，患者可经历数月、数年甚至更长的代偿期才出现心力衰竭的临床表现。

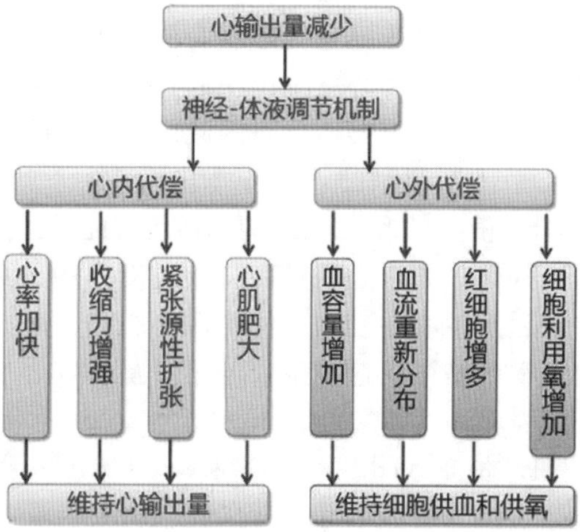

图 2-5-1　心功能不全时机体的代偿机制

四、心力衰竭的发病机制

心力衰竭的发生机制十分复杂，至今尚未完全阐明。目前认为，心力衰竭是多种原因启动机体多种机制共同作用的结果。不同原因所致的心力衰竭及心力衰竭的不同阶段参与作用的机制不同，但神经-体液调节失衡在心力衰竭的发生与发展中起着关键作用，而心室重构是心力衰竭的分子基础，最终的结果是心肌舒缩功能障碍。

（一）心肌收缩性减弱

心肌收缩性减弱是造成心脏射血功能减退的主要原因，可以由心肌收缩相关的结构成分改变、心肌能量代谢障碍和心肌兴奋-收缩耦联障碍分别或共同引起。

1. 心肌收缩相关的结构成分改变

与心肌收缩相关的心肌结构成分改变主要包括心肌细胞数量减少、肥大心肌不平衡生长和心肌结构的改变。

（1）心肌细胞数量减少　多种心肌损害（如心肌梗死、心肌炎及心肌病等）可导致心肌细胞变性、萎缩，严重者因心肌细胞死亡而使具有收缩能力的心肌细胞数量减少，造成原发性心肌收缩力减弱。心肌细胞死亡可分为坏死（necrosis）

和凋亡（apoptosis）两种形式。

① 心肌细胞坏死：坏死是造成心肌细胞数量减少的主要原因。当心肌细胞受到严重的缺血、缺氧、细菌和病毒感染及中毒等损伤性因素作用后，由于溶酶体破裂，大量溶酶体酶，特别是蛋白水解酶释放，引起细胞成分自溶，心肌细胞发生坏死；同时，单核-巨噬细胞合成分泌的肿瘤坏死因子等促炎细胞因子活化，可破坏心脏结构和功能，进一步恶化心力衰竭。在临床上，引起心肌细胞坏死最常见的原因是急性心肌梗死。一般而言，当梗死面积达左室面积的 23% 时便可发生急性心力衰竭。

② 心肌细胞凋亡：目前，已在多种心力衰竭的动物模型及患者的心脏中证实有凋亡的存在。实验发现，在心肌缺血的中心区以细胞坏死为主，而在边缘区可以观察到细胞凋亡，并且凋亡是造成老年患者心肌细胞数量减少的主要原因。心肌细胞凋亡不仅在调节细胞数量和心室重构中起作用，还在代偿性心肌肥大向失代偿性心力衰竭转变过程中占有重要地位。因此，干预心肌细胞凋亡已经成为心力衰竭防治的主要目标之一。

（2）肥大心肌的不平衡生长和心肌结构的改变　心肌肥大的代偿作用有效、持久，但也有一定的局限性。如果心肌负荷持续过度作用，则心功能将由代偿阶段转向失代偿阶段，最后发生心力衰竭。代偿性心肌肥大是一种不平衡的生长方式，这是心功能转向衰竭的基础。这种生长的不平衡性在器官、组织、细胞和分子水平上都有其特征性表现。

① 分子水平上，肌球蛋白 ATP 酶和肌浆网 Ca^{2+}-ATP 酶活性降低。

肥大心肌细胞肌球蛋白分子头部和尾部的比值降低。头部比重减少，使其上的 ATP 酶活性相对降低。此外，ATP 酶受 Ca^{2+} 的激活，心力衰竭时心肌细胞内 Ca^{2+} 减少，激活 ATP 酶的作用减弱，引发心肌能量利用障碍；肥大心肌中肌浆网 Ca^{2+}-ATP 酶活性降低，使肌浆网摄取和释放 Ca^{2+} 减少，导致兴奋-收缩耦联障碍。

② 细胞水平上，心肌细胞表面积相对减少，线粒体数目和功能相对不足。

肥大心肌细胞体积和质量的增加大于其表面积的增加，即细胞表面积相对减少，这使细胞质膜上的钙泵、Na^{+}-Ca^{2+} 交换、β 受体等的数目相对减少，因此，细胞膜对离子的转运能力减弱，包括 Ca^{2+} 内流相对不足，从而使心肌的收缩性减弱；肥大心肌线粒体数目及膜表面积不能随心肌细胞体积成比例增加，使生物氧化功能减弱，ATP 生成不足。

③ 组织水平上，冠脉微循环障碍。

肥大心肌内毛细血管的生长明显落后于心肌细胞体积的增长，所以单位质量肥大心肌的毛细血管数目减少，氧的弥散间距增大，使心肌供血不足；某些病理情况下（如高血压病），因阻力性小血管收缩，口径变小，使微循环灌流减少，导致心肌缺氧，能量生成不足，心肌收缩性减弱。

④ 器官水平上，心肌内去甲肾上腺素的含量减少、作用减弱。

心脏质量的增长超过了支配心脏的交感神经元轴突的生长，使单位质量肥大心肌内交感神经分布密度显著降低。而且肥大心肌中儿茶酚胺合成减少而消耗增多，因此心肌内去甲肾上腺素含量明显减少；肥大心肌细胞膜上的β受体反应性降低，进一步引起心肌兴奋-收缩耦联发生障碍，导致心肌收缩性减弱。

综上所述，衰竭心脏在多个层次和水平出现的不均一性改变是构成心脏收缩力降低及心律失常的结构基础。

2. 心肌能量代谢障碍

心肌的收缩活动是主动耗能过程，Ca^{2+}的转运和肌丝滑行等都需要能量。因此，心肌能量代谢的任何环节发生障碍，均可导致心肌收缩性减弱。

（1）能量生成障碍　心脏是绝对需氧器官，其活动所需能量几乎全部来自脂肪酸、葡萄糖等物质的有氧氧化。心肌能量生成障碍的原因如下：① 心肌供血、供氧绝对不足：当患者发生冠状动脉粥样硬化、休克、重度贫血时，均可因供血或供氧减少，导致心肌能量生成不足，其影响为：a. 当ATP不足时，将造成胞膜、肌浆网对钙离子的转运及钙离子分布异常，影响心肌收缩；b. ATP缺乏，收缩蛋白和调节蛋白均难以更新，直接影响心肌收缩；c. ATP缺乏，肌球蛋白头部的ATP酶便水解无源，肌丝滑行障碍，心肌收缩性减弱。② 心肌供血、供氧相对不足：当心肌过度肥大时，因毛细血管的增长滞后于心肌细胞体积的增加，氧的弥散间距增大，导致心肌缺氧。③ 生物氧化过程障碍：当膳食中缺乏维生素B_1时，造成α-酮戊二酸、丙酮酸堆积、氧化障碍，ATP生成不足而发生脚气病性心脏病。④ 细胞内外离子分布异常：ATP缺乏，Na^+-K^+泵效率下降，大量钠离子进入细胞不能充分外移，并通过Na^+-Ca^{2+}交换导致心肌细胞内钙超载，造成收缩性减弱，能量生成障碍。

（2）能量储备减少　心肌能量主要以磷酸肌酸的形式储存。在磷酸肌酸激酶（creatine phosphate kinase）的催化下，线粒体氧化磷酸化生成的ATP将高能键转给磷酸，生成磷酸肌酸。随着心肌肥大的发展，磷酸肌酸激酶活性降低，导致心肌能量储存减少，出现心功能障碍。

（3）能量利用障碍　心肌收缩利用能量的过程，就是通过肌球蛋白头部ATP酶水解，将化学能转变为机械能的过程。因此，即使ATP含量正常，但如果肌球蛋白ATP酶的活性降低，也无法保障肌丝正常滑行。肌球蛋白头部Ca^{2+}-Mg^{2+}-ATP酶活性是决定心肌细胞对ATP进行有效利用的物质基础。在人类衰竭心脏的心肌中，Ca^{2+}-Mg^{2+}-ATP酶活性降低，其机制与心肌调节蛋白改变有关。如肌钙蛋白T亚单位的胎儿型同工酶增多（TnT4）等，使肥大心肌肌球蛋白头部的ATP酶活性降低，心肌收缩性减弱。

3. 心肌兴奋-收缩耦联障碍

心肌兴奋-收缩耦联（excitation-contraction coupling）的过程即为心肌细胞的电活动转变为机械活动的过程，这一过程中Ca^{2+}起着至关重要的中介作用。因此任何影响Ca^{2+}转运、分布、结合的因素均可引发心肌兴奋-收缩耦联障碍。

（1）肌浆网Ca^{2+}转运障碍　肌浆网通过摄取、储存和释放三个环节维持胞质Ca^{2+}的动态变化，从而调节心肌的舒缩功能。心力衰竭时，肌浆网Ca^{2+}摄取和释放能力明显降低，导致心肌兴奋-收缩耦联障碍。其机制如下：① 心肌复极化时，

心肌肌浆网的 Ca^{2+}-ATP 酶被激活，使胞质内 Ca^{2+} 逆着浓度差被摄取到肌浆网贮存；心肌兴奋除极化时，肌浆网向胞质释放 Ca^{2+}。在心力衰竭和肥大心肌中，肌浆网 Ca^{2+}-ATP 酶的活性降低，致使在复极化时，肌浆网摄取和贮存 Ca^{2+} 量均减少，故心肌兴奋时，肌浆网向胞质中释放的 Ca^{2+} 减少。② 在肌浆网释放 Ca^{2+} 减少的同时，线粒体摄取 Ca^{2+} 增多，但线粒体在心肌兴奋时向胞质中释放的 Ca^{2+} 量却很少，而且速度十分缓慢。这种 Ca^{2+} 在细胞内的异常分布，不仅进一步降低胞质内 Ca^{2+} 浓度，而且使线粒体内的生物氧化过程发生障碍，导致能量生成不足。

（2）胞外 Ca^{2+} 内流障碍　心肌收缩时胞质中的 Ca^{2+} 除大部分来自肌浆网外，尚有少量从细胞外经 L 型钙通道内流。Ca^{2+} 内流触发的肌浆网 Ca^{2+} 释放在心肌收缩活动中起重要作用。长期负荷过重或缺血缺氧时，心肌对收缩刺激的反应性降低，会出现细胞外 Ca^{2+} 内流障碍，其机制如下：① 心肌内去甲肾上腺素合成减少，肥大心肌中酪氨酸羟化酶活性降低，使去甲肾上腺素合成绝对减少；另外，心肌肥大时，心脏质量的增加超过了支配心脏的交感神经元轴突的生长，使交感神经末梢分布密度降低，去甲肾上腺素合成相对减少。② 心肌内去甲肾上腺素消耗增加，心力衰竭时心输出量减少，使交感神经活动加强，故交感神经末梢（包括心肌交感神经末梢）释放去甲肾上腺素增加。③ 心肌细胞膜上的 β 受体反应性降低。这些机制使 β 肾上腺素能受体兴奋引起的 L 型钙通道开放减少，导致 Ca^{2+} 内流受阻。

（3）肌钙蛋白与 Ca^{2+} 结合障碍　兴奋-收缩耦联的关键是 Ca^{2+} 与肌钙蛋白 C（TnC）结合，肌钙蛋白 C 只有一个和 Ca^{2+} 结合的特异性位点，两者结合的量不仅要求胞质的 Ca^{2+} 浓度迅速上升到足以启动收缩的阈值（10^{-5} mol/L），还要求肌钙蛋白活性正常，能迅速与 Ca^{2+} 结合。在一定范围内，肌钙蛋白 C 与 Ca^{2+} 结合的越多，心肌收缩力越大。各种原因引起心肌细胞酸中毒时，H^+ 取代 Ca^{2+} 竞争性地和肌钙蛋白上的 TnC 结合，且 H^+ 与 TnC 的亲和力远大于 Ca^{2+} 的亲和力，使 Ca^{2+} 和 TnC 结合减少，导致兴奋-收缩耦联障碍。并且，在心肌细胞酸中毒时，肌浆网和 Ca^{2+} 结合牢固，肌浆网对 Ca^{2+} 的释放缓慢，故而在心肌兴奋时，胞质中的 Ca^{2+} 不能迅速升高，从而产生兴奋-收缩耦联障碍。

（二）心肌舒张功能障碍

心输出量不仅取决于心肌的收缩性，还受心室舒张功能的影响，如果心室舒张功能障碍，心室就得不到足够血液充盈，心输出量必然下降从而引发心力衰竭。其发生机制可能与下列因素有关（图 2-5-2）。

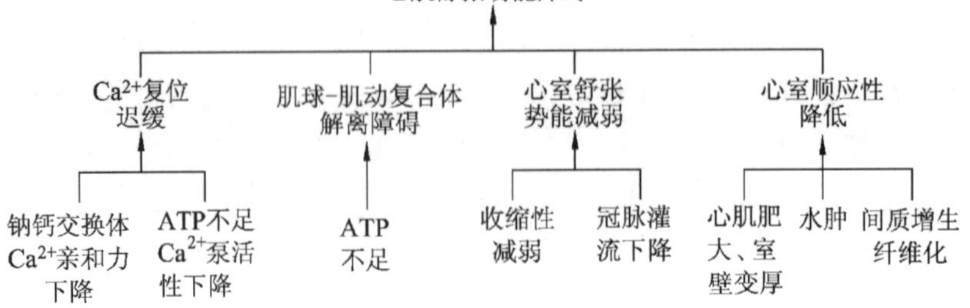

图 2-5-2　心肌舒张功能障碍的机制

1. Ca^{2+}复位延缓

在心肌缺血缺氧时，由于心肌能量生成减少，肌浆网和心肌细胞膜上的 Ca^{2+} 泵功能减弱，心肌复极化时胞质内的 Ca^{2+} 浓度不能迅速恢复至“舒张阈值”，即 Ca^{2+} 复位延缓，Ca^{2+} 与肌钙蛋白仍处于结合状态，心肌不能充分舒张。

2. 肌球-肌动蛋白复合体解离障碍

正常的心肌舒张过程需要肌球-肌动蛋白复合体解离，这是一个主动耗能的过程，必须有 ATP 将 ADP -肌球-肌动蛋白复合体中的 ADP 置换下来，才能将其解离为肌球蛋白- ATP 和肌动蛋白。因此，任何原因造成的心肌能量缺乏，均可导致心肌舒张功能障碍而引发心力衰竭。

3. 心室舒张势能减弱

心室舒张势能来自心室的收缩，心室收缩末期由于心室几何结构的改变可产生一种促使心室复位的舒张势能。心室收缩越好，这种势能越大，就越有利于心室舒张。因此，凡能使心肌收缩性减弱的病因也可通过减小心室舒张势能而影响心室的舒张。

4. 心室顺应性降低

心室顺应性（ventricular compliance）是指心室在单位压力变化下所产生的容积改变。心肌肥大引起的心室增厚、心肌炎、纤维化及心包填塞都可使心室顺应性降低，心室扩张充盈受限，导致心输出量减少。

（三）心脏各部舒缩活动的不协调性

正常心脏各部如左—右心之间、房—室之间、心室本身各区域的舒缩活动处于高度协调的工作状态。一旦协调性被破坏，将会引起心脏泵血功能紊乱而导致心输出量下降。常见于大面积严重心肌病变，如心肌梗死患者，其梗死区的心肌完全丧失收缩功能，边缘缺血区的舒缩活动减弱，而非病变区心肌功能相对正常甚至代偿性增加，三种心肌共处一室，从而引起心脏各部位舒缩不同步，严重破坏心脏射血功能，导致心输出量下降。各种类型的心律失常也可破坏心脏各部舒缩活动的协调性，引起心泵功能紊乱，致使心输出量下降而发生心力衰竭。

五、心力衰竭临床表现的病理生理基础

心力衰竭时，心脏泵功能减弱，不能将回心血液完全排出，导致心输出量减少，动脉系统血液充盈不足，静脉系统血液淤滞，引起各器官组织血液灌流不足，发生缺氧、淤血和水肿，于是机体出现一系列的机能、代谢变化。患者的临床症状和体征主要以心输出量降低引起的器官组织灌流量减少、肺循环淤血和体循环淤血为特征，表现为低心输出量综合征和静脉淤血综合征（图 2-5-3）。

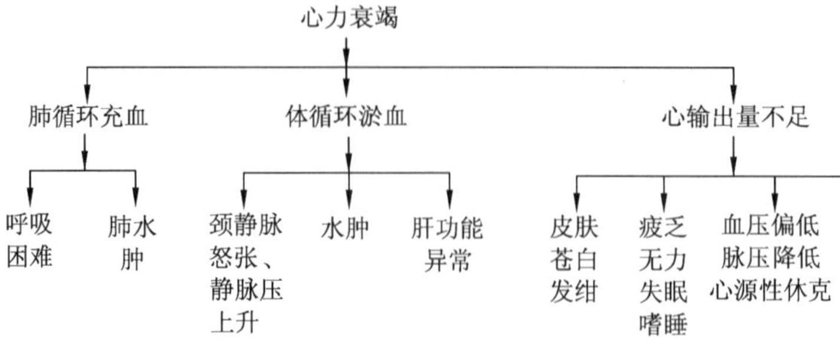

图 2-5-3　心力衰竭的临床表现

（一）低心输出量综合征的病理生理基础

由心肌收缩性降低和心室负荷过重引起的收缩性心力衰竭，在临床上表现为低心输出量综合征，又称为前向衰竭（forward failure）。

1. 心脏射血功能降低

心脏射血功能降低是心力衰竭最根本的变化，主要表现为心脏泵功能低下，从而引起一系列血流动力学的变化，通常用于评价心脏泵功能的指标都发生显著改变：

（1）心输出量（CO）减少　心力衰竭时每搏及每分心输出量均降低。正常人心输出量为 4.5 ～ 6.0 L/min，心力衰竭时往往低至 3.5 L/min 以下（指低输出量心力衰竭）。

（2）心指数（CI）降低　心脏指数是单位体表面积的心输出量（CO/m^2），正常值为 3.0 ～ 3.5 L/（$min \cdot m^2$），心力衰竭时心指数降低，多数在 2.2 L（$min \cdot m^2$）。

（3）射血分数（EF）降低　射血分数是每搏输出量与心室舒张末期容积的比值，正常为 55% ～ 65%。心力衰竭时，心肌收缩性减弱，每搏输出量减少，造成心室收缩末期余血较多，心室舒张末期容积也必然增大，故射血分数降低。一般认为，射血分数在 50% ～ 55% 时，左心室的收缩功能尚可；射血分数为 40% ～ 50% 时，表示左心室收缩功能轻度损伤；射血分数为 30% ～ 40% 时，表示左心室收缩功能中度损伤；射血分数小于 30%，表示左心室收缩功能严重抑制，患者预后差。

（4）心肌最大收缩速度降低　心肌最大收缩速度（V_{max}）是指负荷为 0 时的心肌最大收缩速度，须通过左室压力动态变化所投影的图来计算，测量比较复杂。但它能更准确地反映心肌的收缩性，因为上述 CO、CI 及 EF 等指标明显地受负荷状态的影响，不能独立反映心肌的收缩性。

（5）心室 dp/dt_{max} 减少　心室 dp/dt_{max}（ventricular dp/dt maximum）表示心室内压力随时间的最大变化率，也即心室内压力上升的最大速度，可反映心肌的收缩性，此值可以在一般多导仪上通过记录心室内压而得出。心肌收缩性减弱时此值减小。

（6）心室舒张末期容积增大、压力增高　心力衰竭时心室舒张末期容积（ventricular end diastolic volume，VEDV）增大。根据 Frank-Starling 定律，在一定范围内，心肌初长度的增大可使心肌收缩性加强，表现为每搏输出量增加或搏出功增大，这个关系可用心功能曲线来表示。在正常情况下，VEDV 与心室舒张末期压力（ventricular end diastolic pressure，VEDP）大致相当。临床上测定 VEDP 比较方便，故常通过 VEDP 对心肌初长度或 VEDV 做大致的估计。由此可见，心室的搏出功与 VEDP 密切相关：在一定范围内，VEDP 的升高伴有心室搏出功的相应增加。但当 VEDP 达到一定临界水平（如左心室舒张期末压力 LVEDP 为 3.2 kPa，心肌肌节长度为 2.2 μm）以后，VEDP 的进一步升高仅会使搏出功降低。VEDV 与 VEDP 的关系，在正常人和心力衰竭的患者也有所不同。正常人心肌顺应性正常，故 VEDV 一定程度的增大不致引起 VEDP 的急剧升高。慢性心力衰竭的患者，心肌肥大可使心肌顺应性减低，故 VEDV 的增大可使 VEDP 显著增高。左心室舒张末期压力（LVEDP）的正常值在 2 kPa（15 mmHg）以下，左心衰竭时，LVEDP 可达 2.67 kPa（20 mmHg）或更高。VEDP 愈高，心室肌张力愈大，能量消耗愈多。对于已经衰弱的心肌来说，VEDP 的这种增大不能使搏出功增加，反而能使搏出功和每搏输出量减少。

（7）肺动脉楔压升高　肺动脉楔压（pulmonary artery wedge pressure，PAWP），也称肺毛细血管楔压（pulmonary capillary wedge pressure，PCWP），是用漂浮导管通过右心进入肺小动脉末端测出的。PAWP 接近左房压和左心室舒张期末压力，可以反映左心功能，正常值为 0.93 kPa（7 mmHg），左心衰竭时由于 LVEDP 异常升高，PAWP 也明显高于正常。

（8）动脉血压的变化　心力衰竭发病的速度不同，动脉血压变化表现的形式也不一样。当急性心肌梗死等原因引起急性心力衰竭时，心输出量原发性急剧减少，动脉血压在早期即可进行性降低，严重者导致心源性休克。当心力衰竭呈慢性发作时，往往伴有血容量和组织液增多，并且机体可通过窦弓反射使外周小动脉收缩和心率加快等代偿措施，将动脉血压维持于基本正常水平。其积极意义是有利于保证心、脑等重要器官的血液供应，但同时也有加重心脏前、后负荷和耗氧量的弊端，显然后者对机体是不利的。

2. 器官血流重新分配

心输出量减少引起的神经-体液调节系统的激活，表现为血浆儿茶酚胺、血管紧张素Ⅱ和醛固酮含量增高，各组织器官的灌注压降低和阻力血管收缩的程度不一，导致器官血流量重新分配。一般而言，心力衰竭较轻时，心、脑血流量可维持在正常水平，而皮肤、骨骼肌、肾脏及内脏血流量显著减少，当心力衰竭发展到严重的阶段，心、脑血流量亦可减少。

（1）肾血流量减少　心力衰竭时，肾血流量减少，致使肾小球滤过率下降，肾小管重吸收增加，临床表现为少尿、尿钠含量低而比重高，可伴有一定程度的氮质血症。心力衰竭早期，肾脏功能的改变一般表现为功能性肾功能衰竭。若心力衰竭持续时间久、程度重，肾脏功能严重减退，可发展为器质性肾功能衰竭。

（2）脑血流量减少　中枢神经系统对缺氧十分敏感，在严重心力衰竭时，脑组织缺血缺氧而出现功能紊乱，患者常有头晕、失眠、记忆力减退等症状，甚至昏迷。这与能量代谢障碍、酸中毒、钙超载、脑细胞水肿等诸多因素有关。

（3）皮肤血流量减少　心力衰竭时，一方面心输出量减少，另一方面交感神经兴奋、皮肤血管收缩，故皮肤的血液灌流减少，患者皮肤苍白、皮肤温度下降。若心力衰竭所致的低动力性缺氧严重时，可发生紫绀。

（4）骨骼肌血流量减少　在轻度心力衰竭时，患者在静息状态下无明显不适，而在体力活动时器官血液灌注与组织代谢需求的失衡较为显著。由于骨骼肌血流量减少，心力衰竭患者的早期症状是易疲乏，对体力活动的耐受力降低，这是机体通过减少骨骼肌耗氧量以适应组织的低灌流状态，在疾病早期具有一定的保护意义。然而，心衰患者血管内皮功能受损，缺血或运动时引起的扩血管反应减弱，难以抗衡神经-体液机制激活所致的外周血管收缩，因此骨骼肌的血液灌注不足。长期低灌注可导致骨骼肌萎缩、氧化酶活性降低及线粒体数量减少等损伤性变化，这是心力衰竭患者活动耐力降低的主要机制。

（二）静脉淤血综合征的病理生理基础

由于心输出量减少，神经-体液调节系统的过度激活，通过增加血容量和收缩容量血管导致心脏容量负荷过度增加，这非但不能使心输出量有效增加，反而导致充盈压显著升高而造成静脉淤血，表现为静脉淤血综合征（syndrome of venous congestion），亦称后向衰竭（backward failure）。根据静脉淤血的主要部位分为肺循环淤血和体循环淤血。

1. 肺循环淤血

肺循环淤血主要见于左心衰患者。当肺毛细血管楔压升高，首先出现肺循环淤血，严重时可出现肺水肿。肺淤血、肺水肿的共同表现是呼吸困难。

（1）呼吸困难　呼吸困难是左心衰竭时最早出现的临床表现。呼吸困难（dyspnea）是患者的一种主观感觉，是在主动呼吸时感到呼吸费力、“喘不过气”，并伴有呼吸幅度、频率等的变化，是判断肺淤血程度的指标。左心衰竭较轻时，患者只是在体力活动时发生呼吸困难，称为劳力性呼吸困难（dyspnea on exertion）；严重时患者在安静情况下也有呼吸困难，甚至不能平卧，必须采取坐位才能减轻呼吸困难，这就是所谓端坐呼吸（orthopnea）。而且，患者还可以发生夜间阵发性呼吸困难（paroxysmal nocturnal dyspnea）。

左心衰竭时，呼吸困难是由肺淤血、水肿引起的，因为肺淤血、水肿时：① 肺的顺应性降低，因而要吸入正常时同样量的空气，就必须增大胸廓运动的幅度，也就是呼吸时做功和耗能增大，患者感到呼吸费力，即出现了呼吸困难；② 肺血管感受器受刺激，经迷走神经传入而使呼吸中枢兴奋，因而呼吸运动增强，患者感到呼吸费力；③ 肺淤血、水肿时，支气管静脉内血液含量增多，因而支气管黏膜肿胀，呼吸道阻力增高，患者感到呼吸费力；④ 肺泡毛细血管与肺泡间气体交换障碍，动脉血氧分压降低，从而反射性地引起呼吸中枢兴奋。并且，呼吸困难时呼吸做功和耗能增加，又使全身耗氧量增多，进而促进缺氧并加重呼吸困难。

左心衰竭严重时出现端坐呼吸，主要是由于平卧位时，下半身静脉血液回流量增多，进一步加剧了肺的淤血水肿。当患者被迫采取端坐位时，肺部淤血水肿和呼吸困难可有所减轻。

左心衰竭特别是已经发生端坐呼吸的患者，常可发生夜间阵发性呼吸困难，其特征是患者入睡后突然感到气闷而惊醒，并立即坐起喘气和咳嗽。其发生机制如下：① 端坐呼吸的患者入睡后往往滑向平卧位，因而下半身静脉血液回流增多，而且白天因重力关系积聚在下垂部位组织间隙中的水肿液也因体位改变而回流入血，故肺部的淤血水肿明显加剧；② 入睡时，迷走神经中枢紧张性升高，支气管口径变小，通气阻力增大；③ 熟睡时神经反射的敏感性降低，因而只有当肺淤血发展到比较严重的阶段时，才能刺激呼吸中枢，引起突然发作的呼吸困难，如果患者在发作时伴有哮鸣音，则称为心性哮喘（cardiac asthma），可能与患者有潜在的支气管炎有关。

（2）肺水肿　肺水肿是急性左心衰竭最严重的表现，患者出现发绀、呼吸困难、端坐呼吸、咳嗽、咳粉红色（或无色）泡沫样痰等症状和体征，需立即抢救。肺水肿的发生机制如下：

① 肺毛细血管压升高。当左心衰竭达到一定程度时，肺毛细血管压急剧上升超过 4 kPa（30 mmHg），肺抗水肿的代偿能力不足时，肺水肿即会发生。另外，左心衰竭患者由于输液不当，导致肺血容量急剧增加，也可引起肺毛细血管压升高而加速肺水肿发生。

② 肺毛细血管壁通透性增高。缺氧可引起肺毛细血管壁通透性增高，血浆渗入肺泡形成肺泡水肿。此外，肺泡内的水肿液可稀释破坏肺泡表面活性物质，使肺泡表面张力加大，造成肺泡毛细血管内的液体成分被吸入肺泡中，从而加重肺水肿。

2. 体循环淤血

体循环淤血见于右心衰竭及全心衰竭，主要表现为体循环系统的过度充盈、静脉压升高、内脏充血和水肿等。

（1）静脉淤血和静脉压升高　心力衰竭时，淤血发生的机制如下：① 水钠潴留，导致血容量增加；② 心输出量减少，心脏收缩时射血不充分，心室内余血量增加，致使心室舒张末期容积增大和心室舒张末期压力增高，心房压力相继增高，导致静脉血难以回流。右心衰竭时，体循环淤血表现为下肢和内脏淤血。右心淤血明显时可出现颈静脉充盈或怒张（engorgement of neck vein）。按压肝脏后，颈静脉异常充盈，称为肝颈静脉反流征（hepatojugular reflux）阳性。静脉淤血和交感神经兴奋引起小静脉收缩（同时收缩小动脉）均可导致静脉压升高。

（2）肝脏和消化系统功能的变化　肝脏和消化系统的功能障碍，除因动脉血液灌流不足外，主要由体循环淤血所致。右心衰竭时，肝因淤血而肿大，并有压痛和上腹部不适感。若肝淤血持续时间过久，还可引起淤血性肝硬变及黄疸。胃肠淤血导致消化功能障碍，表现为消化不良、食欲不振及胃肠道刺激症状，如恶心、呕吐、腹泻等。胰腺淤血影响至其内分泌和外分泌功能时，可致使食物的化学性消化和糖代谢障碍。

（3）水肿　水肿是右心衰竭和全心衰竭的主要临床表现之一，这种由心力衰竭引起的水肿称为心性水肿（cardiac edema）。受重力影响，心性水肿在体位低的部位表现明显，所以，右心衰竭患者往往出现下肢水肿，严重者还可伴发腹水及胸水等。毛细血管血压增高是心性水肿的始发因素，而肾血流量减少可引起肾小球滤过率降低和醛固酮增加，造成水钠潴留，促进水肿的发展。此外，胃肠道淤血引起的食物消化吸收障碍、肝淤血造成的肝功能损伤可导致低蛋白血症，又进一步加重水肿。

六、心功能不全的防治原则

（一）防治原发病，消除诱因

必须采取积极措施防治心力衰竭的病因，如做冠脉搭桥术来解除冠脉堵塞，用药物控制严重的高血压等。由于大多数急性心力衰竭的发作都有诱因，所以及时控制和消除诱因也是一个不可忽视的防治环节，如控制感染，避免过度紧张劳累，合理补液，纠正水、电解质和酸碱平衡紊乱等。

（二）调整神经-体液系统失衡及干预心室重构

神经-体液系统的功能紊乱在心室重构和心力衰竭的发生发展中扮演着重要的角色。血管紧张素转化酶（angiotensin-converting enzyme，ACE）抑制剂可抑制体循环及局部组织中 Ang Ⅰ向 Ang Ⅱ的转化，使血液及组织中 Ang Ⅱ含量降低，从而减弱 Ang Ⅱ的收缩血管作用，ACE 抑制剂还能抑制缓激肽的降解，使血中缓激肽含量增加。ACE 抑制剂也抑制心肌及血管重构。ACE 抑制剂对各阶段心力衰竭患者均有有益作用，既能消除或缓解心力衰竭症状、提高运动耐力、改善生活质量，防止和逆转心肌肥厚，降低病死率，还可延缓尚未出现症状的早期心功能不全者的病情进展，延缓心力衰竭的发生。对于不能耐受 ACE 抑制剂者，可用血管紧张素Ⅱ受体拮抗剂（angiotensin Ⅱ receptor blocker，ARB）替代，ARB 可直接阻断 Ang Ⅱ与其受体的结合，发挥拮抗作用。现在人们认识到儿茶酚胺长期升高对心脏有明显损害作用，β 肾上腺素受体阻滞剂可防止交感神经对衰竭心脏的恶性刺激，改善慢性心衰患者的心室重构，提高生存质量，降低患者的病死率。醛固酮拮抗剂螺内酯也有减轻心室重构的心脏保护作用。

（三）减轻心脏前、后负荷

1. 调整前负荷

心力衰竭时，心脏前负荷可高可低（急性心力衰竭时，心脏前负荷可降低），应该把前负荷调整到适宜的水平。前负荷过高者，应限制钠盐摄入，也可用扩张静脉血管的药物（如硝酸甘油等）减少回心血量。前负荷过低者，可适当输液使之调整到正常，最好能测定肺毛细血管楔压，使之维持在 2 ～ 2.4 kPa（15 ～ 18 mmHg）。不管前负荷是高还是低，均应慎重掌握输液的速度和总量，可以将测定的中心静脉压作为输液时的重要参考指标。

2. 降低心脏后负荷

心脏后负荷增大可增加心肌耗氧，加大心室的射血阻抗，降低心输出量。因此适当、合理地选用动脉血管扩张药（如肼苯哒嗪）可降低后负荷，减少心肌耗氧量，提高心输出量。另外，对伴有心室充盈压过高和心输出量降低的患者，可同时应用扩张动脉和静脉的药物（如硝普钠等）降低心脏的前、后负荷，改善心脏功能。

（四）改善心脏舒缩功能

对于因心肌收缩性减弱所致的心力衰竭，可选用正性肌力药物（如洋地黄类药物）提高心肌收缩性，增加心输出量，进而缓解静脉淤血；对于因心肌舒张功能障碍所致的心力衰竭，也可合理选用钙拮抗剂，通过减少胞质内 Ca^{2+} 浓度，改善心肌的舒缩性能。

（五）改善组织供氧和心肌代谢

吸氧是临床上心力衰竭患者的常规治疗措施之一。对严重心力衰竭或急性心肌梗死伴有休克的患者间断应用高压氧治疗有一定的疗效。

另外，可给予能量合剂、葡萄糖、氯化钾等以改善心肌代谢。对于有严重血流动力学障碍的瓣膜狭窄或反流患者，可考虑做瓣膜置换或修补术。对难治性严重的心力衰竭患者可考虑采用人工心脏或心脏移植。

（丁红群）

第六节　抗慢性心功能不全药物

随着对心功能不全发病机制认识的深入，药物治疗从传统的采用强心苷等正性肌力药和利尿药，加强心肌收缩力，提高心输出量，消除水肿，逐步发展到应用血管扩张药，以降低心脏前、后负荷，改善血流动力学，降低左心室舒张末压，进一步发展到目前主要应用 RAAS 拮抗剂包括血管紧张素转化酶抑制剂和血管紧张素Ⅱ-1 受体（AT_1受体）阻断剂和 β 受体阻断剂，调整神经-体液系统的功能，保护衰竭的心脏，预防并逆转左心室肥厚，提高充血性心力衰竭（congestive heart failure，CHF）患者的生存质量，延长患者生命，从而降低 CHF 的病死率，改善预后。

随着基因工程和细胞生物技术的迅速发展，目前人们正试图将 β-肌球蛋白重链（β-MHC）及其他一些相应的线粒体蛋白基因导入骨骼肌细胞，使其具有耐疲劳性，再进行移植或修补，可望实现治疗晚期 CHF 的目的。另外，还可应用反义 ACE 或 FGF 寡聚核苷酸基因导入，抑制心肌纤维化，逆转心脏重构。

目前，治疗慢性心功能不全的药物主要有：① 肾素-血管紧张素系统抑制剂，包括血管紧张素转化酶抑制剂（如卡托普利、依那普利等），AT_1受体阻断剂（如氯沙坦等），醛固酮受体阻断剂（如螺内酯等）；② 利尿剂，如氢氯噻嗪、呋塞米等；③ 强心苷类剂，如地高辛；④ 非苷类正性肌力剂，如米力农等；⑤ β 受体阻断剂，如美托洛尔等；⑥ $β_1$受体激动剂，如多巴酚丁胺等；⑦ 血管扩张剂。

一、肾素-血管紧张素-醛固酮系统抑制剂

ACE 抑制剂及 AT_1 受体阻断剂治疗心力衰竭是近年来最重要的进展之一。许多大型临床试验已经证明，ACE 抑制剂不仅能缓解心力衰竭的症状，提高生存质量，且能降低心力衰竭的病死率并改善预后。基础研究也证明，ACE 抑制剂能逆转左室肥厚，防止心室的重构，提高心脏和血管的顺应性等。目前，这类药物作为心力衰竭治疗的一线用药广泛用于临床。

1. 血管紧张素转化酶抑制剂

属于本类的药物有卡托普利（captopril）、依那普利（enalapril）、西拉普利（cilazapril）、贝那普利（benazepril）、雷米普利（ramipril）及福辛普利（fosinopril）等。它们治疗 CHF 的基本作用相似。

【作用机制】

（1）抑制 ACE 活性　ACE 抑制剂主要阻止血液循环及局部组织（心脏、血管等）中 Ang Ⅰ 向 Ang Ⅱ 的转化，从而减弱 Ang Ⅱ 在收缩血管、增加醛固酮分泌等方面的不良作用。此外，ACE 抑制剂抑制缓激肽降解，提高其血中浓度，缓激肽可以促进 PGI_2、NO 及血管内皮细胞超极化因子（endothelium-derived hyperpolarizing factor，EDHF）等的释放，从而发挥扩血管、降负荷等对 CHF 有益的作用。

（2）抑制心肌及血管重构　Ang Ⅱ 是促进心肌细胞增生的主要因素，可通过收缩血管、增加心脏后负荷，并直接刺激心肌导致心肌肥大、心肌及血管胶原含量增加、心肌间质成纤维细胞和血管壁细胞增生，发生心肌及血管的重构。重构的心肌纤维化，心室壁僵硬，顺应性降低，心肌舒张功能严重受损，心肌肥厚，并缺血缺氧，导致心收缩力降低。RAAS 系统中的醛固酮亦具有显著的促进心肌纤维化的作用。用不影响血压的小剂量 ACE 抑制剂即可减少 Ang Ⅱ 和醛固酮的形成，能有效地防止和逆转心肌重构、肥厚，改善心功能。

（3）对血流动力学的影响　ACE 抑制剂能明显降低全身血管阻力，增加心输出量，使心率略减，并改善心脏的舒张功能；能降低肾血管阻力，增加肾血流量，从而对心力衰竭患者产生有益的血流动力学作用。

（4）抑制交感神经活性　Ang Ⅱ 通过作用于交感神经突触前膜血管紧张素受体（AT_1），促进去甲肾上腺素释放，并可促进交感神经节的神经传递功能。Ang Ⅱ 尚可作用于中枢神经系统的 AT_1 受体，促进交感神经的冲动传递，进一步加重心肌负荷及心肌损伤。ACE 抑制剂除能通过其抗交感作用降低血中儿茶酚胺的浓度、改善心肌功能外，还可使下调的 β 受体恢复至正常，增加 Gs 蛋白量，同时提高腺苷酸环化酶活性及细胞内 cAMP 的浓度，直接或间接降低血中儿茶酚胺和精氨酸升压素的含量，提高副交感神经张力。

（5）保护血管内皮细胞　ACE 抑制剂能逆转血管内皮细胞的功能损伤及抗氧自由基损伤，改善血管的舒张功能，发挥抗心肌缺血、防止心肌梗死和保护心肌的作用，也有利于治疗心力衰竭。多数 ACE 抑制剂还有抗动脉粥样硬化的作用，改变动脉粥样硬化的斑块结构，这一作用可能与其抗氧化作用有关。

【临床应用】

ACE 抑制剂对各阶段心力衰竭患者均有有益作用。ACE 抑制剂既能消除或缓解心力衰竭症状，提高运动耐力，改善生存质量，防止和逆转心肌肥厚，降低病死率，还可延缓尚未出现症状的早期心功能不全者的病情进展，延缓心力衰竭的发生。故现已与利尿剂一同作为治疗心力衰竭的一线药物广泛用于临床，特别是对舒张性心力衰竭患者，疗效明显优于传统药物地高辛。各种 ACE 抑制剂治疗心力衰竭的疗效并无显著差别，多种药物曾用于临床，仅存在剂量差别。

2. AT_1受体阻断剂

本类药物可以阻断 AngⅡ与其受体的结合，发挥拮抗作用。和 ACE 抑制药相比，AT_1受体阻断药的选择性更高，不影响缓激肽的降解环节，避免了前者如干咳、血管神经性水肿等常见的不良反应，同时，AT_1受体阻断剂还可以作用于不受 ACE 抑制剂影响的糜酶（chymase）催化 AngⅠ形成 AngⅡ的途径，并能预防和逆转心血管的重构。

本类药物常用的有氯沙坦（losartan）、缬沙坦（valsartan）、坎地沙坦（candesartan）、厄贝沙坦（irbesartan）、依普沙坦（eprosartan）、替米沙坦（telmisartan）等。

3. 醛固酮受体阻断剂

长期应用 ACE 抑制剂及 AT_1受体阻断剂治疗心力衰竭时，患者常出现“醛固酮逃逸”现象（escape phenomenon），即血中醛固酮浓度治疗后反有升高，产生多种不利效应，如水钠潴留、心肌重构等，原因可能与醛固酮的多种非 RAAS 系统生成途径等有关。醛固酮受体阻断剂如螺内酯（spironolactonc）、依普利酮（eplerenone）可拮抗各种来源的醛固酮作用，有效避免“醛固酮逃逸”现象。醛固酮受体阻断剂常与 ACE 抑制剂/AT_1受体阻断剂或 β 受体阻断剂合用。同时螺内酯又是保钾利尿剂，临床上常与氢氯噻嗪、呋塞米等排钾利尿剂联用，既增强了利尿效果，同时又减少了电解质紊乱的发生。

二、利尿剂

利尿剂在心力衰竭的治疗中起着重要的作用，它促进 Na^+、H_2O 的排泄，减少血容量，降低心脏前、后负荷，消除或者缓解静脉淤血及其所引发的肺水肿和外周水肿。对 CHF 伴有水肿或有明显淤血者尤为适用。

对于有液体潴留证据或曾有过液体潴留的心衰患者均应给予利尿剂。对轻度 CHF，单独应用噻嗪类利尿剂效果良好；对中度 CHF，可口服袢利尿剂或与噻嗪类和保钾利尿剂合用；对严重的 CHF、慢性 CHF 急性发作、急性肺水肿或者全身浮肿者，噻嗪类药物常无效，宜静脉注射强效利尿药物呋塞米。噻嗪类利尿剂及袢利尿剂均为排钾利尿剂，应用过程中要注意低钾血症的发生。保钾利尿剂，如螺内酯，作用较弱，单用不能起到有效利尿效果，多与其他药物合用。

应用大剂量利尿剂可减少有效循环血量，进而降低心输出量，故大量的利尿常可加重心力衰竭。应用大剂量利尿药物也可引起血容量减少而导致反射性交感神经兴奋，减少肾血流量，加重组织器官灌流不足，加重肝、肾功能障碍，导致心衰恶化。利尿剂引起的电解质平衡紊乱，尤其是排钾利尿剂引起的低钾血症，是CHF时诱发心律失常的常见原因之一，因此，在利尿剂应用过程中应定期检测电解质，必要时应补充钾盐或者合用保钾利尿药。

三、β受体阻断剂

传统观念一致认为，心衰时β受体阻断剂属禁忌药，直至20世纪90年代初，在临床观察的基础上，研究者提出β受体阻断剂可能成为治疗心力衰竭的基础药物，他们认为在心肌状况严重恶化之前应用，对改善预后有重要价值。大量事实证明，β受体阻断剂可以改善心力衰竭的症状，提高射血分数，改善患者的生存质量，降低死亡率且不良反应少，目前已被推荐为治疗慢性心功能不全的常规药物。在各种β受体阻断剂中卡维地洛（carvedilol）的治疗效果较为显著，其他可用美托洛尔（metoprolol）及比索洛尔（bisoprolol）等。

【作用机制】

（1）β受体的上调作用　在心力衰竭的进程中，交感神经系统被激活，高浓度的儿茶酚胺可直接损伤心肌，同时使心肌细胞表面的β受体下调，β受体对正性肌力药物的反应逐渐减弱。β受体阻断剂可阻断交感神经张力及儿茶酚胺对心肌的毒性作用，从而保护心肌。另外，由于β受体的上调，可使心力衰竭患者的β受体数量及密度增加，对儿茶酚胺的敏感性随之增强，也可恢复β受体对正性肌力药物的敏感性。

（2）抑制RAAS和血管升压素的作用　β受体阻断剂可抑制RAAS和血管升压素的作用，扩张血管，减少水钠潴留，降低心脏的前、后负荷，减少心肌耗氧量，从而改善心肌缺血。β受体阻断剂也可逆转和减慢心力衰竭患者的心肌肥厚、心肌重构及心肌纤维化。

（3）改善心脏舒张功能　β受体阻断药通过减慢心率，延长左室充盈时间，增加心肌血流灌注，降低心肌的耗氧量，对心脏产生保护作用。

（4）抗心律失常作用　β受体阻断剂可减少心力衰竭时心律失常的发生率，改善预后，降低心力衰竭时猝死的发生率。

（5）抗生长和抗氧自由基作用　长期应用兼有α受体阻断、抗细胞肥大和抗氧化的β受体阻断药如卡维地洛，可降低心力衰竭患者的病死率，提高生存率。

【临床应用】

β受体阻断剂可用于心功能比较稳定的Ⅱ～Ⅲ级的心力衰竭患者。基础病因为扩张型心肌病者尤为适宜。某些常规治疗方法无效时亦可试用。β受体阻断剂的应用应从小剂量开始，在严密观察下逐渐增加剂量，用药初期可能引起病情加重，但随着用药时间的延长，心功能改善明显，平均奏效时间为3个月。但是，严重心动过缓、左心功能减退、明显房室传导阻滞、低血压及支气管哮喘者慎用或禁用。

应用β受体阻断剂治疗心力衰竭时，应注意下列情况：

（1）应当观察较长时间，一般心功能改善的平均奏效时间为3个月（心功能改善与治疗时间呈正相关），即其慢性效果显著。

（2）应从小剂量（一般低于最终目标剂量的1/10）开始，逐渐增加至患者既能够耐受又不致引起心力衰竭的剂量，如开始剂量偏大将导致心力衰竭加重。

（3）对于淤血症状明显的患者在充分使用利尿药、ACE 抑制剂和地高辛的基础上，待患者无明显钠水潴留后小剂量起始使用 β 受体阻断剂。所有心力衰竭的患者如无禁忌证均应使用 β 受体阻断剂，对扩张型心肌病心力衰竭的患者疗效最好。

（4）对伴有严重心动过缓、急性左心衰、重度房室传导阻滞、低血压及支气管哮喘者禁用。

四、强心苷

强心苷是一类来自毛花洋地黄和紫花洋地黄等植物的具有强心作用的苷类化合物，目前临床主要应用地高辛（digoxin），其他尚有洋地黄毒苷（digitoxin）、毛花苷 C（digilanide C）和毒毛花苷 K（strophanthin K）等。

【体内过程】地高辛对于肾功能正常的患者，作用持续时间中等，可口服或静脉注射给药。口服时生物利用度约 75%。不同的口服制剂生物利用度有明显差别。消化功能紊乱、同服考来烯胺等离子交换树脂及抗酸药等，可减少地高辛的吸收；而同服广谱抗生素可增加地高辛的吸收，这是由于抗生素杀死肠道细菌，减少地高辛的降解，增加了生物利用度。地高辛主要经肾小球滤过排泄，也有少量经肾小管分泌及重吸收。

洋地黄毒苷为强心苷中极性最低的药物，口服可完全吸收，血浆蛋白结合率很高。与地高辛不同，洋地黄毒苷主要由肝代谢，肾功能衰竭时对其消除几乎无影响，苯巴比妥可加速其代谢。洋地黄毒苷吸收后部分经胆道排泄入肠再次吸收，形成肝肠循环，使作用维持长久。洋地黄毒苷 $t_{1/2}$ 长达 7 日，完全消除需 2 ～ 3 周。

毒毛花苷 K 分子中—OH 数目多，极性大，口服吸收很少，需静注给药。静注后 5 ～ 10 min 出现作用，血浆蛋白结合率极低，几乎全部由肾排泄消除；作用持续时间短，$t_{1/2}$ 约 19 h，2 ～ 3 日可完全消除，肾功能不良者易蓄积中毒。

【作用机制】地高辛等强心苷的正性肌力作用的机制主要是抑制细胞膜结合的 Na^+-K^+-ATP 酶，使细胞内 Ca^{2+} 增加。

目前认为，Na^+-K^+-ATP 酶是强心苷的特异性受体。强心苷与 Na^+-K^+-ATP 酶结合并抑制其活性，使 Na^+-K^+ 离子转运受到抑制，引起细胞内 Na^+ 增加，以及 K^+ 减少，细胞内高钠使得细胞膜上 Na^+-Ca^{2+} 双向交换机制介导的 Na^+ 内流和 Ca^{2+} 外流减少，最终导致细胞内 Na^+ 减少，而 Ca^{2+} 增多。另有研究证实，细胞内的 Ca^{2+} 增加至一定程度时，增强的钙离子流可以使动作电位 2 期内流 Ca^{2+} 增多，此 Ca^{2+} 又能促使肌浆网释放出 Ca^{2+}，即“以钙释钙”。

这样，在强心苷的作用下，心肌细胞内可利用的 Ca^{2+} 增加，心肌的收缩增强。

【药理作用】地高辛最主要和最基本的作用是加强心肌收缩力。其他强心苷与地高辛的作用性质相同，只是在作用的强弱、作用发生快慢和维持时间长短上有所差异。

（1）正性肌力作用（positive inotropic action） 强心苷对心脏具有高度的选择性，能够显著加强衰竭心脏的收缩力，增加心输出量，从而消除心衰的症状。

强心苷正性肌力作用有以下特点：① 加快心肌纤维缩短速度，使得心肌收缩更为敏捷，因此舒张期相对延长；② 加强衰竭心肌收缩力的同时，并不增加心肌耗氧量，甚至使心肌耗氧量有所降低；③ 增加衰竭心脏的心输出量，可使 CHF 患者心脏的压力容积环明显向右下移位，降低舒张期压力与容积，增加心输出量。

（2）负性频率作用（negative chronotropic action） 慢性心功能不全患者由于心搏出量不足，故在颈动脉窦和主动脉弓压力感受器的反射性调节下，常伴有代偿性心率加快的情况。治疗量的强心苷对正常心率影响不大，但对心率加快及伴有房颤的心功能不全者则有显著的减慢心率的作用，这就是强心苷的“负性频率作用”。长期以来，学界认为强心苷的这一作用是通过增强心收缩力，增加心输出量，反射性兴奋迷走神经形成的。近来的研究表明，使用强心苷后，在正性肌力作用出现之前已见明显的心率减慢，故认为强心苷具有增强迷走神经活性和抑制交感神经活性的作用。负性频率作用对心力衰竭患者十分有利。

（3）对心肌电生理特性的影响

① 传导性：强心苷在小剂量时，由于增强迷走神经的作用，使心肌细胞 Ca^{2+} 内流增加，减慢房室结除极化，减慢房室传导；较大剂量时，由于对 Na^+-K^+-ATP 酶的抑制，可使心肌细胞内 K^+ 含量降低，最大舒张电位减小，从而使房室传导减慢。

② 自律性：治疗量的强心苷对窦房结及心房传导组织的自律性几乎没有直接作用，主要是间接地通过加强迷走神经活性，使自律性降低；中毒量时，直接抑制浦肯野纤维细胞膜 Na^+-K^+-ATP 酶，使细胞内失 K^+，自律性增高，易致室性早搏。

③ 有效不应期：强心苷由于加速 K^+ 外流，使心房肌复极化加速，因而有效不应期缩短；对心室肌及浦肯野纤维，由于抑制 Na^+-K^+-ATP 酶，使最大舒张电位减小，有效不应期缩短；房室结主要受迷走神经兴奋的影响，有效不应期延长。

（4）对其他系统的影响

① 神经和内分泌系统：治疗量的强心苷可增强迷走神经活性，减弱交感活性，抑制肾素-血管紧张素-醛固酮系统功能；中毒量的强心苷可兴奋延脑催吐化学感受区，引起呕吐，严重中毒时可引起中枢神经系统兴奋症状。

② 肾脏：产生利尿作用，主要是心功能改善后肾血流量和肾小球的滤过功能增强；同时强心苷还可通过抑制 Na^+-K^+-ATP 酶活性发挥利尿作用。

③ 血管：强心苷能直接收缩血管平滑肌，使外周阻力上升，但 CHF 患者用药后，因降低交感神经活性的作用超过直接收缩血管的效应，因此表现为血管阻力下降，动脉血压改变不明显。

【临床应用】临床上，强心苷主要用于治疗心功能不全和心律失常。

（1）慢性心功能不全 强心苷对多种原因导致的心功能不全都有一定的疗效，但是病情不同，疗效也有一定的差异。

① 强心苷对伴有心房扑动、颤动的心功能不全疗效最好。

② 对心脏瓣膜病、先天性心脏病及心脏负荷过重（如高血压）引起的心功能

不全疗效良好。

③ 对甲状腺功能亢进、严重贫血及维生素 B_1 缺乏引起的心力衰竭疗效较差。因为这些疾病主要是因心肌收缩所需能量的产生或贮存发生障碍，强心苷对此很难奏效。

④ 对肺源性心脏病、活动性心肌炎及严重心肌损害引起的心功能不全，疗效也较差。因为这些情况下，心肌伴有严重缺氧，能量产生有障碍。

⑤ 对机械性阻塞如缩窄性心包炎、重度二尖瓣狭窄等引起的心力衰竭，强心苷疗效很差或无效。因为这些情况的主要矛盾是心室舒张受到限制，心收缩力虽可增加，但心输出量仍少，不能改善心力衰竭的症状，应进行手术治疗。

⑥ 对急性心力衰竭或伴有肺水肿的患者，宜选用作用迅速的毒毛花苷 K 或毛花苷 C 静脉注射。待病情稳定后改用口服地高辛维持。

（2）心律失常　强心苷抑制房室传导和减慢心率的作用，可用于治疗心房纤颤、心房扑动和阵发性室上性心动过速。

① 心房纤颤。即心房肌发生细弱而不规则的纤维颤动，每分钟达 400 ～ 600 次，其主要危害在于心房发生过多的冲动经传导系统到达心室，引起心室频率过快，降低心室排血功能。强心苷可减慢房室传导，阻止过多的冲动由心房传到心室，使心室频率减慢，改善心室泵血功能，但对多数患者并不能消除房颤。

② 心房扑动。即快速而规则的心房异位节律，每分钟 250 ～ 300 次，频率虽较心房颤动低，但心房过快的冲动易传到心室，同样可以引起心室率过快。强心苷能缩短心房有效不应期，使扑动转变为颤动，而颤动时的兴奋冲动较扑动为弱，易被强心苷抑制房室传导作用阻滞，故可使心室频率减慢。强心苷对有无心力衰竭存在的心房扑动都是最有效的药物。

③ 阵发性室上性心动过速。静注强心苷常常有效，可能是通过增强迷走神经兴奋性、降低心房自律细胞的自律性来终止室上性心动过速的。但强心苷有诱发心室颤动的危险，因此室性心动过速禁用强心苷。

【不良反应与防治】地高辛等强心苷类的安全范围小，一般治疗剂量接近中毒剂量的 60%，且个体差异大，毒性反应与心力衰竭原有症状又不易区别，如掌握不当，极易出现危害。为保证用药安全，应监测血药浓度，做到剂量个体化。地高辛血药浓度超过 3 ng/mL，洋地黄毒苷血药浓度超过 45 ng/mL，可确认为中毒。强心苷中毒反应主要表现为胃肠道、中枢神经系统及心脏三方面的毒性，其中心脏毒性是最严重的反应。

（1）毒性反应

① 胃肠道反应可出现厌食、恶心和呕吐，这是中毒的早期症状，少数出现腹泻、恶心。呕吐是强心苷兴奋延髓催吐化学感受区的结果。此时，应注意与心力衰竭造成的消化道淤血症状相区别。

② 中枢神经系统反应有头痛、眩晕、乏力、视觉模糊、神经痛、谵妄等症状，色视（多为黄视和绿视，可能与强心苷在视网膜分布较多有关）为严重中毒的信号。

③ 心脏毒性是强心苷最主要、最危险的毒性反应。强心苷中毒引起各种心律失常主要与 Na^+-K^+-ATP 酶抑制，使心肌细胞失 K^+ 有关。心肌细胞失 K^+，静息电位变低，接近阈电位。同时，4 期舒张除极化速度增加，因而提高异位节律点的自律性，出现临床所见的各种类型的心律失常，如：① 早搏。以室性早搏最常见，二联律是强心苷中毒的特征反应，三联律也可出现，严重时可发展为室性心动过速，甚至发展为心室颤动。② 房室传导阻滞。强心苷引起不同程度的传导阻滞，严重者可出现完全阻滞。③ 窦性心动过缓。强心苷可降低窦房结自律性，引起窦性心动过缓，但窦性停搏少见。心率减慢至 60 次/分以下，应作为停药指征之一。

（2）中毒防治　首先应根据患者的机体状况及近期是否用过长效强心苷等情况，选择适当制剂、用量及给药方法，减少中毒可能。在用药过程中应密切注意患者的反应，一旦出现中毒症状应立即停药。强心苷引起的快速型心律失常，用钾盐治疗常有效，钾盐对异位起搏点的自律性有显著抑制作用。但应注意，钾离子能直接减慢心率和传导速度，加重强心苷引起的传导阻滞，有明显房室传导阻滞和心动过缓者不宜采用。苯妥英钠和利多卡因等抗心律失常药对强心苷引起的快速型心律失常非常有效，它们既能降低异位节律点的自律性，又不抑制房室传导，苯妥英钠还可改善房室传导，因而更为适用。对强心苷引起的窦性心动过缓及传导阻滞可使用阿托品治疗。此外，考来烯胺能与洋地黄毒苷结合，阻断肝肠循环，减轻中毒反应。地高辛抗体 Fab 片段静脉注射，可迅速与地高辛结合，解除地高辛对 Na^+-K^+-ATP 酶的抑制。

五、其他治疗慢性心功能不全的药物

1. 磷酸二酯酶抑制剂

此类药物主要通过抑制磷酸二酯酶Ⅲ（PDE-Ⅲ）的活性，升高细胞内 cAMP 水平，从而产生心收缩力增强和扩张血管作用。目前，临床应用的有米力农（milrinone）及维司力农（vesnarinone）等，它们都属于双吡啶类衍生物，能选择性抑制 PDE-Ⅲ的活性，从而提高细胞内 cAMP 含量，其抑制 PDE-Ⅲ的作用程度与正性肌力作用呈正相关。维司力农还能激活细胞膜 Na^+ 通道，促进 Na^+ 内流；抑制 K^+ 通道，延长动作电位时程，也因增加 cAMP 的含量而促进 Ca^{2+} 的内流；还有增加心肌收缩成分对 Ca^{2+} 敏感性的作用。米力农仅用于严重心力衰竭患者短期静脉给药，可明显改善心脏的收缩功能和舒张功能，缓解症状，提高运动耐力，但不适合口服及长期使用。近年曾报道，维司力农能降低心力衰竭患者的病死率，而应用米力农后心力衰竭病死率较对照组提高 28%，其中Ⅳ级心力衰竭患者病死率高达 53%。故米力农仅供短期静脉给药治疗急性心力衰竭，动物试验及临床均表明，可增强患者心肌收缩力。

2. β 受体激动剂

β 受体激动剂通过激动 β 受体，提高腺苷酸环化酶活性，增加细胞内 cAMP 水平及 Ca^{2+} 内流，从而增强心肌收缩力。多巴酚丁胺（dobutamine）、扎莫特罗（xamoterol）及多巴胺等均能激动 β_1 受体，增强心肌收缩力，增加心输出量，改善心、肾功能，短期内应用可改善症状。但 β 受体激动剂不降低心力衰竭患者的病死率，并且由于使心率加快，心肌耗氧量增加，易诱发心律失常，不宜用于心力衰竭的常规治疗。

3. 血管扩张剂

血管扩张剂扩张静脉（容量血管），可减少静脉回心血量，降低前负荷，进而降低肺楔压、左心室舒张末期压力（LVEDP）等，缓解肺部淤血症状。扩张小动脉（阻力血管）可降低外周阻力及后负荷，进而改善心功能，增加心输出量和动脉供血，缓解组织缺血症状，并可弥补或抵消因小动脉扩张可能发生的血压下降和冠状动脉供血不足等不利影响。

应根据患者血流动力学效应来选用血管扩张剂治疗心力衰竭：若前负荷升高，肺静脉压明显升高，肺淤血症状明显者，宜用扩张静脉为主的硝酸酯类；若后负荷升高，心输出量明显减少而外周阻力升高者，宜用扩张动脉为主的肼屈嗪等；对前、后负荷均升高，心输出量低而肺静脉压高者，则应兼顾用药，选用硝普钠，或联合应用肼屈嗪和硝酸酯类。

血管扩张剂对短期的血流动力学指标和中期的运动耐力有改善作用，但它不能控制心力衰竭的进展，可迅速产生耐受性和反射性，激活神经-内分泌机制等。多数血管扩张剂不能降低病死率，只是治疗心力衰竭的一种辅助用药。

血管扩张剂减轻心脏负荷，可导致体液潴留而产生耐受性，因此应联合应用利尿剂。

硝酸甘油（nitroglycerin）和硝酸异山梨酯（isosorbide dinitrate）主要扩张静脉，降低前负荷，略降后负荷。它们在体内转化为 NO，对心力衰竭患者的血流动力学产生良好效应。因使静脉容量增加而降低右房压，明显减轻肺淤血及呼吸困难等症状，还能选择性地扩张心外膜下的冠状血管，增加冠脉流量，提高心室收缩及舒张功能。此类药物尤其适用于冠心病、肺楔压增高的心力衰竭患者，但易产生耐受性。

肼屈嗪（hydralazine）主要扩张小动脉，降低后负荷，增加心输出量，增加肾血流量较明显。因能反射性激活交感神经及肾素-血管紧张素系统，故长期单独应用难以维持疗效，主要用于肾功能不全或对血管紧张素转化酶抑制剂不耐受的心力衰竭患者。

硝普钠（nitroprusside sodium）能扩张小静脉，降低左室充盈压，增加静脉顺应性，扩张动脉，降低后负荷，增加心输出量。该药物作用快，静脉给药后 2 ～ 5 min起效，故可快速控制危急的心力衰竭，适用于需迅速降低血压和肺楔压的急性肺水肿、高血压危象等危急病例。但仅用于静脉滴注给药。

哌唑嗪（prazosin）是选择性的 α_1 受体阻断药，能扩张动、静脉，降低前、后负荷，增加心输出量。但久用（2. 5 年）效果差，易引起直立性低血压。

尽管正性肌力药在心力衰竭治疗中的意义与地位目前正受到挑战，虽未完全摈弃，但其疗效及远期获益尚需进一步确证。另外，钙增敏剂如匹莫苯（pimobendan）及钙通道阻滞药等多种作用于不同靶点、作用机制各异的药物正在试用于心力衰竭的治疗，某些药物抗心力衰竭的作用机制尚需进一步探讨，治疗效果有待大规模的临床研究证明。

总之，对心力衰竭的治疗应根据病因、病情及用药个体化的原则选择不同的药物、不同的给药方法及剂量。当前，治疗心力衰竭的标准药物是ACE抑制剂或β受体阻断剂合用利尿剂。前两者能降低病死率，利尿剂则有辅助效果。心力衰竭患者如有收缩功能障碍，可加用地高辛，以缓解症状，改善生存质量，但并不影响病死率。药物治疗的目标不仅限于缓解症状，改善血流动力学变化，如提高心输出量、心指数，降低LVEDP等，而且在于防止并逆转心肌肥厚，延长患者生存期，减少再住院率，提高心力衰竭患者的生活质量及降低死亡率。因此，新的治疗心力衰竭的药物研制与临床应用需要进一步发展。

（李永金）

本章小结

1. 心脏每收缩和舒张一次，构成一个心动周期。心动周期的特点：房室不同时收缩，心室收缩紧跟在心房收缩完毕后进行；有全心舒张期；舒张期长于收缩期。

2. 心脏的功能是泵血。心脏节律舒缩与瓣膜节律启闭相配合造成心房与心室间及心室与大动脉间压力和容积的变化，推动血液单方向流动。

3. 衡量心脏泵血功能的指标有搏出量、心输出量、心指数、射血分数和心脏做功量。

4. 心脏的泵血功能有很强的调节能力，它除受神经、体液调节外，心脏自身也可对搏出量进行有限度的精细调节。

5. 心功能不全是各种原因引起的心脏的结构和功能损伤，导致心室射血和/或充盈功能低下，以至于不能满足组织代谢需要的病理生理过程，在临床上表现为呼吸困难、水肿及乏力等静脉淤血和心输出量减少的综合征。

6. 心肌收缩性减弱、心脏负荷过重及心室充盈障碍时可通过破坏心肌结构、抑制心肌能量代谢、阻断兴奋-收缩耦联，造成心肌舒张和收缩活动不协调，进而导致心脏射血能力降低。

7. 心力衰竭时，机体可通过心脏及心脏以外的多种调节机制进行代偿；交感-肾上腺系统和肾素-血管紧张素-醛固酮系统激活是心功能损伤时调节心内与心外代偿与适应的基本机制，也是导致心力衰竭发生发展的关键途径。

8. 心力衰竭时，心输出量减少，可造成动脉系统充盈不足，导致各器官组织灌流量减少；心室残余血量增加可引起静脉系统血液淤滞，进而引起淤血和水肿等一系列功能与代谢的变化。

9. 心力衰竭的治疗目标是抑制神经-体液系统的过度激活，防止和延缓心室重构的发展，从而降低心力衰竭患者的住院率和死亡率，提高患者的生活质量，延长寿命。目前明确用于抗慢性心功能不全的药物有血管紧张素转换酶抑制剂（ACEI）、血管紧张素Ⅱ（AT_1）受体阻断剂（ARB）、醛固酮受体阻断剂、利尿剂、β受体阻断剂、强心苷等。

10. ACEI通过抑制ACE活性，减弱AngⅡ收缩血管等作用，抑制心肌及血管重构，保护血管内皮细胞及抗交感神经活性，进一步改善心功能，降低心衰患者死亡率，适用于所有左心室射血分数（LVEF）下降的心衰患者，不良反应为干咳及血管神经性水肿等。

11. ARB直接阻断AngⅡ与其受体的结合，拮抗ACE及非ACE途径产生的AngⅡ的作用，能预防及逆转心血管重构，降低慢性心力衰竭患者的再住院率和病死率。ARB抗慢性心力衰竭的作用与ACEI相似，用于不能耐受ACEI的患者，因其对缓激肽途径无影响，故使用后不易引起咳嗽和血管神经性水肿等不良反应。

12. 利尿剂抗慢性心力衰竭是通过促进钠水排泄，减少细胞外液和血容量，降低细胞内Ca^{2+}浓度，使血管平滑肌舒张，达到降低心脏前、后负荷，改善心功能，消除或缓解肺水肿和外周组织水肿，减轻心衰症状的目的。利尿剂对伴有水肿等容量负荷增加征象的慢性心力衰竭或有明显充血和淤血者尤为适用。不良反应以电解质丢失较常见，如低钾血症、低镁血症和低钠血症。单用利尿剂可激活交感神经系统及肾素-血管紧张素-醛固酮系统，故应与ACEI及β受体阻断剂联用。

13. 醛固酮受体阻断剂可拮抗各种来源的醛固酮作用，有效避免“醛固酮逃逸”现象。常与ACEI/ARB或β受体阻断剂合用。

14. 卡维地洛为非选择性兼有血管扩张作用的α、β肾上腺素受体阻断药，通过阻断肾上腺素受体及抗氧化作用，改善心功能，阻止慢性心力衰竭患者症状恶化，降低心律失常及猝死的发生率。在临床上用于病情相对稳定的慢性心力衰竭患者，以及结构性心脏病且LVEF $<40\%$的患者。

15. 强心苷通过抑制Na^+-K^+-ATP酶活性，使细胞内Na^+增加，通过Na^+-Ca^{2+}双向交换机制，导致细胞内Ca^{2+}浓度增加，使心肌收缩力增强，并通过直接和间接改善心衰时神经内分泌功能的异常而发挥抗心衰的作用。在临床上以伴房颤或心室率快的慢性心力衰竭为最佳适应证。不良反应为胃肠道反应、中枢神经系统症状及心脏毒性反应，应严格监测其血药浓度。

思考题

1. 试述右心房和右心室的主要结构。
2. 简述心壁的结构。
3. 简述心肌纤维在光镜和电镜下的结构特点。
4. 简述左、右冠脉的起始、走行、主要分支和分布。

5. 在一个心动周期中，心房和心室是怎样活动的？为什么说心率加快对心脏不利？

6. 试以左心室为例，叙述在一个心动周期内心脏泵血的过程。

7. 影响心输出量的因素有哪些？简述其影响机制。

8. 比较射血分数降低型心力衰竭和射血分数保留型心力衰竭的异同。

9. 举例说明心脏压力负荷与心肌肥大的关系。

10. 举例说明心脏容量负荷与心肌肥大的关系。

11. 试比较心功能不全时，心率加快和心肌肥大两种代偿形式的意义及优缺点。

12. 简述收缩性心力衰竭的发病机制。

13. 简述酸中毒引起心肌兴奋-收缩耦联的机制。

14. 试述病理性肥大心肌向衰竭转化的机制。

15. 左心衰竭患者为什么会出现端坐呼吸？

16. 左心衰竭患者为什么会出现夜间阵发性呼吸困难？

17. 试述强心苷的临床应用、不良反应及防治。

18. 试述常用于治疗慢性心力衰竭的利尿剂分类并举例。

19. 简述血管紧张素转换酶抑制剂的作用机制。

20. AT_1 受体阻断剂与血管紧张素转化酶抑制剂比较有何不同？原因是什么？

21. 试述 β 受体阻断剂治疗慢性充血性心力衰竭的作用机制及主要特点。

22. 慢性充血性心力衰竭与神经内分泌系统的变化有关，请简述主要作用于神经内分泌系统的抗心衰药的作用，并各举一种代表药。

主要参考文献

[1] 柏树令，应大君．系统解剖学［M］．第 8 版．北京：人民卫生出版社，2013.

[2] 于恩华，刘洋，张卫光．人体解剖学［M］．北京：北京大学出版社，2014.

[3] 高英茂，李合．组织学与胚胎学［M］．北京：人民卫生出版社，2013.

[4] 姚泰．生理学［M］．第 2 版．北京：人民卫生出版社，2010.

[5] 朱大年，王庭槐．生理学［M］．第 8 版．北京：人民卫生出版社，2013.

[6] 郑煜．生理学［M］．北京：高等教育出版社，2010.

[7] 王建枝，殷莲花．病理生理学［M］．第 8 版．北京：人民卫生出版社，2013.

[8] 杨宝峰．药理学［M］．第 8 版．北京：人民卫生出版社，2013.

[9] 王吉耀．内科学［M］．北京：人民卫生出版社，2011.

[10] Guyton A C, Hall J E. Textbook of medical physiology [M]. 12th ed. Philadelphia: Saunders, 2011.
[11] 中华医学会心血管病分会. 中国心力衰竭诊断和治疗指南 2014 [J]. 中华心血管病杂志, 2014, 42 (2): 98 - 122.
[12] Alan Noble , Robert Johnson, Alan Thomas, et al. The cardiovascular system [M]. 2th ed. Singapore; Elsevier, 2010.

第三章

心律失常

心律失常（arrhythmia）是由于心肌细胞电活动异常而导致的心动节律和频率的异常。心脏电活动依靠特殊分化的心肌即传导系统完成，电活动产生和/或传导的任何环节出现问题，都可导致心律失常。从分子层面，产生电活动的基础——离子通道，在病理生理条件下发生功能异常；从细胞层面，离子通道功能异常使心肌细胞动作电位时程和/或形态发生改变；从组织层面，局部心肌动作电位可增强自律性引起触发活动及形成折返，导致电活动紊乱，干扰心脏正常收缩及舒张，最后在心脏整体层面发生心律失常。

心律正常时，心脏协调而有规律地收缩和舒张，顺利地完成泵血功能。心律失常时，由于心肌电活动异常使心脏泵血功能发生障碍，出现严重症状。心律失常是临床常见的病理生理过程，既可独立发生，又常并发于其他心血管疾病，对人类的健康和生命构成极大威胁。

第一节　心脏传导系统

心脏传导系统位于心壁内，由特殊分化的心肌细胞组成。其功能是产生并传导冲动，以维持心脏的正常节律性搏动（图 3-1-1）。它受交感神经和迷走神经双重支配。心脏传导系统由窦房结、房室结、房室束及其分出的左、右束支和浦肯野纤维网组成。

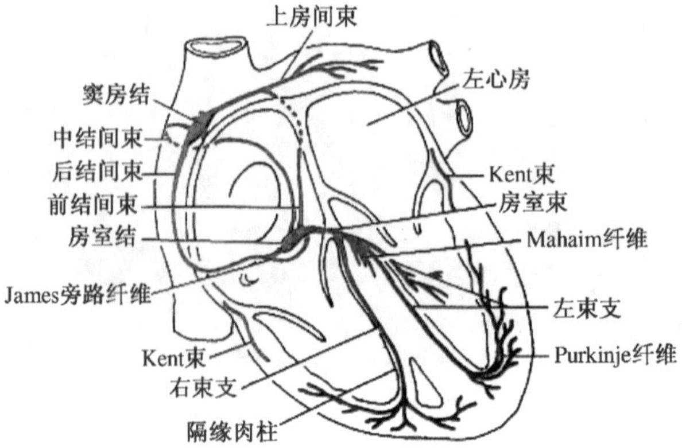

图 3-1-1　心脏传导系统模式图

一、窦房结

窦房结（sinoatrial node）位于上腔静脉与右心房交界处前方的心外膜深面，呈梭形。人的窦房结中结细胞团和致密结缔组织混杂在一起，而没有明显的界限。结中央有窦房结动脉穿过。

二、房室结

房室结（atrioventricular node）位于房中隔下部右心房侧心内膜下，呈扁椭圆形，较窦房结小。房室结接受窦房结传来的冲动，并把它传到房室束。在正常情况下，房室结不产生冲动，但当窦房结病损或出现传导障碍时，亦可产生冲动。

三、房室束

房室束（atrioventricular bundle）又名 His 束，呈圆索状。它从房室结前端发出并向前穿右纤维三角，沿室间隔膜部的后下缘前行，在室间隔肌部上缘分为左束支（left bundle branch）和右束支（right bundle branch），分别沿室间隔左、右侧心内膜深面下行。左束支呈扁带状，下行一段后又分为前支和后支，分别至前、后乳头肌的根部，再分为许多细小分支，形成浦肯野氏（Purkinje）纤维网，分布于乳头肌及室壁等处的心内膜下，最后连于一般心肌纤维。左束支在前、后支之间还发出间隔支，分布于室间隔在侧面中、下部的心肌。右束支较左束支细，呈圆索状，经室间隔右侧面薄层肌束的深面行向前下，再经隔缘肉柱至右室前乳头肌根部，亦分成许多分支，形成浦肯野纤维网。

四、浦肯野纤维网

左右束支的分支在心内膜下交织成心内膜下网，即浦肯野纤维网，该网深入心室肌形成心肌内浦肯野纤维网。由窦房结发出的节律性冲动，最终通过浦肯野纤维，由心内膜传向心外膜，分别兴奋心房肌和心室肌，从而引起心的节律性搏动。

有些学者根据解剖、生理、生化和临床的研究认为，在窦房结与房室结之间还有结间束相连，能将窦房结产生的冲动较快地传至房室结。一般认为，结间束有三条，即前结间束、中结间束和后结间束。但这些结间束在形态学方面的证据尚不充分。有些学者研究证明，在心房和心室之间，除借正常的传导束联系外，在某些人还有副传导束存在，如由心房直接与心室肌束联系，由房室结、房室束或左、右束支发出直接至室间隔肌的传导束等，使心室肌可以提前接受冲动而收缩。这种人常有阵发性心动过速，心电图检查显示不正常波形，称为预激症候群。

五、心传导系统的组织学结构

组成心传导系统的特化心肌纤维聚集成结或成束，并有丰富的毛细血管。其形态结构与一般心肌纤维有很大差别，生理特性也有别于心房肌和心室肌。组成这个系统的细胞所含肌原纤维很少，故收缩功能已基本丧失。但其中大部分细胞具有自动产生节律兴奋的能力，所以称为自律细胞。组成心脏传导系统的细胞有以下三种：

1. 起搏细胞

起搏细胞（pacemaker cell），简称 P 细胞，又称结细胞（nodal cell），位于窦房结和房室结中央，以窦房结中最多。P 细胞较小，呈梭形或多边形，包埋在一团比较致密的结缔组织中。胞质呈空泡状，细胞器较少，有少量胶原纤维和吞饮小泡，但含糖原较多。P 细胞是起搏冲动形成的部位，也是心肌兴奋的起搏点。

2. 移行细胞

移行细胞（transitional cell），又称 T 细胞，主要存在于窦房结和房室结的周边及房室束内，是 P 细胞与心肌细胞间的连接细胞，P 细胞彼此相连，或与移行细胞相连，而移行细胞又彼此相连并与心肌细胞相连。此种细胞介于 P 细胞和普通心肌纤维之间，细胞呈细长形，较心肌细胞细而短，但比 P 细胞大。胞质内含肌原纤维较多，常成束纵向平行排列。移行细胞具有传导冲动的作用。位于窦房结的细胞，有的与心房肌纤维相连，可将冲动传到心房，但窦房结的冲动如何传到房室结，目前尚不清楚。

3. 浦肯野纤维

浦肯野纤维也称束细胞，组成房室束及其分支，主要位于心室的心内膜下层。这种细胞形状常不规则，比心肌纤维短而宽，细胞中央有 1 ～ 2 个核，胞质较多，含有丰富的线粒体和糖原，肌原纤维较少且细，分布在细胞边缘。细胞间有发达的闰盘相连。房室束分支末端的细胞与心室肌纤维相连，将冲动快速传递到心室各处引起心室肌兴奋，产生同步收缩。

（杨　鲲　吴卫疆）

第二节　心肌的生物电现象和电生理特性

心房和心室不停歇地进行有顺序的、协调的收缩和舒张交替的活动，是心脏实现泵血功能、推动血液循环的必要条件，而心肌细胞的兴奋过程则是触发收缩反应的始动因素。正常情况下，心肌细胞的节律性兴奋源自窦房结，通过可靠的传导到达全部心肌细胞。兴奋通过兴奋-收缩耦联引发心肌细胞收缩。心脏泵血则有利于心肌细胞有力而同步的收缩。

一、心肌细胞的生物电现象

组成心脏的心肌细胞并不是同一类型的，根据它们的组织学特点、电生理特性及功能上的区别，粗略地分为两大类型：一类是普通的心肌细胞，包括心房肌和心室肌，含有丰富的肌原纤维，执行收缩功能，故又称为工作细胞（cardiac working cell）。工作细胞不能自动地产生节律性兴奋，即不具有自动节律性，但它们具有兴奋性，可以在外来刺激作用下产生兴奋，也具有传导兴奋的能力，只是与相应的特殊传导组织相比，传导性较弱。另一类是一些特殊分化了的心肌细胞，组成心脏的特殊传导系统。其中，主要包括 P 细胞和浦肯野细胞，它们除了具有兴奋性和传导性之外，还具有自动产生节律性兴奋的能力，故称为自律细胞（autorhythmic cell），它们所含肌原纤维甚少或完全缺乏，故收缩功能已基本丧失。

还有一种细胞位于特殊传导系统的结区，既不具有收缩功能，也没有自律性，只保留了很低的传导性，是传导系统中的非自律细胞。特殊传导系统是心脏内发生兴奋和传播兴奋的组织，起着控制心脏节律性活动的作用。

与骨骼肌相比，心肌细胞的跨膜电位在波形和形成机制上要复杂得多。不但如此，上述不同类型的心肌细胞的跨膜电位（图 3-2-1），不仅幅度和持续时间各不相同，而且波形和形成的离子基础也有一定的差别。各类心肌细胞电活动的不一致性，是心脏产生兴奋及兴奋向整个心脏传播过程中表现出特殊规律的原因。

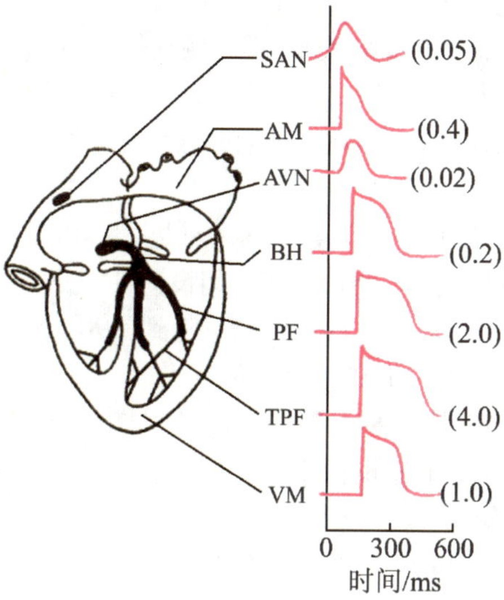

SAN—窦房结；AM—心房肌；AVN—结区；BH—希氏束；PF—浦肯野纤维；TPF—末梢浦肯野纤维；VM—心室肌

图 3-2-1　心脏各部分心肌细胞的跨膜电位和传导速度（m/s）

（一）工作细胞的跨膜电位及其形成机制

心房肌细胞和心室肌细胞的电活动类似，以下以心室肌细胞为例，说明工作细胞的电活动规律。

1. 静息电位和动作电位

人和哺乳动物的心室肌细胞和骨骼肌细胞一样，在静息状态下膜两侧呈极化状态，膜内电位比膜外电位约低 90 mV，但两者的动作电位有明显不同。骨骼肌细胞动作电位的时程很短，仅持续几个毫秒，复极速度与去极速度几乎相等，记录曲线呈升支和降支基本对称的尖锋状。心室肌细胞动作电位的主要特征在于复极过程比较复杂，持续时间很长，动作电位降支与升支很不对称。通常用 0，1，2，3，4 等数字分别代表心室肌细胞动作电位和静息电位的各个时期（图 3-2-2）。

（1）去极（除极）过程　去极过程又称 0 期。在适宜的外来刺激作用下，心室肌细胞发生兴奋，膜内电位由静息状态下的 -90 mV 迅速上升到 +30 mV 左右，即肌膜两侧原有的极化状态被消除并呈极化倒转，构成动作电位的升支。除极相很短暂，仅用时 1 ~ 2 ms，而且除极幅度很大，为 120 mV。可见，心室肌细胞的去极速度很快，膜电位的最大变化速率可达 800 ~ 1 000 V/s。

（2）复极过程　当心室细胞去极达到顶峰之后，立即开始复极，但整个复极过程比较缓慢，包括电位变化曲线的形态和形成机制均不相同的三个阶段。

1 期复极：在复极初期，仅出现部分复极，膜内电位由 +30 mV 迅速下降到 0 mV 左右，故 1 期又称为快速复极初期，占时约 10 ms。0 期除极和 1 期复极这两个时期的膜电位的变化速度都很快，记录图形上表现为尖锋状，故习惯上把这两部分合称为锋电位。

2 期复极：当 1 期复极膜内电位达到 0 mV 左右之后，复极过程就变得非常缓慢，膜内电位基本上停滞于 0 mV，细胞膜两侧呈等电位状态，记录图形比较平坦，故复极 2 期又称为坪或平台期，持续 100 ~ 150 ms，是整个动作电位持续时间长的主要原因，是心室肌细胞及其他心肌细胞的动作电位区别于骨骼肌和神经纤维的主要特征。

3 期复极：2 期复极过程中，随着时间的推进，膜内电位以较慢的速度由 0 mV 逐渐下降，延续为 3 期复极，2 期和 3 期之间没有明显的界限。在 3 期，细胞膜复极速度加快，膜内电位由 0 mV 左右较快地下降到 -90 mV，完成复极化过程，故 3 期又称为快速复极末期，占时 100 ~ 150 ms。

4 期：4 期是膜复极完毕、膜电位恢复后的时期。在心室肌细胞或其他非自律细胞，4 期内膜电位稳定于静息电位水平，因此，4 期又可称为静息期。

2. 形成机制

与骨骼肌一样，离子在细胞膜两侧不均匀分布所形成的浓度梯度（浓度差）驱动相应离子经过细胞膜上特殊离子通道进行跨膜扩散，是心肌细胞跨膜电位形成的主要基础，只是由于心肌细胞膜上具有数目较多的离子通道，跨膜电位形成机制中涉及的离子流远比骨骼肌要复杂得多。在电生理学中，电流的方向以正离子在膜两侧的流动方向来命名，正离子外流或负离子内流称外向电流（outward current），正离子内流或负离子外流称内向电流（inward current）。外向电流导致膜内电位向负电性转化，促使膜复极，内向电流导致膜内电位向正电性转化，促使膜除极。

除离子跨膜扩散之外，由细胞上离子泵所实现的离子主动转运和离子交换，在心肌细胞电活动中也占有重要地位。

心室肌细胞静息电位的形成机制与骨骼肌相同，也就是说，尽管肌膜两侧 Na^+、K^+、Ca^{2+}、Cl^- 等离子都存在浓度梯度，但静息状态下肌膜对 K^+ 的通透性较高，而对其他离子的通透性很低，因此，K^+ 顺其浓度梯度由膜内向膜外扩散所达到的平衡电位，是静息电位的主要来源。

肌膜钠通道的大量开放和膜两侧浓度梯度及电位梯度的驱动使 Na^+ 快速内流，是心室肌细胞 0 期去极形成的原因。与骨骼肌一样，在外来刺激作用下，首先引起部分电压门控式 Na^+ 通道开放和少量 Na^+ 内流，造成肌膜部分去极化，膜电位绝对值下降；而当膜电位由静息水平（膜内 -90 mV）去极化到阈电位水平

（膜内 -70 mV）时，膜上 Na^+ 通道开放率明显升高，出现再生性 Na^+ 内流，于是 Na^+ 顺其浓度梯度和电位梯度由膜外快速进入膜内，进一步使膜去极化，膜内电位向正电性转化。决定0期去极的 I_{Na} 通道是一种快通道（fast channel），不但激活、开放的速度很快，而且激活后很快就失活，当膜除极到一定程度（0 mV左右）时，I_{Na} 通道就开始失活而关闭，最后终止 Na^+ 的继续内流。快 Na^+ 通道可被河豚毒（tetrodotoxin，TTX）所阻断。由于 Na^+ 通道激活速度非常之快，又有再生性循环出现，因此心室肌细胞0期去极速度很快，动作电位升支非常陡峭。正因为如此，从电生理特性上，尤其是根据0期除极的速率，将心室肌细胞（以及具有同样特征的心肌细胞）称为快反应细胞（fast response cell），其动作电位称为快反应电位，以区别于以后将要介绍的慢反应细胞（slow response cell）和慢反应电位。

T型钙电流（T-type calcium current，I_{Ca-T}）是0期去极化的另一离子流，它参与0期末段的形成。I_{Ca-T} 的激活与 I_{Na} 相似，也是一种快速的内向电流。由于该电流较弱，因而在促进心室肌0期去极化过程中的作用不大。

当 I_{Na} 受抑制时，0期最大去极化速率降低，表现为0期去极化过程延时，升支幅度降低，导致兴奋传导减慢。严重抑制时，I_{Na} 完全被阻断，快反应电位可转变为慢反应电位。Ⅰ类抗心律失常药主要以抑制 I_{Na} 的作用为特征。

复极1期是在0期除极之后出现的快速而短暂的复极期，此时快钠通道已经失活，同时激活一种瞬时外向电流（transient outward current，I_{to}），细胞膜迅速复极到平台期电位水平。I_{to} 可被四乙基铵和4-氨基吡啶等 K^+ 通道阻滞剂阻断，说明 K^+ 是 I_{to} 的主要离子成分。也就是说，由 K^+ 负载的瞬时外向电流是动作电位初期快速复极的主要原因。目前对 I_{to} 的通道特征尚不十分清楚，但有资料提示，膜去极和细胞内 Ca^{2+} 都可以使 I_{to} 通道激活。

平台期初期，膜电位稳定于0 mV左右，随后才非常缓慢地复极。膜电位的这种特征是由于平台期同时有内向电流和外向电流存在，初期，两种电流处于相对平衡状态，随后，内向电流逐渐减弱，外向电流逐渐增强，总和的结果是出现一种随时间推移而逐渐增强的、微弱的外向电流，导致膜电位缓慢地向膜内负电性转化。

电压钳技术研究结果表明，在心室肌等快反应细胞，平台期外向离子流是由 K^+ 携带的，其中内向整流钾电流（inward rectifier potassium current，I_{K1}）的内向整流特性是造成平台期持续时间较长的原因。静息状态下，K^+ 通道的通透性很高，在0期除极过程中，K^+ 的通透性显著下降，K^+ 外流大大减少，这种 I_{K1} 通道对 K^+ 的通透性因膜的去极化而降低的现象称为内向整流。通道的这一特性可阻碍平台期细胞内 K^+ 的外流，从而使平台期持续较长时间。

平台期的另一个起重要作用的外向离子流是随时间延长逐渐增强的延迟整流钾电流（delayed rectifier potassium current，I_K），在平台期初期，I_K 形成的外向电流主要抗衡内向电流的作用，在平台期晚期，I_K 则成为导致膜复极化的主要电流。I_K

的增强和减弱对平台期持续时间的长短有重要意义。

平台期内向离子流主要是 L 型钙电流（L－type calcium current，I_{Ca-L}）。已经证明，心肌细胞膜上有一种电压门控式的慢 Ca^{2+} 通道，当膜除极到 －40 mV 时被激活，Ca^{2+} 顺其浓度梯度向膜内缓慢扩散倾向于使膜除极，是平台期的主要去极化电流。钙通道因激活、失活和复活等过程均较缓慢，故又称为慢通道（slow channel）。Ca^{2+} 缓慢而持久的内流是形成平台期的主要原因。钙通道活动的改变可明显影响动作电位的形状。钙通道阻断剂（如维拉帕米）主要影响动作电位的平台期，从而改变动作电位时程和心肌收缩力。

在平台期早期，Ca^{2+} 的内流和 K^+ 的外流所负载的跨膜正电荷相等时，膜电位稳定于 1 期复极所达到的电位水平。随着时间的推移，Ca^{2+} 通道逐渐失活，K^+ 外流逐渐增加，使膜外净正电荷量逐渐增加，膜内电位逐渐下降，形成平台期晚期。此后，Ca^{2+} 通道完全失活，内向离子流终止，外向 K^+ 流进一步增强，平台期延续为复极 3 期，膜电位较快地回到静息水平，完成复极化过程（图 3-2-2）。

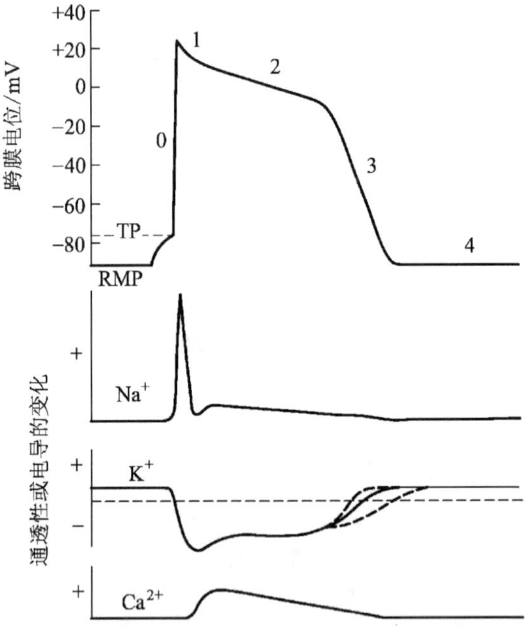

RMP—静息膜电位；TP—阈电位

图 3-2-2 心室肌细胞跨膜电位及其形成的离子机制

平台期之后，膜的复极逐渐加速，因此时 Ca^{2+} 通道已经失活，在平台期已经激活的外向 K^+ 流出现随时间而递增的趋势，I_K 的逐渐加强是促进复极化的重要因素。其原因是，3 期的复极 K^+ 流是再生性的，K^+ 的外流促使膜内电位向负电性转化，而膜内电位越负，K^+ 外流越是增高。这种正反馈过程导致膜的复极越来越快，直至复极化完成。I_{K1} 对 3 期复极化也起明显作用，它在 3 期突然加强。这两种电流的综合结果，最终使细胞膜完全复极。任何能影响上述电流的因素都能改变复极速率，使3期时程缩短或延长。例如，以抑制I_K为目的的Ⅲ类抗心律失常药可使动作电位明显延长。

从0期去极化开始到3期复极化完毕的这段时间，称为动作电位时程（action potential duration，APD）。心室肌细胞的动作电位时程为200～300 ms。

在4期内，心室肌细胞膜电位基本上稳定于静息电位水平，但是，离子的跨膜转运仍然在活跃进行。因为，动作电位期间有Na^+和Ca^{2+}进入细胞内，而K^+外流出细胞，因此，只有从细胞内排出多余的Na^+和Ca^{2+}，并摄入K^+才能恢复细胞内外离子的正常浓度梯度，保持心肌细胞的正常兴奋性。这种离子转运是逆着浓度梯度进行的主动转运过程。像骨骼肌一样，通过肌膜上Na^+-K^+泵的作用，将Na^+的外运和K^+的内运互相耦联，同时实现Na^+和K^+的主动转运。Ca^{2+}的逆浓度梯度外运主要是与Na^+的顺浓度内流相耦合形成的。Ca^{2+}的这种主动转运是由Na^+的内向性浓度梯度提供能量的，由于Na^+内向性浓度梯度的维持是依靠Na^+-K^+泵实现的，因此，Ca^{2+}主动转运也是由Na^+-K^+泵提供能量的。此外，有少量Ca^{2+}可直接由钙泵主动排出细胞。4期开始后，膜的上述主动转运功能加强，细胞内外离子浓度梯度得以恢复。总的来看，这时转运过程引起的跨膜交换的电荷量基本相等，因此，膜电位不受影响而能维持稳定。

（二）自律细胞的跨膜电位及其形成机制

在没有外来刺激时，工作细胞不能产生动作电位。在外来刺激作用下，产生一次动作电位，但两次动作电位之间膜电位是稳定不变的。而在自律细胞，动作电位3期复极末期达到的最大值称为最大复极电位（maximal repolarization potential），此后的4期膜电位并不稳定于这一水平，而是立即开始自动去极，达阈电位后引起兴奋，出现另一个动作电位。这种现象，周而复始，动作电位就不断地产生。出现于4期的自动去极化（phase 4 spontaneous depolarization）具有随时间而递增的特点，其除极速度远较0期除极缓慢。不同类型的自律细胞4期除极速度参差不齐，但同类自律细胞4期除极速度比较恒定。这种4期自动去极（亦称4期缓慢除极或缓慢舒张期除极）是自律细胞产生自动节律性兴奋的基础。

根据细胞膜除极的跨膜电流的基本规律，可分析自律细胞4期自动除极形成的机制。不难推测，自律细胞由于净外向电流使膜复极（3期）达最大复极电位后，在4期又出现一种逐渐增强的净内向电流，从而使膜内正电位逐渐增加，膜逐渐除极。这种进行性净内向电流的产生，有以下三种可能的原因：① 内向电流的逐渐增强；② 外向电流的逐渐衰退；③ 两者兼有。不同类型的自律细胞，4期自动除极都是由这种进行性净内向电流引起的，但构成净内向电流的离子流的方向和离子本质并不完全相同。

1. 浦肯野细胞

浦肯野细胞是一种快反应自律细胞。作为一种快反应细胞，它的动作电位的形态与心室肌细胞相似，产生的离子基础也基本相同。

关于浦肯野细胞4期自动除极的机制，研究认为，在浦肯野细胞，随着复极的进行，导致膜复极的外向K^+电流逐渐衰减，而同时在膜电位4期可记录到一种超极化激活的的内向电流（hyperpolarization-activated inward ion current，I_f），可随时间的推移而逐渐增强（图 3-2-3）。I_f通道在动作电位 3 期复极电位达 -60 mV 左右开始被激活开放，其激活程度随着复极的进行、膜内负电性的增加而增强，至 -100 mV左右就充分激活。因此，内向电流表现出时间依从性增强，膜的除极程度也随时间推移而增强，一旦达到阈电位水平，便又产生另一次动作电位。与此同时，这种内向电流在膜除极达 -50 mV 左右时因通道失活而中止。可见，动作电位的复极期膜电位本身是引起这种内向电流启动和发展的因素，内向电流的产生和增强导致膜的进行性除极，而膜的除极一方面引起另一次动作电位，一方面又反过来中止这种内向电流。这一连串的过程是自律细胞“自我”启动、“自我”发展、“自我”限制的过程，据此可以理解为什么自律细胞能够自动地、不断地产生节律性兴奋，而河豚毒不能阻断该过程。

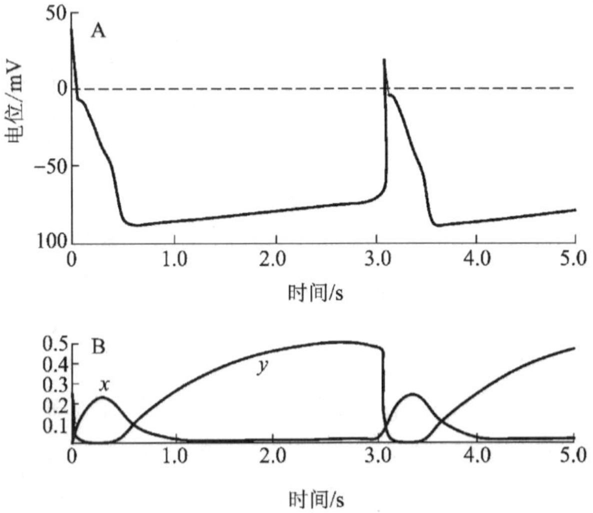

A—跨膜电位；B—由 x 闸门控制的 I_K 衰减及由 y 闸门控制的 I_f，两者在形成起搏电位中的相对关系

图 3-2-3　浦肯野细胞起搏机制

这种 4 期内向电流，通常称为起搏电流，其主要离子成分为 Na^+，但也有 K^+ 参与。由于使它充分激活的膜电位为 -100 mV，因而认为，构成起搏内向电流的是一种被膜的超极化激活的非特异性内向（主要是 Na^+）离子流，标志符号为 I_f。I_f的通道允许 Na^+ 通过，但不同于快 Na^+ 通道，两者激活的电压水平不同；I_f可被铯（Cs）所阻断，而河豚毒却不能阻断它。目前，关于 I_f及其通道的研究资料尚有若干不能充分予以解释的疑点，对 I_f的进一步研究正受到心肌电生理学者们的高度关注。

2. 窦房结细胞的跨膜电位及其形成机制

窦房结含有丰富的自律细胞，动作电位复极后出现明显的 4 期自动除极，但它是一种慢反应自律细胞，其跨膜电位具有许多不同于心室肌快反应细胞和浦肯野快反应自律细胞的特征：① 窦房结细胞的最大复极电位（-70 mV）和阈电位（-40 mV）均高于（电位较正）浦肯野细胞；② 0 期除极结束时，膜内电位为 0 mV 左右，不出现明显的极化倒转；③ 其除极幅度（70 mV）小于浦肯野细胞（120 mV），而 0 期除极时程（7 ms 左右）却比后者（1 ~ 2 ms）长得多，原因是窦房结细胞 0 期除极速度（约 10 V/s）明显慢于浦肯野细胞（200 ~ 1 000 V/s），因此，动作电位升支远不如后者那么陡峭；④ 没有明显的复极 1 期和平台期；⑤ 4 期自动除极速度（约 0.1 V/s）比浦肯野细胞（约 0.02 V/s）快，记录曲线上窦房结细胞 4 期膜电位变化的斜率大于浦肯野细胞（图 3-2-4 显示心室肌快反应细胞与窦房结细胞的差别）。

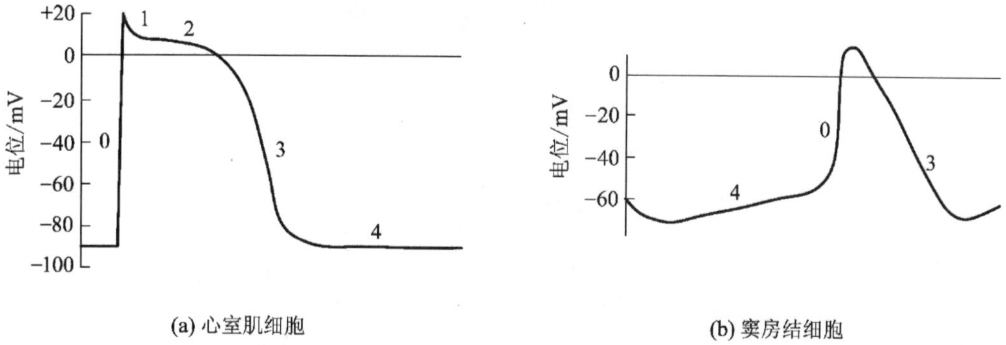

图 3-2-4　心室肌与窦房结细胞跨膜电位的比较

窦房结细胞的直径很小，对其进行电生理研究有一定的困难。直到 20 世纪 70 年代中期，才开始在窦房结小标本上采用电压钳技术对其跨膜离子流进行定量研究，但目前尚未能充分阐明它的跨膜电位，尤其是 4 期起搏电流的离子基础。学者们观察到，窦房结细胞 0 期除极不受细胞外 Na^+ 浓度的影响，对河豚毒很不敏感；相反，它受细胞外 Ca^{2+} 浓度的影响明显，并可被抑制钙通道的药物和离子（如异搏定、D－600 和 Mn^{2+} 等）所阻断。据此可以认为，引起窦房结细胞动作电位 0 期除极的内向电流是由 Ca^{2+} 负载的，这种内向电流被称为第二内向电流；而引起快反应细胞（心室肌、心房肌和浦肯野细胞）0 期除极的快 Na^+ 内流称为第一内向电流。根据已有的研究资料，可将窦房结细胞动作电位的形成过程描述如下：一方面，当膜电位由最大复极电位自动除极达阈电位水平时，激活膜上钙通道，引起 Ca^{2+} 内向流（I_{Ca-L}），导致 0 期除极；随后，钙通道逐渐失活，Ca^{2+} 内流相应减少；另一方面，在复极初期，有一种 K^+ 通道被激活，出现 K^+ 外向流（I_K）。Ca^{2+} 内流的逐渐减少和 K^+ 外流的逐渐增加，使膜逐渐复极。由“慢”通道所控制、由 Ca^{2+} 内流所引起的缓慢 0 期除极，是窦房结细胞动作电位的主要特征，因此，相应称为慢反应细胞和慢反应电位，以区别于前述心室肌等快反应细胞和快反应电位。

窦房结细胞的 4 期自动除极也由随时间而增长的净内向电流所引起，但其构成成分比较复杂，是几种跨膜离子流的混合。目前已知，在窦房结细胞 4 期可以记录到 3 种膜电流，包括一种外向电流和两种内向电流，不过它们在窦房结细胞起搏活动中所起作用的大小及起作用的时间有所不同。

（1）I_k通道的激活和逐渐增强所造成的 K^+外向流，是导致窦房结细胞复极的原因。I_k通道在膜复极达 -40 mV 时便开始逐渐失活，K^+外流因此渐渐减少，导致膜内正电荷逐渐增加而形成 4 期除极。目前认为，由于 I_k通道的时间依从性逐渐失活所造成的 K^+外流进行性衰减，是窦房结细胞 4 期自动除极最重要的离子基础（图 3-2-5）。

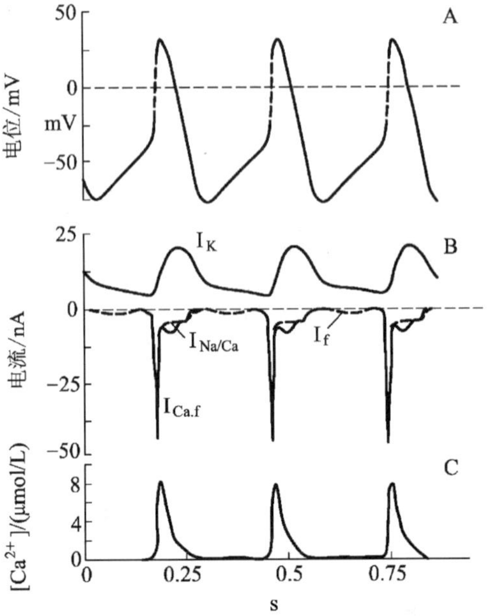

A—跨膜电位；B—越膜电位；C—胞质 Ca^{2+} 浓度，表示动作电位升支由 $I_{Ca.f}$构成，起搏电位由 I_K和 I_f及 $I_{Na}/_{Ca}$构成

图 3-2-5　窦房结动作电位和起搏电位的离子机制

（2）I_f是一种进行性增强的内向离子（主要为 Na^+）流，在浦肯野细胞起搏活动中，I_f起着极其重要的作用，而 I_K衰减的作用很小。与此相反，窦房结细胞 4 期虽也可记录到 I_f，但它对起搏活动所起的作用不如 I_K衰减。实验证明，用 Cs^{2+}选择性阻断 I_f后，窦房结自发放频率仅轻度降低；对家兔窦房结细胞 4 期净内向电流的总幅值而言，I_k衰减与 I_f所起作用的比例为 6∶1。

I_f通道的最大激活电位在 -100 mV 左右，而正常情况下窦房结细胞的最大复极电位为 -70 mV，在这种电位水平下，I_f通道的激活十分缓慢，这可能是 I_f在窦房结 4 期除极过程中所起作用不大的原因。当窦房结细胞发生超级化时，I_f则可能成为起搏电流中的主要成分。

（3）窦房结细胞 4 期中还存在一种非特异性的缓慢内向电流，在膜除极达 -60 mV时被激活，可见，它在自动除极过程的后 1/3 期间才起作用。这种缓慢内向电流可能是生电性 Na^+-Ca^{2+}交换的结果（Na^+-Ca^{2+}交换时，心肌细胞排出一个 Ca^{2+}，摄入 3 个 Na^+，出、入细胞正电荷之比为 2∶3，形成内向电流）。

除了按照功能和电生理特性将心肌细胞分为工作细胞和自律细胞之外，还可以根据其生物活动的特征，特别是动作电位0期去极的速度，将心肌细胞分为快反应细胞和慢反应细胞，其动作电位相应称为快反应电位和慢反应电位（图3-2-6），然后再结合其自律性，可将心肌细胞分为以下四种类型：① 快反应非自律细胞：包括心房肌细胞和心室肌细胞；② 快反应自律细胞：浦肯野自律细胞；③ 慢反应自律细胞：窦房结自律细胞，以及房结区和结希区的自律细胞；④ 慢反应非自律细胞：结区细胞。

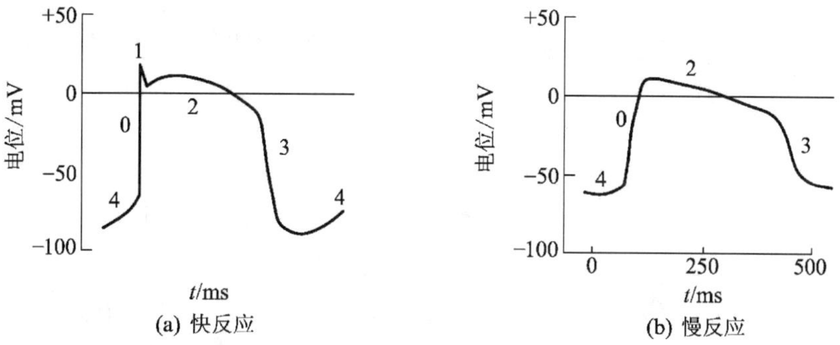

图3-2-6　快反应与慢反应电活动

二、离子通道

离子通道（ion channel）是指细胞膜上的跨膜蛋白质分子，在脂质双分子层膜上构成高度选择性的亲水性孔道，对某些离子具有选择通透性，是细胞生物电活动的基础。

（一）离子通道的特性

离子通道具有离子选择性和门控性两大共同特征。离子选择性包括通道对离子大小及电荷的选择性，在一定条件下，某一种离子只能通过与其相应的通道跨膜扩散。离子通道闸门的开启和关闭过程，称为门控（gating）。正常状态下，通道处于关闭状态，只有在特定条件下，通道的闸门开启导致离子跨膜转运。通道可表现为激活、失活和关闭三种状态：激活是在外界因素作用下，通道开放，允许某些离子顺浓度差和电位差通过细胞膜；失活时通道不仅处于关闭状态，而且即使有外来刺激也不能使之进入开放状态；关闭是安静时通道所处状态，如遇到适当刺激，通道即可进入激活状态。通道的激活、失活及关闭均有其特定条件，使通道蛋白质发生不同程度的分子构象变化，从而表现出不同的功能状态。

（二）离子通道的分类

1. 按激活方式分类

（1）电压门控离子通道　膜电压变化激活的离子通道。通道开、关与膜电位和电位变化的时间有关，包括电压依赖性钠通道、钙通道、钾通道和氯通道等。

（2）配体门控离子通道　由递质与通道蛋白质分子上的结合位点相结合而开启，如烟碱型乙酰胆碱受体、γ-氨基丁酸受体。

（3）机械门控离子通道　一类感受细胞膜表面应力变化，实现胞外机械信号向胞内传导的通道，根据通透性分为离子选择性和非离子选择性，根据功能作用分为张力激活型和张力失活型离子通道。

2. 按可通透的离子分类

（1）钠通道（I_{Na}）　选择性允许 Na^+ 跨膜通过的离子通道，属于电压门控通道，存在于快反应细胞，其开放引起的快速 Na^+ 流是引起快反应细胞 0 期去极的内向电流的离子基础。

（2）钙通道　正常情况下细胞外 Ca^{2+} 内流的离子通道，是调节细胞内 Ca^{2+} 浓度的主要途径。心肌细胞上主要有 L 型电压门控钙通道和 T 型电压门控钙通道：L 型电压门控钙通道激活引起的 L 型钙电流（I_{Ca-L}）是心肌细胞动作电位 2 期平台期的主要离子流，也参与窦房结 P 细胞 0 期除极。T 型电压门控钙通道激活引起的 T 型钙电流（I_{Ca-T}）主要参与窦房结 P 细胞的起搏活动。

① I_{Ca-L}：称为缓慢内向电流，也称第二内向电流，过去认为它是一种由慢通道控制的缓慢 Ca^{2+} 流，故标志为 I_{Ca}，其功能是构成快反应细胞的平台期和慢反应细胞的去极期。最近的研究结果在很大程度上修正了对 I_{ca} 的认识。目前认为，第二内向电流并不是单一的 Ca^{2+} 流，而是由特性各异的三个组分所构成：第一组分称为 $I_{Ca.f}$，第二、三组分分别称为 $I_{s1.2}$ 和 $I_{Ca.s}$。其中，$I_{Ca.f}$ 是一种快速 Ca^{2+} 流，其通道激活和失活的速度远比已往所认为的要快得多。它融合于快反应细胞 Na^+ 内流的最后部分，共同形成动作电位升支的上段，而对平台期的作用很小。它是慢反应细胞去极的离子基础。对工作细胞而言，肌浆网 Ca^{2+} 再生性释放是由细胞外 Ca^{2+} 进入胞质触发的，既然 $I_{Ca.f}$ 的激活十分迅速，那么 Ca^{2+} 释放的触发及兴奋-收缩耦联的启动速度就比以往认为的要快得多。第三组分 $I_{Ca.s}$，是一种较 $I_{Ca.f}$ 微弱而缓慢的 Ca^{2+} 流，主要作用是维持快反应细胞平台期。第二组分 $I_{s1.2}$，其离子本质不甚清楚，可能是 Na^+-Ca^{2+} 交换的生电电流，故也称 Na^+-Ca^{2+} 交换电流（$I_{Na\text{-}Ca}$），在平台期起作用，慢反应自律细胞 4 期自动去极晚期也有一定作用。

② I_{Ca-T}：T 型电压门控钙通道激活后可形成一个短暂、微弱的内向 Ca^{2+} 电流。阻断 I_{Ca-T} 通道可使窦房结 P 细胞舒张期自动去极化的后 2/3 部分变慢，因而认为，I_{Ca-T} 离子流可能参与 P 细胞的起搏活动。I_{Ca-T} 通道可被 Ni^{2+} 和咪拉地尔选择性阻断，但不能被 I_{Ca-L} 通道的选择性阻断剂（双氢吡啶类和 Mn^{2+}）所阻断。

（3）钾通道　选择性允许 K^+ 跨膜通过的离子通道。钾通道按其电生理特性不同分为：

① 内向整流钾通道（inward rectifier K^+ channel）：其离子流为 I_{K1}，存在于快反应细胞，是决定快反应工作细胞静息电位的离子流，并在复极 2 期和 3 期起复极作用。

② 乙酰胆碱激活的 K^+ 通道（K_{ACh}）：早年曾认为 ACh 激活的是 I_{K1}，近年的研究发现它通过 G 蛋白激活开放了另一种与在生物物理学特性和生理学特性上均不

相同的 K^+ 通道。

③ ATP 敏感性 K^+ 通道（K_{ATP}）：ATP 的作用并不是分解供能激活此通道，而是维持此通道在正常情况下处于关闭状态。当心肌细胞内 ATP 降到临界水平以下时（如心肌缺血时），此种特殊的 K^+ 通道开放，大量 K^+ 外漏以致缺血心肌细胞局部高钾而引起除极，诱发心律失常。硫脲类药物可阻断此通道。

④ 延迟整流钾通道（delayed rectifier K^+ channel）：其离子流为 I_K，这种外向电流主要由 K^+ 携带，但也有 Na^+ 参加，因不是单纯的 K^+ 流，又称 I_x。其在快反应细胞复极 3 期起重要作用，故又称复极电流，因而也决定着浦肯野细胞的最大复极电位。I_x 也存在于慢反应自律细胞，促使膜复极，4 期内呈进行性衰减，是形成 4 期去极的主要离子基础。

⑤ 瞬时外向钾通道（transient outward K^+ channel）：其离子流为 I_{to}，是快反应细胞 1 期复极的离子流，离子成分主要为 K^+，也有 Na^+ 参与。

⑥ I_f 通道：一种超极化激活的阳离子通道，该通道允许 Na^+ 和 K^+ 通过，因此 I_f 电流是一种内向 Na^+ 流和外向 K^+ 流的混合离子流，但以 Na^+ 内流为主，存在于自律细胞 4 期。I_f 是决定浦肯野快反应自律细胞起搏活动的主要离子流，而在窦房结慢反应自律细胞起搏活动中，其作用不如 I_k 衰减。

（4）氯通道　氯离子可通过氯通道进行转运，氯通道分布于机体的兴奋性和非兴奋性细胞膜及溶酶体、线粒体、内质网等细胞器的质膜。其生理作用如下：在兴奋性细胞稳定膜电位和抑制动作电位的产生；在肥大细胞等非兴奋细胞维持其负的膜电位，为膜外 Ca^{2+} 进入细胞内提供驱动力；该通道还在调节细胞体积、维持细胞内环境稳定中起重要作用。

（三）离子通道的功能

1. 决定细胞的兴奋性、不应性和传导性

离子通道的主要功能是形成动作电位和传递信号，从而调节功能活动。钠和钙通道主要调控去极化，而钾通道主要调控复极化和维持静息膜电位，从而共同决定兴奋细胞的兴奋性、不应性和传导性。

2. 介导兴奋-收缩耦联和兴奋-分泌耦联

当肌肉及腺体等可兴奋细胞发挥其生理功能时，首先产生的生理效应是细胞产生动作电位，继而出现肌肉收缩或腺体分泌的反应。其中，钙通道的开放导致 Ca^{2+} 内流是耦联的关键环节。细胞内 Ca^{2+} 浓度增高可触发各种生理效应，如心肌和骨骼肌收缩、腺体的分泌、钙依赖性离子通道的开放和关闭、蛋白激酶 C 的激活及基因表达的调节等。

3. 调节血管平滑肌的舒缩活动

血管平滑肌上的钙通道、钾通道、氯通道和非选择性阳离子通道，可调节血管平滑肌的舒缩活动。

4. 参与细胞膜信号传导过程

在细胞间信息传递的过程中，离子通道发挥重要作用，电压门控的钙通道、钾通道、钠通道和配体门控离子通道均参与突触传递的过程。

5. 维持细胞正常形态和功能完整性

细胞正常结构和形态的完整性，有赖于细胞所处环境的渗透压及水的跨膜转运。细胞正常体积的维持与离子通道及细胞膜上 Na^+-K^+-$2Cl^-$ 等转运体有关。

三、心肌的电生理特性

心肌组织具有兴奋性、自律性、传导性和收缩性 4 种生理特性。心肌的收缩性是指心肌能够在肌膜动作电位的触发下产生收缩反应的特性，它是以收缩蛋白质之间的生物化学和生物物理反应为基础的，是心肌的一种机械特性。兴奋性、自律性和传导性，则是以肌膜的生物电活动为基础的，故又称为电生理特性。心肌组织的这些生理特性共同决定着心脏的活动。

（一）心肌的兴奋性

所有心肌细胞都具有兴奋性，即具有在受到刺激时产生兴奋的能力。衡量心肌的兴奋性，同样可以采用刺激的阈值作指标，阈值大表示兴奋性低，阈值小表示兴奋性高。

1. 决定和影响兴奋性的因素

从关于兴奋产生过程的叙述中可知，兴奋的产生包括静息电位去极化到阈电位水平及 Na^+ 通道（以快反应细胞为例）的激活这两个环节，当这两方面的因素发生变化时，兴奋性将随之发生改变。

（1）静息电位水平　静息电位（在自律细胞，则为最大复极电位）绝对值增大时，距阈电位的差距就加大，引起兴奋所需的刺激阈值增大，表现为兴奋性降低。反之，静息电位绝对值减少时，距阈电位的差距缩小，所需的刺激阈值减小，兴奋性增高。

（2）阈电位水平　阈电位水平上移，则和静息电位之间的差距增大，引起兴奋所需的刺激阈值增大，兴奋性降低；反之，兴奋性增高。

静息电位水平和/或阈电位水平的改变都能够影响兴奋性，但在心脏，以静息电位水平改变为多见的原因。

（3）Na^+ 通道的性状　上述兴奋的产生，都是以 Na^+ 通道能够被激活为前提的。事实上，Na^+ 通道并不是始终处于这种可被激活的状态，它可表现为激活、失活和备用三种功能状态，而 Na^+ 通道处于其中哪一种状态，则取决于当时的膜电位及有关的时间进程。这就是说，Na^+ 通道的活动具有电压依从性和时间依从性。当膜电位处于正常静息电位水平（-90 mV）时，Na^+ 通道处于备用状态。在这种状态下，Na^+ 通道具有双重特性：一方面，Na^+ 通道是关闭的；另一方面，当膜电位由静息水平去极化到阈电位水平（膜内 -70 mV）时，Na^+ 通道就可以被激活而迅速开放，Na^+ 因而得以快速跨膜内流。Na^+ 通道激活后就迅速失活，此时通道关闭，Na^+ 内流迅速终止。Na^+ 通道的激活和失活，都是比较快速的过程，前者在 1 ms 内，后者在 10 ms 内即可完成。处于失活状态的 Na^+ 通道不仅限制了 Na^+ 的跨膜扩散，而且不能被再次激活；只有在膜电位恢复到静息电位水平时，Na^+ 通道才重新恢复到备用状态，即恢复再兴奋的能力，这个过程称为复活。由上述可知，Na^+通道是否处于备用状态，是该心肌细胞当时是否具有兴奋性的前提，而正常静息膜电位水平又是决定Na^+通道能否处于或能否复活到备用状态的关键。Na^+通道的上述特殊性状，可以解释有关心肌细胞兴奋性的一些现象。例如，当膜电位由正常静息水平（-90 mV）去极化到阈电位水平（-70 mV）时，Na^+通道被激活，出现动作电位；而如果静息状况下膜电位为-50 mV左右，即肌膜处于持续低极化状态时，就不能引起Na^+通道激活，表现为兴奋性的丧失。

2. 一次兴奋过程中兴奋性的周期性变化

心肌细胞每产生一次兴奋，其膜电位将发生一系列有规律的变化，膜通道由备用状态经历激活、失活和复活等过程，兴奋性也随之发生相应的周期性改变。兴奋性的这种周期性变化，影响着心肌细胞对重复刺激的反应能力，对心肌的收缩反应和兴奋的产生及传导过程具有重要作用。心肌细胞一次兴奋过程中，其兴奋性的变化可分为以下几个时期（图3-2-7）：

（1）有效不应期　心肌细胞发生一次兴奋后，从动作电位的去极相开始到复极3期膜内电位达到约-55 mV这一段时间内，如果再受到第二个刺激，则不论刺激有多强，肌膜都不会进一步发生任何程度的去极化，这段时间称为绝对不应期（absolute refractory period，ARP）；膜内电位由-55 mV继续恢复到约-60 mV的这一段时间内，如果给予的刺激有足够的强度，肌膜可发生局部的去极化，但并不能引起新的动作电位，这一时段称为局部反应期（local response period）。心肌细胞兴奋后不能立即再产生第二次兴奋的特性，称为不应性。不应性表现为可逆的、短暂的兴奋性缺失或极度下降。心肌细胞一次兴奋过程中，由0期开始到3期膜内电位恢复到-60 mV这一段不能再产生动作电位的时间，称为有效不应期（effective refractory period，ERP）。其原因是这段时间内膜电位绝对值太低，Na^+通道完全失活（前一阶段），或刚刚开始复活（后一阶段），但还远远没有恢复到可以被激活的备用状态。

（2）相对不应期　从有效不应期完毕（膜内电位约-60 mV）到复极化基本完成（膜内电位约-80 mV）的这段时间，称为相对不应期（relative refractory period，RRP）。这一时期内，施加给心肌细胞以高于正常阈值的强刺激，可以引起可扩布性兴奋。出现相对不应期的原因：此期膜电位绝对值高于有效不应期末时的膜电位，但仍低于静息电位，这时Na^+通道已逐渐复活，但其开放能力尚未恢复正常，故心肌细胞的兴奋性虽比有效不应期时有所恢复，但仍然低于正常，引起兴奋所需的刺激阈值高于正常，而所产生的动作电位（称期前兴奋）0期的幅度和速度都比正常为小，兴奋的传导也比较慢。此外，此期处于前一个动作电位的3期，尚有K^+迅速外流的趋势，因此，在此期内新产生的动作电位时程较短（K^+外流可使平台期缩短），不应期也较短。

（3）超常期　心肌细胞继续复极，膜内电位由-80 mV恢复到-90 mV这一段时间内，由于膜电位已经基本恢复，但其绝对值尚低于静息电位，与阈电位水平的差距较小，用以引起该细胞发生兴奋所需的刺激阈值比正常要低，兴奋性高于正常，故称为超常期（supranormal period，SNP）。此时 Na^+ 通道基本上恢复到可被激活的正常备用状态，但开放能力仍然没有恢复正常，产生的动作电位的 0 期去极的幅度和速度，以及兴奋传导的速度仍然低于正常。

最后，复极完毕，膜电位恢复至正常静息水平，兴奋性也恢复正常。

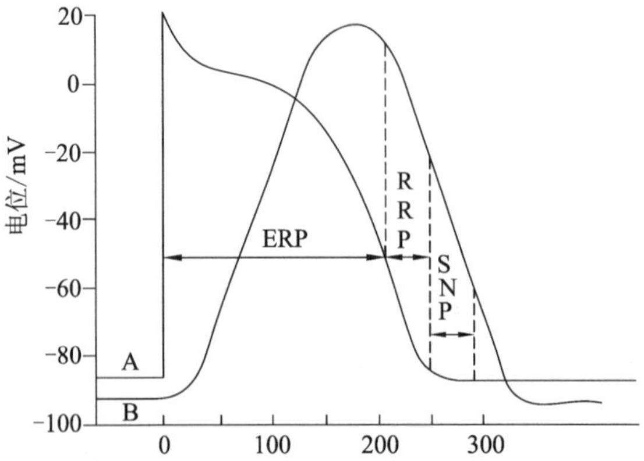

A—动作电位；B—机械收缩；ERP—有效不应期；RRP—相对不应期；SNP—超常期

图 3-2-7 心室肌动作电位期间兴奋性的变化及其与机械收缩的关系

3. 兴奋过程中，兴奋性周期性变化与收缩活动的关系

细胞在发生一次兴奋过程中，兴奋性发生周期性变化，是所有神经和肌组织共同的特性，但心肌细胞的有效不应期特别长，一直延续到机械反应的舒张期开始之后。因此，只有到舒张早期之后，兴奋性变化进入相对不应期，才有可能在受到强刺激作用时产生兴奋和收缩。从收缩开始到舒张早期之间，心肌细胞不会产生第二个兴奋和收缩。这个特点使得心肌不会像骨骼肌那样产生完全强直收缩而始终做收缩和舒张相交替的活动，从而使心脏有血液回心充盈的时期，这样才可能实现其泵血功能。

以下实验可以说明心肌组织的这一特点。正常情况下，窦房结产生的每一次兴奋传导到心房肌或心室肌的时间，都在它们前一次兴奋的不应期终结之后，因此，整个心脏能够按照窦房结的节律而兴奋。但在某些情况下，如果心室在有效不应期之后受到人工的或窦房结之外的病理性异常刺激，则可产生一次期前兴奋（premature excitation），引起期前收缩（premature systole）或额外收缩。期前兴奋也有它自己的有效不应期，这样，当紧接在期前兴奋之后的一次窦房结兴奋传到心室肌时，常常正好落在期前兴奋的有效不应期内，而不能引起心室兴奋和收缩，形成一次“脱失”，必须等到下一次窦房结的兴奋传到心室时才能引起心室收缩。这样，在一次期前收缩之后往往出现一段较长的心室舒张期，称为代偿性间歇（compensatory pause）（图 3-2-8）。随之，才恢复窦性节律。

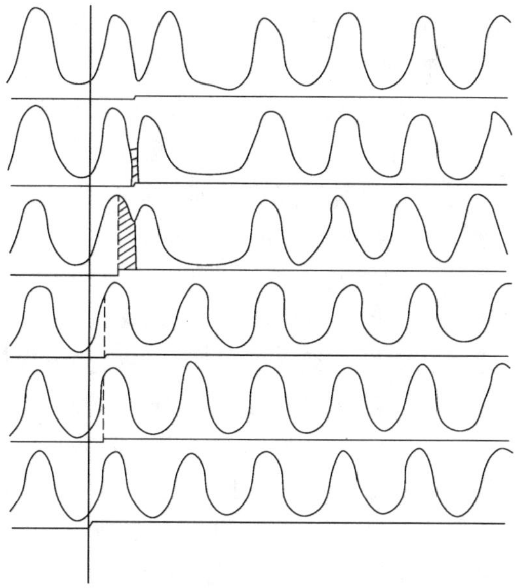

图 3-2-8　期前收缩和代偿性间歇

注：曲线 1－3，刺激落在有效不应期内，不引起反应；曲线 4－6，刺激落在相对不应期内，引起期前收缩和代偿性间歇。

（二）心肌的自动节律性

组织、细胞能够在没有外来刺激的条件下，自动地发生节律性兴奋的特性，称为自动节律性（autorhythmicity），简称自律性。具有自动节律性的组织或细胞，称自律组织或自律细胞。组织、细胞单位时间（每分钟）内能够自动发生兴奋的次数，即自动兴奋的频率，是衡量自动节律性高低的指标。

1. 心肌的自动节律性和各自律性组织的相互关系

很早以前就有人观察到，在适宜条件下，两栖类和哺乳类动物的离体心脏，在未受到任何刺激的情况下，可以长时间地、自动地、有节奏地进行兴奋和收缩。到了近代，根据细胞内微电极技术记录的跨膜电位是否具有 4 期自动去极化这一特征，才确切地证明并不是所有心肌细胞，而是心脏特殊传导组织内某些自律细胞才具有自动节律性。特殊传导系统各个部位（结区除外）的自律性有等级差别，其中窦房结细胞自律性最高，自动兴奋频率约每分钟 100 次，末梢浦肯野纤维网自律性最低（约每分钟 25 次），而房室交界（约每分钟 50 次）和房室束支的自律性依次介于两者之间。

由一个起搏点主宰整个心脏的整体活动具有极其重要的生理意义。那么，各部分自律组织的活动是怎么统一起来而不至于“各自为政”呢？实验中很容易观察到，心脏始终是依照当时情况下自律性最高的部位所发出的兴奋进行活动的。这就是说，各部分的活动统一在自律性最高部位的主导作用之下。正常情况下，窦房结的自律性最高，它自动产生的兴奋向外扩布，依次激动心房肌、房室交界、房室束、心室内传导组织和心室肌，引起整个心脏兴奋和收缩。可见，窦房结是主导整个心脏兴奋和跳动的正常部位，故称为正常起搏点（normal pacemaker），由窦房结起搏而形成的心脏节律称为窦性心律（sinus rhythm），其他部位自律组织并不表现出它们自身的自动节律性，只是起着兴奋传导作用，故称为潜在起搏点（latent pacemaker）。在某种异常情况下（如自律组织的自律性增高，或者窦房结的兴奋因传导阻滞而不能控制某些自律组织），窦房结以外的自律组织也可能自动发生兴奋，而心房或心室则依从当时情况下节律性最高部位的兴奋而跳动，这些异常的起搏部位则称为异位起搏点（ectopic pacemaker）。

窦房结对于潜在起搏点的控制，通过两种方式实现：① 抢先占领（capture）或夺获。窦房结的自律性高于其他潜在起搏点，所以，在潜在起搏点4期自动去极尚未达到阈电位水平之前，它们已经受到窦房结发出并依次传布而来的兴奋的激动作用而产生了动作电位，其自身的自动兴奋就不可能出现。② 超速压抑或超速驱动压抑（overdrive suppression）。窦房结对于潜在起搏点，还可产生一种直接的抑制作用。例如，当窦房结对心室潜在起搏点的控制突然中断后，首先会出现一段时间的心室停搏，然后心室才能按其自身潜在起搏点的节律发生兴奋和搏动。产生这个现象的原因是，在自律性很高的窦房结的兴奋驱动下，潜在起搏点“被动”兴奋的频率远远超过它们本身的自动兴奋频率，潜在起搏点长时间“超速”兴奋的结果是对自身产生了抑制效应，一旦窦房结的驱动中断，心室潜在起搏点需要一定的时间才能从被压抑状态中恢复过来，出现它本身的自动兴奋。另外，还可以看到，超速压抑的程度与两个起搏点自动兴奋频率的差别呈平行关系，频率差别愈大，抑制效应愈强，驱动中断后，停搏的时间也愈长。因此，当窦房结兴奋停止或传导受阻后，首先由房室交界代替窦房结作为起搏点，而不是由心室传导组织首先代替。因为窦房结和房室交界的自动兴奋频率差距较小，超速压抑的程度较小。超速压抑产生的机制比较复杂，目前尚未完全弄清。但这一事实提示我们，在人工起搏的情况下，如因故需要暂时中断起搏器，在中断之前其驱动频率应该逐步减慢，以避免发生心搏暂停。

2. 决定和影响自律性的因素

自律细胞的自动兴奋，是4期膜自动去极化使膜电位从最大复极电位达到阈电位水平而引起的。因此，自律性的高低，既受最大复极电位与阈电位差距的影响，也取决于4期膜自动去极的速度（图3-2-9）。

（1）最大复极电位与阈电位之间的差距　最大复极电位绝对值减小和/或阈电位下移，均使两者之间的差距缩小，自动去极化达到阈电位水平所需时间缩短，自律性增高；反之，自律性降低。例如，迷走神经系统兴奋时，可使窦房结自律细胞 K^+ 通道开放率提高，故其复极3期内 K^+ 外流增加，最大复极电位绝对值增大，自律性降低，心率减慢。

（2）4期自动除极速度　4期自动除极速度与膜电位从最大复极电位水平达到阈电位水平所需时间密切相关：除极速度增快，达阈电位水平所需时间缩短，单位时间内发生兴奋的次数增多，自律性增高。已知，4期自动除极速度取决于净内向电流增大的速度，即取决于膜内净正电荷增长速度。例如，儿茶酚胺可以增强 I_f，因而加速浦肯野细胞4期除极速度，提高其自律性。

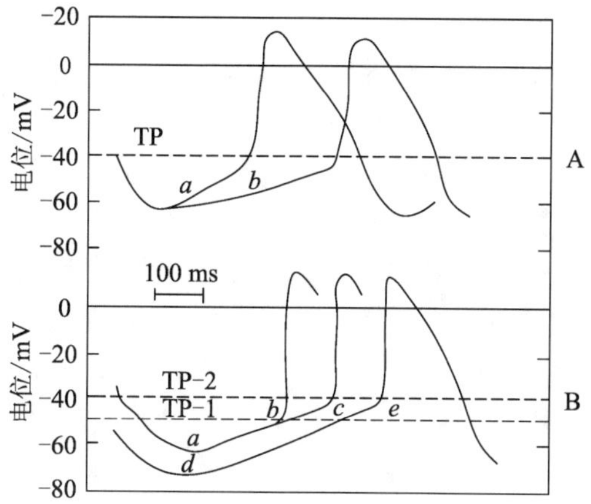

TP—阈电位；
A—起搏电位斜率由 a 减少到 b 时，自律性降低；
B—最大复极电位水平由 a 到 d，或阈电位由 TP－1 升到 TP－2 时，自律性均降低

图 3-2-9　影响自律性的因素

（三）心肌的传导性

心肌的传导性（conductivity）是指心肌细胞具有传导兴奋的能力或特性。心肌在功能上是一种合胞体，心肌细胞膜的任何部位产生的兴奋不但可以沿整个细胞膜传播，并且可以通过闰盘传递到另一个心肌细胞，从而引起整块心肌的兴奋和收缩。动作电位沿细胞膜传播的速度可作为衡量传导性的指标。

1. 心脏内兴奋传播的途径和特点

正常情况下，窦房结发出的兴奋通过心房肌传播到整个右心房和左心房，尤其是沿着心房肌组成的"优势传导通路（preferential pathway）"迅速传到房室交界区，经房室束和左、右束支传到浦肯野纤维网，引起心室肌兴奋，再直接通过心室肌将兴奋由内膜侧向外膜侧扩布，引起整个心室兴奋。由于各种心肌细胞的传导性高低不等，兴奋在心脏各个部分传播的速度也不相同。在心房，一般心房肌的传导速度较慢（约为 0.4 m/s），而"优势传导通路"的传导速度较快，窦房结的兴奋可以沿着这些通路很快传播到房室交界区。在心室，心室肌的传导速度约为 1 m/s，而心室内传导组织的传导性却高得多，末梢浦肯野纤维传导速度可达 4 m/s，而且它呈网状分布于心室壁，这样，由房室交界传入心室的兴奋就沿着高速传导的浦肯野纤维网迅速而广泛地向左右两侧心室壁传导。很明显，这种多方位的快速传导对于保持心室的同步收缩是十分重要的。房室交界区细胞的传导性很低，其中又以结区最低，传导速度仅为 0.02 m/s。房室交界是正常时兴奋由心房进入心室的唯一通道，交界区的这种缓慢传导使兴奋在这里延搁一段时间，称为房-室延搁（atrioventricular delay），然后才向心室传播，从而可以使心室在心房收缩完毕之后才开始收缩，不至于产生房室收缩重叠的现象。可以看出，心脏内兴奋传播途径的特点和传导速度的不一致性，对于心脏各部分有次序地、协调地进行收缩活动，具有十分重要的意义。

2. 决定和影响传导性的因素

心肌的传导性取决于心肌细胞的某些结构特点和电生理特性。

（1）结构因素　细胞直径与细胞内电阻呈反变关系，直径小的细胞内电阻大，产生的局部电流小于直径大的细胞，兴奋传导速度也较后者缓慢。心房肌、心室肌和浦肯野细胞的直径大于窦房结和房室交界细胞，其中，末梢浦肯野细胞的直径最大（在某些动物，直径可达 70 μm），兴奋传导速度最快；窦房结细胞直径很小（5 ～ 10 μm），传导速度很慢；结区细胞直径更小，传导速度最慢。

在机体生命过程中，心肌细胞直径不会突然发生明显的变化，因此，它只是决定传导性的一个比较固定的因素，对于各种生理或某些病理情况下心肌传导性的变化，不起重要作用。

（2）生理因素　心肌细胞的电生理特性是决定和影响心肌传导性的主要因素。与其他可兴奋细胞相同，心肌细胞兴奋的传播也是通过形成局部电流实现的。因此，可以从局部电流的形成和邻近未兴奋部位膜的兴奋性两方面来分析影响传导性的因素。这两方面因素是密切相关的，为了方便才分别叙述。

局部电流是兴奋部位膜 0 期去极所引起的，一方面，0 期去极的速度愈快，局部电流的形成也就愈快，很快就促使邻近未兴奋部位膜去极达到阈电位水平，故兴奋传导愈快。另一方面，0 期去极幅度愈大，兴奋和未兴奋部位之间的电位差愈大，形成的局部电流愈强，兴奋传导也愈快。问题是，为什么局部电流的强度能影响传导速度？这可能是因为强的局部电流扩布的距离大，可以使距兴奋部位更远的下游部位受到局部电流的刺激而兴奋，故兴奋的传导较快。除了细胞直径这个因素之外，浦肯野纤维等快反应细胞 0 期去极速度和幅度明显高于窦房结等慢反应细胞，是前者传导性比后者高的主要原因。

已知，各种心肌细胞 0 期去极速度和幅度的差别主要由膜上（0 期）离子通道的固有性质决定。那么，同一心肌细胞（以快反应细胞为例）0 期去极速度和幅度又受什么因素的影响？在叙述兴奋性时已经指出，快 Na^+ 通道的性状，即激活、失活和复活状态是决定兴奋性正常、缺失和低下的主要因素。也就是说，对兴奋性而言，Na^+ 通道的性状决定着通道能否被激活开放（兴奋性的有无）及激活的难易程度（兴奋性的高低）。此外，Na^+ 通道的性状还决定着膜去极达阈电位水平后通道开放的速度和数量，从而决定膜 0 期去极的速度和幅度。Na^+ 通道开放速度和数量这种性状，称为 Na^+ 通道的效率或可利用率（通道开放数量称开放概率）。实验证明，Na^+ 通道的效率也是电压依从性的，它依从于临受刺激前的膜静息电位值。定量地分析 Na^+ 通道的效率（用 0 期去极的最大速率反映 Na^+ 通道开放的速度）与静息膜电位值的函数关系的曲线称为膜反应曲线（图 3-2-10）。膜反应曲线呈“S”形。正常静息电位值（－90 mV）情况下，膜受刺激去极达阈电位水平后，Na^+ 通道快速开放，0 期去极最大速度可达 500 V/s。如膜静息电位值（绝对值）降低，去极最大速度下降；若膜静息电位值（绝对值）进一步降低到膜内为 －60 ～ －55 mV 时，去极速度几乎为 0，即 Na^+ 通道已失活而不能开放。上述这种现象称为 Na^+ 通道效率的电压依从性下降。需要引起注意的是，在静息膜电位值

（绝对值）很低（膜内 $-60 \sim -55$ mV）的状况下，如果膜受到刺激，并不是根本不产生电位变化，而是产生一种 0 期去极速度和幅度都很小的动作电位。这是因为，在这种情况下快 Na^+ 通道已经失活，而慢 Ca^{2+} 通道未受影响，因此，原来的快反应细胞此时出现了由 Ca^{2+} 内流所致的慢反应电位，兴奋传导速度也就明显减慢。不过，这已经是膜 0 期去极的离子通道发生更换，不再属于 Na^+ 通道效率的量变范畴。

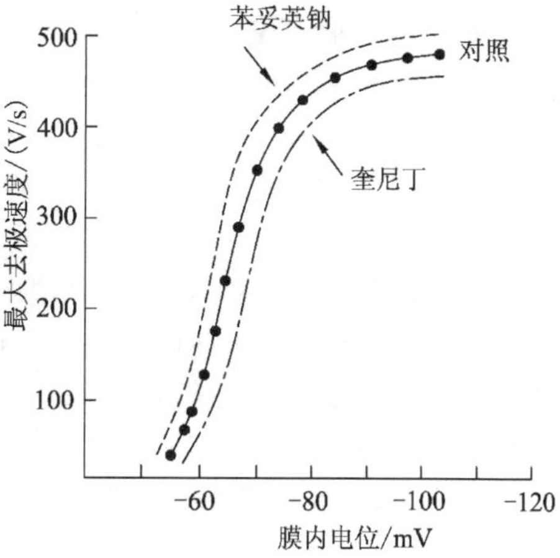

图 3-2-10　膜反应曲线

除了静息膜电位以外，Na^+ 通道开放的速度还受心肌细胞本身生理性质的影响。例如，苯妥英钠可使膜反应曲线左上移位，奎尼丁使之右下移位。这表明，在这些药物的作用下，Na^+ 通道开放效率仍然是电压依从性的，但是，同一静息膜电位水平的 0 期去极最大速度的数值并不相同，前者高于正常，后者低于正常。

膜反应曲线只描述了静息膜电位值对 Na^+ 通道开放速度即 0 期去极速度的影响，实际上，由 Na^+ 通道开放数量所决定的 0 期去极幅度也同样依从于静息膜电位值。在正常静息膜电位情况下，Na^+ 通道不但开放速度快，而且开放数量多，动作电位 0 期去极的速度快，幅度也大（图 3-2-11 左）；若静息膜电位值（绝对值）低下，则产生升支缓慢、幅度小的动作电位（图 3-2-11 右）。

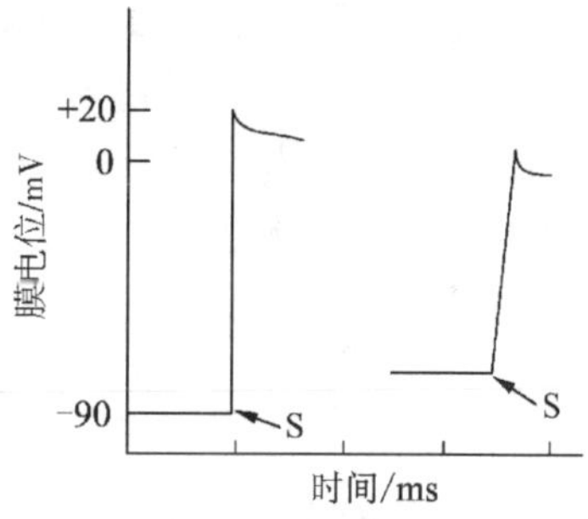

S—给予刺激

图 3-2-11　静息膜电位对动作电位升支速度和幅度的影响

兴奋的传导是细胞膜依次兴奋的过程，因此，膜的兴奋性必然影响兴奋的传导。前文已述，静息膜电位（或最大复极电位）与阈电位的差距及邻近未兴奋部位膜上与 0 期去极有关的离子通道的性状是决定兴奋性，也是影响传导性的主要因素。当差距扩大时，兴奋性降低（所需刺激阈值增大），同时，膜去极达阈电位水平所需时间延长，传导速度因此减慢。如在邻近部位形成额外刺激产生期前兴奋的情况，由兴奋部位形成的局部电流刺激就将在期前兴奋复极完成之前到达邻近部位，如落在期前兴奋的有效不应期内，则不能引起兴奋，导致传导阻滞；如落在期前兴奋的相对不应期或超常期内，可引起升支缓慢、幅度小的动作电位，兴奋传导因之减慢。可见，不应期的存在，是导致兴奋传导障碍的重要因素。

四、体表心电图

在正常人体，由窦房结发出的一次兴奋，按一定的途径和进程，依次传向心房和心室，引起整个心脏的兴奋。因此，每一个心动周期中，心脏各部分兴奋过程中出现的电变化传播方向、途径、次序和时间等都有一定的规律。这种生物电变化通过心脏周围的导电组织和体液反映到身体表面，使身体各部位在每一心动周期中也都发生有规律的电变化。将测量电极放置在人体表面的一定部位记录出来的心电变化曲线，就是临床上记录的心电图（electrocardiogram，ECG）。心电图反映心脏兴奋的产生、传导和恢复过程中的生物电变化，而与心脏的机械收缩活动无直接关系。

1. 心电图和心肌细胞动作电位的关系

心肌细胞的生物电变化是心电图的来源，但是，心电图曲线与单个心肌细胞的生物电变化曲线有明显的区别（图 3-2-12）。造成这种区别的主要原因有以下几点：① 单个心肌细胞电变化是用细胞内电极记录法得到的，即一个测量电极放在细胞外表面，而另一个电极插入细胞膜内，所测到的电变化是同一细胞的膜内外的电位差，它不仅可测出膜的动作电位，也可测出膜的静息电位。心电图的记录方法原则上属于细胞外记录法，它只能测出已兴奋部位和尚处于兴奋状态的部位之间的电位差。在静息状态下，或是肌膜各部位都处于兴奋状态下时，膜外各部位之间没有电位差，细胞外记录曲线都将呈等电位线，不能加以区别。② 心肌细胞电变化曲线是单个心肌细胞在静息时或兴奋时膜内外电位变化曲线，而心电图反映的是一次心动周期中整个心脏的生物电变化，因此，心电图上每一瞬间的电位数值，都是很多心肌细胞电活动的综合效应在体表的反映。③ 与细胞内记录法不同，心电图是在身体表面间接记录的心脏电变化，因此，电极放置的位置不同，记录的心电图曲线也不相同。

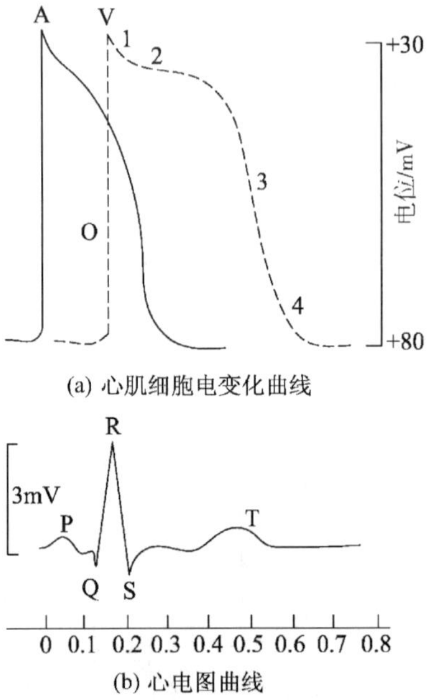

A—心房肌细胞电变化；
V—心室肌细胞电变化
P，Q，R，S，T—心电图波形

图 3-2-12 心肌细胞电变化曲线与常规心电图的比较

2. 正常典型心电图的波形及其生理意义

心电图记录纸由用横线和纵线画出的长和宽均为 1 mm 的小方格组成。记录心电图时，首先调节仪器放大倍数，使输入 1 mV 电压信号时，描笔在纵向上产生 10 mm 偏移，这样，纵线上每一小格相当于 0. 1 mV 的电位差。横向小格表示时间，每一小格相当于 0. 04 s（即走纸速度为每秒 25 mm）。因此，可以在记录纸上测量出心电图各波的电位数值和经历的时间。

测量电极安放位置和连线方式（称导联方式）不同，所记录到的心电图在波形上有所不同，但基本上都包括一个 P 波，一个 QRS 波群和一个 T 波，有时在 T 波后，还出现一个小的 U 波（图 3-2-13）。

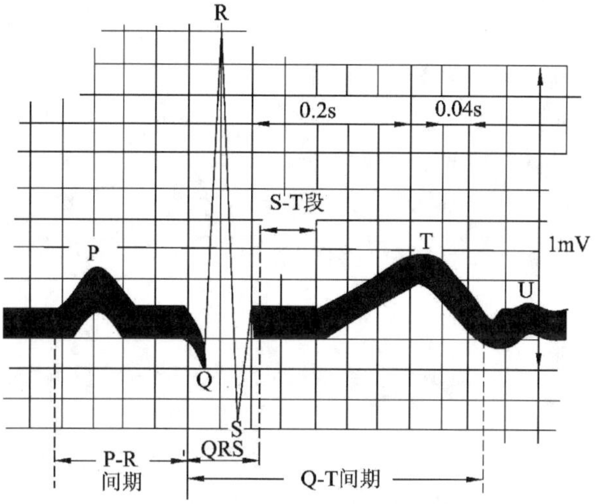

图 3-2-13　正常人心电模式图

P 波反映左右两心房的去极化过程。P 波波形小而圆钝，历时 0.08 ～ 0.11 s，波幅不超过 0.25 mV。

QRS 波群代表左右两心室去极化过程。典型的 QRS 波群，包括三个紧密相连的电位波动：第一个向下波为 Q 波，之后是高而尖峭的向上的 R 波，最后是一个向下的 S 波。但在不同导联中，这三个波不一定都出现。正常 QRS 波群历时 0.06 ～ 0.10 s,代表心室肌兴奋扩布所需的时间；各波波幅在不同导联中变化较大。

T 波反映心室复极（心室肌细胞 3 期复极）过程，波幅一般为 0.1 ～ 0.8 mV。在 R 波较高的导联中，T 波不应低于 R 波的 1/10。T 波历时0.05 ～ 0.25 s。T 波的方向与 QRS 波群的主波方向相同。

U 波是 T 波后 0.02 ～ 0.04 s 可能出现的一个低而宽的波；方向一般与 T 波一致，波宽 0.1 ～ 0.3 s，波幅大多在 0.05 mV 以下。U 波的意义和成因尚不十分清楚。

在心电图中，除了上述各波的形状有特定的意义之外，各波及它们之间的时程关系也具有理论和实践意义。其中比较重要的有以下几项：

（1）P-R 间期　指从 P 波起点到 QRS 波起点之间的时程，为 0.12 ～ 0.20 s。P-R 间期代表由窦房结产生的兴奋经由心房、房室交界和房室束到达心室，并引起心室开始兴奋所需要的时间，故也称为房室传导时间。在房室传导阻滞时，P-R 间期延长。

（2）PR 段　指从 P 波终点到 QRS 波起点之间的曲线，通常与基线处于同一水平。PR 段形成的原因是兴奋冲动通过心房之后在向心室传导的过程中，要通过房室交界区，而兴奋通过此区传导非常缓慢，形成的电位变化也很微弱，一般记录不出来，故在P波之后，曲线又回到基线水平，形成PR段。

（3）Q-T间期　指从QRS波起点到T波终点的时程，代表心室开始兴奋去极到完全复极的时间。

（4）ST段　指从QRS波群终了到T波起点之间的与基线平齐的线段，它代表心室各部分心肌细胞均处于动作电位的平台期（2期），各部分之间没有电位差存在，曲线又恢复到基线水平。

ECG可用于检测心脏节律和传导的异常、心肌缺血和梗死、电解质紊乱等，也能反映心脏的解剖位置，房室大小，正常或者异常的心脏动作电位传递过程，因而ECG是临床上极为有用的诊断手段之一。但是ECG不能直接反映心脏的收缩功能。

（金　雯　　蒋　璐）

第三节　心律失常发生的电生理机制

心脏冲动起自窦房结，经过心房、房室结、房室束及浦肯野纤维，到达心室肌，引起心室的节律性收缩和舒张。心脏舒缩活动依赖于心脏正常电活动，而心肌细胞动作电位是心脏电活动的基础。窦房结是心脏的正常起搏点，窦房结的兴奋沿着正常传导通路依次传导下行，直至整个心脏兴奋，完成一次正常的心脏节律。这其中的任一环节发生异常，都会产生心律失常。

心律失常主要由冲动形成障碍和冲动传导障碍或二者兼有所引起。

一、冲动形成障碍

（1）自律性增高　自律细胞4期自发除极速率加快或最大舒张电位减小都会使冲动形成增多，引起快速型心律失常。此外，自律和非自律细胞膜电位减小到 -60 mV或更小时，就引起4期自发除极而发放冲动，即异常自律性。

（2）后除极与触发活动　后除极是在一个动作电位中继0期除极后所发生的除极，其频率较快，振幅较小，呈振荡性波动，膜电位不稳定，容易引起异常冲动发放，称为触发活动（triggered activity）。后除极分早后除极与迟后除极两种。前者发生在完全复极之前的2或3期，主要由Ca^{2+}内流增多所引起；后者发生在完全复极之后的4期，由细胞内Ca^{2+}过多诱发Na^{+}短暂内流所引起（图3-3-1）。

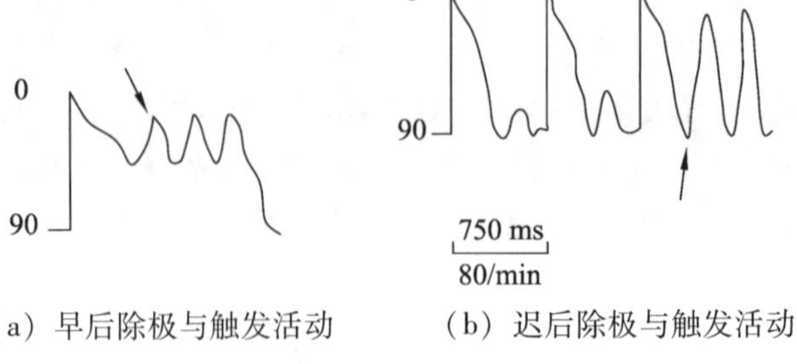

（a）早后除极与触发活动　　（b）迟后除极与触发活动

图3-3-1　后除极与触发活动

二、冲动传导障碍

（1）单纯性传导障碍　包括传导减慢、传导阻滞、单向传导阻滞等。后者的发生可能与邻近细胞不应期长短不一或病变引起的传导递减有关。

（2）折返（reentry）激动　指冲动经传导通路折回原处而反复运行的现象。如图 3-3-2 所示，正常时浦肯野纤维 AB 与 AC 两支同时传导冲动到达心室肌 BC，激发除极与收缩，而后冲动在 BC 段内各自消失在对方的不应期中。在病变条件下，如 AC 支发生单向传导阻滞，冲动不能下传，只能沿 AB 支经 BC 段逆行至 AC 支，在此得以逆行通过单向阻滞区而折回至 AB 支，然后冲动继续沿上述通路运行，形成折返。这样，一个冲动就会反复多次激活心肌，引起快速型心律失常。

邻近细胞 ERP 长短不一也会引起折返。如图 3-3-2 所示，设 AC 支 ERP 延长，冲动到达落在 ERP 中而消失，但可经邻近的 AB 支下传而后逆行的冲动可因 AC 支的 ERP 已过而折回至 AB 处继续运行，形成折返。

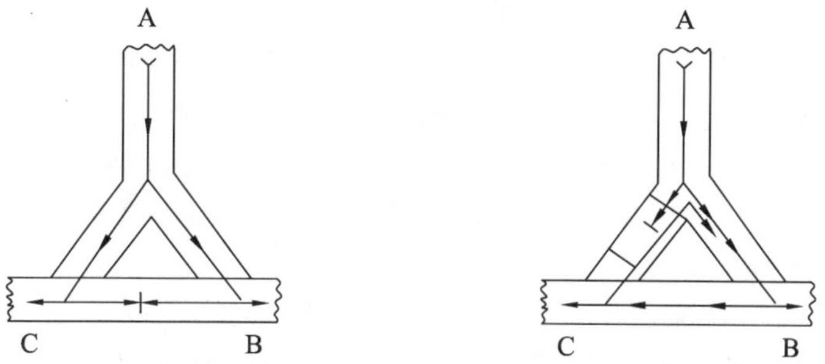

（a）正常冲动传导　　（b）单向阻滞和折返

图 3-3-2　浦肯野纤维末梢正常冲动传导及单向阻滞和折返

三、心律失常发生的离子靶点假说

心肌细胞膜上存在多种离子通道，产生如 I_{Na}、I_{Ca}、I_{Kr}/hERG、I_{Ks}、I_{Kur}、I_{K1}、I_{KM3}等电流，这些离子通道蛋白表达和功能的彼此平衡是心脏发挥正常功能的基础。当某种通道的功能或蛋白表达异常时，通道间平衡被打破，将出现心律失常。一个理想的心律失常药物应对上述靶点有调控作用，能使失衡的通道恢复平衡，并使过度延长或缩短的动作电位趋近正常。

（李永金）

第四节　抗心律失常药

心律失常是心动节律和频率的异常，此时心房、心室正常激活和运动顺序发生障碍，是一种严重的心脏疾病。心律失常的治疗方式有药物治疗和非药物治疗（起搏器、电复律、导管消融和手术）两种。药物治疗在抗心律失常方面发挥着重要作用。心律失常有缓慢型和快速型之分，前者常用异丙肾上腺素或阿托品治疗。后者的药物治疗比较复杂，本节讨论的是治疗快速型心律失常的药物。

一、抗心律失常药的基本电生理作用

药物的基本电生理作用是影响心肌细胞膜的离子通道，通过改变离子流而改变细胞的电生理特性。针对心律失常发生的机制，可将药物的基本电生理作用概括如下：

1. 降低自律性

药物抑制快反应细胞 4 期 Na^+ 内流或抑制慢反应细胞 4 期 Ca^{2+} 内流就能降低自律性。药物促进 K^+ 外流而增大最大舒张电位，使其远离阈电位，也能降低自律性。

2. 减少后除极与触发活动

早后除极的发生与 Ca^{2+} 内流增多有关，因此钙拮抗药对之有效。迟后除极所致的触发活动与细胞内 Ca^{2+} 过多和短暂 Na^+ 内流有关，因此钙拮抗药和钠通道阻滞药对之有效。

3. 改变膜反应性而改变传导性

增强膜反应性改善传导或减弱膜反应性而减慢传导都能取消折返激动。前者因改善传导而取消单向阻滞，从而停止折返激动，某些促 K^+ 外流，加大最大舒张电位的药如苯妥英钠有此作用；后者因减慢传导而使单向传导阻滞发展成双向阻滞，从而停止折返激动，某些抑制 Na^+ 内流的药如奎尼丁有此作用。

4. 改变 ERP 及 APD

（1）延长 APD 或 ERP（延长 ERP 更为显著）可减少折返，奎尼丁类药物能抑制 Na^+ 通道，使其恢复重新开放的时间延长，即延长 ERP，称为绝对延长 ERP。

一般认为，ERP 对 APD 的比值（ERP/APD）在抗心律失常作用中有一定意义，比值较正常为大，即说明在一个 APD 中 ERP 占时增多，冲动将有更多机会落入 ERP 中，折返易被取消。

（2）缩短 APD 或 ERP（缩短 APD 更较显著）可减少折返，利多卡因类药物有此作用。因缩短 APD 更明显，所以 ERP/APD 比值仍较正常为大，称为相对延长 ERP，同样能取消折返。

（3）促使邻近细胞 ERP 的不均一（长短不一）趋向均一也可防止折返的发生。一般延长 ERP 的药物，对 ERP 较长的细胞延长较少，对 ERP 较短者延长较多，从而使长短不一的 ERP 较为接近。反之，缩短 ERP 的药物，使 ERP 短者缩短少些、ERP 长者缩短多些。所以在不同条件下，这些药物都能发挥促使 ERP 均一的效应。

二、抗心律失常药物的分类

根据药物对心肌电生理的影响和作用机制，可将抗心律失常药分为四类，其中Ⅰ类药又分为 a、b、c 三个亚类（表 3-4-1）。

表 3-4-1　抗心律失常药物分类

类别	代表药物	主要特点
Ⅰ类：钠通道阻滞药		
Ⅰa	奎尼丁、普鲁卡因胺	中度抑制 0 期除极化，减慢传导，延长 APD 和 ERP
Ⅰb	利多卡因、苯妥英钠	轻度抑制 0 期除极化，缩短或不影响 APD
Ⅰc	普罗帕酮、氟卡尼	明显抑制 0 期除极化，明显减慢传导，APD 和 ERP 改变小
Ⅱ类：β 受体阻断药	普拉洛尔	抑制 0 期除极速率，延缓传导，降低自律性
Ⅲ类：延长 APD 药	胺碘酮	延长 APD，多靶点作用
Ⅳ类：钙拮抗药	维拉帕米	抑制 L 型钙通道，降低窦房结自律性，减慢房室结传导

三、常用抗心律失常药

（一）Ⅰ类药——钠通道阻滞药

1. Ⅰa 类药物

奎尼丁

奎尼丁（quinidine）是茜草科植物金鸡纳树皮中所含的一种生物碱，是奎宁的右旋体，它对心脏的作用比奎宁强 5 ~ 10 倍，属于典型的Ⅰa 类广谱抗心律失常药。

【药理作用】基本作用是与钠通道蛋白质相结合而阻滞其活性，适度抑制 Na^+ 内流。低浓度阻滞 I_{Na}、I_{Kr}，高浓度阻滞 I_{Ks}、I_{K1}、I_{to}及 I_{Ca-L}。此外，本药还具有明显的抗胆碱作用和拮抗外周血管 α 受体作用。奎尼丁阻滞激活状态的钠通道，并使通道复活减慢，因此可显著抑制异位起搏和除极化组织的兴奋性和传导性，并延长除极化组织的不应期。奎尼丁阻滞多种钾通道，延长心房、心室和浦肯野细胞的动作电位时程，该作用使奎尼丁在心率减慢和细胞外低钾时易诱发早后除极。奎尼丁还可减少 Ca^{2+} 内流，具有负性肌力作用。

【体内过程】口服后吸收良好，经 2 小时可达血浆峰浓度。生物利用度为 70% ~ 80%。在血浆中有 80% ~ 90% 与蛋白相结合，心肌中浓度可达血浆浓度的 10 倍。半衰期为 5 ~ 7 小时。在肝中代谢成羟化物，仍有一定活性，10% ~ 20% 以原形排泄。

【临床应用】奎尼丁是广谱抗心律失常药，适用于治疗心房纤颤、心房扑动、室上性和室性心动过速的转复和预防，还可用于频发室上性和室性期前收缩的治疗。对心房纤颤及心房扑动，目前虽多采用电转律术，但奎尼丁仍有应用价值，转律前合用强心苷和奎尼丁可以减慢心室频率，转律后用奎尼丁维持窦性节律，可防止复发。

【不良反应】奎尼丁安全范围小，不良反应较多见。

（1）胃肠道反应　30% ~ 50% 的患者使用奎尼丁会发生腹泻。

（2）金鸡纳反应 血浆奎尼丁水平过高可引起“金鸡纳反应”，表现为头痛、头晕、耳鸣、腹泻、恶心、视力模糊等症状。

（3）心脏毒性反应 心脏毒性较为严重，中毒浓度可致房室及室内传导阻滞，2% ~ 8% 的患者用药后可出现 Q-T 间期延长和尖端扭转型心动过速。

（4）其他 奎尼丁阻断 α 受体使血管扩张，阻断 Ca^{2+} 内流而抑制心肌收缩力，从而降低血压，静脉给药或心功能不全患者尤易出现，因此不宜静脉给药。

普鲁卡因胺

【药理作用】普鲁卡因胺（procainamide）对心肌的直接作用与奎尼丁相似但较弱，能降低浦肯野纤维自律性，减慢传导速度，延长 APD、ERP；无明显的抗胆碱作用，不阻断 α 受体。

【体内过程】口服易吸收，生物利用度为 80%，血浆蛋白结合率约 20%。在肝中约一半被代谢成仍具活性的 N-乙酰普鲁卡因胺，30% ~ 60% 以原形经肾排泄。

【临床应用】适应证与奎尼丁相同，对房性、室性心律失常均有效。静脉注射可抢救危急病例。但对于急性心肌梗死所致的持续性室性心律失常不作为首选。

【不良反应】口服可引起胃肠道反应。常发生过敏反应，表现为皮疹、药热、粒细胞减少等。量大可致窦性停搏，房室阻滞。久用数月或一年，有 10% ~ 20% 的患者出现红斑性狼疮样综合征，这与肝中乙酰化反应的快慢有关，反应慢者容易发生。

2. Ⅰb 类药物

利多卡因

利多卡因（lidocaine）是目前治疗室性心律失常的首选药物。此外，利多卡因还具有局部麻醉作用。

【药理作用】利多卡因对心脏的直接作用是抑制 Na^+ 内流、促进 K^+ 外流，但仅对希-浦系统产生影响，对其他部位心组织及植物神经并无作用。利多卡因阻滞钠通道的激活状态和失活状态，通道恢复至静息态时阻滞作用迅速解除，因此利多卡因对除极化组织（如缺血区）作用强，对缺血或强心苷中毒所致的除极化型心律失常有较强的抑制作用。心房肌细胞动作电位时程短，钠通道失活态时间短，利多卡因作用弱，因此对房性心律失常疗效差。利多卡因缩短浦肯野纤维及心室肌的 APD，减少动作电位 4 期去极速率，降低自律性，对正常心肌组织的电生理特性影响小。

【体内过程】首关消除明显，生物利用度低，需注射给药。血浆蛋白结合率约 70%，在体内分布广泛，主要由肝内代谢，$t_{1/2}$约 2 小时。

【临床应用】利多卡因是窄谱抗心律失常药，仅用于室性心律失常，特别适用于危急病例。对急性心肌梗死及强心苷所致的室性早搏、室性心动过速及心室纤颤有效；也可用于心肌梗死急性期，以防止心室纤颤的发生。

【不良反应】较少也较轻微，主要是中枢神经系统症状，如嗜睡、眩晕，大剂量引起语言障碍、惊厥，甚至呼吸抑制，偶见窦性过缓、房室阻滞等心脏毒性。

苯妥英钠

【药理作用】苯妥英钠（phenytoin sodium）与利多卡因相似，也仅作用于希-浦系统。抑制钠通道失活态，减小部分除极的浦肯野纤维4期自动除极速率，降低其自律性。与强心苷竞争 Na^+-K^+-ATP 酶，抑制强心苷中毒所致的迟后除极。

【临床应用】苯妥英钠主要用于治疗室性心律失常，特别对强心苷中毒所致室性心律失常有效，亦可用于心肌梗死、心脏手术、心导管术等所致室性心律失常。

【不良反应】苯妥英钠快速静注易引起低血压，高浓度可致心动过缓。常见中枢不良反应有头昏、眩晕、震颤、共济失调等，严重者出现呼吸抑制，低血压时慎用，窦性心动过缓，Ⅱ、Ⅲ度房室传导阻滞者及孕妇禁用。

美西律

美西律（mexiletine）电生理作用与利多卡因相似。可供口服，药效持久，达6～8小时以上，用于治疗室性心律失常，特别对心肌梗死急性期者有效。不良反应有恶心、呕吐，久用后可见神经症状，如震颤、眩晕、共济失调等。房室传导阻滞、窦房结功能不全、低血压和肝病患者慎用。

3. Ⅰc 类药物

这类药物阻滞钠通道作用明显，能较强降低0期上升最大速率而减慢传导速度，主要影响希-浦系统，也抑制4期 Na^+ 内流而降低自律性；对复极过程影响很小。近年报道这类药有致心律失常作用，可增高病死率，应予注意。

普罗帕酮

【药理作用】普罗帕酮（propafenone）化学结构与普拉洛尔相似，具有弱的β受体阻断作用。普罗帕酮明显阻滞钠通道开放态和失活态，降低自律性，减慢传导速度，延长APD、ERP，且减慢传导的程度超过延长ERP的程度。长期口服用于维持室上性心动过速的窦性心率，也用于治疗室性心律失常。

【体内过程】口服吸收达100%，但生物利用度却低于20%。首关消除效应明显，$t_{1/2}$ 为2.4～11.8小时，肝中氧化甚多，不到1%以原形经肾排泄。

【不良反应】不良反应有胃肠道症状，偶见粒细胞缺乏，红斑性狼疮样综合征。心电图QRS波加宽超过20%或Q-T间期明显延长者宜减量或停药，否则可致心律失常。

（二）Ⅱ类药——β肾上腺素受体阻断药

用于抗心律失常的β受体阻断药主要有普萘洛尔（propranolol）、美托洛尔（metoprolol）、阿替洛尔（atenolol）、纳多洛尔（nadolol）、艾司洛尔（esmolol）、比索洛尔（bisoprolol）等。拮抗β受体是其治疗心律失常的基本机制。

普萘洛尔

【药理作用】普萘洛尔降低窦房结、心房和浦肯野纤维自律性，减少儿茶酚胺所致的迟后除极发生，减慢房室结传导，延长房室交界细胞的有效不应期。在运动及情绪激动时作用明显。

【临床应用】这类药物适用于治疗室上性心律失常，尤以治疗交感神经兴奋过高、甲状腺功能亢进及嗜铬细胞瘤等引起的窦性心动过速效果好，可作为首选药。另外，普萘洛尔合用强心苷或钙拮抗剂，可减慢房室结传导，使心室率降低，用于治疗心房扑动、心房颤动及阵发性室上性心动过速。此外，还可治疗运动或情绪变动所致室性心律失常，减少肥厚型心肌病所致的心律失常。

美托洛尔

美托洛尔为选择性 β_1 受体阻断药，对心脏作用较强，可抑制窦房结和房室结自律性，减慢房室结传导，多用于室上性和室性心律失常的治疗。

（三）Ⅲ类药——延长 APD 的药物

这类药物能选择性地延长 APD，主要是延长心房肌、心室肌和浦肯野纤维细胞的 APD 和 ERP，而较少影响传导速度。

胺碘酮

【药理作用】胺碘酮（amiodarone）抑制心脏多种离子通道如 I_{Na}、I_{Ca-L}、I_K、I_{K1}、I_{to}等，降低窦房结、浦肯野纤维的自律性和传导性，明显延长心肌细胞动作电位 APD 和 ERP，延长 Q－T 间期和 QRS 波。此外，胺碘酮非竞争性阻断 α、β 受体和舒张血管平滑肌作用，能扩张冠状动脉、增加冠脉流量、降低心肌耗氧量。

【体内过程】可口服或静脉给药。吸收缓慢，生物利用度为 40% ～ 50%。胺碘酮几乎全部在肝中代谢，代谢物仍有活性。消除半衰期较复杂，快速消除相为 3 ～ 10 天（消除 50% 药物），缓慢消除相约数周。停药后作用维持 1 ～ 3 个月。

【临床应用】胺碘酮是广谱抗心律失常药，对心房扑动、心房颤动、室上性心动过速和室性心动过速有效。自从明确氟卡尼等Ⅰc 类药物治疗室性心律失常引起病死率较对照组高后，胺碘酮的应用重受重视。

【不良反应】胺碘酮不良反应较多且比较严重。

（1）心脏毒性　胺碘酮可引起心律失常，常见窦性心动过缓、房室传导阻滞，尖端扭转型心动过速偶见。

（2）甲状腺功能紊乱　本药分子中含有碘原子，可引起甲状腺功能亢进或低下。

（3）胃肠道反应　有食欲减退，恶心呕吐、便秘等反应。

（4）角膜褐色微粒沉着　少量自泪腺排出，一般并不影响视力，停药后可自行恢复。

（5）肺纤维化　个别患者出现间质性肺炎或肺纤维化。

索他洛尔

【药理作用】索他洛尔（sotalol）原为β受体阻断药，后因明显延长APD而用作Ⅲ类抗心律失常药。它能降低自律性，是因为它阻断了β受体的作用，减慢了房室结传导，明显延长ERP，使折返激动停止。此外，APD延长，是K^+通道阻滞所致。

【体内过程】索他洛尔口服吸收快，生物利用度达100%，$t_{1/2}$为10～15小时，几乎全部以原形经肾排出，肾功能不良者宜减量应用。

【临床应用】临床用于各种严重程度的室性心律失常，也用于治疗阵发性室上性心动过速及心房颤动。

【不良反应】不良反应较少，少数Q-T间期延长者偶可出现尖端扭转型室性心动过速。

（四）Ⅳ类药——钙拮抗药

这类药通过阻滞钙通道发挥抗心律失常作用，其电生理效应主要是抑制依赖于钙的动作电位与减慢房室结的传导速度。

维拉帕米

【药理作用】维拉帕米（verapamil）对激活态和失活态的L型钙通道均有阻滞作用，也抑制I_{Kr}钾通道。本药可降低窦房结自律性，降低缺血时心房、心室和浦肯野纤维的异常自律性，减少或消除后除极所致触发活动；减慢房室结传导，可终止房室结折返，减慢心房扑动、心房颤动时加快的心室率；延长窦房结、房室结的有效不应期。

【临床应用】治疗室上性和房室结折返性心律失常效果好，是阵发性室上性心动过速的首选药。

【不良反应】口服较安全，可出现便秘、腹胀、腹泻、头痛、瘙痒等不良反应。维拉帕米一般不与β受体阻断药合用。Ⅱ度房室传导阻滞、Ⅲ度房室传导阻滞、心功能不全、心源性休克患者禁用此药。

钙通道阻滞剂不仅可治疗某些心律失常，也对心绞痛、高血压、心力衰竭具有显著的治疗作用，关于钙通道拮抗剂的药理作用及其临床应用，后面将进行详述。

四、快速型心律失常的药物选用

选用抗心律失常药物应考虑多种因素，包括心律失常的类别、病情的紧迫性、患者的心功能及医师对各个药物的了解及应用经验等。药物治疗最满意的效果是恢复并维持窦性节律，其次是减少或取消异位节律，再次是控制心室频率，维持一定的循环功能。

各种快速型心律失常的选药原则（表3-4-2）如下：

（1）窦性心动过速　应针对病因进行治疗，需要时选用β受体阻断药，也可选用维拉帕米。

（2）心房纤颤或扑动转律　用奎尼丁（宜先给强心苷）或与普萘洛尔合用，预防复发，可加用或单用胺碘酮，控制心室频率用强心苷或加用维拉帕米或普萘洛尔。

（3）房性早搏　必要时选用普萘洛尔、维拉帕米、胺碘酮，次选奎尼丁、普鲁卡因胺、丙吡胺。

（4）阵发性室上性心动过速　除先用兴奋迷走神经的方法外，可选用维拉帕米、普萘洛尔、胺碘酮、奎尼丁、普罗帕酮等。

（5）室性早搏　必要时首选普鲁卡因胺、丙吡胺、美西律、妥卡尼、胺碘酮，急性心肌梗死时宜用利多卡因，强心苷中毒者用苯妥英钠。

（6）阵发室性心动过速　选用利多卡因、普鲁卡因胺、丙吡胺、美西律等。

（7）心室纤颤　选利多卡因、普鲁卡因胺（可心腔内注射）。

表 3-4-2　常用抗心律失常药应用比较

心律失常类型	奎尼丁	利多卡因	苯妥英钠	普萘洛尔	胺碘酮	维拉帕米
窦性心动过速	-	-	-	+++	-	++
房性早搏	+++	-	+	++	+++	+++
阵发性室上性心动过速	++	-	+	++	+++	+++
房颤、房扑	+++	-	-	++	+++	+++
室性早搏	++	++++	++	+	+++	+
阵发性室性心动过速	+	+++	++	+	++	+
心室颤动	-	+++	+	-	-	-
强心苷中毒心律失常	+	+++	+++	++	-	-

注："+～++++"表示疗效由弱到强；"-"表示不用或无效

（李永金）

第五节　钙通道阻滞药

钙离子作为重要的第二信使，参与细胞多种重要功能的调节，包括心脏起搏、心肌细胞和骨骼肌及血管平滑肌的兴奋-收缩耦联、神经递质释放、腺体分泌、基因表达等。因此，钙通道在维持细胞和器官的正常生理功能方面起着极为重要的作用。

钙通道阻滞药（calcium channel blockers），又称钙拮抗药（calcium antagonists），是一类选择性阻滞钙通道、抑制细胞外 Ca^{2+} 内流、降低细胞内 Ca^{2+} 浓度的药物。该药物于20世纪60年代由德国科学家 Fleckenstein 在研究工作中首次提出。

一、钙通道阻滞药分类

钙拮抗药的化学结构迥异，对器官组织的选择性与药理作用也不尽相同。钙通道阻滞药分类方法众多，1987年世界卫生组织（WHO）根据药物对钙通道的选择性，将此类药物分为选择性和非选择性钙拮抗药两大类，又根据其化学结构和药理作用不同，进一步分为六类。

1. 钙通道选择性阻滞药

Ⅰ类 苯烷胺类（phenylalkylamines，PAAs），如维拉帕米（verapamil）、加洛帕米（gallopamil）、噻帕米（tiapamil）等。

Ⅱ类 二氢吡啶类（dihydropyridines，DHPs），如硝苯地平（nifedipine）、尼卡地平（nicardipine）、尼群地平（nitrendipine）、氨氯地平（amlodipine）、尼莫地平（nimodipine）、尼索地平（nisoldipine）等。

Ⅲ类 地尔硫䓬类（benzothiazepines，BTZs），如地尔硫䓬（diltiazem）、克仑硫䓬（clentiazem）、二氯呋利（diclofurine）等。

2. 钙通道非选择性阻滞药

Ⅳ类 氟桂利嗪类，如氟桂利嗪（flunarizine）、桂利嗪（cinnarizine）、利多氟嗪（lidoflazine）等。

Ⅴ类 普尼拉明类，如普尼拉明（prenylamine）等。

Ⅵ类 其他，如哌克昔林（perhexiline）等。

二、钙通道阻滞药的药理作用

Ca^{2+}广泛参与组织细胞的生物反应，钙通道阻滞药阻滞Ca^{2+}进入细胞内，从而抑制Ca^{2+}所引发的生物反应。因此，钙通道阻滞药对身体各系统具有广泛的作用，对心血管系统的作用最突出。其作用主要表现为抑制心脏、扩张血管或对抗血管收缩、松弛其他系统的平滑肌等。

1. 对心脏的作用

（1）负性肌力作用 钙通道阻滞药如维拉帕米，使细胞外Ca^{2+}内流减少，细胞内结合钙释放减少，心肌细胞内可利用Ca^{2+}浓度下降，心肌收缩力减弱，造成心输出量减少，心肌耗氧量减少。但是二氢吡啶类，如硝苯地平，对外周血管的扩张作用较强，可使血压下降，引起反射性兴奋交感神经，间接使心肌收缩力加强，部分抵消药物对心肌收缩力的直接作用，甚至过度补偿，呈现正性肌力作用。

（2）负性频率和负性传导 对窦房结、房室结的慢反应细胞来说，它们的0期、4期除极为Ca^{2+}内流，Ca^{2+}浓度决定其自律性和传导性。钙通道阻滞药使Ca^{2+}内流减少，可使窦房结自律性降低，房室结传导速度减慢，从而使心率减慢，心肌耗氧量减少。维拉帕米对窦房结和房室结细胞都有一定的选择性，这是其治疗室上性心动过速的药理学基础。但二氢吡啶类，如硝苯地平，则可能因为外周的血管扩张作用，使交感神经反射性兴奋，导致心率加快。

2. 对平滑肌的作用

（1）血管平滑肌 血管平滑肌的肌浆网发育较差，血管收缩时所需要的Ca^{2+}主要来自细胞外，故血管平滑肌对钙通道阻滞药的阻滞作用很敏感。各类血管平滑肌细胞膜的通道、膜受体分布不完全相同，对药物的敏感性也不相同。钙通道阻滞药能明显舒张血管，主要舒张动脉血管，包括冠状动脉和肾、脑、肠系膜及肢体动脉，因而可增加冠状动脉流量及侧支循环量，改善心绞痛的症状；对多数静脉血管作用小，对前负荷多无明显影响。钙通道阻滞药对钙通道的抑制作用具有电压依赖性，因此对痉挛性收缩的血管扩张作用更强。

（2）其他平滑肌　钙通道阻滞药对支气管平滑肌的松弛作用较为明显，较大剂量时也能松弛胃肠道、输尿管及子宫平滑肌。

3. 对动脉粥样硬化的作用

Ca^{2+}作为第二信使，参与动脉粥样硬化的多种病理过程，如平滑肌增生、脂质沉淀和纤维化。钙通道阻滞药能明显减轻Ca^{2+}超载引起的动脉壁损害，抑制平滑肌增殖和动脉基质蛋白质合成，增加血管顺应性，抑制脂质过氧化，保护内皮细胞。

4. 对红细胞和血小板的作用

（1）对红细胞膜的稳定作用　红细胞膜的稳定性与Ca^{2+}有密切关系。细胞内Ca^{2+}浓度升高时，红细胞膜脆性增加，在外界因素作用下易发生溶血。钙通道阻滞药抑制Ca^{2+}经电压依赖性钙通道内流，降低细胞内Ca^{2+}浓度，增强红细胞的变形能力，降低血液黏滞度。

（2）对血小板活化的抑制作用　血小板膜含有电压依赖性钙通道，Ca^{2+}是血小板变形、聚集和活性释放的重要介质。钙通道阻滞药抑制Ca^{2+}内流，从而阻止血小板的聚集与活性产物的合成、释放。钙通道阻滞药还能促进膜磷脂的合成，稳定血小板膜。

5. 对内分泌系统的作用

钙通道阻滞药通过阻滞Ca^{2+}内流而减少细胞内Ca^{2+}含量，抑制内分泌腺细胞的兴奋-分泌耦联过程，减少多种内分泌激素的分泌。在较大剂量时，维拉帕米等可减少胰岛β细胞释放胰岛素，抑制垂体后叶分泌缩宫素和加压素，并能阻止垂体前叶分泌促肾上腺皮质激素、促性腺激素及促甲状腺激素等。

6. 对肾脏的作用

钙通道阻滞药可扩张肾入球小动脉和出球小动脉，有效地降低肾血管阻力，增加肾血流量及肾小球滤过率，并抑制肾小管对水和电解质的重吸收，因而有不同程度的排钠利尿作用。钙通道阻滞药还能抑制肾脏肥厚，特别是抑制肾小球系膜的增生，改善肾微循环。

总之，各种钙通道阻滞药的作用机制大同小异，但对机体的效应有一些各自的特点。二氢吡啶类钙通道阻滞药的血管扩张作用较强，降血压效果好，体内用药时其心肌抑制作用为反射性交感神经活性增强所抵消，甚至反转；维拉帕米、加洛帕米、地尔硫䓬对心脏的抑制作用较强，抗心律失常效果较好；尼莫地平、尼卡地平、氟桂嗪等对脑血管的扩张作用较强，能增加脑血流量。这些为临床选择用药提供了依据。

三、钙通道阻滞药的临床应用

临床上钙通道阻滞药主要用于防治心血管疾病。近年来也试用于其他系统的疾病。

（一）心血管系统疾病

1. 防治心绞痛

钙通道阻滞药是防治心绞痛的有效药物。其治疗效果与心绞痛的类型和药物种类有关。

（1）变异型心绞痛 常在休息时如夜间或早晨发作，由冠状动脉痉挛所致的血流减少引起。钙通道阻滞药可扩张冠状动脉，增加冠脉流量，改善心绞痛症状。硝苯地平、维拉帕米等均可用于变异型心绞痛。

（2）劳累型心绞痛 也称稳定型心绞痛，休息时无症状，主要的病理基础是冠状动脉粥样硬化引起冠脉狭窄。运动、劳累或情绪激动时心肌氧耗增加，狭窄的冠脉不能满足心肌代谢的需要，导致心肌缺血、缺氧，诱发心绞痛症状。钙通道阻滞药对此型同样有效，可能与它们能增加冠脉流量及降低心肌氧耗有关。但是在某些患者，硝苯地平反而能诱发心绞痛，其原因可能是：① 反射性交感神经兴奋引起心动过速，增加心肌氧耗；② 扩张非缺血区的冠状动脉，引起冠脉“窃流”，导致缺血心肌氧供减少。维拉帕米能明显抑制心肌收缩力和心率，地尔硫䓬降低血压和减慢心率的作用也较强，两药均可用于此型心绞痛。

（3）不稳定型心绞痛 此型心绞痛较为严重，昼夜都可发作，由动脉粥样硬化斑块形成或破裂、冠状动脉张力增高所引起。维拉帕米和地尔硫䓬疗效较好，硝苯地平因降压时反射性加快心率，有增加心肌缺血的危险，故限制其应用，或需与 β 受体阻断药合用。

2. 治疗心律失常

钙通道阻滞药治疗室上性心动过速和后除极触发活动所致的心律失常有良好的效果。维拉帕米和地尔硫䓬主要的抑制部位在窦房结和房室结。根据这一作用特点，主要用于急性或长期控制室上性心动过速，使其转为窦性心律，疗效较好。维拉帕米是治疗折返引起的阵发性室上性心动过速的首选药物，它可使 90% 以上的病例转复为窦性心律。维拉帕米在治疗心房颤动、心房扑动时可减慢心室率，少数患者可转为窦性心律。地尔硫䓬有和维拉帕米相似的抗心律失常作用。硝苯地平具有反射性加速心率的作用，不适于治疗心律失常。

钙通道阻滞药治疗室性心律失常一般无效，但可用于治疗冠状动脉痉挛引起的室性心动过速和室颤。

3. 抗高血压

钙通道阻滞药用于高血压的治疗已得到肯定。其降压作用主要通过舒张血管平滑肌，降低外周血管阻力实现。降压效果与给药前血压水平有关，给药前血压越高，降压效果越好。与其他血管扩张药相比，钙通道阻滞药有如下优点：① 选择性扩张小动脉平滑肌，主要降低外周血管阻力和后负荷，而不减少心输出量；② 扩张重要器官如心、脑、肾的血管，故在降低血压的同时，并不降低这些部位的血流量，反而增加组织血流量，改善器官功能；③ 可预防和逆转心肌、血管平滑肌肥厚；④ 对血脂、血糖、尿酸及电解质等无不良影响。

二氢吡啶类药物如硝苯地平、尼卡地平、尼莫地平等扩张外周血管作用较强，用于控制严重高血压。长期用药后，全身外周阻力下降30% ～ 40%，肺循环阻力也下降，后一作用特别适合于高血压的危象并发心源性哮喘患者。维拉帕米和地尔硫䓬可用于轻、中度高血压。扩张血管作用强度由高到低依次为硝苯地平、维拉帕米、地尔硫䓬。

临床应用时，应根据具体病情选用适当的药物。如对兼有冠心病的患者以选用硝苯地平为宜；伴有脑血管病者选用尼莫地平；伴有快速型心律失常者最好选用维拉帕米。这些药物可以单用，也可以与其他药物合用。如与β受体阻断药普萘洛尔合用，可消除硝苯地平因扩血管作用所产生的反射性心动过速；也可以与利尿药合用，消除扩血管作用可能引起的水钠潴留，并加强其降压效果。

4. 治疗心肌梗死

对于心电图显示的无Q波的心肌梗死，且β受体阻断药禁用时，早期使用地尔硫䓬和维拉帕米，可显著减少再次心肌梗死及梗死后难治性心绞痛的发生率。

5. 治疗充血性心力衰竭

因钙通道阻滞药具有负性肌力作用和反射性交感神经兴奋作用，对心力衰竭不利，其应用争议较多。长效钙通道阻滞药氨氯地平和非洛地平负性肌力作用小，引起的反射性交感神经兴奋作用小，已在临床应用。目前较为一致的观点是，当充血性心力衰竭合并心绞痛或高血压时，可应用钙通道阻滞药。钙通道阻滞药对心室舒张功能障碍型心力衰竭的疗效较心室收缩功能障碍型的好。

6. 治疗肥厚型心肌病

钙通道阻滞药可减轻高血压引起的左室肥厚，非二氢吡啶类钙通道阻滞药的作用优于二氢吡啶类。维拉帕米治疗肥厚型心肌病的疗效确切，可改善运动耐量及舒张功能，减轻心肌缺血，减轻左室流出道狭窄。但因其轻度减轻心脏后负荷，可使左室腔与流出道间压力梯度增高，故不宜用于梗阻型心肌病的治疗。

7. 抗动脉粥样硬化

钙通道阻滞药具有良好的抗动脉粥样硬化作用，能防止新的血管损伤形成，延缓动脉粥样硬化的发展过程。

（二）其他系统疾病

1. 脑血管疾病

尼莫地平、尼卡地平和氟桂利嗪等钙通道阻滞药能较显著地舒张脑血管，增加脑血流量，预防蛛网膜下腔出血引起的脑血管痉挛，治疗短暂性脑缺血发作、脑血栓形成及脑栓塞等。

维拉帕米、尼莫地平和氟桂利嗪等还能有效预防偏头痛，长期用药三个月以上也可用于治疗。

2. 周围血管性疾病

雷诺病（Raynaud disease）是由寒冷及情绪激动引起的外周血管痉挛性疾病。临床实验表明，硝苯地平、地尔硫䓬、非洛地平可改善大多数雷诺病患者的症状。在接触寒冷环境前预先舌下含服硝苯地平，可防止疾病的发作。

3. 呼吸系统疾病

（1）原发性肺动脉高压　较大剂量的钙通道阻滞药对于低氧血症及血管收缩所致的肺动脉高压有一定作用，可提高心输出量及改善低氧血症。

（2）支气管哮喘　临床实验证实，钙通道阻滞药对哮喘的疗效较好，特别是可预防运动性哮喘的发作。与治疗哮喘的拟交感药如 β_2-肾上腺素受体激动药合用时效果更佳。对其他抗哮喘药物无效的顽固性患者，加用钙通道阻滞药往往可以缩短哮喘发作时间和临界呼吸困难持续时间，重新获得满意的治疗效果。

4. 其他

钙通道阻滞药在体外可舒张子宫肌层，明显抑制自发性或缩宫素诱导的子宫平滑肌收缩，防治早产。与 β-受体激动剂利托君相比，硝苯地平具有相同程度的子宫平滑肌抑制作用，但伴随更轻的母体副作用和更低的新生儿发病率。

钙通道阻滞药还可用于防治消化性溃疡、糖尿病、肾病等，延缓肾功能衰竭进展，保护移植肾，但疗效有待进一步肯定。

四、钙通道阻滞药的不良反应

常见的不良反应有头痛、面部潮红、头晕、脚踝水肿，这些反应在二氢吡啶类药物中更为多见。一般在给药后最初几小时内出现，是由血药浓度过高或增加过快引起的。脚踝水肿为钙通道阻滞药选择性作用于毛细血管前动脉，引起毛细血管内压力升高所致，平躺可减轻，但不能为利尿药所缓解。胃肠道副作用有恶心、食管反流、呕吐。维拉帕米还可引起便秘，长期治疗偶尔发生牙龈增生。

严重的不良反应往往始于过量的治疗效应或来自其他作用。例如，过度的血管扩张作用将会导致低血压；对于左室收缩功能降低的患者，钙通道阻滞药的负性肌力作用将会恶化心力衰竭；对于心脏传导系统疾病患者，钙通道阻滞药过度的负性频率和负性传导作用会导致心动过缓或心脏停搏。心动过缓和心力衰竭多发生在服用维拉帕米和地尔硫䓬的患者。

基础血压偏低、左室收缩功能减弱、病窦综合征和房室结传导阻滞的患者慎用。顺行性旁路传导（如 Wolff-Parkinson-White 综合征）、逆行性折返型心律失常、心房纤颤、室性心动过速和复合性心动过速患者禁用。二氢吡啶类药物禁用于严重动脉粥样硬化患者。

五、常用的钙通道阻滞药

维拉帕米

【药理作用】

（1）对心脏的作用　维拉帕米（verapamil）通过降低窦房结自律性，使窦房结冲动发放频率降低，心率减慢；也能抑制慢反应动作电位速率，使房室结传导减慢，心电图 P-R 间期延长；过高浓度甚至可使窦房结及房室结的电活动消失。维拉帕米与钙通道的结合点位于细胞膜内侧，易进入胞内。在胞内维拉帕米既能激活磷酸二酯酶，促进钙调素与游离 Ca^{2+} 的结合，又可直接抑制胞内收缩蛋白功能，所以对心脏的负性肌力作用强。维拉帕米对心脏的抑制作用较地尔硫䓬和硝苯地平明显。

（2）对血管的作用　维拉帕米可舒张冠状动脉，增加缺血心脏冠脉流量和冠脉侧支循环血量；对外周血管也有舒张作用，可降低外周阻力，使血压下降。维拉帕米扩血管作用比二氢吡啶类药物弱，其降压作用所引起的反射性交感神经兴奋也较弱。

【体内过程】口服吸收完全，但由于肝脏的首关消除作用，口服吸收率仅为10% ～20%，生物利用度很低，故口服制剂剂量常为注射剂量的8 ～10 倍。该药物主要在肝内代谢，70%以上代谢物经肾脏排出，15%经肠道排出，仅3% ～ 4%以原形从肾脏排出。故在严重肾功能衰竭的情况下，维拉帕米应减量使用。

【临床应用】临床可用于：① 室上性心动过速（首选药）；② 心房扑动及心房颤动；③ 劳累型心绞痛及变异型心绞痛；④ 轻、中、重度高血压；⑤ 肥厚型心肌病。

【不良反应】口服耐受良好。常见的不良反应为便秘，其他如头痛、面红、眩晕及瘙痒等，均少见。静脉注射可能出现的严重不良反应为低血压，特别是在左心衰竭的情况下；其次为房室传导障碍，尤其在窦房结及房室结功能不良的患者，严重者甚至可致室性停搏。病窦综合征、房室传导障碍、心动过缓、洋地黄中毒、低血压、心力衰竭等患者及孕妇禁用。

硝苯地平

【药理作用】

（1）对血管的作用　硝苯地平（nifedipine）对血管的扩张作用较其对心脏的抑制作用强10 倍。它能选择性扩张阻力血管，使心脏后负荷降低，心输出量增加，对静脉影响较小。对高血压患者的降血压作用较血压正常者更显著，还可明显扩张冠状血管，解除冠状动脉痉挛，增加冠状动脉血流量。冠心病患者静脉或舌下给药，可使正常心肌和冠状动脉狭窄区心肌的血流量增加。

（2）对心脏的作用　硝苯地平对离体心脏有轻度负性肌力作用，对房室结抑制作用较弱。全身给药时，由于血管的扩张作用引起反射性交感神经兴奋，使心率加快，心收缩力加强，从而抵消了对心脏的直接抑制作用。

【体内过程】口服或舌下给药90%以上被吸收，口服吸收率为40% ～70%。血浆蛋白结合率在90%以上。舌下含服3 min 或口服20 min 后出现抗高血压作用。舌下含服20 ～ 30 min 或口服1 ～2 h，血药浓度达高峰，作用时间持续8 ～12 h。硝苯地平缓释剂起效缓慢，血药浓度波动小，作用时间延长。该药物主要经肝药酶代谢，代谢产物无药理活性，主要经肾脏排泄。老年人首关消除少，$t_{1/2}$延长。

【临床应用】临床可用于：① 抗高血压：对不同程度的高血压患者均有效；② 抗心绞痛：为变异型心绞痛首选药；③ 抗心力衰竭：防治急性心肌缺血或高血压时出现的急性左心衰竭；④ 治疗雷诺综合征：可解除血管痉挛，增加肢端供血；⑤ 其他：可用于肺动脉高压的治疗。

【不良反应】不良反应主要由过度的扩张血管作用引起，表现为头痛、低血压、肢端麻木、面部潮红、下肢水肿、眩晕、恶心呕吐等，长期应用时约4.7%的患者因不良反应停药。低血压、肥厚型梗阻性心肌病及严重动脉缩窄者禁用。心力衰竭患者及可能发展为心肌梗死的不稳定型心绞痛发作者应慎用。

尼群地平

尼群地平（nitrendipine）对正常人的血管扩张作用比硝苯地平强6倍。尼群地平亦能抑制醛固酮的分泌，这可能是其降血压的另一机制。其作用时间持久，主要适应证为高血压，有时亦用于心绞痛的治疗。

尼卡地平

尼卡地平（nicardipine）可选择性地作用于冠状动脉和脑血管，其舒张冠状动脉作用比硝苯地平强，但对心脏的抑制作用较硝苯地平弱。尼卡地平可减少心绞痛发生频率，提高劳累型心绞痛患者的运动耐受力。临床上主要用于治疗高血压、心绞痛、脑血管痉挛及脑缺血。

尼莫地平

尼莫地平（nimodipine）可选择性舒张脑血管平滑肌，明显减轻脑血管痉挛，增加脑血流量，改善脑组织的血液循环。近年来的研究资料表明，长期使用尼莫地平对大脑的记忆功能有保护及促进作用。尼莫地平亦有明显舒张冠状动脉的作用，甚至较硝苯地平强，但对外周血管作用小，降压作用不明显。尼莫地平脂溶性好，可有效治疗脑血管痉挛、脑缺血（尤其是中风早期）及蛛网膜下腔出血。

氨氯地平

氨氯地平（amlodipine，又称络活喜，norvasc），与硝苯地平相比，它的特点是吸收较慢，起效缓慢，作用时间明显延长。氨氯地平能扩张外周血管和冠状动脉，降低血压，增加冠脉流量，对心脏的抑制作用不明显。由于其$t_{1/2}$为钙通道阻滞药中最长者，血药浓度峰值波动小，产生的反射性交感神经兴奋作用较轻，故少有快速舒张血管引起的副作用。氨氯地平主要用于慢性心力衰竭的长期治疗，也用于治疗左室功能障碍伴有高血压、心绞痛的患者。

地尔硫䓬

【药理作用】地尔硫䓬（diltiazem）的电生理效应与维拉帕米类似，能抑制房室结传导并延长其不应期，它直接减慢心率的作用较强，对病窦综合征患者的心率有明显的抑制作用，但负性肌力作用弱于维拉帕米。对大的冠状动脉及侧支循环均有舒张作用，可增加侧支循环血流量；亦能舒张外周血管，降低血压。用药后平均动脉压下降，但脉压无明显改变。

【体内过程】口服吸收迅速且完全，吸收率为45%，给药30 min后血药浓度达高峰。在肝脏代谢，代谢产物去乙酰地尔硫䓬有一定的药理活性。长期使用应注意调整剂量。

【临床应用】临床可用于：① 抗高血压：对轻、中度高血压均有效。② 抗心绞痛：对劳累型、变异型心绞痛均有效，可减少心绞痛发作次数，对 S-T 间期改变的心绞痛患者有保护作用。对心电图无 Q 波的心肌梗死，能明显减少心脏意外事件的发生。③ 抗心律失常：用于治疗室上性心动过速、心房颤动和心房扑动。④ 治疗肥厚型心肌病。

【不良反应】少见，主要为药疹、便秘、头痛、面红、眩晕、踝部水肿等，多在较高剂量时出现。静注时，可能出现对房室结及心肌的抑制作用。禁忌证同维拉帕米。

氟桂利嗪

氟桂利嗪（flunarizine）为哌嗪衍生物，脂溶性高，能通过血脑屏障，对脑血管有选择性舒张作用，可解除其痉挛，防治缺血缺氧后 Ca^{2+} 的蓄积，保护大脑功能。近年来，该药广泛用于偏头痛、眩晕、癫痫、间歇性跛行、脑动脉硬化、脑卒中、老年性痴呆症的治疗。氟桂利嗪不良反应较少，临床报道有嗜睡、头痛、胃痛、口干、恶心及皮疹。治疗剂量的氟桂利嗪对心功能无明显影响，但高于治疗剂量仍有负性频率及负性肌力作用。较严重的不良反应为抑郁症及锥体外系症状，出现时间 2 天 ~ 10 月不等，停药后可恢复。

普尼拉明

普尼拉明（prenylamine，又称心可定）。本药的特点是对心脏的选择性作用明显高于周围血管平滑肌；在阻滞胞膜钙通道的同时，亦可阻滞细胞膜钠通道，具有抑制窦房结及房室结功能的作用；负性肌力作用较弱。临床主要用于心绞痛、心肌梗死、室性早博、室性心动过速等。不良反应有食欲不振、乏力、皮疹等。

（李永金）

本章小结

1. 心肌细胞可分为自律细胞和非自律细胞：非自律细胞 4 期膜电位稳定于静息电位水平，而自律细胞 4 期可自动去极。心肌细胞也可分为快反应细胞和慢反应细胞：快反应细胞 0 期去极由 Na^+ 快速内流引起，其动作电位幅度和最大上升速度较大；慢反应细胞 0 期去极由 Ca^{2+} 内流引起，其动作电位幅度和最大上升速度较小。

2. 与骨骼肌细胞相比，心室肌细胞动作电位的主要特征是复极过程复杂，持续时间长。通常将心室肌细胞的动作电位分为 5 期：0 期为去极化过程，主要由 Na^+ 内流所致；复极过程的 1 期由一过性的 K^+ 外流引起；2 期是 K^+ 外流与 Ca^{2+} 内流及少量的 Na^+ 内流所致，使膜电位滞留于 0 mV 水平；3 期由 K^+

外流所致；4 期为静息期。

3. 自律细胞中的浦肯野细胞和窦房结细胞的动作电位形成机制不同。浦肯野细胞动作电位的0 期、1 期、2 期、3 期的分期和形成机制与心室肌细胞相似，不同点是4 期有自动去极化。4 期自动去极化的产生原因是逐渐增强的 Na^+ 内流及少量的 K^+ 外流衰减；而窦房结细胞0 期去极化由 Ca^{2+} 内流引起，复极过程无明显的平台期，1，2，3 期融合，由 K^+ 外流引起，4 期自动去极化与衰减的 K^+ 外流、I_f 电流、Na^+-Ca^{2+} 交换电流及 Ca^{2+} 内流有关。

4. 影响兴奋性的因素有静息电位水平或最大复极电位水平、阈电位水平及引起0 期去极化的离子通道性状。心肌细胞的有效不应期特别长，相当于心肌收缩的整个收缩期及舒张早期。因此，心肌不可能产生强直收缩。

5. 窦房结为心脏的正常起搏点。由窦房结起搏的心律称为窦性心律。心脏其他的自律细胞则称为潜在起搏点（异位起搏点），所引起的心脏活动称为异位心律。窦房结作为心脏起搏点的机制是抢先占领和超速驱动抑制。影响自律性的因素有4 期自动去极化速度、最大复极电位和阈电位水平，其中以4 期自动去极化速度最重要。

6. 心肌传导性的特点是动作电位的传导速度在通过房室结处较慢，形成房室延搁，以利于心房在心室发生兴奋前完成收缩。动作电位0 期去极速度与幅度及邻近未兴奋部位膜的兴奋性等均会影响传导性。

7. 心律失常是心动节律和频率的异常，此时心房、心室正常激活和运动顺序发生障碍，是严重的心脏疾病。心律失常可由冲动形成障碍和冲动传导障碍或二者兼有所引起。冲动形成障碍主要涉及自律性增高和后除极；冲动传导障碍主要由折返激动引起，其中折返激动是心律失常发生的主要机制。

8. 抗心律失常药是通过降低自律性、减少后除极、消除折返激动发挥作用的。抗心律失常药可分为：Ⅰ类药——钠通道阻滞药，又分为Ⅰa，Ⅰb，Ⅰc 三个亚类，代表药有奎尼丁、利多卡因、苯妥英钠、普罗帕酮和氟卡尼；Ⅱ类药——β 肾上腺素受体阻断药，代表药有普萘洛尔；Ⅲ类药——延长 APD 的药物，代表药有胺碘酮等；Ⅳ类药——钙拮抗药，代表药有维拉帕米等。

9. 钙通道阻滞药是一类选择性阻滞钙通道、抑制细胞外 Ca^{2+} 内流、降低细胞内 Ca^{2+} 的药物，可用于治疗心绞痛、心律失常、高血压、心衰等心血管疾病。常用的钙通道阻滞药有维拉帕米、地尔硫䓬、各种地平类药物。

思考题

1. 简述心传导系统的组成，构成心传导系统的细胞及其功能。

2. 心室肌细胞的动作电位有何特征？简述心室肌细胞动作电位各期的离子机制。

3. 简述心肌兴奋过程中兴奋性的周期性变化及其生理意义。

4. 什么是期前收缩？期前收缩之后为什么会出现较长的舒张期？

5. 试述窦房结细胞和浦肯野细胞动作电位4期自动去极化的形成机制及其意义。

6. 试述正常心脏兴奋传导的途径、特点及房室延搁的生理意义。

7. 心肌有哪些生理特性？与骨骼肌相比有何差异？

8. 何谓心电图？心电图各波所代表的意义是什么？

9. 试述钙拮抗药的分类、药理作用和临床应用。

10. 简述抗心律失常药物的基本作用。

11. 详述抗心律失常药物的分类，并各举一代表药。

12. 说明奎尼丁与利多卡因在心脏作用机理和应用方面的区别。

13. 比较普萘洛尔与维拉帕米对心肌电生理的影响和抗心律失常应用的差别。

14. 试述氨氯地平的作用特点及用途。

15. 请对抗心律失常药的临床应用状况作一综合性评价。

主要参考文献

[1] 柏树令，应大君. 系统解剖学 [M]. 第8版. 北京：人民卫生出版社，2013.

[2] 姚泰. 生理学 [M]. 第2版. 北京：人民卫生出版社，2010.

[3] 朱大年，王庭槐. 生理学 [M]. 第8版. 北京：人民卫生出版社，2013.

[4] 王建枝，殷莲花. 病理生理学 [M]. 第8版. 北京：人民卫生出版社，2013.

[5] 杨宝峰. 药理学 [M]. 第8版. 北京：人民卫生出版社，2013.

[6] 王吉耀. 内科学 [M]. 北京：人民卫生出版社，2011.

[7] 中华医学会心血管病分会. 心律失常治疗指南 [J]. 中华心血管病杂志，2014.

[8] Guyton A C，Hall J E. Textbook of medical physiology [M]. 12th ed. Philadelphia：Saunders，2011.

第四章

心脏瓣膜病和心肌病的病理基础

心脏瓣膜病（valvular heart disease）是我国常见的慢性心脏病，绝大多数心脏瓣膜病的病理基础表现为瓣膜的纤维化、玻璃样变及钙化。心脏瓣膜病所导致的血流动力学紊乱最终可引起心力衰竭。心肌病是一类原因不明的心肌变性、部分心肌细胞肥大、纤维组织增生的非炎症性病变，与高血压、冠心病、风湿性心脏病等无关。

第一节　心音和心音图

在心动周期中，心肌收缩、瓣膜启闭、血液加速和减速对心血管壁的加压和减压作用，以及形成的涡流等因素引起的机械振动，可通过周围组织传递到胸壁，如将听诊器放在胸壁某些部位，就可以听到声音，称为心音（heart sound）。若用换能器将这些机械振动转换成电信号记录下来，便得到了心音图（phonocardiogram）。

心音发生在心动周期的某些特定时期，其音调和持续时间也有一定的规律。正常心脏可听到4个心音，即第一、第二、第三和第四心音。多数情况下只能听到第一和第二心音，在某些健康儿童和青年人也可听到第三心音，40岁以上的健康人也有可能出现第四心音。

第一心音发生在心缩期，音调低，持续时间相对较长，在心尖搏动处（左第五肋间隙锁骨中线）听得最清楚。在心缩期，心室射血引起大血管扩张及产生的涡流发出的低频振动，以及房室瓣突然关闭所引起的振动，是听诊第一心音的主要组成成分，因此，通常把第一心音作为心室收缩期开始的标志。同时，主动脉瓣及肺动脉瓣的开放也参与第一心音的形成。第二心音发生在心脏舒张期，频率较高，持续时间较短。听诊的第二心音主要与主动脉瓣及肺动脉瓣的关闭有关，故可用于标志心室舒张期开始。同时，房室瓣的开放也参与第二心音的形成。第三心音发生在快速充盈期末，是一种低频、低振幅的心音。它可能是由于心室快速充盈期末，血流冲击室壁，引起心室壁、腱索和乳头肌发生振动而产生。第四心音是与心房收缩有关的一组心室收缩期前的振动，故也称心房音。正常心房收缩，听不到声音，但在异常有力的心房收缩和左室壁变硬的情况下，心房收缩使心室充盈的血量增加，心室进一步扩张，引起房室瓣、瓣环、腱索和乳头肌的振动，则可产生第四心音。

心音和心音图在诊查心瓣膜功能方面有重要意义。例如，听取第一心音和第二心音可检查房室瓣和动脉瓣的功能状态，瓣膜关闭不全或狭窄时均可引起湍流而发生杂音。

（吴　燕）

第二节　心脏瓣膜病的病理基础

心脏瓣膜病是指心脏瓣膜因先天性发育异常或后天疾病造成的器质性病变，表现为瓣膜口狭窄和/或关闭不全，是最常见的慢性心脏病之一，常导致心功能不全，引起全身血液循环障碍。瓣膜口狭窄（valvular stenosis），简称窄，是指心脏瓣膜开放时，瓣膜口不能充分张开而缩小，造成血流通过障碍；瓣膜关闭不全（valvular insufficiency），简称漏，是指心脏瓣膜关闭时，瓣膜口不能完全闭合，部分血液发生反流。

引起心脏瓣膜病的疾病很多，以风湿性心内膜炎和感染性心内膜炎最为常见，动脉粥样硬化和梅毒性主动脉炎也可累及主动脉瓣；瓣膜退行性变、钙化及先天发育异常也可导致心瓣膜病。本节重点介绍风湿性心内膜炎和感染性心内膜炎所致的心脏瓣膜病。

一、风湿病

风湿病（rheumatism）是一种与A组乙型溶血性链球菌感染有关的变态反应性疾病。病变主要累及全身结缔组织，呈急性或慢性结缔组织炎症，胶原纤维发生纤维素样变性。本病为结缔组织病即胶原病的一种。心脏、关节和血管最常被累及，以心脏病变最为严重，常形成特征性风湿性肉芽肿。急性期称为风湿热（rheumatic fever）。临床上，除有心脏和关节症状外，常伴有发热、毒血症、皮疹、皮下结节、舞蹈症等症状和体征；辅助检查可有白细胞增多、血沉加快、血中抗链球菌溶血素“O”（antistreptolysin O，ASO）抗体滴度增高及心电图P-R间期延长等表现。

本病可发生于任何年龄，但多始发于5～15岁儿童，发病高峰为6～9岁；常反复发作，急性期过后，可造成轻重不等的心瓣膜器质性病变。

据统计，我国风湿病年发生率为20.05/10万，现有风湿性心脏病患者237万～250万人。

（一）病因和发病机制

风湿病的病因和发病机制尚未完全明了，但其发生与A组乙型溶血性链球菌的感染有关。本病多发生于寒冷地区，与链球菌感染盛行地区一致。冬、春季气候寒冷而潮湿，易发生急性扁桃体炎、咽峡炎，从而导致风湿病。抗生素的广泛应用不但能预防和治疗咽峡炎、扁桃体炎，而且明显地减少了风湿病的发生和复发。

近来研究证明，A 组溶血性链球菌胞壁的成分中，M-蛋白和 C-多糖具有特异的抗原性。此外，A 组溶血性链球菌能产生一些酶，亦具有抗原性，并能破坏相应的底物，如链球菌溶血素“O”（能分解血红蛋白）、链激酶能激活血中纤维蛋白溶酶原，使之变为纤维蛋白溶酶（分解纤维蛋白）、链球菌透明质酸酶（分解透明质酸）、链道酶（能分解 DNA）及链球菌烟酰胺腺嘌呤二核苷酸酶。此外，该链球菌还能产生链球菌溶血素 S（SLS，为脂蛋白，抗原性微弱）。在链球菌感染时，初次接触抗原后 7 ~ 10 天，即有抗体形成。在急性风湿性关节炎时，在咽峡炎初次发作后10 ~ 15 天，患者血清抗链球菌抗体滴度明显升高。至今，临床上仍以检测抗链球菌溶血素“O”作为诊断指标（滴度 1∶500 单位以上为阳性）。

受寒、受潮湿及病毒感染等因素可能参与诱发本病。

发病机制有以下学说：① 链球菌感染学说认为，本病是链球菌直接感染所致，但从病灶中未能检测或分离出链球菌。② 链球菌毒素学说认为，病变是由链球菌毒素（如 SLS、SLO、链球菌蛋白酶、C -多糖等）所引起。③ 变态反应学说认为，病变是由于机体对链球菌抗原产生超敏反应（主要为Ⅲ型变态反应），常伴有血内补体减少，两者均不见于风湿热。而且，几乎不能解释 Aschoff 小体的发生。④ 自身免疫学说目前支持者最多。该学说认为，大多数风湿热患者都存在对心内膜（或心肌原纤维）、平滑肌（如血管壁）、心外膜等起反应的自身抗体。再者，已证明链球菌与组织成分之间存在交叉反应，即 M-蛋白与心肌抗原之间（将 M-蛋白注射于动物体内，产生的抗体可与心肌内膜起反应），链球菌多糖与心肌糖蛋白之间，以及链球菌透明质酸与软骨的蛋白多糖复合物之间的交叉反应。在活动性风湿性全心炎患者，免疫荧光检查证明，心肌内有弥漫的免疫球蛋白沉积，心瓣膜（主要在闭锁缘）有 IgG 沉积，然而是否存在自身抗体尚无定论。总之，体液因素（Ⅲ型超敏反应、自身免疫）、细胞介导免疫及毒素作用都可能参与发病环节。

（二）基本病变

风湿热时，病变可累及全身结缔组织，特别是心脏各层均可被累及，小动脉往往被侵犯。病变发展过程大致可分为三期：

1. 变性渗出期

开始是结缔组织纤维发生黏液样变性，可见胶原纤维肿胀，结缔组织基质内蛋白多糖（主要为氨基葡聚糖）增多。HE 染色呈嗜碱性，甲苯胺蓝染色呈异染性，即呈红色。继而肿胀的胶原纤维断裂、崩解成无结构的颗粒状物，与基质中的氨基葡聚糖混合在一起，加上免疫球蛋白，有时还有纤维蛋白沉积，致使病灶的染色性状颇似纤维蛋白，因此称为纤维素样变性（纤维素样坏死）。此外，病灶中还有少量浆液和炎症细胞（淋巴细胞、个别中性粒细胞和单核细胞）浸润。此期持续约 1 个月。

2. 增长期

增生期亦称为肉芽肿期（granulomatous phase），其特点是形成具有疾病特征性的风湿性肉芽肿，即 Aschoff 小体（Aschoff body），此小体对风湿病的诊断具有较大意义。

Aschoff小体的体积颇小，一般显微镜下才能看见（图4-2-1），多发生于心肌间质、心内膜下和皮下结缔组织；心外膜、关节和血管等处少见。在心肌间质内者，多位于小血管旁，略呈圆形或梭形，其中心部为纤维素样坏死灶，周围有各种细胞成分：① Anitschkow细胞：胞质丰富，嗜碱性，核大，呈卵圆形、空泡状。染色质集中于核的中央，核的横切面似枭眼；纵切面上，染色质状如毛虫，称毛虫细胞（caterpillar cell）。② Aschoff巨细胞（Aschoff giant cell）：含有1～4个泡状的核，与Anitschkow细胞相似，胞质嗜碱性。以上两种细胞的来源尚有争论，但现代标记技术证明其为巨噬细胞源性。③ 小体内有少量淋巴细胞（主要为T细胞）、个别浆细胞和个别中性粒细胞。此期持续2～3个月。

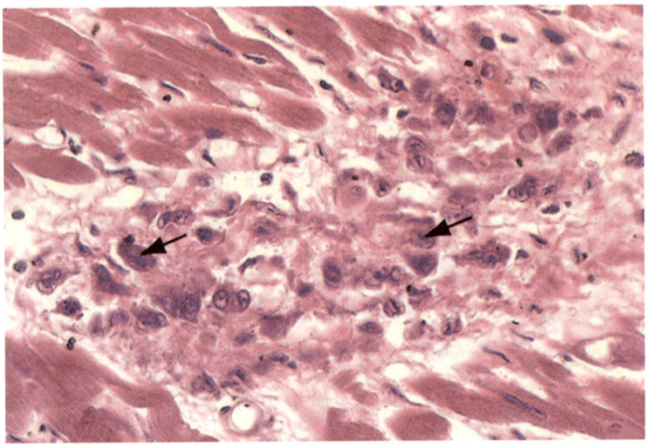

图4-2-1 Aschoff小体（镜下）

注：急性风湿性心脏炎显微镜下结构，心肌间质增生、水肿，中心部有纤维素样坏死物，Anitschkow细胞聚集伴少量淋巴细胞浸润，箭头所示为毛虫细胞，染色质在细胞核中心聚集呈波浪状。

3. 纤维化期或硬化期

此期细胞成分减少，出现纤维母细胞，产生胶原纤维，并变为纤维细胞。整个小体变为梭形小瘢痕。此期持续2～3个月。

本病病变的自然经过为4～6个月，但常反复发作，因此，新旧病变常同时并存。

发生在浆膜的风湿病变主要为浆液性和/或纤维素性炎症。

（三）各器官的病变

1. 风湿性心脏病

风湿性心脏病（rheumatic heart disease）包括急性期的风湿性心脏炎和静止期的慢性风湿性心脏病（主要是心瓣膜病），几乎每位风湿病患者都有心脏炎，只是轻者不易被察觉，可能不引起慢性风湿性心脏病而已。风湿性心脏病多见于青壮年，17～18岁为发病高峰。

风湿性心脏炎（rheumatic carditis）包括风湿性心内膜炎、风湿性心肌炎和风湿性心外膜炎。若病变累及心脏全层，则称为风湿性全心炎（rheumatic pancarditis)。风湿性心脏炎常为全心炎，但可以其中一种或两种为主，反复发作，可能引起心脏瓣膜病、心肌纤维化及心包粘连或缩窄性心包炎，此时应称为慢性风湿性心脏病。临床上说的风心病通常都指慢性风湿性心脏病。

（1）风湿性心内膜炎 风湿性心内膜炎（rheumatic endocarditis）常侵犯心瓣膜，其中二尖瓣最常被累及，其次为二尖瓣和主动脉瓣同时受累。三尖瓣和肺动脉瓣一般不被累及。腱索和左心房壁内膜有时也可被侵犯。

病变早期表现为浆液性心内膜炎，瓣膜肿胀、透亮，但尸检时这种早期变化几乎看不到。镜下，瓣膜因浆液性渗出物而变得疏松，伴有巨噬细胞的侵入，胶原纤维发生纤维素样坏死。其后，坏死灶周围出现 Anitschkow 细胞，严重病例可有 Aschoff 小体形成。几周后，在瓣膜闭锁缘上有单行排列的，直径为 1 ~ 2 mm 的疣状赘生物（verrucous vegetation）。此种心内膜炎又称为疣状心内膜炎（verrucous endocarditis）。这些疣赘物呈灰白色半透明，附着牢固，一般不易脱落（图 4-2-2）。镜下，疣赘物为由血小板和纤维素构成的白色血栓。疣赘物主要发生于二尖瓣的心房面和主动脉瓣心室面，原因如下：由于瓣膜炎症波及内皮细胞使之受损伤，同时由于心瓣膜不停地关闭和开启，闭锁缘处内膜经常受到摩擦和血流冲击，使受损内皮细胞脱落，内皮下胶原裸露，因而导致血栓形成。有时，左心房壁亦有血栓形成。

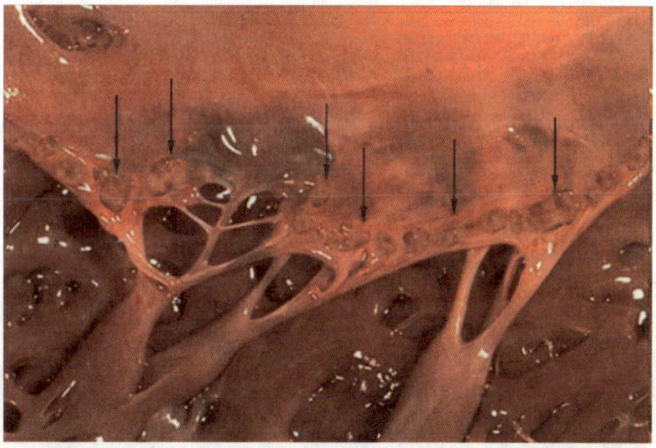

箭头所示为瓣膜的闭锁缘上灰白色、半透明串珠样疣状赘生物，与瓣膜粘连紧密，不易脱落。

图 4-2-2 急性风湿性心内膜炎（大体）

心脏瓣膜由于病变反复发作和机化，大量结缔组织增生，致使瓣膜增厚、变硬、卷曲、缩短及钙化，瓣叶之间可发生粘连，腱索增粗和缩短，终致形成慢性心瓣膜病。

后期病变可累及心房、心室内膜，引起心内膜灶性增厚及附壁血栓形成。其中，左心房后壁因病变瓣膜关闭不全，受血液反流冲击较重，故该处病变较重，常形成纤维性增厚的斑块，称为 McCallum 斑（McCallum's patch）。

急性期患者可因发热、贫血及相对性二尖瓣关闭不全，在心尖部出现轻度收缩期杂音。由于病变反复发作，后期瓣膜变形引起瓣膜病，可出现心脏杂音，心房、心室肥大及扩张，全身淤血等心力衰竭表现。

（2）风湿性心肌炎　风湿性心肌炎（rheumatic myocarditis）主要累及心肌间质结缔组织。心肌小动脉近旁的结缔组织发生纤维素样坏死，继而形成 Aschoff 小体。小体呈弥漫性或局限性分布，大小不一，多呈梭形，最常见于左心室后壁、室间隔、左心房及左心耳等处。后期，小体发生纤维化，形成梭形小瘢痕。

有时在儿童，渗出性病变特别明显，心肌间质发生明显水肿及弥漫性炎性细胞浸润。严重者常引起心功能不全。

风湿性心肌炎常可影响心肌收缩力，临床上表现为心搏加快，第一心音低钝，严重者可导致心功能不全。心电图常见 P-R 间期延长，可能是由于病变波及房室结或迷走神经兴奋所致。

（3）风湿性心包炎　风湿病时，心包总被累及，引起风湿性心包炎（rheumatic pericarditis）。病变主要累及心包脏层，呈浆液性或浆液纤维素性炎症，心外膜结缔组织可发生纤维素样变性。心包腔内可有大量浆液渗出（心包积液）。叩诊心界向左、右扩大，听诊时心音遥远，X 线检查示心脏呈梨形。当有大量纤维蛋白渗出时，心外膜表面的纤维素因心脏的不停搏动而成绒毛状，称为绒毛心（cor villosum）（图 4-2-3）。恢复期，浆液逐渐被吸收，纤维素亦大部被溶解吸收，少部分发生机化，致使心包的脏、壁两层发生部分粘连，极少数病例甚至形成缩窄性心包炎（constrictive pericarditis）。

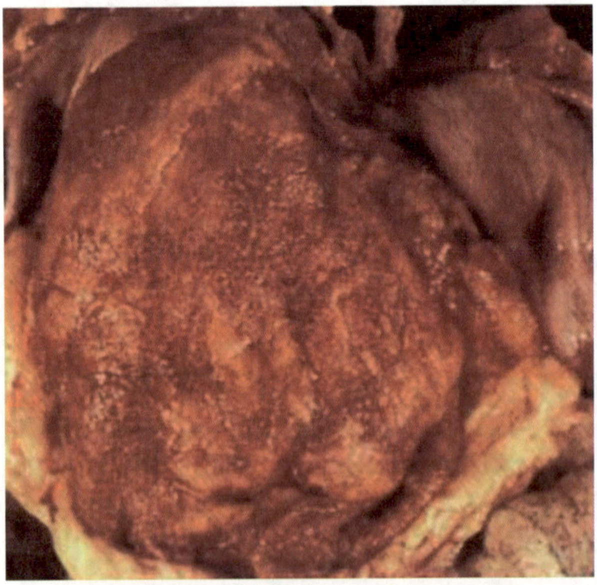

心外膜表面有大量纤维素渗出，呈绒毛状（绒毛心）

图 4-2-3　风湿性心包炎（大体）

2. 风湿性关节炎

约 75% 的风湿热患者早期出现风湿性关节炎（rheumatic arthritis），常累及大关节，最常见于膝和踝关节，其次是肩、腕、肘等关节。各关节常先后受累，反复发作，局部出现红、肿、热、痛和功能障碍。镜下，病变主要为浆液性炎症，并有少量淋巴细胞和纤维素渗出，有时在关节周围结缔组织内可有少数 Aschoff 小体形成。康复时，浆液性渗出物被完全吸收，一般不留后遗症。

3. 风湿性动脉炎

风湿性动脉炎（rheumatic arteritis）可发生于冠状动脉、肾动脉、肠系膜动脉、脑动脉、主动脉和肺动脉等。急性期，血管壁发生黏液样变性和纤维素样坏死，伴有炎症细胞浸润，可有 Aschoff 小体形成，并可继发血栓形成。后期，血管壁因瘢痕形成而呈不规则增厚，管腔狭窄。

4. 皮肤病变

皮肤的风湿性病变可表现为皮肤环形红斑和皮下结节。

（1）渗出性病变　躯干和四肢皮肤出现环形红斑（erythema annulare），为环形或半环形淡红色斑，1 ～ 2 日可消退，发生于风湿热的急性期，对急性风湿病有诊断意义。镜下，红斑处真皮浅层血管充血，血管周围水肿及炎性细胞浸润。

（2）增生性病变　皮下结节（subcutaneous nodules）多见于肘、腕、膝、踝关节附近伸侧面皮下，直径 0.5 ～ 2 cm，圆形或椭圆形，质地较硬，活动，压之不痛。镜下，结节中心为大片纤维素样坏死物质，其周围可见增生的纤维母细胞和 Anitschkow 细胞呈栅状排列，伴有炎性细胞（主要为淋巴细胞）浸润。数周后，结节逐渐纤维化而变为瘢痕组织。风湿热时，皮下结节并不经常出现，但有诊断意义。

5. 中枢神经系统病变

多见于 5 ～ 12 岁儿童，女孩多于男孩。主要病变为脑的风湿性动脉炎和皮质下脑炎，可有神经细胞变性、胶质细胞增生及胶质结节形成。病变主要累及大脑皮质、基底节、丘脑及小脑皮层。当锥体外系统受累较重时，患儿出现肢体的不自主运动，称为小舞蹈症（chorea minor）。

二、感染性心内膜炎

感染性心内膜炎（infective endocarditis，IE）是指由病原微生物直接侵袭心内膜而引起的炎症性疾病，在心瓣膜表面形成的血栓（疣赘物）中含有病原微生物。引起心内膜感染的因素有：① 病原体侵入血流，引起菌血症、败血症或脓毒血症，并侵袭心内膜。② 心瓣膜异常，有利于病原微生物的寄居繁殖。③ 防御机制的抑制，如肿瘤患者使用细胞毒性药物和器官移植患者使用免疫抑制剂时。病原微生物包括各种细菌和各种真菌等。临床经过与病原微生物有关，传统分为急性和亚急性两类，其临床经过及病理变化均有所不同。

（一）亚急性感染性心内膜炎

亚急性感染性心内膜炎（subacute infective endocarditis）病程经过 6 周以上，可迁延数月，甚至 1 ～ 2 年。通常由毒力较弱的细菌引起（亚急性细菌性心内膜炎，subacute bacterial endocarditis）。最常见的是草绿色链球菌，此菌为口腔、咽部的正常菌丛。在拔牙、扁桃体摘除术时可有一时性菌血症，细菌亦可从感染灶

（牙周炎、扁桃体炎）侵入血流。其次为牛链球菌（为寄居肠道的菌丛）。表皮葡萄球菌为皮肤菌丛，可污染静脉导管及外置起搏器的导线而引起心内膜感染。泌尿生殖器器械检查、前列腺切除术及肠手术后可引起肠球菌性心内膜炎。真菌性心内膜炎最常由白色念珠菌感染引起，特别是药物成瘾者使用污染的注射器或溶液时易感染。此外，亦见于免疫抑制的患者。

亚急性感染性心内膜炎常发生于已有病变的瓣膜（如风湿性心内膜炎）或并发于先天性心脏病（如室间隔缺损、Fallot 四联症等）。行修补术后的瓣膜亦易被感染。此型心内膜炎最常侵犯二尖瓣和主动脉瓣，并可累及其他部位心内膜。

1. 病理变化

肉眼观，可见在原有病变的瓣膜上形成疣赘物。瓣膜呈不同程度增厚、变形，常发生溃疡，其表面可见大小不一，单个或多个息肉状或菜花样疣赘物。疣赘物为污秽灰黄色，干燥而质脆，颇易脱落而引起栓塞。病变瓣膜僵硬，常发生钙化。瓣膜溃疡较急性感染性心内膜炎者为浅，但亦可遭到严重破坏而发生穿孔（图 4-2-4）。病变亦可累及腱索。

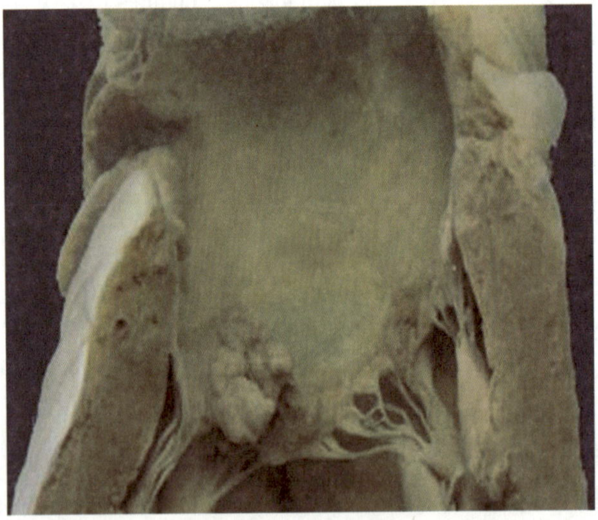

增厚瓣膜上可见赘生物

图 4-2-4 亚急性感染性心内膜炎（大体）

镜检下，疣赘物由血小板、纤维素、细菌菌落、炎症细胞和少量坏死组织构成，细菌菌落常被包裹在血栓内部。瓣膜溃疡底部可见不同程度的肉芽组织增生和淋巴细胞、单核细胞及少量中性粒细胞浸润。有时还可见到原有的风湿性心内膜炎病变。

2. 结局和合并症

本病的治愈率较高，但瘢痕形成极易造成严重的瓣膜变形和腱索增粗缩短，导致瓣口狭窄和/或关闭不全（慢性心脏瓣膜病）。少数病例可由于瓣膜穿孔或腱索断离而导致致命性急性瓣膜功能不全。

疣赘物内的病原菌可侵入血流，引起败血症，患者皮肤、黏膜和眼底常有出血点，这是由于血管壁受损，通透性增高所致。这种出血在临床诊断上有一定意义。患者脾一般呈中度肿大，镜下，脾单核吞噬细胞增生，脾窦扩张充血。由于脾功能亢进和草绿色链球菌的轻度溶血作用，患者常有贫血。

动脉性栓塞：瓣膜上的疣赘物颇易脱落，进入血流，可引起各器官的栓塞。动脉性栓塞多见于脑动脉，其次为肾及脾动脉，冠状动脉栓塞少见。由于栓子多来自血栓的最外层，不含微生物或者由于病原菌毒力弱在局部不能存活，因此多引起非感染性梗死。

免疫性合并症：由于病原菌长期释放抗原入血，可导致免疫复合物形成，伴有补体水平降低。高水平的循环免疫复合物可引起关节炎，指甲下线状出血（subungual splinter haemorrhage）、紫癜及肾小球肾炎。肾小球肾炎大多为局灶性肾小球肾炎，少数病例为弥漫性增生性肾小球肾炎。皮肤可见红色有压痛的小结节（称为 Osler 结节），也有人认为这是栓塞性而非免疫性病变。皮肤活检证明，紫癜乃免疫复合物沉积引起的脉管炎所致。脑内小动脉壁可发生纤维素样坏死及炎性细胞浸润，颇似结节性多动脉炎。受累小动脉可发生细菌性动脉瘤（mycotic aneurysm），可并发血栓形成或破裂引起脑出血。

（二）急性感染性心内膜炎

急性感染性心内膜炎（acute infective endocarditis），由于被累心内膜常有溃疡形成，故又称为溃疡性心内膜炎（ulcerative endocarditis）。此类心内膜炎起病急剧，多由毒力较强的化脓菌引起（急性细菌性心内膜炎，acute bacterial endocarditis），其中大多为金黄色葡萄球菌，其次为化脓链球菌。通常病原菌先在机体某局部引起化脓性炎症（如化脓性骨髓炎、痈、产褥热等），当机体抵抗力降低时（如肿瘤、心脏手术、免疫抑制等）病原菌则侵入血流，引起败血症并侵犯心内膜。此型心内膜炎多发生在本来正常的心内膜上，多单独侵犯主动脉瓣或二尖瓣。

早期，瓣膜闭锁缘上可见污秽黄色脓性渗出物覆盖，瓣膜可被破坏，坏死组织脱落后形成溃疡，其底部多有血栓形成。血栓、坏死组织和大量细菌菌落混合在一起，形成疣赘物。此种疣赘物一般较大，质地松软，灰黄色或浅绿色，易脱落而形成带有细菌的栓子，可引起大循环一些器官的梗死和多发性栓塞性小脓肿。严重者，可发生瓣膜破裂、穿孔和/或腱索断裂，也可导致急性心瓣膜关闭不全而猝死。镜下，瓣膜溃疡底部组织坏死，有大量中性粒细胞浸润及肉芽组织形成。血栓主要由血小板、纤维素构成，混有坏死组织和大量细菌。

过去此型心内膜炎病程颇短，患者可在数周至数月内死亡。近年来，由于抗生素的广泛应用，病死率已大大下降。

三、心脏瓣膜病

心脏瓣膜病大多为风湿性心内膜炎、感染性心内膜炎的后果。主动脉粥样硬化和梅毒性主动脉炎亦可累及主动脉瓣，引起主动脉瓣膜病，少数是由于瓣膜钙化或先天性发育异常所致。瓣膜关闭不全和瓣膜口狭窄可单独发生，但通常两者合并存在。病变可累及一个瓣膜，或两个以上瓣膜同时或先后受累（联合瓣膜病）。

瓣膜关闭不全（valvular insufficiency）是指心脏瓣膜关闭时不能完全闭合，使一部分血流反流。瓣膜关闭不全是由于瓣膜增厚、变硬、卷曲、缩短，或由于瓣膜破裂和穿孔，亦可因腱索增粗、缩短和与瓣膜粘连而引起。

瓣膜口狭窄（valvular stenosis）是指瓣膜口在开放时不能充分张开，造成血流通过障碍。瓣膜口狭窄主要由瓣膜炎症修复过程中相邻瓣膜之间（近瓣联合处）互相粘连、瓣膜纤维性增厚、弹性减弱或丧失、瓣膜环硬化和缩窄等引起。

心瓣膜病早期，由于心肌代偿肥大，收缩力增强，可克服瓣膜病带来的血流异常。此期，一般不出现明显血液循环障碍的症状，称为代偿期。后期，瓣膜病逐渐加重，最后出现心功能不全，发生全身血液循环障碍，称为失代偿期。此时，心脏发生肌原性扩张，心腔扩大，肉柱扁平，心尖变钝，心肌收缩力降低。

（一）二尖瓣狭窄

二尖瓣狭窄（mitral stenosis）大多由风湿性心内膜炎所致，少数可由感染性心内膜炎引起。正常成人二尖瓣口开大时，其面积大约为 5 cm^2，可通过两个手指。当瓣膜口狭窄时，轻者，瓣膜轻度增厚，形如隔膜；重者，瓣膜极度增厚，瓣口形如鱼口（图4-2-5）。瓣口面积可缩小到 1 ~ 2 cm^2，甚至0.5 cm^2，或仅能通过医用探针。

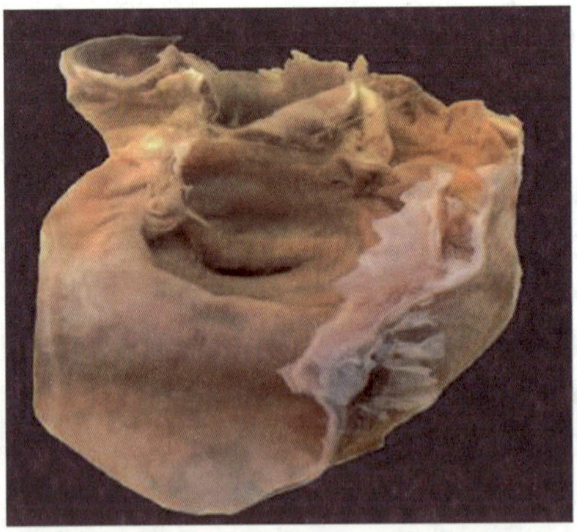

二尖瓣口狭窄，瓣口呈鱼口状

图 4-2-5 慢性风湿性心瓣膜病（大体）

1. 血流动力学和心脏变化

早期，左心房发生代偿性扩张和肥大。由于二尖瓣口狭窄，舒张期时血液从左心房注入左心室受到阻碍，以致舒张末期仍有部分血液滞留于左心房内，加上来自肺静脉的血液，致左心房内血容量比正常增多。此时，心肌纤维拉长以加强收缩力，心腔扩大以容纳更多血液。这种心腔扩大称为代偿性扩张。随着左心房心肌负荷增加，导致其代偿性肥大。后期，左心房代偿失调，心房收缩力减弱而呈高度扩张（肌原性扩张）。此时，左心房血液在舒张期时不能充分排入左心室。由于左心房内血液淤积，肺静脉回流受阻，引起肺淤血、肺水肿或漏出性出血。由于肺静脉血压升高，通过神经反射引起肺内小动脉收缩，使肺动脉血压升高［正常 2 kPa（15 mmHg），可升高到 5.3 ～ 6.6 kPa（40 ～ 50 mmHg）］。长期肺动脉压升高，可导致右心室代偿性肥大，心肌纤维增粗。以后，右心室发生心肌劳损，出现肌原性扩张，继而右心房淤血。当右心室高度扩张时，右心室瓣膜环随之扩大，可出现三尖瓣相对性关闭不全。收缩期，一部分血液自右心室回流至右心房，加重右心房的血液淤积，引起大循环淤血。二尖瓣口狭窄时，左心室内流入血量减少，心室腔一般无明显变化。当狭窄非常严重时，左心室可出现轻度缩小。

2. 临床病理联系

二尖瓣口狭窄，听诊时在心尖区可闻及“隆隆”样舒张期杂音。X 线检查，显示左心房增大。左心房高度扩张时，可引起心房纤维性颤动。左心房血液出现涡流，易于继发附壁血栓，多见于左心房后壁及左心耳内。血栓脱落后可引起栓塞。由于肺淤血、水肿及漏出性出血，肺内气体交换受到影响，患者常咳出带血的泡沫痰，出现呼吸困难、紫绀。患者常出现面颊潮红（二尖瓣面容）。右心衰竭时，大循环淤血，出现颈静脉怒张，各器官淤血水肿，肝淤血肿大，下肢浮肿，浆膜腔积液。

（二）二尖瓣关闭不全

二尖瓣关闭不全（mitral insufficiency）也常是风湿性心内膜炎的后果，也可由亚急性感染性心内膜炎等引起。

1. 血流动力学和心脏变化

二尖瓣关闭不全时，在心收缩期，左心室一部分血液通过关闭不全的二尖瓣口反流到左心房内，加上肺静脉输入的血液，左心房血容量较正常增加，压力升高。久之，左心房代偿性肥大。在心舒张期，大量的血液涌入左心室，使左心室因收缩加强而发生代偿性肥大。以后，左心室和左心房均可发生代偿失调（左心衰竭），从而依次出现肺淤血、肺动脉高压、右心室和右心房代偿性肥大、右心衰竭及大循环淤血。二尖瓣关闭不全与二尖瓣口狭窄相比，除瓣膜的变化不同外，还有左心室代偿性肥大和失代偿后出现的肌原性扩张。

2. 临床病理联系

X 线检查显示左心室肥大，听诊时心尖区可闻及吹风样收缩期杂音，其他血液循环变化与二尖瓣口狭窄的相同。后期，瓣膜口狭窄和关闭不全常合并发生。左心房、肺循环、右心功能及大循环的变化与前述相同，而左心室的增大随着二尖瓣关闭不全的程度加重而愈趋明显。

（三）主动脉瓣关闭不全

主动脉瓣关闭不全（aortic insufficiency）主要由风湿性心内膜炎造成，也可由感染性心内膜炎、主动脉粥样硬化和梅毒性主动脉炎等累及主动脉瓣膜引起。此外，梅毒性主动脉炎、类风湿性主动脉炎及 Marfan 综合征均可引起瓣膜环扩大而造成相对性主动脉瓣关闭不全。

1. 血流动力学和心脏变化

由于瓣膜口关闭不全，在心舒张期，主动脉部分血液反流至左心室，使左心室血容量增加而逐渐发生代偿性肥大。久之，发生失代偿性肌原性扩张，依次引起肺淤血、肺动脉高压、右心肥大、右心衰竭、大循环淤血。

2. 临床病理联系

主动脉瓣关闭不全，听诊时，在主动脉瓣区可闻及舒张期杂音。由于舒张期主动脉部分血液反流，舒张压下降，故脉压差增大。患者可出现水冲脉、血管枪击音及毛细血管搏动现象。由于舒张压降低，冠状动脉供血不足，有时可出现心绞痛。

（四）主动脉瓣狭窄

主动脉瓣狭窄（aortic stenosis）主要是慢性风湿性主动脉瓣膜炎的后果，常与风湿性二尖瓣病变合并发生。少数由先天性发育异常或动脉粥样硬化引起主动脉瓣钙化所致。

1. 血流动力学和心脏变化

主动脉瓣狭窄时，在心收缩期，左心室血液排出受阻，久之，左心室出现代偿性肥大，左心室壁肥厚，但心腔不扩张（向心性肥大）。后期，左心室代偿失调而出现肌原性扩张，左心室血量增加，继之出现左心房淤血。久之，左心房衰竭，引起肺循环、右心功能和大循环障碍。

2. 临床病理联系

X线检查，显示心脏呈靴形，并向左、向下扩大，向后转位，这是由于其主要病变为左心室肥大。听诊时，主动脉瓣听诊区可闻及吹风样收缩期杂音。严重狭窄者，心输出量极度减少，血压降低，内脏，特别是冠状动脉供血不足。晚期常出现左心衰竭，引起肺瘀血。

（五）二尖瓣脱垂

二尖瓣脱垂综合征（mitral valve prolapse syndrome）是指各种原因使得二尖瓣叶在心脏收缩时向左心房脱垂，导致二尖瓣关闭不全的一系列临床表现。

二尖瓣脱垂时主要的病理特征为二尖瓣黏液样变性，海绵层增生并侵入纤维层，海绵层明显增厚伴蛋白多糖堆积，瓣叶心房面局限性增厚，表面有纤维素和血小板沉积。脱垂的二尖瓣瓣叶腱索间部分膨出，朝向左心房的瓣叶呈半球状隆起，瓣叶变长、面积增大，严重者二尖瓣扩张。同时，腱索变细、变长、扭曲，继之纤维化而增厚。腱索异常以瓣叶受累处最显著。由于腱索异常，二尖瓣应力不匀，导致瓣叶牵张和剥脱组织的黏液变性；腱索张力增加可导致腱索断裂。乳头肌及其附近的心肌可因过分牵拉、摩擦而引起缺血和纤维化。瓣环的扩大和钙化进一步加重脱垂的程度。

（六）多瓣膜病

多瓣膜病（multivalvular heart disease）是指一种病变可导致多个瓣膜的损伤，

如风湿性心脏病中可见多个瓣膜的病变；另外，一个瓣膜的损害可导致多个瓣膜的损伤，如三尖瓣关闭不全可能是由于其他瓣膜损伤后的继发病变。多瓣膜病所导致的血流动力学异常比单瓣膜病更为严重。最常见的多瓣膜病为二尖瓣狭窄伴主动脉瓣关闭不全，此为风湿性心脏病常见的组合。三个瓣膜同时均有病变者较少见。

（鞠小丽）

第三节　心肌病的病理基础

心肌病（cardiomyopathy）是指除心脏瓣膜病、冠状动脉粥样硬化性心脏病、高血压性心脏病、肺源性心脏病和先天性心脏病以外的以心肌病变为主要表现的一组疾病，包括扩张型心肌病、肥厚型心肌病、限制型心肌病、致心律失常性右室心肌病、特异性心肌病等。克山病曾在我国爆发流行，因其特点，被列入特异性心肌病。

心肌是心脏舒缩的动力结构，对物理性（如缺氧）、化学性（如药物、毒素）和生物性（如感染因子）等致病因素特别敏感。心肌的轻度损伤常表现为细胞核及细胞器的肥大，重度损伤表现为细胞结构的改建和细胞坏死，以及由此而导致的纤维化。这些变化既是各型心肌病的基本病变，又具有代偿适应意义。

一、扩张型心肌病

扩张型心肌病（dilated cardiomyopathy）是原因不明的各种心肌疾病的最后结果，以心腔高度扩张和明显的心搏出力降低（心力衰竭）为特征。大多数病例可查出抗心内膜的自身抗体，其临床意义尚不清楚。发病年龄为 20 ~ 50 岁，男性多于女性。患者多因两侧心力衰竭而就医。多数患者常因心力衰竭进行性加重而死亡或因心律失常而猝死。

肉眼观，典型变化是两侧心室肥大，四个心腔扩张，心尖部变薄呈钝圆形（离心性肥大），状如牛心（图 4-3-1）。心质量比正常增加 25% ~ 50%（心重 400 ~ 750 g），由于心腔扩张，左心室壁厚度多在正常范围内，右心室壁常轻度增厚。心内膜纤维化在儿童患者较为明显，常伴有心内膜纤维弹性组织增生症。附壁血栓机化后可导致斑块状心内膜纤维化。由于左、右心室扩张，瓣环扩大，可导致二尖瓣及三尖瓣关闭不全。

镜下，心肌细胞通常显示肥大和不同程度的伸长及肌浆变性，失去收缩成分。肥大的心肌细胞由于整个细胞伸长，其横径多在正常范围内，但核大、浓染。心肌间质纤维化是此型心肌病最常见的变化，可见到血管周围和心肌细胞周围纤细的胶原纤维束，或致密的代替性纤维化灶。间质性纤维化通常以左心室心内膜、心肌为重。心内膜纤维化通常较轻，但附壁血栓处纤维化明显。此外，有些病例可见淋巴细胞性间质性心肌炎，其特点是多发性淋巴细胞浸润灶伴有心肌细胞的变性和坏死。

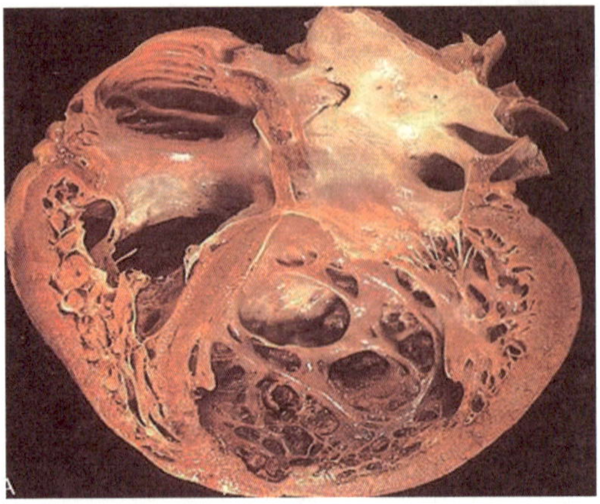

两侧心室扩张，壁高度变薄，心尖部明显钝圆变薄，肉株及乳头肌变扁平

图 4-3-1　扩张型心肌病（大体）

二、肥厚型心肌病

肥厚型心肌病（hypertrophic cardiomyopathy）的特点是室间隔不匀称肥厚，心肌细胞异常肥大，排列方向紊乱及收缩期二尖瓣帆向前移动等。肥厚的肌壁顺应性降低，致使心室充盈，阻力增加。临床表现为不同程度的心室排空受阻而非充盈受限。根据左心室流出道有无梗阻现象，可将其分为梗阻性和非梗阻性两型。右心室流出道或两心室流出道均受阻者少见。常导致猝死，亦可并发感染性心内膜炎。

肉眼观，两侧心室显著肥大，心脏质量增加，为正常平均心重的 1 ～ 2 倍（成人患者心多重达 500 g 以上，少数可达 1 000 g）。绝大多数病例的室间隔厚度大于左室游离壁（图 4-3-2），肥厚可为局限性，累及心基底部（主动脉瓣下）、室间隔中部或心尖区。收缩期二尖瓣向前移动与室间隔接触，可导致二尖瓣增厚和主动脉瓣下心内膜纤维化。在心力衰竭发生之前，左心室一般不扩张。

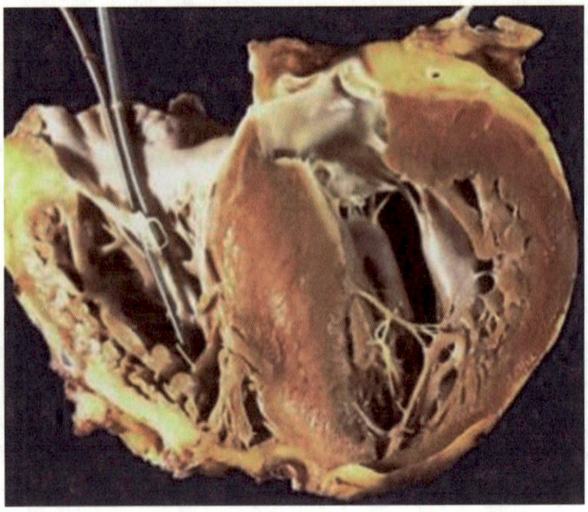

室间隔非对称性肥厚，心室腔及左室流出道狭窄

图 4-3-2　肥厚型心肌病（大体）

镜下，心肌细胞显著肥大，核大而浓染，核周有亮区包围，组织化学染色证明为糖原堆积，具有一定的诊断意义。心肌细胞排列紊乱较其他型心肌病为甚，而且常呈旋涡状或缠绕呈簇状排列，细胞内肌原纤维不呈平行排列，而是向各个方向、互相交错排列。常有间质纤维化灶形成，但以内膜纤维化，尤以位于主动脉瓣下区的内膜纤维化最为突出。位于肥厚的室间隔内的冠状动脉分支管壁常有增厚现象。

电子显微镜观察，主要表现为相邻细胞的侧面出现细胞间连接的闰盘；发自某一肌原纤维Z带的肌丝可以从不同角度插入另一肌原纤维的Z带，形成交织状排列。有时还可见肌丝从增宽的Z带向各个方向放射。但是，肌细胞侧对侧联接和肌原纤维排列紊乱并非肥厚型心肌病所独有的变化。

三、限制型心肌病

限制型心肌病（restrictive cardiomyopathy）以心室充盈受限制为特点，典型病变为心室内膜和内膜下心肌进行性纤维化，导致心室壁顺应性降低，心腔狭窄，因此亦称为心内膜心肌纤维化（endomyocardial fibrosis）。

肉眼观，右心室内膜纤维化，尤以心尖部明显，内膜增厚2～3 mm，灰白色，表面可有血栓形成。心尖部内膜纤维性增厚向上蔓延，可将乳头肌、肉柱埋陷在内，腱索变粗、缩短，可导致三尖瓣关闭不全。左心室内膜纤维化主要在流入道或心尖部，表面亦可有血栓形成。当二尖瓣后瓣叶与左心室后壁粘连时，引起二尖瓣关闭不全。

镜下，可见增厚的内膜主要为致密的玻璃样变的胶原纤维，可有钙化；表面可见陈旧的附壁血栓。心内膜下心肌常见萎缩、变性改变。

此外，嗜伊红细胞性心内膜心肌病（eosinophilic endomyocardial disease）可能是本型心肌病的亚型。浸润于心内膜心肌处的嗜伊红细胞脱颗粒，释出阳离子蛋白，可引起该处心肌的灶状坏死及纤维化。心室流入道及心尖部的附壁血栓和纤维化可导致心室限制型充盈障碍。

四、致心律失常性右室心肌病

致心律失常性右室心肌病（arrhythmogenic right ventricular cardiomyopathy）又称为右室心肌病，本病以右心室心肌被纤维脂肪组织进行性替代为特征，家族性发病颇为常见，多为常染色体显性遗传，心律失常和猝死多见，尤其是年轻患者。临床表现为右心室进行性扩大，难治性右心衰竭和/或室性心动过速。

病变特点是右室局部或全部心肌为纤维或脂肪组织替代，肌小梁变平，偶有少量单核细胞或炎症细胞浸润，心内膜可贴近心外膜。病变区心室壁变薄可伴瘤样扩张，部分病例亦可累及心房和左心室。

五、特异性心肌病

特异性心肌病是指与特异的心脏病或系统性疾病有关的心肌疾病。

（一）克山病

克山病（Keshan disease）是一种地方性心肌病（endemic cardiomyopathy）。1935年首先流行于黑龙江省克山县，当时对该病的本质认识不清，遂以此地名来命名，一直沿用至今。本病主要流行于我国东北、西北、华北及西南一带交通不便的山区或丘陵地带。病理学上以心肌的变性、坏死及修复后形成瘢痕为特点。临床上常有急性或慢性心功能不全表现。

1. 病因

20世纪50年代以来，学者对本病病因做了大量研究，但至今尚无定论。起初认为是一种地区流行性病毒性心肌炎，可能与柯萨奇B族病毒感染有关，但病毒分离和血清学检测未获规律性阳性结果。研究发现，病区粮食中硒含量明显低于非病区，患者的头发和血液中硒含量亦明显低于非病区人群。服用亚硒酸钠可控制一部分克山病的发作。1974—1977年间，我国在发病地区进行补硒的预防研究，结果表明，经补硒的儿童克山病的发病例数显著低于对照组。应用硒制剂防治克山病在我国取得了一定的成果，然而，其他可能的致病因素尚有待进一步研究。

2. 病理变化

本病的病变主要在心肌，可出现严重的变性、坏死及瘢痕形成。骨骼肌亦可有轻度变性或小灶状坏死。

肉眼观，心脏呈不同程度增大，两侧心室均扩张，致使心脏近于球形，质量亦增加。病程较长的慢性型病例心重增加更甚，最重的可超过500 g。心腔的扩张属肌原性，心壁变薄，乳头肌及肉柱变扁。少数病例在左心室肉柱间及左、右心耳内可有附壁血栓形成。若血栓脱落，可引起肺、肾、脾、脑等器官的栓塞和梗死。切面可见正常红褐色心肌内散布着数量不等的变性、坏死乃至瘢痕病灶。早期，坏死灶呈灰黄色，境界不清。瘢痕病灶呈灰白色、半透明，境界较清楚，呈星状或树枝状条纹，互相连接，有的呈较大的片块状或带状。心肌病变新旧交杂，色泽斑驳（图4-3-3）。

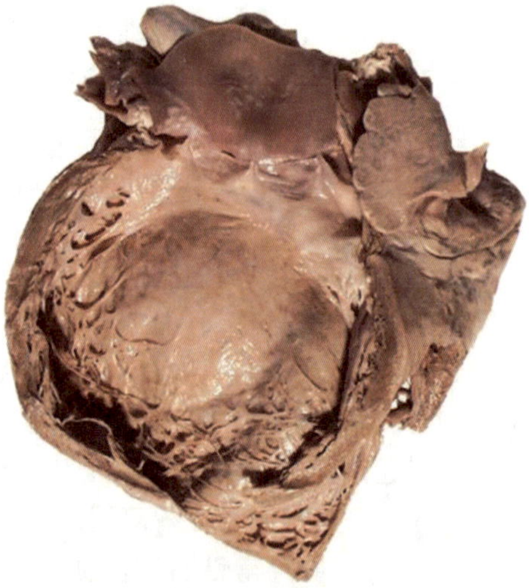

左心室明显扩张，室壁变薄

图4-3-3 克山病之心脏（大体）

镜下，心肌细胞出现不同程度水肿，胞质内出现蛋白质颗粒（线粒体肿胀）和空泡变性。心肌坏死主要表现为凝固性坏死和液化性肌溶解。前者肌原纤维融合成均质红染物，核消失，继而坏死物通过细胞自身及吞噬细胞的溶酶体酶溶解吸收。后者是在心肌空泡变性的基础上，肌原纤维及核发生酶性溶解液化，遗留肉膜空鞘。心肌坏死常呈灶状，病灶大小和形状不一，呈散在分布，并多见于心肌内层，而且与冠状血管有密切关系，有的病变围绕冠状动脉分支呈袖套状分布（图4-3-4）。坏死灶最终被修复成为瘢痕。

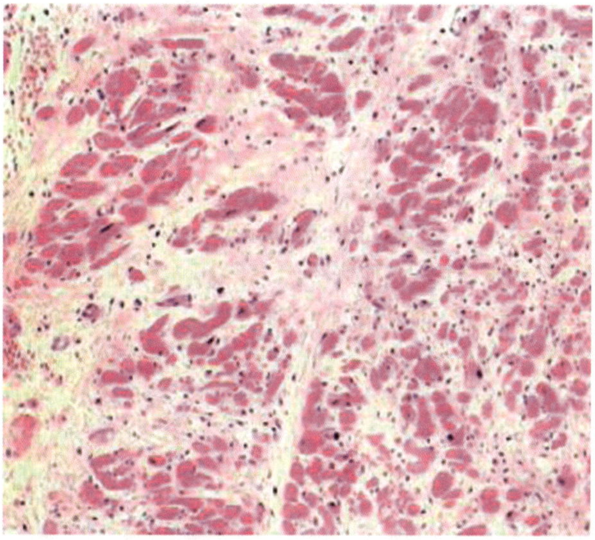

心肌纤维变形、坏死，坏死灶沿血管分布，坏死灶内肌纤维溶解，被纤维结缔组织取代

图 4-3-4　克山病（镜下）

3. 临床表现

根据患者发病缓急、病程长短及心肌代偿情况分为 4 型：

（1）急性型　发病急骤，由于心肌病变比较广泛、严重，心肌收缩力明显减弱，心输出量在短时间内大幅度减少，重者出现心源性休克。由于供血不足，患者常有头昏、恶心、呕吐等症状，血压下降，心音弱，尤以第一心音减弱为著，并常有心律不齐。

（2）亚急性型　病情进展稍缓，心肌受损不如急性型那样严重，但心肌收缩力明显减弱。临床上出现明显的心力衰竭，特别是急性左心衰竭，有咳嗽、呼吸困难、满肺水泡音等征象。经 1 ～ 4 周后，可发生全心衰竭，出现颈静脉怒张、肝肿大及全身水肿等。

（3）慢性型　亦称痨型，病情发展缓慢，多由潜在型逐渐发展而成，少数由急性型或亚急性型转化而来。心脏代偿肥大，心腔扩张明显，临床上主要表现为慢性心功能不全。

（4）潜在型　心脏受损较轻或因代偿功能较好，临床上多无明显的自觉症状。

（二）酒精性心肌病

酒精性心肌病（alcoholic cardiomyopathy）是以长期过量饮酒或反复大量酗酒后出现心脏扩大和心力衰竭为特点的心肌病，既往无其他心脏病病史。多见于 30 ～ 55 岁男性，常为隐匿性，早期表现为酒后感到心悸、胸部不适或晕厥，阵发性心房颤动或心室颤动等；晚期患者发生心力衰竭，类似于扩张型心肌病。年轻的酒精性心肌病患者可由心室颤动引起猝死。

（三）围生期心肌病

围生期心肌病（peripartum cardiomyopathy）是指在妊娠末期或产后 5 个月内，

首次发生以心肌受累为主的一种心脏病，临床表现为心力衰竭，类似于扩张型心肌病。此病病因不明，近年来发现病毒感染与本病有关。多数围生期心肌病患者经过治疗得以恢复，心脏大小可恢复正常；少数患者遗留心脏扩大，可在数年内死于心力衰竭或猝死。

（四）药物性心肌病

药物性心肌病（drug-induced cardiomyopathy）是指接受某些药物治疗的患者，因药物对心肌的毒性作用，引起心肌损害，临床表现以服药后出现心律失常、心脏增大和心功能不全，而服药前无其他心脏病表现为特点。常见的药物包括抗肿瘤药物（如红霉素、柔红霉素）、抗精神病药物（如氯丙嗪、奋乃静、三氟拉嗪）、三环类抗抑郁药（如氯丙咪嗪、阿米替林、多虑平）等。

（鞠小丽）

本章小结

1. 心脏瓣膜病是指心脏瓣膜因先天性发育异常或后天疾病造成的器质性病变，表现为瓣膜口狭窄和/或关闭不全，是最常见的慢性心脏病之一。引起心瓣膜病的最常见的原因是风湿性心内膜炎及感染性心内膜炎。风湿病是累及全身结缔组织和血管的变态反应性炎症。典型变化大致可分为三期：变质渗出期、肉芽肿期和纤维化期。风湿性心内膜炎疣赘物呈串珠样单行排列，实质上是白色血栓，与瓣膜黏附紧密，不易脱落。感染性心内膜炎病原体直接破坏瓣膜，疣赘物粗大，含菌，较易脱落。

2. 心脏瓣膜病表现为瓣膜口狭窄和/或关闭不全，多累及二尖瓣和/或主动脉瓣，其主要危害是引起血流动力学紊乱。

3. 心肌病是指除心脏瓣膜病、冠状动脉粥样硬化性心脏病、高血压性心脏病、肺源性心脏病和先天性心脏病以外的以心肌病变为主要表现的一组疾病，包括扩张型心肌病、肥厚型心肌病、限制型心肌病、致心律失常性右室心肌病、特异性心肌病等。克山病曾在我国爆发流行，因其特点，被列入特异性心肌病。

思考题

1. 列表比较第一心音与第二心音产生的原因、特点和意义。
2. 简述风湿病的基本病变。
3. 简述急性风湿性心内膜炎的病变特点及其后果。
4. 试比较急性感染性心内膜炎与亚急性细菌性心内膜炎赘生物的病变特点。
5. 试比较急性风湿性心内膜炎和亚急性细菌性心内膜炎的病变特点及其后果。
6. 简述风湿性关节炎的病变及临床特点。

7. 简述扩张型心肌病的病变特点。

8. 简述肥厚型心肌病的病变特点。

9. 慢性风湿性二尖瓣狭窄伴心衰患者，全身各脏器可能有哪些变化？

10. 风湿性心瓣膜病患者出现栓塞症状，试分析其可能的原因，并简述心、脑等重要脏器的主要病变。

11. 试以二尖瓣狭窄为例，简述血流动力学改变及主要脏器可能发生的病理变化。

主要参考文献

[1] 朱大年，王庭槐. 生理学 [M]. 第8版. 北京：人民卫生出版社，2013.

[2] 陈杰，李甘地. 病理学 [M]. 第2版. 北京：人民卫生出版社，2010.

[3] 李玉林. 病理学 [M]. 第8版. 北京：人民卫生出版社，2013.

第五章

高　血　压

高血压（hypertension）是指以体循环动脉血压持续增高为主要特征（收缩压≥140 mmHg，舒张压≥90 mmHg），可伴有心、脑、肾等器官的功能或器质性损害的临床综合征。高血压是最常见的慢性病，也是心脑血管病最主要的危险因素。

第一节　动脉形态学基础

动脉（artery）是由心室发出的血管，在行程中不断分支，形成大、中、小和微动脉。动脉由于承受较大的压力，管壁较厚，管腔断面呈圆形。动脉壁由内膜、中膜和外膜构成。内膜的表面，由单层扁平上皮（内皮）构成光滑的腔面，外膜为结缔组织。大动脉的中膜富含弹力纤维，当心脏收缩射血时，大动脉管壁扩张，当心室舒张时，管壁弹性回缩，继续推动血液。中、小动脉，特别是小动脉的中膜，平滑肌较发达，在神经支配下收缩和舒张，以维持和调节血压及调节其分布区域的血流量。

一、动脉的组织学结构

1. 大动脉

大动脉（large artery）包括主动脉、无名动脉、颈总动脉、锁骨下动脉、椎动脉和髂总动脉等。大动脉的管壁中有多层弹性膜和大量弹性纤维，平滑肌则较少，故又称弹性动脉（elastic artery）。大动脉管壁结构特点如下（图 5-1-1）：

（1）内膜　有较厚的内皮下层，内皮下层之外为多层弹性膜组成的内弹性膜，由于内弹性膜与中膜的弹性膜相连，故内膜与中膜的分界不清楚。

（2）中膜　成人大动脉有 40 ～ 70 层弹性膜，各层弹性膜由弹性纤维相连，弹性膜之间有环形平滑肌和少量胶原纤维和弹性纤维。中膜基质的主要成分为硫酸软骨素。

（3）外膜　较薄，由结缔组织构成，没有明显的外弹性膜。外膜逐渐移行为周围的疏松结缔组织。

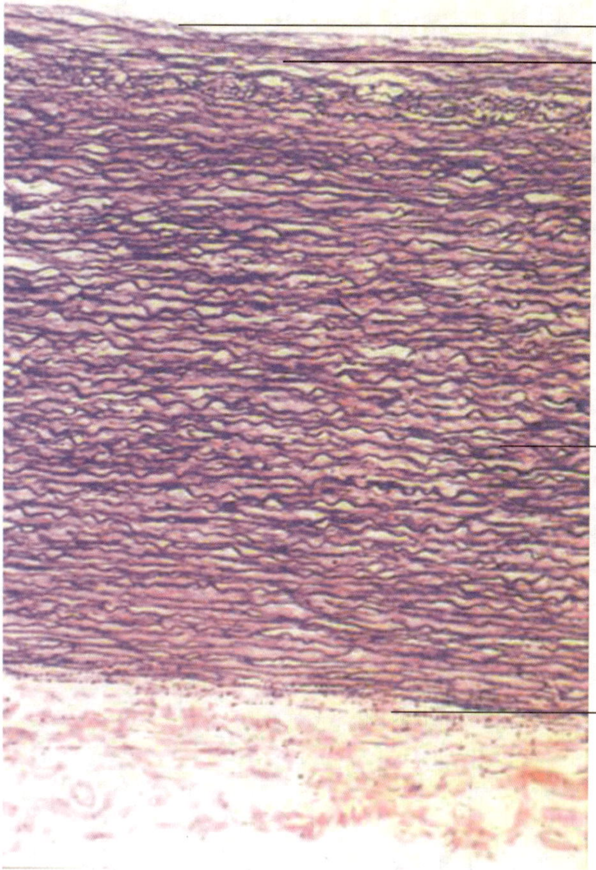

弹性膜呈波浪状，弹性膜之间为环形平滑肌和少量胶原纤维和弹性纤维

图 5-1-1　大动脉（镜下）

2. 中动脉

除大动脉外，其余凡在解剖学中有名称的动脉大多属中动脉（medium-size artery）。中动脉管壁的平滑肌相当丰富，故又名肌性动脉（muscular artery）。中动脉管壁的结构特点如下（图 5-1-2）：

（1）内膜　内皮下层较薄，内弹性膜明显。

（2）中膜　中膜较厚，由 10 ～ 40 层环形排列的平滑肌组成，肌间有一些弹性纤维和胶原纤维。

（3）外膜　厚度与中膜相当，多数中动脉的中膜和外膜交界处有明显的外弹性膜。

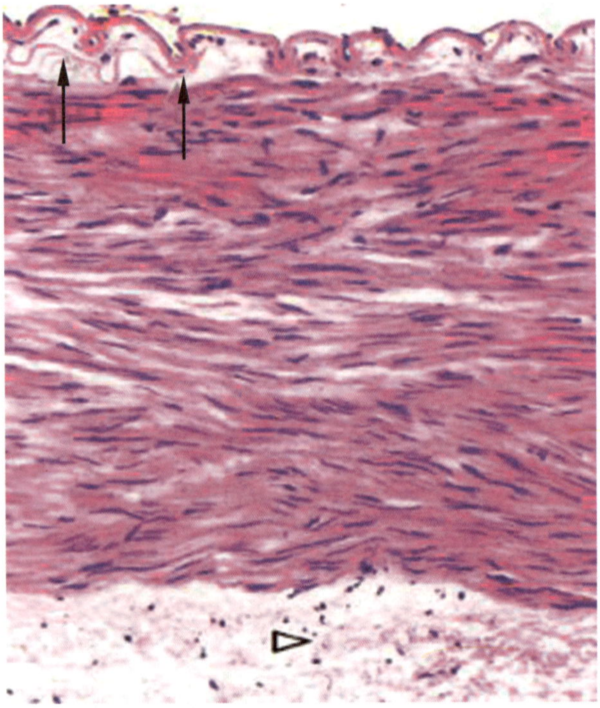

→内弹性膜；Δ 外膜

图 5-1-2　中动脉（镜下）

3. 小动脉

管径 1 mm 以下至 0. 3 mm 以上的动脉称为小动脉（small artery）。小动脉包括粗细不等的几级分支，也属肌性动脉。较大的小动脉，内膜有明显的内弹性膜，中膜有几层平滑肌，外膜厚度与中膜相近，一般没有外弹性膜（图 5-1-3）。

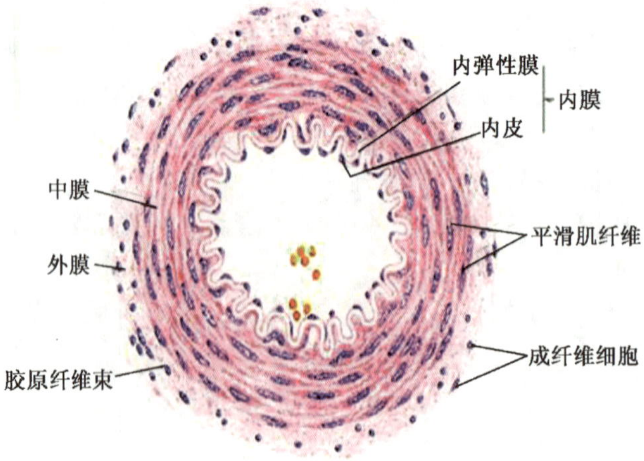

图 5-1-3　小动脉三层结构（镜下）

4. 微动脉

管径在0.3 mm以下的动脉，称微动脉（arteriole）。内膜无内弹性膜，中膜由1～2层平滑肌组成，外膜较薄。

5. 动脉管壁结构与功能的关系

心脏规律地舒缩，将血液断续地射入动脉。心脏收缩时大动脉管径扩张，而心脏舒张时，大动脉管径回缩，故动脉血流是连续的。中动脉中膜平滑肌发达，平滑肌的收缩和舒张使血管管径缩小或扩大，从而调节分配到身体各部和各器官的血流量。小动脉和微动脉的舒缩能显著地调节器官和组织的血流量，正常血压的维持在相当大程度上取决于外周阻力，而外周阻力的变化主要在于小动脉和微动脉平滑肌收缩的程度。

6. 血管壁的特殊感受器

血管壁内有一些特殊的感受器，如颈动脉体、主动脉体和颈动脉窦。颈动脉体位于颈总动脉分支处管壁的外面，是直径为2～3 mm的不甚明显的扁平小体，主要由许多排列不规则的上皮细胞团索组成，细胞团或索之间有丰富的血窦。电镜下，上皮细胞分为两型：Ⅰ型细胞聚集成群，胞质内含许多致密核芯小泡，许多神经纤维终止于Ⅰ型细胞的表面；Ⅱ型细胞位于Ⅰ型细胞周围，胞质中颗粒少或无。生理学研究表明，颈动脉体是感受动脉血氧、二氧化碳含量和血液pH值变化的化学感受器，可将该信息传入中枢，对心血管系统和呼吸系统进行调节。主动脉体在结构和功能上与颈动脉体相似。颈动脉窦是颈总动脉分支处的一个膨大部，该处中膜薄，外膜中有许多来源于舌咽神经的形态特殊的感觉神经末梢，能感受因血压上升致血管扩张的刺激，将冲动传入中枢，参与血压调节。

二、肺循环的动脉

肺动脉（pulmonary artery）起于右心室，为一短干，在主动脉之前向左上后方斜行，在主动脉弓下方分为左、右肺动脉，经肺门入肺，随支气管的分支而分支，在肺泡壁的周围，形成稠密的毛细血管网。

三、体循环的动脉

1. 主动脉

主动脉（aorta）是大循环中的动脉主干，全程可分为三段，即升主动脉、主动脉弓和降主动脉。降主动脉又可分为胸主动脉和腹主动脉。升主动脉，起自左心室，在起始部发出左、右冠状动脉营养心脏壁。主动脉弓是升主动脉的直接延续，在右侧第二胸肋关节后方，呈弓形向左后方弯曲，到第4胸椎椎体的左侧移行为胸主动脉。在主动脉弓的凸侧，自右向左发出头臂干、左侧颈总动脉和左侧锁骨下动脉。胸主动脉是主动脉弓的直接延续，沿脊柱前方下降，穿过膈肌主动脉裂孔移行为腹主动脉。腹主动脉是胸主动脉的延续，沿脊柱前方下降，至第4腰椎平面分为左、右髂总动脉而终。

2. 头颈部的动脉

头颈部的动脉主要来源于颈总动脉，少部分的分支从锁骨下动脉发出（见上肢的动脉）。

左侧颈总动脉直接发自主动脉弓，右侧则起于头臂干。起始后沿气管和食管的外侧上升，至甲状软骨上缘平面分为颈内动脉和颈外动脉两支。颈内动脉经颅底的颈动脉管入颅，分布于脑和视器。颈外动脉上行至下颌颈处分为颞浅动脉和上颌动脉两个终支，沿途的主要分支有甲状腺上动脉、舌动脉和面动脉等，分布于甲状腺、喉及头面部的浅、深层结构（图 5-1-4）。

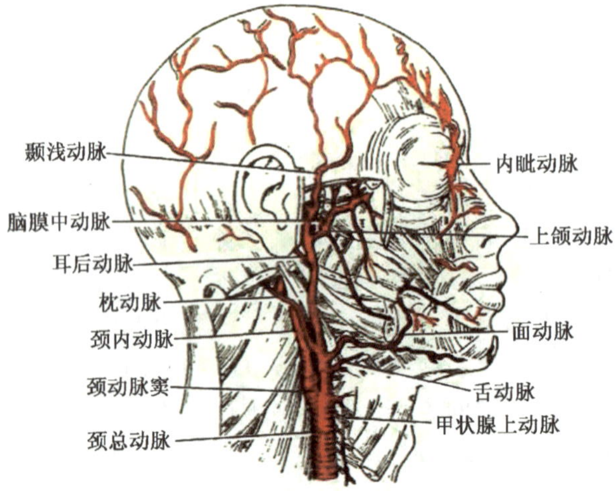

图 5-1-4　颈外动脉及其分支

3. 上肢的动脉

上肢动脉的主干是锁骨下动脉（图 5-1-5）。左锁骨下动脉直接起于主动脉弓，右锁骨下动脉起于头臂干，起始后经胸廓上口进入颈根部，越过第一肋，续于腋动脉。其主要分支有椎动脉，穿经颈椎的横突孔由枕骨大孔入颅，分布于脑。甲状颈干，分布于甲状腺等。胸廓内动脉分布于胸腹腔前壁。

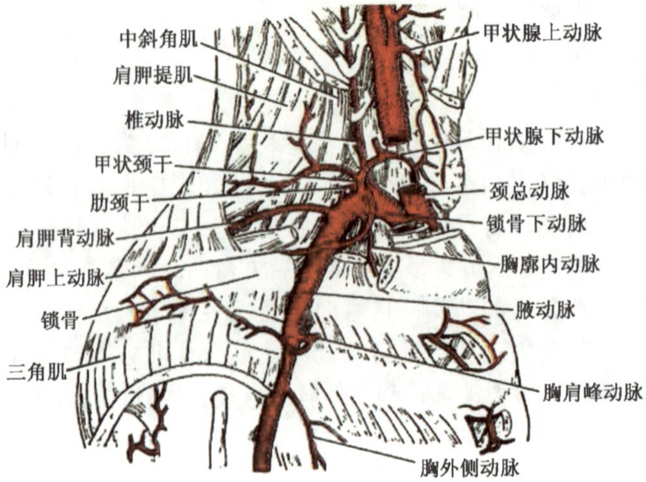

图 5-1-5　锁骨下动脉及其分支

（1）腋动脉　为锁骨下动脉的延续，穿行于腋窝，至背阔肌下缘移行于肱动脉。腋动脉的分支分布于腋窝周围结构。

（2）肱动脉　沿臂内侧下行，至肘关节前面，分为桡动脉和尺动脉（图5-1-6）。桡动脉和尺动脉分别沿前臂的桡侧和尺侧下降至手掌。两动脉的末端和分支在手掌吻合，形成双层的动脉弓即掌浅弓和掌深弓。上述各动脉分支分布于走行部位附近的组织。

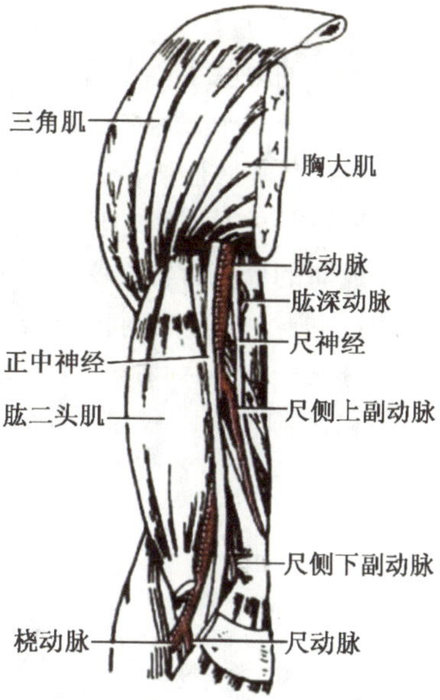

图 5-1-6　肱动脉及其分支

4. 胸部的动脉

胸部的动脉主要起源于主动脉（图5-1-7）。其分支有壁支和脏支两类。

壁支主要是肋间后动脉，共9对，行于第3至11肋间隙内；肋下动脉，沿第12肋下缘行走；膈上动脉，至膈上面的后部。

而脏支较细小，包括支气管动脉、食管动脉和心包支。

壁支供养胸壁和腹前外侧壁。脏支供养胸腔脏器，如支气管和肺、食管和心包等。

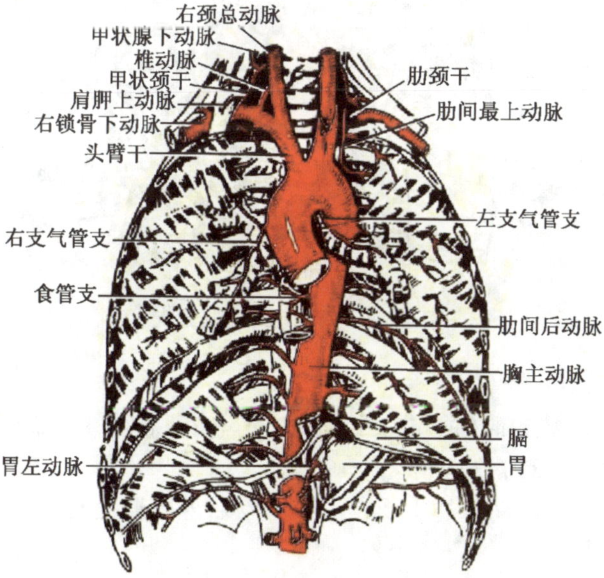

图 5-1-7　胸主动脉及其分支

5. 腹部的动脉

腹部的动脉主要发自腹主动脉（图 5-1-8），也有壁支和脏支两类。

壁支分布于腹后壁和膈肌。

脏支供养腹腔脏器和生殖腺。由于腹腔消化器官和脾是不成对器官，而泌尿生殖器官是成对器官，所以血管的分支与此相适应，可分为成对脏支和不成对脏支。成对的分支有肾上腺中动脉、肾动脉和生殖腺动脉（男性的睾丸动脉或女性的卵巢动脉）。不成对的分支有腹腔干，分布于胃、肝、脾、胰等；肠系膜上动脉，分布于小肠、盲肠，升结肠和横结肠；肠系膜下动脉，分布于降结肠、乙状结肠和直肠上部。

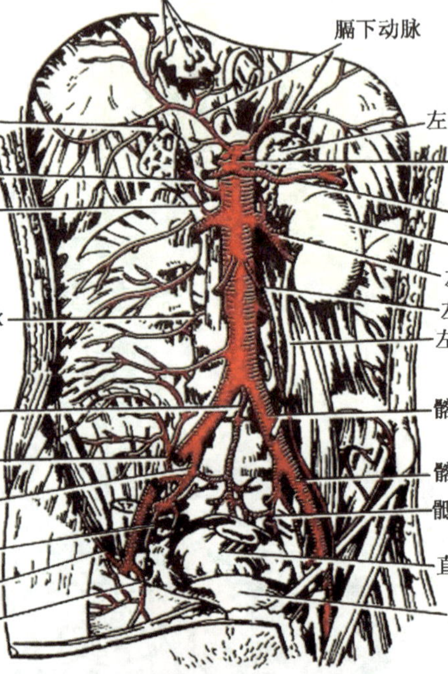

图 5-1-8　腹主动脉及其分支

6. 盆部的动脉

腹主动脉在第 4 腰椎体的左前方，分为左、右髂总动脉。髂总动脉行至骶髂关节处又分为髂内动脉和髂外动脉。

髂内动脉，是盆部动脉的主干，沿小骨盆后外侧壁走行。分支有壁支和脏支之分。

壁支分布于盆壁、臀部及股内侧部。

脏支分布于盆腔脏器，如膀胱、直肠下段、子宫等（图 5-1-9，图 5-1-10）。

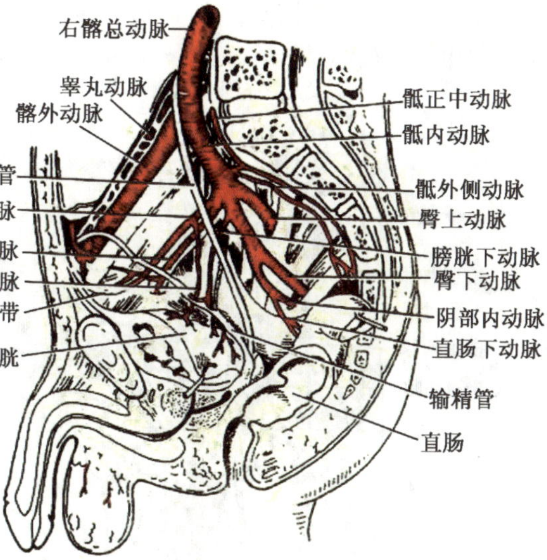

图 5-1-9 盆部的动脉（右侧，男性）

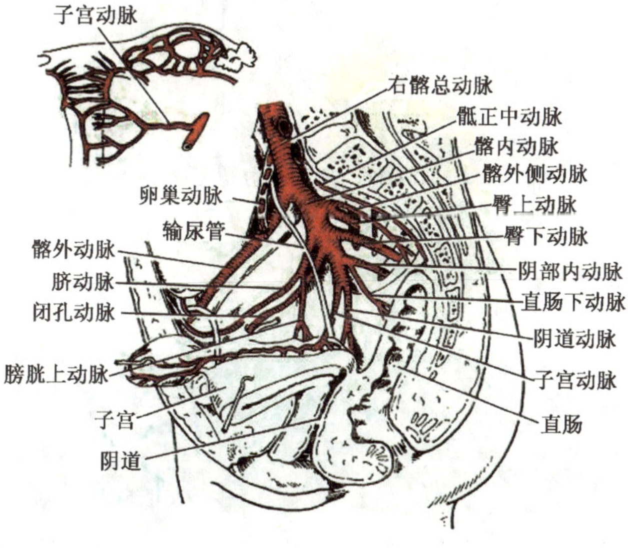

图 5-1-10 盆部的动脉（右侧，女性）

7. 髂外动脉和下肢的动脉

髂外动脉，是指自起始部至腹股沟韧带深面以上的一段动脉，其分支供养腹前壁下部。

股动脉（图 5-1-11），在腹股沟韧带中点深面由髂外动脉延续而来，经股前部下行，在股下部穿行向后至腘窝，移行为腘动脉。腘动脉在腘窝深部下行，在膝关节下方分为胫后动脉和胫前动脉。胫后动脉沿小腿后部深层下行，经内踝后方至足底分为足底内侧动脉和足底外侧动脉。胫前动脉起始后经胫腓骨之间穿行向前，至小腿前部下行，越过踝关节前面至足背，移行为足背动脉，足背动脉在第

1，2 跖骨间穿行至足底，与足底外侧动脉吻合形成足底动脉弓。上述各动脉都有分支供养所经部位周围的组织。

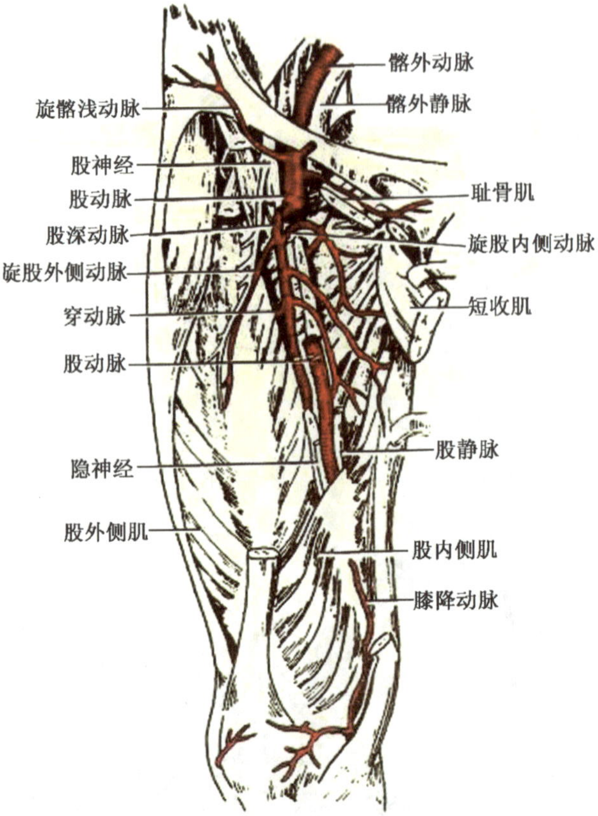

图 5-1-11 股动脉及其分支

（杨 鲲 吴卫疆）

第二节 动脉血压的形成

一、动脉的功能特性分类

1. 弹性贮器血管

弹性贮器血管（windkessel vessel）指主动脉、肺动脉主干及其发出的最大分支，这些血管的管壁坚厚，富含弹性纤维，有明显的可扩张性和弹性。左心室射血时，主动脉压升高，一方面推动动脉内的血液向前流动，另一方面使主动脉扩张，容积增大。因此，左心室射出的血液在射血期内只有一部分进入外周，另一部分则被贮存在大动脉内。主动脉瓣关闭后，被扩张的大动脉管壁发生弹性回缩，将在射血期多容纳的那部分血液继续向外周方向推动。大动脉的这种功能称为弹性贮器作用。

2. 分配血管

从弹性贮器血管之后到分支为小动脉前的动脉管道，其功能是将血液输送至各器官组织，故称为分配血管（distribution vessel）。

3. 阻力血管

小动脉和微动脉的管径小，对血流的阻力大，称为毛细血管前阻力血管（precapillary resistance vessel）。它们的舒缩活动可明显改变血管口径，从而改变对血流的阻力及其所在器官、组织的血流量，对动脉血压的维持有重要意义。

二、血流动力学

血液在心血管系统中流动的一系列物理学问题属于血流动力学（hemodynamics）的范畴。血流动力学和一般的流体力学一样，其基本的研究对象是流量、阻力和压力之间的关系。由于血管是有弹性和可扩张性的，而不是硬质的管道系统，血液是含有血细胞和胶体物质等多种成分的液体，而不是理想液体，因此血流动力学除与一般流体力学有共同点之外，又有它自身的特点。

（一）血流量和血流速度

单位时间内流过血管某一截面的血量称为血流量（blood flow），也称容积速度（volume velocity），其单位通常以 mL/min 或 L/min 来表示。血液中的一个质点在血管内移动的线速度，称为血流速度（blood velocity）。血液在血管内流动时，其血流速度与血流量成正比，与血管的截面成反比。

1. 泊肃叶（Poiseuilli）定律

泊肃叶研究了液体在管道系统内流动的规律，指出单位时间内液体的流量（Q）与管道两端的压力差 P_1-P_2 及管道半径 r 的 4 次方成正比，与管道的长度 L 成反比。这些关系可用下式表示：

$$Q=K(r^4/L)(P_1-P_2) \tag{5-1}$$

这一等式中的 K 为常数。后来的研究证明，它与液体的黏滞度 η 有关。因此，泊肃叶定律又可写为

$$Q=\pi(P_1-P_2)r^4/8\eta L \tag{5-2}$$

2. 层流和湍流

血液在血管内流动的方式可分为层流（laminar）和湍流（turbulence）两类。在层流的情况下，液体每个质点的流动方向都一致，与血管的长轴平行，但各质点的流速不相同，在血管轴心处流速最快，越靠近管壁，流速越慢。因此可以设想血管内的血液由无数层同轴的圆柱面构成，在同一层的液体质点流速相同，由轴心向管壁，各层液体的流速依次递减，如图 5-2-1 所示。图中的箭头指示血流的方向，箭的长度表示流速，在血管的纵剖面上各箭头的

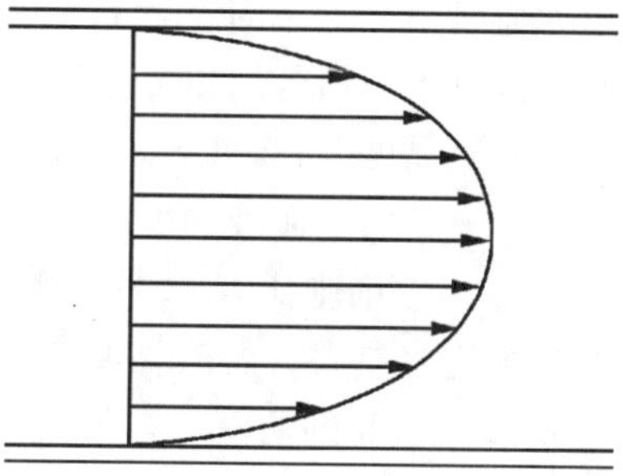

图 5-2-1　层流情况下各层血液的流速

连线形成一抛物线。泊肃叶定律适用于层流的情况。当血液的流速加快到一定程度后，会发生湍流。此时血液中各个质点的流动方向不再一致，出现旋涡。在湍流的情况下，泊肃叶定律不再适用，血流量不是与血管两端的压力差成正比，而是与压力差的平方根成正比。关于湍流的形成条件，Reynolds 提出一个经验公式：

$$R_e = VD\sigma/\eta$$

式中，V 为血液在血管内的平均流速，cm/s；D 为管腔直径，cm；σ 为血液密度，g/cm^3；η 为血液黏度，P；R_e 为 Reynolds 数，没有单位。

一般当 R_e 数超过 2 000 时，就可发生湍流。由上式可知，在血流速度快，血管口径大，血液黏度低的情况下，容易产生湍流。

（二）血流阻力

血液在血管内流动时所遇到的阻力，称为血流阻力（blood resistance）。血流阻力的产生，是由于血液流动时因摩擦而消耗能量，一般表现为热能。这部分热能不可能再转换成血液的势能或动能，故血液在血管内流动时压力逐渐降低。在湍流的情况下，血液中各个质点不断变换流动的方向，故消耗的能量较层流时更多，血流阻力就较大。

血流阻力一般不能直接测量，而需通过计算得出。血液在血管中的流动与电荷在导体中流动有相似之处。根据欧姆定律，电流强度与导体两端的电位差成正比，与导体的电阻成反比。这一关系也适用于血流，即血流量与血管两端的压力差成正比，与血流阻力 R 成反比，可用下式表示：

$$Q = (P_1 - P_2)/R \qquad (5\text{-}3)$$

在一个血管系统中，若测得血管两端的压力差和血流量，就可根据上式计算出血流阻力。比较（5-3）式和泊肃叶定律的方程式，则可写出计算血流阻力的方程式，即

$$R = 8\eta L/\pi r^4$$

这一算式表示，血流阻力与血管的长度和血液的黏度成正比，与血管半径的 4 次方成反比。由于血管的长度变化很小，因此血流阻力主要由血管口径和血液黏度决定。对于一个器官来说，如果血液黏度不变，则器官的血流量主要取决于该器官的阻力血管的口径。阻力血管口径增大时，血流阻力降低，血流量就增多；反之，阻力血管口径缩小时，器官血流量就减少。机体对循环功能的调节，就是通过控制各器官阻力血管的口径来调节各器官之间的血流分配的。

血液黏度（blood viscosity）是决定血流阻力的另一因素。全血的黏度为水的黏度的 4 ~ 5 倍。血液黏度的高低取决于以下几个因素：

（1）红细胞比容　一般说来，红细胞比容是决定血液黏度的最重要的因素。红细胞比容愈大，血液黏度就愈高。

（2）血流的切率　在层流的情况下，相邻两层血液流速的差和液层厚度的比值，称为血流切率（shear rate）。由图 5-2-1 可见，切率也就是图中抛物线的斜率。匀质液体的黏度不随切率的变化而改变，称为牛顿液。血浆属于牛顿液。非匀质液体的黏度随着切率的减小而增大，称为非牛顿液。全血属非牛顿液。当血液在

血管内以层流的方式流动时，红细胞有向中轴部分移动的趋势。这种现象称为轴流（axial flow）。当切率较高时，轴流现象更为明显，红细胞集中在中轴，其长轴与血管纵轴平行，红细胞移动时发生的旋转及红细胞相互间的撞击都很小，故血液的黏度较低。在切率低时，红细胞可发生聚集，使血液黏度增高。

（3）血管口径　血液在较粗的血管内流动时，血管口径对血液黏度不发生影响。但当血液在直径小于 0. 2 ～ 0. 3 mm 的微动脉内流动时，只要切率足够高，则随着血管口径的进一步变小，血液黏度也变低。这一现象产生的原因尚不完全清楚，但对机体有明显的益处。如果没有此种反应，血液在小血管中流动的阻力将会大大增高。

（4）温度　血液的黏度随温度的降低而升高。人体的体表温度比深部温度低，故血液流经体表部分时黏度会升高。如果将手指浸在冰水中，局部血液的黏度可增加 2 倍。

（三）血压

血压（blood pressure）是指血管内的血液对于单位面积血管壁的侧压力，也即压强。按照国际标准计量单位规定，压强的单位为帕（Pa），即牛顿/米^2（N/m^2）。帕的单位较小，血压数值通常用千帕（kPa）来表示（1 mmHg 等于 0. 133 kPa）。

血压的形成，首先是由于心血管系统内有血液充盈。循环系统中血液充盈的程度可用循环系统平均充盈压来表示。在动物实验中，用电刺激造成心室颤动使心脏暂时停止射血，血流也就暂停，因此循环系统中各处的压力很快就取得平衡。此时在循环系统中各处所测得的压力都是相同的，这一压力数值即循环系统平均充盈压。这一数值的高低取决于血量和循环系统容量之间的相对关系。如果血量增多或血管容量缩小，则循环系统平均充盈压就增高；反之，如果血量减少或血管容量增大，则循环系统平均充盈压就降低。用巴比妥麻醉的狗，循环系统平均充盈压约为 0. 93 kPa（7 mmHg）。人的循环系统平均充盈压估计接近这一数值。

形成血压的另一个基本因素是心脏射血。心室肌收缩时所释放的能量可分为两部分：一部分用于推动血液流动，实现血液的功能；另一部分形成对血管壁的侧压，并使血管壁扩张，这部分是势能，即压强能。在心舒期，大动脉发生弹性回缩，又将一部分势能转变为推动血液的动能，使血液在血管中继续向前流动。由于心脏射血是间断性的，因此在心动周期中动脉血压发生周期性的变化。另外，由于血液从大动脉流向心房的过程中不断消耗能量，故血压逐渐降低。在机体处于安静状态时，体循环中毛细血管前阻力血管部分血压降落的幅度最大。

生物学实验中测量血压的经典方法，是将导管的一端插入动脉、静脉或心腔，导管的另一端连至一装有水银的 U 形管，从 U 形管两边水银面高度的差读得测定部位的血压值。水银检压计测得的压力读数为平均压。现在已有多种类型的压力换能器，可将压强能的变化转变为电能的变化，并精确地测出心动周期中各瞬间的血压数值。在临床上，常用听诊器间接测定肱动脉的收缩压和舒张压。在有些情况下，也可用导管插入血管直接测量血压。在用导管直接测量血压时，如果导管的开口正对血流，则血流的动能也转变成压强能，因此测得的血压值大于血液对血管壁的侧压，称为端压。当人体处于安静状态时，体循环中血流的动能部分在总的能量中只占很小比例，在心缩期主动脉压达最大值时，血流的动能也仅占总能量的3%。在肌肉运动时，血流速度大大加快，动能部分所占的比例增高。在肺循环中，由于肺动脉压较低，而血流速度和体循环中相近，因此血流的动能部分所占的比例较大。

三、动脉血压和动脉脉搏

（一）动脉血压

1. 动脉血压的形成

循环系统有足够的血液充盈和心脏射血是形成血压的基本因素。在动脉系统中，影响动脉血压的另一个因素是外周阻力。外周阻力（peripheral resistance）主要是指小动脉和微动脉对血流的阻力。假如不存在外周阻力，心室射出的血液将全部流至外周，即心室收缩释放的能量可全部表现为血流的动能，因而对血管壁的侧压不会增加。

左心室的射血是间断性的。在每个心动周期中，左心室内压随着心室的收缩和舒张发生较大幅度的变化。一般情况下，左心室每次收缩时向主动脉内射出60 ~ 80 mL 血液。由于小动脉和微动脉对血流有较高的阻力，以及主动脉和大动脉管壁具有较大的可扩张性，因此左心室一次收缩所射出的血液，在心缩期内大约只有1/3流至外周，其余2/3被暂时贮存在主动脉和大动脉内，使主动脉和大动脉进一步扩张，主动脉压也就随之升高。这样，心室收缩时释放的能量中有一部分以势能的形式贮存在弹性贮器血管的管壁中。心室舒张时，半月瓣关闭，射血停止，被扩张的弹性贮器血管管壁发生弹性回缩，将心缩期贮存的那部分血液继续推向外周，并使主动脉压在心舒期仍能维持在较高的水平（10.64 kPa，即80 mmHg）左右，而不像心舒期的左心室内压接近0 kPa。可见，由于弹性贮器血管的作用，一方面，左心室的间断射血变为动脉内的连续血流；另一方面，每个心动周期中动脉血压的变动幅度远小于左心室内压的变动幅度（图5-2-2）。老年人的大动脉管壁硬化，主动脉的直径和容积增大，而可扩张性变小，弹性贮器的功能受损，因此每个心动周期中动脉血压的波动幅度明显增大。

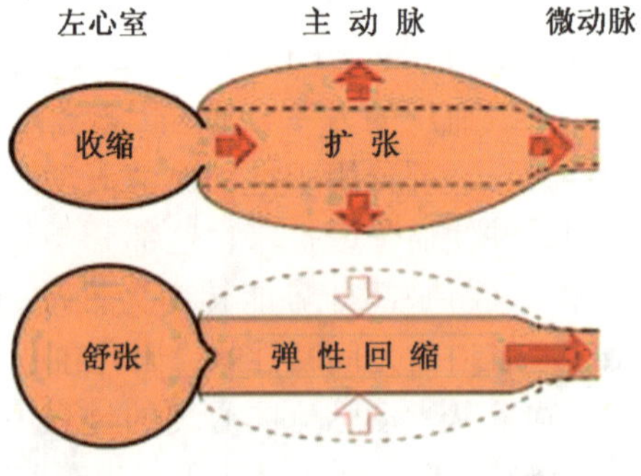

图5-2-2 主动脉的弹性作用示意图

2. 动脉血压的正常值

心室收缩时，主动脉压急剧升高，在收缩期的中期达到最高值。这时的动脉血压值称为收缩压（systolic pressure）。心室舒张时，主动脉压下降，在心舒末期动脉血压的最低值称为舒张压（diastolic pressure）。收缩压和舒张压的差值称为脉搏压（pulse pressure），简称脉压。一个心动周期中每一个瞬间动脉血压的平均值，称为平均动脉压（mean arterial pressure）。简略计算，平均动脉压大约等于舒张压加 1/3 脉压（图 5-2-3）。

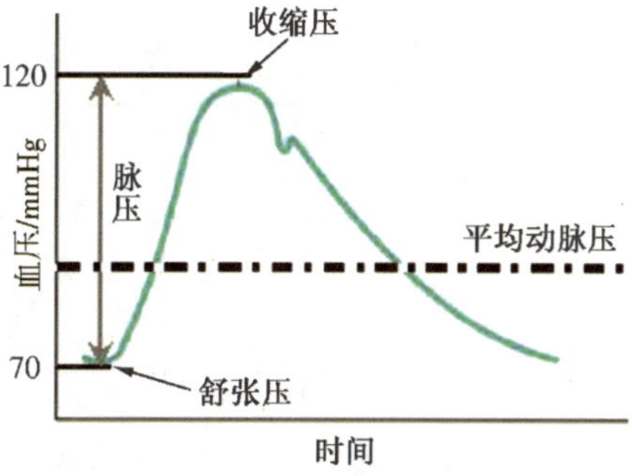

图 5-2-3　动脉血压示意图

一般所说的动脉血压是指主动脉压。因为在大动脉中血压降落很小，故通常将在上臂测得的肱动脉压代表主动脉压。我国健康青年人在安静状态时的收缩压为 13.3 ～ 16.0 kPa（100 ～ 120 mmHg），舒张压为 8.0 ～ 10.6 kPa（60 ～ 80 mmHg），脉搏压为 4.0 ～ 5.3 kPa（30 ～ 40 mmHg），平均动脉压在13.3 kPa（100 mmHg）左右。

动脉血压除存在个体差异外，还有性别和年龄的差异。一般来说，女性在更年期前动脉血压比同龄男性的低，更年期后动脉血压升高。男性和女性的动脉血压都随年龄的增长而逐渐升高，收缩压的升高比舒张压的升高更为显著。新生儿的收缩压仅为 5.3 kPa（40 mmHg）左右。出生后第一个月内，收缩压很快升高，到第一月末约可达 10.6 kPa（80 mmHg）。以后，收缩压继续升高，到 12 岁时约为 14.0 kPa（105 mmHg）。在青春期，收缩压又较快地上升，17 岁的男性青年，收缩压可达 16.0 kPa（120 mmHg）。青春期以后，收缩压随年龄增长而缓慢升高。至 60 岁时，收缩压约为 18.6 kPa（140 mmHg）。

当血液从主动脉流向外周时，因不断克服血管对血流的阻力而消耗能量，血压也就逐渐降低。在各段血管中，血压降落的幅度与该段血管对血流阻力的大小成正比。在主动脉和大动脉段，血压降落较小。如果主动脉的平均压为 13.3 kPa（100 mmHg），则到直径为 3 mm 的动脉处，平均压仍在 12.6 kPa（95 mmHg）左右。到小动脉时，血流阻力大，血压降落的幅度也变大。在体循环中，微动脉段的血流阻力最大，血压降落也最为显著。如果微动脉起始端的血压为 11.3 kPa（85 mmHg），则血液流经微动脉后压力降落 7.3 kPa（55 mmHg），故在毛细血管起始端，血压仅为 4.0 kPa（30 mmHg）。在不同的动脉段记录血压时，可以看到，从主动脉到外周动脉，血压的波动幅度变大。和主动脉内的血压波动相比，外周动脉的收缩压较高，舒张压较低，故脉搏压较大，而平均压低于动脉压（图 5-2-4）。产生这种现象的原因，主要是由于血压压力波的折返。当动脉的压力波动传播至较小的动脉分支处，特别是传播到微动脉时，因受到阻碍而发生折返。折返的压力波逆流而上，如果遇到下行的波动，两者可发生叠加，形成一个较大的波。在股动脉记录血压时，常可看到在一个大的波后面有一个较小的返折波（图 5-2-4），故股动脉的血压波动幅度大于主动脉的血压波动幅度。

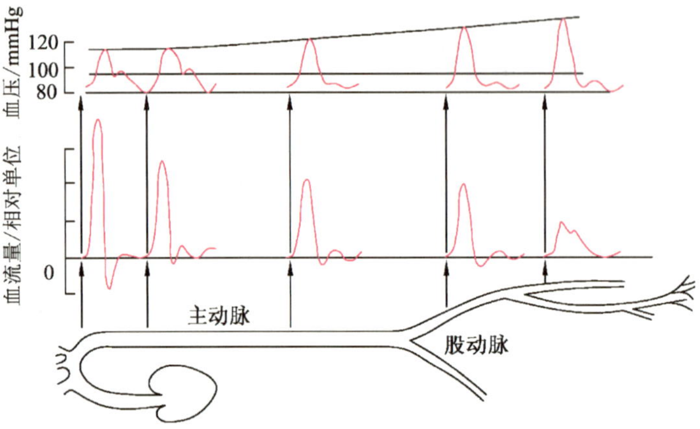

图 5-2-4 主动脉和外周动脉的脉搏压、平均压和血流变化（1 mmHg = 0. 133 kPa）

3. 影响动脉血压的因素

凡是能影响心输出量和外周阻力的各种因素，都能影响动脉血压。循环血量和血管系统容量之间的相互关系，即循环系统内血液充盈的程度，也能影响动脉血压。现将影响动脉血压的因素分述如下：

（1）心脏每搏输出量 如果每搏输出量增大，心缩期射入主动脉的血量增多，心缩期中主动脉和大动脉内增加的血量变多，管壁所受的张力也更大，故收缩期动脉血压的升高更加明显。由于动脉血压升高，而血流速度、外周阻力和心率的变化不大，大动脉内增多的血量仍可在心舒期流至外周，到舒张期末，大动脉内存留的血量和每搏输出量与之前相比，增加并不明显。因此，当每搏输出量增加而外周阻力和心率变化不大时，动脉血压的升高主要表现为收缩压的升高，舒张压可能升高不多，故脉压增大。反之，当每搏输出量减少时，则主要使收缩压降低，脉压减小。由此可见，在一般情况下，收缩压的高低主要反映心脏每搏输出量的多少。

（2）心率 如果心率加快，而每搏输出量和外周阻力都不变，由于心舒期缩短，在心舒期内流至外周的血液就减少，故心舒期末主动脉内存留的血量增多，舒张期血压就升高。由于动脉血压升高可使血流速度加快，因此在心缩期内可有较多的血液流至外周，但收缩压的升高不如舒张压的升高显著，脉压比心率增加前减小。相反，心率减慢时，舒张压降低的幅度比收缩压降低的幅度大，故脉压增大。

（3）外周阻力 如果心输出量不变而外周阻力增大，则心舒期中血液向外周流动的速度减慢，心舒期末存留在主动脉中的血量增多，故舒张压升高。在心缩期，由于动脉血压升高使血流速度加快，因此收缩压的升高不如舒张压的升高明显，故脉压减小。可见，在一般情况下，舒张压的高低主要反映外周阻力的大小。

外周阻力的改变，主要是由于骨骼肌和腹腔器官阻力血管口径的改变。原发性高血压的发病，主要是由于阻力血管口径变小而造成外周阻力过高。另外，血液黏滞度也影响外周阻力。如果血液黏滞度增高，外周阻力就增大，舒张压也就升高。

（4）主动脉和大动脉的弹性贮器作用　如前所述，由于主动脉和大动脉的弹性贮器作用，动脉血压的波动幅度明显小于心室内压的波动幅度。老年人的动脉管壁硬化，大动脉的弹性贮器作用减弱，故脉压增大。

（5）循环血量和血管系统容量的比例　循环血量和血管系统容量相适应，才能使血管系统足够地充盈，产生一定的体循环平均充盈压。在正常情况下，循环血量和血管容量是相适应的，血管系统充盈程度的变化不大。失血后，循环血量减少。此时如果血管系统的容量改变不大，则体循环平均充盈压必然降低，使动脉血压降低。在另一些情况下，如果循环血量不变而血管系统容量增大，也会造成动脉血压下降。

上述影响动脉血压的各种因素，都是在假设其他因素不变的前提下，分析某一因素发生变化时对动脉血压可能产生的影响。实际上，在各种不同的生理情况下，上述各种影响动脉血压的因素可同时发生改变。因此，在某些生理情况下动脉血压的变化，往往是各种因素相互作用的综合结果。

（二）动脉脉搏

在每个心动周期中，动脉内的压力发生周期性的波动，这种周期性的压力变化可引起动脉血管发生搏动，称为动脉脉搏（arterial pulse）。在手术时暴露动脉，可以直接看到动脉随每次心搏而发生的搏动。用手指也可摸到身体浅表部位的动脉搏动。

1. 动脉脉搏的波形

用脉搏描记仪可以记录浅表动脉脉搏的波形。这种记录图形称为脉搏图（图 5-2-5）。动脉脉搏的波形可因描记方法和部位的不同而有差别，但一般都包括以下几个组成部分：

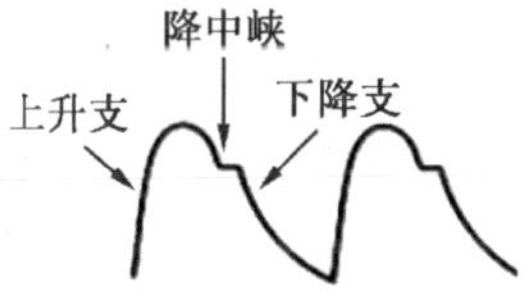

图 5-2-5　正常主动脉脉搏图

（1）上升支　在心室快速射血期，动脉血压迅速上升，管壁被扩张，形成脉搏波形中的上升支。上升支的斜率和幅度受射血速度、心输出量及射血所遇的阻力的影响。射血遇到的阻力大，心输出量小，射血速度慢，则脉搏波形中上升支的斜率小，幅度也低；反之，射血所遇的阻力小，心输出量大，射血速度快，则上升支较陡，幅度也较大。大动脉的可扩张性减小时，弹性贮器作用减弱，动脉血压的波动幅度增大，脉搏波上升支的斜率和幅度也增大。主动脉瓣狭窄时，射血阻力高，脉搏波上升支的斜率和幅度都较小。

（2）下降支　心室射血的后期，射血速度减慢，进入主动脉的血量少于由主动脉流向外周的血量，故被扩张的大动脉开始回缩，动脉血压逐渐降低，形成脉搏波形中下降支的前段。随后，心室舒张，动脉血压继续下降，形成下降支的其余部分。在主动脉记录脉搏图时，其下降支上有一个切迹，称为降中峡（dicrotic notch）。降中峡发生在主动脉瓣关闭的瞬间。因为心室舒张时室内压下降，主动脉内的血液向心室方向反流。这一反流使主动脉瓣很快关闭。反流的血液使主动脉根部的容积增大，并且受到闭合的主动脉瓣阻挡，发生一个返折波，因此在降中峡的后面形成一个短暂的向上的小波，称为降中波（dicrotic wave）。动脉脉搏波形图中下降支的形状可大致反映外周阻力的高低。外周阻力高时，脉搏波降支的下降速率较慢，切迹的位置较高；外周阻力较低时，下降支的下降速率较快，切迹位置较低。切迹以后下降支的坡度小，较为平坦。主动脉瓣关闭不全时，心舒期有部分血液倒流入心室，故下降支很陡，降中波不明显或者消失。

2. 动脉脉搏波的传播速度

动脉脉搏可以沿着动脉管壁向外周血管传播，其传播的速度远较血流的速度为快。一般说来，动脉管壁的可扩张性愈大，脉搏波的传播速度就愈慢。由于主动脉的可扩张性最大，故脉搏波在主动脉的传播速度最慢，为 3 ～ 5 m/s，在大动脉的传播速度为 7 ～ 10 m/s，到小动脉段可加快至 15 ～ 35 m/s。老年人主动脉管壁的可扩张性减小，脉搏波的传播速度可增加到约 10 m/s。

由于小动脉和微动脉对血流的阻力很大，故在微动脉段以后脉搏波动即大大减弱。到毛细血管，脉搏已基本消失。

中医在进行诊断时要触摸患者的脉搏，通常是按患者桡动脉的脉搏。按脉可以了解患者的脉搏频率和节律是否规则等，同时也在心理上构成了医生和患者之间的接触和联系。中医把切脉作为诊断疾病的重要手段之一。由于动脉脉搏与心输出量、动脉的可扩张性及外周阻力等因素有密切的关系。因此，在某些情况下脉搏可以反映心血管系统的异常状况。中医学中的脉象，就是研究各种生理和病理情况下桡动脉脉搏的特征。在中医诊断学中，对脉象有很详细的描述。

（李月英）

第三节　动脉血压的调节

动脉血压的水平是心血管系统各部分活动的综合表现，很多因素的改变可以影响动脉血压。总体说来，动脉血压大致等于心输出量与总外周阻力的乘积，只要改变心输出量或血管的收缩状态就可以改变动脉血压。对心脏活动的调节主要是通过改变心肌收缩力和心率，从而增加或减少心输出量，并改变血压；对血管活动的调节主要是通过改变血管平滑肌的舒缩状态，使阻力血管和容量血管的口径发生变化，进而调节外周阻力和血量。这些调节不仅能使动脉血压维持相对稳定，而且能对各组织器官的血流量进行重新分配，从而保证在不同情况下各器官、组织对血流量的需要，以维持新陈代谢和机体各功能活动的正常进行。

机体在不同条件下调节动脉血压的机理是不同的，从血压调节的时间效应看，可分为短期调节和长期调节两种类型。短期调节主要指几秒到几分钟的血压变化调节，主要依赖神经调节，但也有体液和自身调节参与；长期的血压调节主要指几小时到几天，甚至更长时间的血压变化调节，主要依赖体液调节和肾的功能，但也不排除神经调节机制的参与。为简单起见，本部分内容分为动脉血压的短期调节和长期调节两部分介绍，但仍将神经调节、体液调节和自身调节置于短期调节下予以阐述。

一、动脉血压的短期调节

（一）神经调节

当内外环境发生变化时，可通过心血管中枢作用于血管平滑肌引起血管舒缩，使血压发生变化，机体对心血管活动的神经调节是通过各种心血管反射实现的。

1. 血管的神经支配

除真毛细血管外，血管壁都有平滑肌分布。不同血管的平滑肌的生理特性有所不同，有些血管平滑肌有自发的肌源性活动，而另一些血管平滑肌很少有肌源性活动。但绝大多数血管平滑肌都受局部组织代谢产物影响。支配血管平滑肌的神经纤维可分为缩血管神经纤维（vasoconstrictor nerve）和舒血管神经纤维（vasodilator nerve）两大类，两者又统称为血管运动神经纤维（vasomotor nerve）。

（1）缩血管神经纤维　缩血管神经纤维都是交感神经纤维，故一般称为交感缩血管纤维，其节前神经元位于脊髓胸、腰段的中间外侧柱内，末梢释放的递质为乙酰胆碱；节后神经元位于椎旁和椎前神经节内，末梢释放的递质为去甲肾上腺素。血管平滑肌细胞有 α 和 β 两类肾上腺素能受体。去甲肾上腺素与 α 肾上腺素能受体结合，可导致血管平滑肌收缩；与 β 肾上腺素能受体结合，可导致血管平滑肌舒张。去甲肾上腺素与 α 肾上腺素能受体结合的能力较与 β 受体结合的能力强，故缩血管纤维兴奋时引起缩血管效应。

体内所有的血管几乎都受交感缩血管纤维支配，但不同部位的血管中缩血管纤维分布的密度不同。皮肤血管中缩血管纤维分布最密，骨骼肌和内脏的血管次之，冠状血管和脑血管中分布较少。在同一器官中，动脉中缩血管纤维的密度高于静脉，微动脉中密度最高，但毛细血管前括约肌中神经纤维分布很少。

人体内多数血管只接受交感缩血管纤维的单一神经支配。在安静状态下，交感缩血管纤维持续发放 1 ～ 3 次/秒的低频冲动，称为交感缩血管紧张（sympathetic vasoconstrictor tone），这种紧张性活动使血管平滑肌保持一定程度的收缩状态。当交感缩血管紧张增强时，血管平滑肌进一步收缩；交感缩血管紧张减弱时，血管平滑肌收缩程度减弱，血管舒张。在不同的生理状况下，交感缩血管纤维的放电频率在每秒低于 1 次至每秒 8 ～ 10 次的范围内变动。这一变动范围足以使血管口径在很大范围内发生变化，从而调节不同器官的血流阻力和血流量。当支配某一器官血管床的交感缩血管纤维兴奋时，可引起该器官血管床的血流阻力增高，血流量减少；同时该器官毛细血管前阻力和毛细血管后阻力的比值增大，使毛细血管血压降低，组织液的生成减少，从而有利于重吸收。此外，该器官血管床的容量血管收缩，器官内的血容量减少。

近年来，用免疫细胞化学等方法证明，缩血管纤维中有神经肽 Y 与去甲肾上腺素共存，神经兴奋时两者可共同释放。神经肽 Y 具有极强烈的缩血管效应。

（2）舒血管神经纤维　体内有一部分血管除接受缩血管神经纤维支配外，还接受舒血管神经纤维支配。舒血管神经纤维主要有以下几种：

① 交感舒血管神经纤维。有些动物如狗和猫，支配骨骼肌微动脉的交感神经

中除有缩血管纤维外，还有舒血管纤维。交感舒血管纤维末梢释放的递质为乙酰胆碱，阿托品可阻断其效应。交感舒血管纤维在平时没有紧张性活动，只有在动物处于情绪激动状态和发生防御反应时才发放冲动，使骨骼肌血管舒张，血流量增多。在人体内可能也有交感舒血管纤维存在。

② 副交感舒血管神经纤维。少数器官如脑膜、唾液腺、胃肠外分泌腺和外生殖器等，其血管平滑肌除接受交感缩血管纤维支配外，还接受副交感舒血管纤维支配。例如，面神经中有支配软脑膜血管的副交感纤维，迷走神经中有支配肝血管的副交感纤维，盆神经中有支配盆腔器官和外生殖器血管的副交感纤维，等等。副交感舒血管纤维末梢释放的递质为乙酰胆碱，与血管平滑肌的 M 型胆碱能受体结合，引起血管舒张。副交感舒血管纤维的活动只对器官组织局部血流起调节作用，对循环系统总的外周阻力的影响很小。

③ 脊髓背根舒血管纤维。皮肤伤害性感觉传入纤维在外周末梢可发生分支。当皮肤受到伤害性刺激时，感觉冲动一方面沿传入纤维向中枢传导，另一方面可在末梢分叉处沿其他分支到达受刺激部位邻近的微动脉，使微动脉舒张，局部皮肤出现红晕。这种仅通过轴突外周部位完成的反应，称为轴突反射。这种神经纤维也称背根舒血管纤维，其释放的递质还不是很清楚，有人认为是 P 物质，也有人认为可能是组胺或 ATP。近年来通过免疫细胞化学方法证明，脊神经节感觉神经元中有降钙素基因相关肽与 P 物质共存；另外，在许多血管周围常可看到有降钙素基因相关肽神经纤维分布。降钙素基因相关肽有强烈的舒血管效应，故有人认为这种多肽可能是引起轴突反射舒血管效应的递质。

④ 血管活性肠肽神经元。有些自主神经元内有血管活性肠肽和乙酰胆碱共存，如支配汗腺的交感神经元和支配颌下腺的副交感神经元等。这些神经元兴奋时，其末梢一方面释放乙酰胆碱，引起腺细胞分泌；另一方面释放血管活性肠肽，引起舒血管效应，使局部组织血流增加。

2. 心血管中枢

神经系统对心血管活动的调节是通过各种神经反射来实现的。在生理学中，将与控制心血管活动有关的神经元集中的部位称为心血管中枢（cardiovascular center）。控制心血管活动的神经元并不是只集中在中枢神经系统的一个部位，而是分布在中枢神经系统从脊髓到大脑皮层的各个水平上，它们各具不同的功能，又互相密切联系，使整个心血管系统的活动协调一致，并与整个机体的活动相适应。

（1）延髓心血管中枢　一般认为，最基本的心血管中枢位于延髓。这一概念最早是在 19 世纪 70 年代提出的。概念的提出基于以下的动物实验结果：在延髓上缘横断脑干后，动物的血压并无明显的变化，刺激坐骨神经引起的升血压反射也仍然存在；但如果将横断水平逐步移向脑干尾端，则动脉血压就逐渐降低，刺激坐骨神经引起的升血压反射效应也逐渐减弱。当横断水平下移至延髓闩部时，血压降低至 5.3 kPa（40 mmHg）左右。这些结果说明，心血管的正常紧张性活动不是起源于脊髓，而是起源于延髓，因为只要保留延髓及其以下中枢部分的完整，就可以维持心血管正常的紧张性活动，并完成一定的心血管反射活动。

延髓心血管中枢的神经元是指位于延髓内的心迷走神经元和控制心交感神经、交感缩血管神经活动的神经元。这些神经元在平时都有紧张性活动，分别称为心迷走紧张、心交感紧张和交感缩血管紧张。在机体处于安静状态时，这些延髓神经元的紧张性活动表现为心迷走神经纤维和交感神经纤维持续的低频放电活动。

一般认为，延髓心血管中枢至少可包括以下四个部位的神经元：

① 缩血管区。引起交感缩血管神经正常紧张性活动的延髓心血管神经元的细胞体位于延髓头端的腹外侧部，称为 C1 区。这些神经元内含有肾上腺素，它们的轴突下行到脊髓的中间外侧柱。心交感紧张也起源于此区神经元。

② 舒血管区。位于延髓尾端腹外侧部 A1 区（即在 C1 区的尾端）的去甲肾上腺素神经元，在兴奋时可抑制 C1 区神经元的活动，导致交感缩血管紧张降低，血管舒张。

③ 传入神经接替站。延髓孤束核的神经元接受由颈动脉窦、主动脉弓和心脏感受器经舌咽神经和迷走神经传入的信息，然后发出纤维至延髓和中枢神经系统其他部位的神经元，继而影响心血管活动。

④ 心抑制区。心迷走神经元的细胞体位于延髓的迷走神经背核和疑核。

（2）延髓以上的心血管中枢　在延髓以上的脑干部分及大脑和小脑中，也都存在与心血管活动有关的神经元。它们在心血管活动调节中所起的作用较延髓心血管中枢更加高级，特别是表现为对心血管活动和机体其他功能的复杂整合。例如，下丘脑是一个非常重要的整合部位，在体温调节、摄食、水平衡及发怒、恐惧等情绪反应的整合中起着重要的作用。这些反应都包含相应的心血管活动的变化。在动物实验中可以看到，电刺激下丘脑的一些区域，可以引起躯体肌肉及心血管、呼吸和其他内脏活动的复杂变化。这些变化往往是通过精细整合的，在生理功能上往往是相互协调的。例如，电刺激下丘脑的“防御反应区”，可立即引起动物的警觉状态，骨骼肌紧张加强，表现出准备防御的姿势等行为反应，同时出现一系列心血管活动的改变，主要是心率加快，心搏加强，心输出量增加，皮肤和内脏血管收缩，骨骼肌血管舒张，血压稍有升高。这些心血管反应显然是与当时机体所处的状态相协调的，主要是使骨骼肌有充足的血液供应，以适应防御、搏斗或逃跑等行为的需要。

大脑的一些部位，特别是边缘系统的结构，如颞极、额叶的眶面、扣带回的前部、杏仁、隔、海马等，能影响下丘脑和脑干其他部位的心血管神经元的活动，并和机体各种行为的改变相协调。大脑新皮层的运动区兴奋时，除引起相应的骨骼肌收缩外，还能引起该骨骼肌的血管舒张。刺激小脑的一些部位也可引起心血管活动的反应。例如，刺激小脑顶核可引起血压升高，心率加快。顶核的这种效应可能与姿势和体位改变时伴随的心血管活动变化有关。

3. 心血管反射

当机体处于不同的生理状态如变换姿势、运动、睡眠时，或当机体内、外环境发生变化时，可引起各种心血管反射（cardiovascular reflex），使心输出量和各器官的血管收缩状况发生相应的改变，动脉血压也可发生改变。心血管反射一般都能很快完成，其生理意义在于使循环功能能适应于当时机体所处的状态或环境的变化。

（1）压力感受性反射在短时间内快速调控血压　当动脉血压升高时，可引起压力感受性反射（baroreceptor reflex），其反射效应是使心率减慢、外周血管阻力降低、血压回降。因此这一反射曾被称为降压反射（depressor reflex）。

① 动脉压力感觉器。压力感受性反射的感受装置是位于颈动脉窦和主动脉弓血管外膜下的感觉神经末梢，称为动脉压力感受器（图 5-3-1）。动脉压力感觉器并不直接感觉血压的变化，而是感觉血管壁的机械牵张程度。当动脉血压升高时，动脉管壁被牵张的程度加大，压力感觉器发放的神经冲动也就增多。在一定范围内，压力感觉器的传入冲动频率与动脉管壁扩张程度成正比。由图 5-3-2 可见，在一个心动周期内，随着动脉血压的波动，窦神经的传入冲动频率也发生相应的变化。

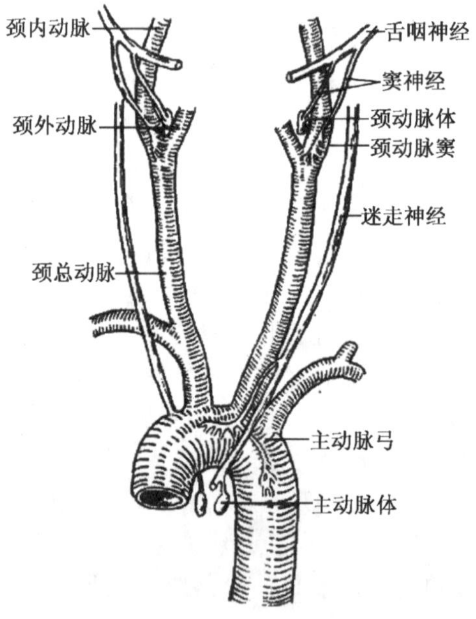

图 5-3-1　颈动脉窦区与主动脉弓区压力感受器

② 传入神经和中枢联系。颈动脉窦压力感受器的传入神经纤维组成颈动脉窦神经。窦神经加入舌咽神经，进入延髓，和孤束核的神经元发生突触联系。主动脉弓压力感受器的传入神经纤维行走于迷走神经干内，然后进入延髓，到达孤束核。家兔的主动脉弓压力感受器传入纤维自成一束，与迷走神经伴行，称为主动脉神经或降压神经。

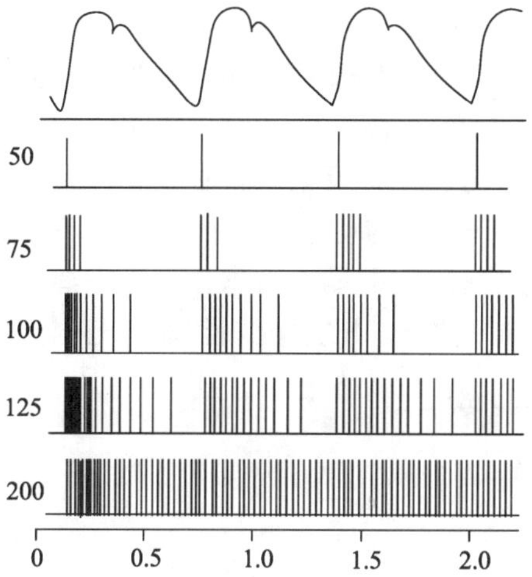

图 5-3-2　单根窦神经压力感受器传入纤维在不同动脉压时的放电

注：图最上方为主动脉血压波，左侧的数字为主动脉平均压（1 mmHg = 0. 133 kPa）。

压力感受器的传入神经冲动到达孤束核后，可通过延髓内的神经通路使延髓端腹外侧部 C1 区的血管运动神经元抑制，从而使交感神经紧张性活动减弱。孤束核神经元还与延髓内其他神经核团及脑干其他部位如脑桥、下丘脑等的一些神经核团发生联系，其效应也是使交感神经紧张性活动减弱。另外，压力感受器的传入冲动到达孤束核后，还与迷走神经背核和疑核发生联系，使迷走神经的活动加强。

③ 反射效应。动脉血压升高时，压力感受器传入冲动增多，通过中枢机制，使心迷走紧张加强，心交感紧张和交感缩血管紧张减弱，导致心率减慢，心输出量减少，外周血管阻力降低，故动脉血压下降。反之，当动脉血压降低时，压力感受器传入冲动减少，使心迷走紧张减弱，交感紧张加强，导致心率加快，心输出量增加，外周血管阻力增高，血压回升（图 5-3-3）。

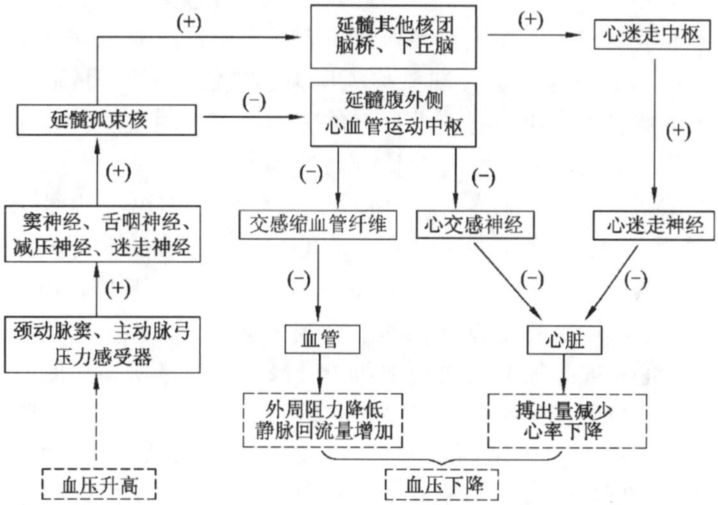

图 5-3-3　血压升高时，颈动脉窦、主动脉弓压力感受性反射过程

在动物实验中，将颈动脉窦区和循环系统其余部分隔离开来，保留它通过窦神经与中枢的联系，切断对侧窦神经和双侧迷走神经，人为地改变颈动脉窦区的灌注压，就可以引起体循环动脉压的变化，并画出压力感受性反射功能曲线（图5-3-4）。由图可见，压力感受性反射功能曲线的中间部分较陡，向两端渐趋平坦。这说明，当窦内压在正常平均动脉压水平（大约13.3 kPa或100 mmHg）的范围内发生变动时，压力感受性反射最为敏感，纠正偏离正常水平的血压的能力最强。动脉血压偏离正常水平愈远，压力感受性反射纠正异常血压的能力愈弱。

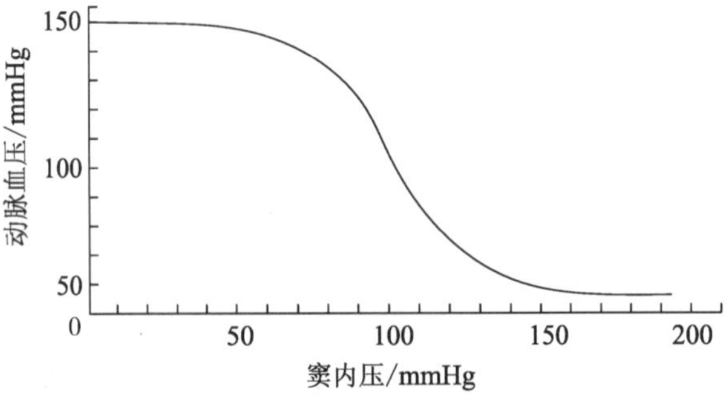

图5-3-4　颈动脉窦内压力与动脉血压的关系（1 mmHg = 0.133 kPa）

④ 压力感受性反射的生理意义。压力感受性反射在心输出量、外周血管阻力、血量等发生突然变化的情况下，对动脉血压进行快速调节的过程中起重要的作用，使动脉血压不致发生过分的波动，因此在生理学中将动脉压力感受器的传入神经称为缓冲神经。在对正常犬的实验中观察到，在24 h内，动脉血压仅在偏离平均动脉压（约13.3 kPa或100 mmHg）1.3 ～ 2.0 kPa（10 ～ 15 mmHg）的范围内变化；而在切除两侧缓冲神经的狗，动脉血压经常出现很大的波动，动脉变动范围可超过平均动脉压上下各6.7 kPa（50 mmHg）。但是，切除缓冲神经的动物，一天中血压的平均值并不明显高于正常，因此认为，压力感受性反射在动脉血压的长期调节中并不起重要作用。在慢性高血压患者或实验性高血压动物中，压力感受性反射功能曲线向右移位。这种现象称为压力感受性反射的重调定（resetting），表示在高血压的情况下，压力感受性反射的工作范围发生改变，即在较正常高的血压水平上工作，故动脉血压维持在比较高的水平。压力感受性反射重调定的机制比较复杂。重调定可发生在感受器的水平，也可发生在反射的中枢部分。

（2）心肺感受器引起的心血管反射　在心房、心室和肺循环大血管壁存在许多感受器，总称为心肺感受器（cardiopulmonary receptor），其传入神经纤维行走于迷走神经干内。引起心肺感受器兴奋的适宜刺激有两大类：一类是血管壁的机械牵张。当心房、心室或肺循环大血管中压力升高或血容量增多而使心脏或血管壁受到牵张时，这些机械或压力感受器就产生兴奋。和颈动脉窦、主动脉弓压力感受器相比，心肺感受器位于循环系统压力较低的部分，故常称为低压力感受器，而动脉压力感受器则称为高压力感受器。在生理情况下，心房壁的牵张主要是由血容量增多引起的，因此心房壁的牵张感受器也称为容量感受器。另一类心肺感受器的适宜刺激是一些化学物质，如前列腺素、缓激肽等。有些药物如藜芦碱等也能刺激心肺感受器。

大多数心肺感受器受刺激时引起的反射效应是交感紧张减弱，心迷走紧张加强，导致心率减慢，心输出量减少，外周血管阻力降低，故血压下降。在多种实验动物中，心肺感受器兴奋时肾交感神经活动的抑制特别明显，使肾血流量增加，肾排水和排钠量增多。这表明心肺感受器引起的反射在血量及体液的量和成分的调节中有重要的生理意义。心肺感受器引起的反射的传出途径除神经外还有体液的成分。心肺感受器的传入冲动可抑制血管升压素的释放。血管升压素的减少可导致肾排水增多。

（3）化学感受性反射　在缺血、缺氧时调控血压。在颈总动脉分叉处和主动脉弓区域存在一些特殊的感受装置，当血液的某些化学成分发生变化时，如缺氧、CO_2分压过高、H^+浓度过高时，可以刺激这些感受装置。因此这些感受装置被称为颈动脉体和主动脉体化学感受器。这些化学感受器受到刺激后，其感觉信号分别由颈动脉窦神经和迷走神经传至延髓孤束核，然后使延髓内呼吸神经元和心血管活动神经元的活动发生改变。

化学感受性反射（chemoreceptor reflex）的效应主要是呼吸加深、加快。在动物实验中人为地维持呼吸频率和深度不变，则化学感受器传入冲动对心血管活动的直接效应是使心率减慢，心输出量减少，冠状动脉舒张，骨骼肌和内脏血管收缩。由于外周血管阻力增大的作用超过心输出量减少的作用，故血压升高。在动物保持自然呼吸的情况下，化学感受器受刺激时引起呼吸加深、加快，心输出量增加，外周血管阻力增大，血压升高。

化学感受性反射在平时对心血管活动并不起明显的调节作用。只有在低氧、窒息、失血、动脉血压过低和酸中毒情况下才发生作用。

（4）躯体感受器引起的心血管反射　刺激躯体传入神经时可以引起各种心血管反射。反射的效应取决于感受器的性质、刺激的强度和频率等因素。用低至中等强度的低频电脉冲刺激骨骼肌传入神经，常可引起降血压效应；而用高强度高频率电刺激皮肤传入神经，则常引起升血压效应。在平时，肌肉活动，皮肤冷、热刺激及各种伤害性刺激都能引起心血管反射活动。中医针刺治疗某些心血管疾病的生理基础，就在于激活肌肉或皮肤的一些感受器传入活动，通过中枢神经系统内复杂的机制，使异常的心血管活动得到调整。

（5）其他内脏感受器引起的心血管反射　扩张肺、胃、肠、膀胱等空腔器官，挤压睾丸等，常可引起心率减慢和外周血管舒张等效应。这些内脏感受器的传入神经纤维行走于迷走神经或交感神经内。

（6）脑缺血反应　当脑血流量减少时，心血管中枢的神经元可对脑缺血发生反应，引起交感缩血管紧张显著加强，外周血管高度收缩，动脉血压升高，称为脑缺血反应。

4. 心血管反射的中枢整合型式

在过去较长的时期中，生理学认为整个交感神经系统或者一起兴奋，或者一起抑制。但后来认识到，不同部分的交感神经、副交感神经的活动都是有分化的。具体地说，对于某种特定的刺激，不同部分的交感神经的反应方式和程度是不同的，即表现为一定整合型式的反应，使各器官之间的血流分配能适应机体当时功能活动的需要。例如，当动物的安全受到威胁而处于警觉、戒备状态时，可出现一系列复杂的行为和心血管反应，称为防御反应（defense reaction）。猫的防御反应表现为瞳孔扩大、竖毛、耳郭平展、弓背、伸爪、呼吸加深、怒叫，最后发展为搏斗或逃跑。伴随防御反应的心血管整合型式，最具特征性的是骨骼肌血管舒张，同时心率加快，心输出量增加，内脏和皮肤血管收缩，血压轻度升高。人在情绪激动时也可发生这一整套心血管反应整合型式。肌肉运动时心血管活动的整合型式与防御反应相似，但血管舒张仅发生在进行运动的肌肉，不进行运动的肌肉的血管发生收缩。睡眠时心脏和血管的活动恰好与防御反应时相反，即心率减慢，心输出量稍减少，内脏血管舒张，骨骼肌血管收缩，血压稍降低。

（二）体液调节

心血管活动的体液调节是指血液和组织液中一些化学物质对心肌和血管平滑肌的活动产生影响，从而起调节作用。这些体液因素，有些是通过血液携带的，可广泛作用于心血管系统；有些则在组织中形成，主要作用于局部的血管，对局部组织的血流起调节作用。

1. 肾素-血管紧张素系统

肾素是由肾近球细胞合成和分泌的一种酸性蛋白酶，经肾静脉进入血循环。血浆中的肾素底物，即血管紧张素原，在肾素的作用下水解，产生一个十肽，为血管紧张素Ⅰ。在血浆和组织中，特别是在肺循环血管内皮表面，存在血管紧张素转换酶，在它的作用下，血管紧张素Ⅰ水解，产生一个八肽，为血管紧张素Ⅱ。血管紧张素Ⅱ在血浆和组织中的血管紧张素酶A的作用下，再失去一个氨基酸，成为七肽血管紧张素Ⅲ。上述过程可用图5-3-5表示。血管紧张素Ⅱ和血管紧张素Ⅲ作用于血管平滑肌和肾上腺皮质等细胞的血管紧张素受体，引起相应的生理效应。

血管紧张素原（肾素底物，在肝合成）
↓←肾素（酶，由肾近球细胞分泌）
血管紧张素Ⅰ（十肽）
↓←血管紧张素转化酶（主要在肺血管）
血管紧张素Ⅱ（八肽）
↓←血管紧张素酶A
血管紧张素Ⅲ（七肽）

图5-3-5 血管紧张素系统构成示意图

当各种原因引起肾血流灌注减少时，肾素分泌就会增多。血浆中 Na^+ 浓度降低时，肾素分泌也增加。肾素分泌受神经和体液机制的调节。

对体内多数组织、细胞来说，血管紧张素Ⅰ不具有活性。血管紧张素中最重要的是血管紧张素Ⅱ。血管紧张素Ⅱ可直接使全身微动脉收缩，血压升高；也可使静脉收缩，回心血量增多。血管紧张素Ⅱ可作用于交感缩血管纤维末梢上的接头前血管紧张素受体，起接头前调制的作用，使交感神经末梢释放递质增多。血管紧张素Ⅱ还可作用于中枢神经系统内一些神经元的血管紧张素受体，使交感缩血管紧张加强。因此，血管紧张素Ⅱ可以通过中枢和外周机制，使外周血管阻力增大，血压升高。此外，血管紧张素Ⅱ可强烈刺激肾上腺皮质球状带细胞合成和释放醛固酮，后者可促进肾小管对 Na^+ 的重吸收，并使细胞外液量增加。血管紧张素Ⅱ还可引起或增强渴觉，并导致饮水行为。血管紧张素Ⅲ的缩血管效应仅为血管紧张素Ⅱ的10%～20%，但刺激肾上腺皮质合成和释放醛固酮的作用较强。

在某些病理情况下，如失血时，肾素-血管紧张素系统的活动加强，并对循环功能的调节起重要作用。

2. 肾上腺素和去甲肾上腺素

肾上腺素（epinephrine，E）和去甲肾上腺素（norepinephrine，NE）在化学结构上都属于儿茶酚胺。循环血液中的肾上腺素和去甲肾上腺素主要来自肾上腺髓质的分泌。肾上腺素能神经末梢释放的递质去甲肾上腺素也有一小部分进入血液循环。肾上腺髓质释放的儿茶酚胺中，肾上腺素约占80%，去甲肾上腺素约占20%。

血液中的肾上腺素和去甲肾上腺素对心脏和血管的作用有许多共同点，但并不完全相同，因为两者对不同的肾上腺素能受体的结合能力不同。肾上腺素可与α和β两类肾上腺素能受体结合。在心脏，肾上腺素与β肾上腺素能受体结合，产生正性变时和变力作用，使心输出量增加。在血管，肾上腺素的作用取决于血管平滑肌上α和β肾上腺素能受体分布的情况。在皮肤、肾、胃肠、血管平滑肌上α肾上腺素能受体在数量上占优势，肾上腺素的作用是使这些器官的血管收缩；在骨骼肌和肝的血管，β肾上腺素能受体占优势，小剂量的肾上腺素常以兴奋β肾上腺素能受体的效应为主，引起血管舒张，大剂量时也兴奋α肾上腺素能受体，引起血管收缩。去甲肾上腺素主要与α肾上腺素能受体结合，也可与心肌的 β_1 肾上腺素能受体结合，但和血管平滑肌的 β_2 肾上腺素能受体结合的能力较弱。静脉注射去甲肾上腺素，可使全身血管广泛收缩，动脉血压升高；血压升高又使压力感受性反射活动加强，压力感受性反射对心脏的效应超过去甲肾上腺素对心脏的直接效应，故心率减慢。

3. 血管升压素

血管升压素（VP）是由下丘脑视上核和室旁核一部分神经元合成的。这些神经元的轴突行走在下丘脑垂体束中并进入垂体后叶，其末梢释放的血管升压素作为垂体后叶激素进入血循环。血管升压素的合成和释放过程也称为神经分泌。

血管升压素在肾集合管可促进水的重吸收，故又称为抗利尿激素（antidiuretic hormone，ADH）。血管升压素作用于血管平滑肌的相应受体，引起血管平滑肌收缩，是已知的最强的缩血管物质之一。在正常情况下，血浆中血管升压素浓度升高时首先出现抗利尿效应；只有当其血浆浓度明显高于正常时，才引起血压升高。这是因为血管升压素能提高压力感受性反射的敏感性，所以能缓冲升血压效应。血管升压素对体内细胞外液量的调节起重要作用。在禁水、失水、失血等情况下，血管升压素释放增加，对保留体内液体量和维持动脉血压起重要的作用。

4. 血管内皮生成的血管活性物质

多年来人们一直以为，血管内皮只是衬在心脏和血管腔面的一层单层细胞组织，在毛细血管处，通过内皮进行血管内外的物质交换。近年研究已证实，内皮细胞可以生成并释放若干种血管活性物质，引起血管平滑肌舒张或收缩。

（1）血管内皮生成的舒血管物质　血管内皮生成和释放的舒血管物质有多种。内皮细胞内的前列环素合成酶可以合成前列环素（也称前列腺素 I_2，即 PGI_2）。血管内的搏动性血流对内皮产生的切应力可使内皮释放 PGI_2，使血管舒张。

现在认为，内皮生成的另一类舒血管物质更重要，即内皮舒张因子（endothelium-derived relaxing factor，EDRF）。EDRF 的化学结构尚未完全弄清，但多数人认为它可能是一氧化氮（nitric oxide，NO），其前体是 L-精氨酸。EDRF 可使血管平滑肌内的鸟苷酸环化酶激活，cGMP 浓度升高，游离 Ca^{2+} 浓度降低，引起血管舒张。血流对血管内皮产生的切应力可引起 EDRF 的释放。低氧也可使内皮释放 EDRF。此外，内皮细胞表面存在着一些受体，如 P 物质受体、5-羟色胺受体、ATP 受体、M 型胆碱能受体等，这些受体被相应的物质激活后，可释放 EDRF。有些缩血管物质，如去甲肾上腺素、血管升压素、血管紧张素Ⅱ等，也可使内皮释放 EDRF，血管紧张素Ⅱ可减弱缩血管物质对血管平滑肌的直接收缩效应。在离体实验中可以看到，将乙酰胆碱作用于内皮完整的血管，可引起血管舒张；而将血管内皮去除后，乙酰胆碱则使血管收缩。

（2）血管内皮生成的缩血管物质　血管内皮细胞也可产生多种缩血管物质，称为内皮缩血因子（endothelium-derived vasoconstrictor factor，EDCF）。近年来研究得较为深入的是内皮素。内皮素（ET）是内皮细胞合成和释放的由 21 个氨基酸构成的多肽，是已知的最强烈的缩血管物质之一。给动物注射内皮素可引起持续时间较长的升血压效应。但在升血压之前常先出现一个短暂的降血压过程。有人解释说，内皮素也可引起 EDRF 的释放，故有一短暂的降血压反应。在生理情况下，血管内血流对内皮产生的切应力可使内皮细胞合成和释放内皮素。

5. 激肽释放酶-激肽系统

激肽释放酶（kallikrein）是体内的一类蛋白酶，可使某些蛋白质底物激肽原（kininogen）分解为激肽（kinin）。激肽具有舒血管活性，可参与对血压和局部组织血流的调节。

激肽释放酶可分为两大类：一类存在于血浆，称为血浆激肽释放酶；另一类存在于肾、唾液腺、胰腺等器官组织内，称为腺体激肽释放酶或组织激肽释放酶。激肽原是存在于血浆中的一些蛋白质，分为高分子量激肽原和低分子量激肽原。在血浆中，血浆激肽释放酶作用于高分子量激肽原，使之水解，产生一种九肽，即缓激肽（bradykinin）。在肾、唾液腺、胰腺、汗腺及胃肠黏膜等组织中，腺体激肽释放酶作用于血浆中的低分子量激肽原，产生一种十肽，为赖氨酰缓激肽，也称胰激肽或血管舒张素（kallidin）。胰激肽在氨基肽酶的作用下失去赖氨酸，成为缓激肽。缓激肽在激肽酶的作用下水解失活。

激肽可使血管平滑肌舒张和毛细血管通透性增加，但对其他的平滑肌则引起收缩作用。人体和动物实验证实，缓激肽和血管舒张素是已知的最强烈的舒血管物质。在一些腺体器官中生成的激肽，可以使器官局部的血管舒张，血流量增加。

循环血液中的缓激肽和血管舒张素等激肽也参与对动脉血压的调节，使血管舒张，血压降低。

6. 心房钠尿肽

心房钠尿肽（atrial natriuretic peptide，ANP）又称心钠素，是由心房肌细胞合成和释放的一类多肽。在人的循环血液中，最主要的是一种由 28 个氨基酸构成的多肽。心钠素可使血管舒张，外周阻力降低；也可使每搏输出量减少，心率减慢，故心输出量减少。心钠素作用于肾的受体，还可以使肾排水和排钠增多。此外，心钠素还能抑制肾的近球细胞释放肾素，抑制肾上腺球状带细胞释放醛固酮；在脑内，心钠素可以抑制血管升压素的释放。这些作用都可导致体内细胞外液量减少。

当心房壁受到牵拉时，可引起心钠素的释放。在生理情况下，当血容量增多、取头低足高的体位、身体浸入水中（头露出水面）时，血浆心钠素浓度升高，并引起利尿和尿钠排出增多等效应。因此，心钠素是体内调节水盐平衡的一种重要的体液因素。心钠素和另外一些体液因素在血压和水盐平衡的调节中还起着相互制约的作用。内皮素和血管升压素也都能刺激心房肌细胞释放心钠素。

7. 前列腺素

前列腺素（prostaglandin，PG）是一族二十碳不饱和脂肪酸，分子中有个环戊烷，其前体是花生四烯酸或其他二十碳不饱和脂肪酸。全身各部的组织细胞几乎都含有生成前列腺素的前体及酶，因此都能产生前列腺素。前列腺素按其分子结构的差别，可分为多种类型。各种前列腺素对血管平滑肌的作用是不同的，如前列腺素 E_2 具有强烈的舒血管作用，前列腺素 $F_{2\alpha}$ 则使静脉收缩。前列环素（即前列腺素 I_2）是在血管组织中合成的一种前列腺素，有强烈的舒血管作用。

交感缩血管纤维末梢释放递质的过程受前列腺素调节。一方面，去甲肾上腺素和血管紧张素Ⅱ等缩血管物质作用于血管平滑肌相应的受体，引起血管平滑肌收缩，同时也使血管平滑肌生成前列腺素 E_2 和前列环素。前列腺素 E_2 和前列环素可使血管平滑肌对去甲肾上腺素和血管紧张素Ⅱ的敏感性降低。另一方面，血管平滑肌生成的前列腺素又可通过神经-平滑肌接头间隙作用于交感神经纤维末梢接头前的前列腺素受体，使交感纤维末梢释放递质减少。可见，前列腺素在交感神经-血管平滑肌接头处起着一种局部负反馈调节作用。

8. 阿片肽

体内的阿片肽（opioid peptide）有多种。垂体释放的 β-内啡肽（β-endorphin）和促肾上腺皮质激素来自同一个前体。在应激等情况下，β-内啡肽和促肾上腺皮质激素一起被释放入血液。β-内啡肽可使血压降低。β-内啡肽的降血压作用可能是中枢性的。血浆中的β-内啡肽可进入脑内并作用于某些与心血管活动有关的神经核团，使交感神经活动抑制，心迷走神经活动加强。内毒素、失血等强烈刺激可引起β-内啡肽释放，并可能成为引起循环休克的原因之一。针刺穴位也可引起脑内阿片肽的释放。这可能是针刺使高血压患者血压下降的机制之一。

除中枢作用外，阿片肽也可作用于外周的阿片受体。血管壁的阿片受体在阿片肽作用下，可导致血管平滑肌舒张。另外，交感缩血管纤维末梢也存在接头前阿片受体，这些受体被阿片肽激活时，可使交感纤维释放递质减少。

9. 组胺

组胺是由组氨酸在脱羧酶的作用下产生的。许多组织，特别是皮肤、肺和肠黏膜的肥大细胞中含有大量的组胺。当组织受到损伤或发生炎症和过敏反应时，都可释放组胺。组胺有强烈的舒血管作用，并能使毛细血管和微静脉的管壁通透性增加，血浆漏入组织，导致局部组织水肿。

（三）自身调节

体内各器官的血流量一般取决于器官组织的代谢活动，代谢活动愈强，耗氧愈多，血流量也就愈多。器官血流量主要通过对灌注该器官的阻力血管口径的调节实现控制。除了前述的神经调节和体液调节机制外，还有局部组织内的调节机制。在不同器官的血管，神经、体液和局部机制三者所起作用的相互关系是不同的，在多数情况下，几种机制起协同作用，但在有些情况下也可起相互对抗的作用。另外，不同器官的血流量变化范围也有较大的差别，功能活动变化较大的器官，如骨骼肌、胃肠、肝、皮肤等，血流量的变化范围较大；脑、肾等器官的血流量则比较稳定，在一定的血压变化范围内，器官血流量可保持稳定。

实验证明，如果将调节血管活动的外部神经、体液因素都去除，则在一定的血压变动范围内，器官、组织的血流量仍能通过局部的机制得到适当的调节。这种调节机制存在于器官组织或血管本身，故也称为自身调节。心脏的泵血功能也有自身的调节机制，这已在第二章第三节中叙述。关于器官组织血流量的局部调节机制，一般认为主要有以下两类：

1. 代谢性自身调节机制

组织细胞代谢需要氧，并产生各种代谢产物。局部组织中的氧和代谢产物对该组织局部的血流量起代谢性自身调节作用。当组织代谢活动增强时，局部组织中氧分压降低，代谢产物积聚增加。组织中氧分压降低及多种代谢产物，如 CO_2、H^+、腺苷、ATP、K^+等，都能使局部的微动脉和毛细血管前括约肌舒张。因此，当组织的代谢活动加强（如肌肉运动）时，局部的血流量增多，故能向组织提供更多的氧，并带走代谢产物。这种代谢性局部舒血管效应有时相当明显，如果同时发生交感缩血管神经活动加强，该局部组织的血管仍舒张。

前面提到，有一些体液因素也可在组织中形成，并对局部的血流量起调节作用，如激肽、前列腺素、组胺等，由于这些物质都是特殊的体液因素，故在生理学中将它们归在体液调节中。

2. 肌源性自身调节机制

许多血管平滑肌本身经常保持一定的紧张性收缩，称为肌源性活动（myogenic activity）。血管平滑肌还有一个特性，即当被牵张时其肌源性活动加强。因此，当供应某一器官的血管的灌注压突然升高时，由于血管跨壁压增大，血管平滑肌受到牵张刺激，于是肌源性活动增强。这种现象在毛细血管前阻力血管段特别明显，其结果是器官的血流阻力增大，使器官的血流量不致因灌注压升高而增多，即器官血流量能因此保持相对稳定。当器官血管的灌注压突然降低时，则发生相反的变化，即阻力血管舒张，血流量仍保持相对稳定。这种肌源性的自身调节现象，在肾血管表现得特别明显，在脑、心、肝、肠系膜和骨骼肌的血管也能看到，但皮肤血管一般没有这种表现。在实验中用罂粟碱、水合氯醛或氰化钠等药物抑制平滑肌的活动后，肌源性自身调节现象也随之消失。

二、动脉血压的长期调节

动脉血压的神经调节主要是在短时间内血压发生变化的情况下起调节作用的。而当血压在较长时间内（数小时，数天，数月或更长）发生变化时，神经反射的效应常不足以将血压调节到正常水平。在动脉血压的长期调节中起重要作用的是肾。具体地说，肾通过对体内细胞外液量的调节而对动脉血压起调节作用。有人将这种机制称为肾-体液控制系统（renal-body fluid system）。此系统的活动过程如下：当体内细胞外液量增多时，血量增多，血量和循环系统容量之间的相对关系发生改变，使动脉血压升高，直接导致肾排水和排钠增加，将过多的体液排出体外，从而使血压恢复到正常水平。体内细胞外液量减少时，发生相反的过程，即肾排水和排钠减少，使体液量和动脉血压恢复。

肾-体液控制系统调节血压的效能取决于一定的血压变化能引起多大程度的肾排水排钠变化。实验证明，血压只要发生很小的变化，就可导致肾排尿量的明显变化。血压从正常水平（13.3 kPa，100 mmHg）升高 1.3 kPa（10 mmHg），肾排尿量可增加数倍，从而使细胞外液量减少，动脉血压下降。反之，动脉血压降低时，肾排尿量明显减少，使细胞外液量增多，血压回升。

肾-体液控制系统的活动也可受体内若干因素的影响，其中较重要的是血管升压素和肾素-血管紧张素-醛固酮系统。前已述，血管升压素在调节体内细胞外液量中起重要作用。血管升压素使肾集合管增加对水的重吸收，导致细胞外液量增加。当血量增加时，血管升压素减少，使肾排水增加。血管紧张素Ⅱ除引起血管收缩、血压升高外，还能促使肾上腺皮质分泌醛固酮。醛固酮能使肾小管对 Na^+ 的重吸收增加，并分泌 K^+ 和 H^+，在重吸收 Na^+ 时也吸收水，故细胞外液量和体内的 Na^+ 量增加，血压升高。

总之，血压的调节是复杂的过程，有许多机制参与。每一种机制都在一个方面发挥调节作用，但不能完成全部的、复杂的调节。神经调节一般是快速的、短期的调节，主要是通过对阻力血管口径及心脏活动的调节实现的；而长期调节则主要是通过肾对细胞外液量的调节实现的。

（金　雯）

第四节　高血压及其病理基础

血管内血液对单位面积血管壁所产生的侧压力称为血压，分动脉血压、静脉血压和毛细血管血压。高血压（hypertension）是指以体循环动脉血压升高为特征的疾病或病理过程，是人类最常见的疾病之一。2008 年，世界卫生组织估计，全球有超过 10 亿高血压患者，每年约有 710 万死于高血压。目前，我国高血压患者约 2.66 亿，约 62% 的脑卒中及 50% 的缺血性心脏病与高血压有关。高血压已成为当今世界威胁人类健康的重要公共卫生问题，严重消耗了人类的医疗资源和社会资源。

一、高血压的定义和分类

（一）高血压的定义

2010 年中国高血压防治指南规定，18 岁以上的成年人，在未使用降压药物的情况下，非同日 3 次测量血压，收缩压等于或超过 18.66 kPa（140 mmHg）和/或舒张压等于或超过 12.00 kPa（90 mmHg）时，即为高血压。当收缩压 ≥ 140 mmHg，而舒张压 < 90 mmHg 时，则定义为收缩期高血压。如果患者有高血压病史，在使用降压药物期间，即使收缩压 < 140 mmHg 和/或舒张压 < 90 mmHg，也应诊断为高血压。由于收缩压处于 120 ~ 139 mmHg 和/或舒张压处于 80 ~ 89 mmHg 的个体，未来发生高血压的风险是血压低于此水平的 2 倍，因此，将未使用降血压药物时测得收缩压在 120 ~ 139 mmHg 和/或舒张压在 80 ~ 89 mmHg 者，定义为正常高值血压（表 5-4-1）。

表 5-4-1　血压水平的定义和分类

分类	收缩压/mmHg	舒张压/mmHg
正常血压	<120	<80
正常高值	120 ~ 139	80 ~ 89
高血压	≥140	≥90
一级（轻度）	140 ~ 159	90 ~ 99
二级（中度）	160 ~ 179	100 ~ 109
三级（重度）	≥180	≥110
纯收缩期	≥140	<90

注：1 mmHg = 0.133 3 kPa。

（二）高血压的分类

根据不同的标准可将高血压进行不同的分类。

1. 根据病因分类

根据发病原因，可将高血压分为两类。

少部分高血压是其他疾病（如慢性肾小球肾炎、肾动脉狭窄、肾上腺和垂体腺瘤等）的一种症状，称为症状性高血压（symptomatic hypertension）或继发性高血压（secondary hypertension）。

绝大部分高血压是原因尚未完全明了的一种独立性疾病，称为原发性高血压（primary hypertension）或特发性高血压（essential hypertension），通称为高血压病。

原发性高血压或高血压病是我国常见的心血管疾病，多见于中、老年人，病程漫长，常因不易坚持治疗而发展至晚期。

2. 根据收缩压和舒张压升高的情况分类

（1）收缩期高血压　仅出现收缩压升高，而舒张压正常甚至低于正常，多见于老年人大动脉硬化、动脉壁顺应性降低时。

（2）舒张期高血压　见于外周血管硬化、阻力较高时。

但大多数情况下舒张压升高往往伴有收缩压的升高。

3. 根据高血压病的发展速度分类

（1）缓进型或良性高血压　起病隐匿，病程发展缓慢，开始时多无症状，往往是在体检或因其他疾病就医时才被发现，此后随着病情的进展，才相继出现有关临床症状和体征。

（2）急进型或恶性高血压　少数高血压病起病急骤，发展迅速，血压明显升高，舒张压多在 17.3 kPa（130 mmHg）以上，病情严重，如不及时采取治疗措施，多在一年内死于心、脑、肾等器官功能的严重损害。本病多见于青年人。

此外，根据高血压患者血压升高的水平，可将高血压分为一级高血压、二级高血压和三级高血压（见表 5-4-1）。根据临床表现及器官受损情况，可将高血压分为三期：一期，即血压达到诊断高血压的水平，尚无器官的损害；二期，已有器官损伤，但其功能还可代偿；三期，即器官的功能受损严重，已失代偿。

因为大部分高血压患者存在血压升高以外的心血管危险因素，所以高血压的诊断和治疗不能只依据患者的高血压水平，必须对患者其他心血管危险因素进行评估。故根据心血管危险因素（如血脂异常、早发心血管疾病家族史、无症状靶器官损害、心脑血管疾病、肾脏病和糖尿病），高血压患者可分为低危、中危、高危和很高危 4 个层次。

二、高血压的病因和发病机制

血压由心输出量和外周血管阻力两个基本因素决定。其中，心输出量受心脏舒缩功能、心率、血容量和回心血量等因素的影响，外周血管阻力主要取决于血管口径和血液黏度。血管口径又受神经、体液和血管本身等各种复杂因素的影响。上述各种因素就其对血压的作用而言，可大致分为两类：一是通过增加外周阻力和/或心输出量，使血压升高；二是通过降低外周阻力和/或心输出量，使血压下降。在正常情况下，两者保持着动态平衡，使血压维持在正常波动范围之内，如上述某种或多种因素导致加压作用大于减压作用时，就会发生高血压。

高血压病的病因十分复杂，约 90% 以上的高血压患者没有明确的发病原因，这类高血压为原发性高血压，其余 5% ~ 10% 的高血压由特定的疾病或病因引起，称为继发性高血压。

（一）原发性高血压的病因和机制

高血压病的病因和发病机制很复杂，近年来相关研究虽然取得较大进展，但是仍未完全清楚。目前多认为，本病主要是受多基因遗传影响，在多种环境因素作用下，使正常血压调节机制失衡而致的疾病。已知有关高血压病的发病因素和发病机制如下。

1. 发病因素

（1）遗传和基因因素　高血压病患者常有明显的遗传倾向。据调查，约75%的高血压病患者具有遗传素质（genetic predisposition）：双亲无高血压，一方有高血压或双亲均有高血压的家族，其子女高血压患病率分别为3%，28%和46%。目前认为，高血压病是一种受多基因遗传影响，在多种后天因素作用下，正常血压调节机制失调而致的疾病。分子生物学研究显示，高血压病患者、有高血压家族史而血压正常者和有高血压倾向者，常有一种以上与血压调节相关的基因异常。目前发现，多数高血压病患者肾素-血管紧张素系统编码基因有多种缺陷，如有些高血压患者伴有血管紧张素原位点和血管紧张素Ⅱ的Ⅰ型受体位点的多态性。极少数高血压病是由单基因缺陷引起的，如由上皮 Na^+ 通道蛋白（epithelial sodium channel protein）基因突变引起的 Na^+ 敏感性高血压（liddle 综合征）。

（2）膳食因素　摄入钠盐过多可引起高血压，日均摄盐量高的人群，高血压患病率高于日均摄盐量少的人群，减少钠盐摄入或用药物增加 Na^+ 排泄可降低血压。WHO 建议每人每日摄入钠盐量控制在 5 g 以下，可起到预防高血压的作用。钾盐摄入量与血压呈负相关，且具有独立的作用，钾离子摄入减少，可使 Na^+/K^+ 比例升高，促进高血压发生。膳食中钙对血压的作用还存在争议，多数认为膳食低钙是高血压的危险因素，钙离子摄入不足也易导致高血压，高钙饮食可降低高血压发病率。

（3）社会心理应激因素　据调查，精神长期或反复处于紧张状态的职业，其高血压患病率相对对照组升高；应激事件，如暴怒、过度惊恐或忧伤等使神经精神受到剧烈冲击，可导致高血压的发生发展。高血压病的早期，只服用镇静药，血压即可恢复正常。目前认为，社会心理应激可改变体内激素平衡，从而影响代谢过程，导致血压升高。

（4）其他因素　肥胖、吸烟、年龄增长或缺乏体力劳动等，也是血压升高的重要危险因素。肥胖儿童高血压的患病率是正常体重儿童的2～3倍，高血压病患者中，约有1/3有不同程度肥胖。阻塞性睡眠呼吸暂停（OSA）的患者60%～80%伴有高血压病。

2. 发病机制

关于高血压病的发病机制曾有许多学说，如精神神经源学说、内分泌学说、肾源学说、遗传学说和钠摄入过多学说，等等。但是哪一种学说都不能解释清楚高血压病的发病机制，这表明高血压病的发病机制相当复杂。

动脉血压取决于心输出量和外周阻力。心输出量又受心率、心收缩力及血容量的影响；外周阻力又受神经、体液因素及局部自动调节因素的影响。因此，各种能引起血容量、外周阻力、心率及心缩力增加的因素，都可能使动脉血压升高。目前多认为，高血压病是由彼此相互影响的多种因素共同作用的结果，这些因素包括遗传、环境、神经内分泌和体液等。

高血压病的发病机制主要涉及三条相互重叠的途径。

（1）功能性血管收缩　该途径是指外周血管（细小动脉）的结构无明显变化，仅平滑肌收缩使血管口径缩小，从而增加外周血管阻力，导致血压升高。

在发病因素中，凡能引起血管收缩的物质（如肾素、儿茶酚胺和内皮素等）增多的因素都可以通过这条途径引起血压升高。精神生理上的长期过度紧张、焦虑、烦躁等，可使大脑皮质高级中枢功能失调，对皮质下中枢调控能力减弱以致丧失，其中血管舒缩中枢产生以收缩为主的冲动时，交感神经节后纤维则分泌多量的去甲肾上腺素（儿茶酚胺类）作用于细小动脉平滑肌 α 受体，引起细小动脉收缩或痉挛，使血压升高。另外，交感神经兴奋引起的细小动脉收缩在肾引起肾缺血，刺激球旁细胞分泌肾素，通过肾素-血管紧张素系统直接引起细小动脉强烈收缩，使血压升高。近年研究还发现，血管紧张素系统的一些基因还表达于肾以外的其他组织器官，如在局部组织的血管内皮细胞和平滑肌细胞表达并以自分泌或旁分泌的方式释出，使血管收缩，血压升高。

细小动脉的收缩，还可因血管平滑肌细胞对血管收缩物质敏感性的增加而引起，如平滑肌细胞对 Na^+、Ca^{2+} 跨膜转运的遗传缺陷，可致细胞内钙离子增多，并增加平滑肌细胞对血管收缩的敏感性，使血压升高。

血管紧张素Ⅱ除通过收缩血管增加外周阻力外，还能刺激肾上腺皮质分泌醛固酮，进而引起钠水潴留，增加血容量，使血压升高。

（2）钠水潴留　各种因素引起的钠水潴留，致使血浆和细胞外液增多，血容量增加，心输出量增大，导致血压升高。

在膳食因素中，摄入钠盐过多且又是钠盐敏感的人群，主要通过钠水潴留的途径引起高血压。遗传因素，如肾素-血管紧张素系统基因多种缺陷，或者上皮 Na^+ 通道蛋白单基因突变等，均能引起肾利钠自稳功能的缺陷，导致肾性钠水潴留，发生高血压。下丘脑-垂体-肾上腺活动增强时，肾上腺皮质分泌醛固酮增多，使肾排钠减少，导致钠水潴留，血压升高。

此外，外周血管具有自动调节机制，为防止心输出量无限增加而导致组织过度灌注，外周血管会随心输出量增加而发生收缩以限制组织灌注。但是随着血管收缩，外周阻力增加，血压也相应升高。

（3）结构性的血管壁增厚、变硬　该途径是指由于血管平滑肌细胞的增生与肥大，胶原纤维和基质增多，细小动脉壁玻璃样变，使血管壁增厚，管腔缩小，管壁变硬，导致外周血管阻力增加，血压升高。

一般来说，细小动脉平滑肌肥大和增生常继发于长期或过度的血管收缩，从而使血管壁平滑肌细胞增生、肥大，管壁肥厚，管腔缩窄，使血压持续或永久性升高。但也有证据表明，有些血管壁的结构变化发生在高血压病早期，先于血管的持续收缩，这可能是由于遗传上的缺陷或环境因素的诱导，使平滑肌细胞内的信号转导发生变化，促进了平滑肌细胞的生长并增加了血管的张力，从而导致血管壁肥厚和血管收缩。血管收缩因子也具有生长因子作用，可引起血管平滑肌的肥大、增生和基质的沉积，从而使血管壁增厚，血压升高。

总之，高血压病发病机制的实际情况和参与因素要比上述途径复杂得多。

（二）继发性高血压

继发性高血压发生的原因（表 5-4-2）和机制比较清楚，主要取决于原发疾病。

表 5-4-2　引起继发性高血压的主要疾病或原因

分类	具体疾病或原因
肾脏疾病	肾小球肾炎 慢性肾盂肾炎 多囊肾 继发性肾脏病变（糖尿病肾病、结缔组织病等）
内分泌性疾病	原发性醛固酮增多症 嗜络细胞瘤 皮质醇增多症 甲亢 甲减 甲状旁腺功能亢进症 肢端肥大症
心血管疾病	主动脉缩窄 多发性主动脉炎 主动脉瓣关闭不全
颅脑疾病	脑外伤 脑肿瘤 脑干感染
遗传学疾病	糖皮质激素可治性醛固酮增多症 家族性Ⅱ型高醛固酮血症 假性Ⅱ型低醛固酮血症 假性醛固酮增多症 表观盐皮质类固醇激素过多综合征
其他	妊娠高血压综合征 红细胞增多症 药物作用（甘草、可的松、生长激素、雄激素、拟交感神经药等）

1. 肾性高血压

肾疾患时出现的高血压称为肾性高血压（renal hypertension），为继发性高血压中最常见者。其发病的主要机制如下：

（1）肾素-血管紧张素系统激活　见于各种原因所致的肾动脉狭窄或阻塞，如肾动脉粥样硬化（多见于男性老年人）、肾动脉纤维增生性病变（fibroplsatic disease，多见于中青年）和肾动脉先天性发育不良（见于儿童）等。由于肾脏缺血促进肾素分泌，激活了 RAS 进而引起高血压。其主要依据如下：① 手术缩窄犬一侧肾动脉后，血压升高的同时，手术侧肾静脉血中肾素明显高于对侧，且近球细胞中含肾素颗粒也明显增加；解除狭窄后，随着肾素含量的下降血压也降低。② 用血管紧张素转换酶抑制剂可使血压下降。③ 大部分本类高血压患者血浆中的肾素活性增高。RAS 在活性增高时的升压机制主要是使血管收缩，外周阻力增加。

（2）肾排水、排钠能力减弱或丧失　多见于急性或慢性肾实质广泛性病变时（如急性或慢性肾炎、肾盂肾炎、多囊肾等），由于大量肾单位丧失了排水、排钠能力，而剩余肾单位又不能充分代偿，结果导致钠水潴留、血容量增加和心输出量增大，产生高血压。此时，血管外周阻力可正常甚至低于正常。采取利尿措施以减少血容量，可有效地降低血压。

（3）肾减压物质生成减少　肾不但分泌加压物质，肾髓质间质细胞还分泌多种减压物质，如前列腺素 E_2（PGE_2）和具有抗高血压作用的脂质等物质。这些物质都具有排钠利尿、扩血管和降低交感神经活性的作用，和 RAS 既互相对抗又维持着平衡。

现证明这些特质的消长与高血压的发生有密切关系：① 肾髓质乳头移植，可防止肾实质性高血压的发展，但移植肾皮质则无此作用；② 在钠负荷的情况下，切除肾髓质可很快发生高血压，但不切除髓质则不易发生。所以当肾髓质受到破坏或其间质细胞产生的减压物质减少（或被抑制）时，由于 RAS 与减压物质失去平衡，即可引起血压升高。

上述三种机制，在肾性高血压发病中的作用因肾疾患的种类、部位和程度不同而异。例如，肾血管疾患时，以第一种机制为主；肾实质性病变，尤其是伴有肾功能不全者，以第二种机制为主；肾髓质破坏时，则有第三种机制参与；在慢性肾疾患时，由于病变性质和部位的复杂性，三种机制常同时参与作用。

2. 内分泌性高血压

由内分泌紊乱引起的高血压称为内分泌性高血压（endocrine hypertension）。

（1）嗜铬细胞瘤　嗜铬细胞瘤（pheochromocytoma）多发生于肾上腺髓质。由于嗜铬瘤细胞大量分泌和释放去甲肾腺素和肾上腺素，使小血管收缩、心输出量增加，故可导致血压升高。这种血压升高多为阵发性的，即当缺氧、麻醉、肌肉活动、性活动或肾上腺部位受刺激时，就可激发瘤细胞释放这些物质使血压突然升高，并多伴有心悸、出汗、烦躁、头痛、胸前区痛和血糖升高等临床表现；当血中此类物质含量降低时，血压也随之下降。但也有少数患者血压呈持续性升高。应用 α 肾上腺素受体拮抗剂可使血压恢复正常，用 β 肾上腺素受体拮抗剂可有效控制心输出量增加和其他临床表现。

（2）原发性醛固酮增多症　原发性醛固酮增多症（primary aldosteronism）多见于肾上腺皮质球状带肿瘤或双侧肾上腺皮质增生时。血压升高主要是由于醛固酮分泌过多，导致血容量和心输出量增加。血容量增加可抑制肾近球小体细胞的肾素分泌，故血浆肾素低于正常，这和继发性醛固酮增多症有些不同（后者肾素活性升高）。另外，由于醛固酮促进肾远曲小管的 Na^+-K^+ 交换使排钾增加，故常导致低钾血症。

（3）皮质醇增多症　皮质醇增多症（hypercortisolism）是由于肾上腺皮质分泌过量的糖皮质激素（主要是皮质醇）所致。该症如由肾上腺皮质肿瘤引起，则称为 Cushing 综合征。本病约有 80% 伴有高血压。血压升高的原因是糖皮质激素可：① 促进钠水潴留，增加血浆容量；② 刺激肾素的合成，激活 RAS；③ 加强血管对加压物质（如去甲肾上腺素）的加压反应。如果伴有盐皮质激素（脱氧皮质酮、醛固酮）增加，则更使钠水潴留加重。

（4）肾上腺某些酶的先天性缺陷　常见的是 11-β 羟化酶和 17-α 羟化酶的缺乏。当前一种酶缺乏时，皮质醇生成减少，反馈性地促进 ACTH 分泌增加，使脱氧皮质酮生成增多，结果使钠水潴留、血压升高；同时，因 17-羟孕烯醇酮增多，使雄性激素的生成也增多，故女性患者常出现男性化。当后一种酶缺乏时，因 17-羟孕烯醇酮减少，不但反馈性地促进 ACTH 分泌增加，从而引起高血压，且雄性激素生成也减少，故男性患者常出现女性化。

3. 妊娠高血压

妊娠期发生和发展起来的高血压称为妊娠高血压（pregnancy-induced hypertension）。由于正常妊娠期的血压较未妊娠时低，故判断妊娠高血压的血压水平也应较一般的诊断标准低。在妊娠 4 ～ 6 个月时，舒张压超过 10.7 kPa（80 mmHg）或妊娠 7 ～ 9 个月时超过 11.3 kPa（85 mmHg），或血压高于妊娠早期 4.00/2.00 kPa（30/15 mmHg），即可视为高血压。妊娠高血压包括：① 先兆子痫高血压（又称妊娠中毒性高血压）；② 慢性高血压，多源于原发性或肾性高血压；③ 子痫前合并慢性高血压。

先兆子痫高血压（preeclamptic hypertension）是妊娠期特发的高血压，多发生在妊娠的后期，伴有蛋白尿和/或水肿，主要是由于胎盘组织供血绝对减少（因血液循环障碍）和/或相对减少（因胎盘组织增大）导致胎盘缺血的结果。此时：① 缺血的胎盘可产生较多的肾素和血管紧张素类物质（患者子宫和胎盘中该类物质含量较正常妊娠者高）。② 正常妊娠的胎盘所产生的减压物质（如前列腺素）能和 RAS 保持对抗性的动态平衡，从而抵消 RAS 的加压效应。先兆子痫高血压时，因胎盘减压物质产生减少，故可使两者失去平衡。③ 可产生和释放组织因子（凝血因子Ⅲ）而引起 DIC，当肾小球微血管中出现 DIC 时，可导致肾小球滤过率严重降低而发生水潴留。

4. 主动脉狭窄引起的高血压

高血压可由主动脉狭窄引起。例如，先天性主动脉狭窄（coarctation of aorta）时，心脏收缩代偿性加强，而射出的血液又不能顺利通过狭窄部，致使大量血液蓄积在容量有限的狭窄部近心端的主动脉及其分支中，使狭窄部近心端上肢以上的动脉血压升高，而下肢血压不高。尤其是运动时，由于心输出量的增加，可使收缩压突然升高。此外，曾有人提出主动脉缩窄时，起源于缩窄部远心端的肾动脉可能因血灌流不足而引起肾缺血，从而促使肾素的分泌增多，但尚无有力的证据。

5. 收缩期高血压

凡收缩压≥18.66 kPa（140 mmHg）而舒张压＜12 kPa（90 mmHg）者，可定为收缩期高血压。单纯收缩期高血压在老年人最常见，尤其是年龄超过55岁的妇女。这是由于动脉硬化（主要是粥样硬化）使大动脉顺应性降低所致，主要表现为脉压增宽，左室射血速率和心指数降低，总血管外周阻力增大。少数收缩期高血压继发于主动脉瓣关闭不全、严重贫血和甲状腺功能亢进时，主要表现为左室射血速率和心指数增高，但总血管外周阻力正常。

总之，继发性高血压发生的原因和机制比较简单，最先多是由于某个参与调压机制的环节（如肾、肾上腺或垂体）发生障碍。由于各种调压机制之间是相互联系的，一个加压机制的激活，常可导致另一个加压机制的激活（如交感神经兴奋→肾素分泌↑→血管紧张素↑），或者通过负反馈作用，一个加压机制的激活对另一个加压机制起抑制作用（如盐皮质激素↑→血容量↑→肾素↓）。继发性高血压一旦发生，其发展过程又表现出一定的复杂性。一般认为，不管引起继发性高血压的始动机制如何，肾对钠水排泄能力的降低，是维持各种继发性高血压的重要机制，故利尿、排钠对不同种类的继发性高血压都有明显的降压效果。

三、高血压时血流动力学的改变及其对机体的影响

（一）高血压时血流动力学改变

高血压时血流动力学的改变比较复杂，不但取决于高血压的发生原因和机制，还取决于高血压的发展速度、程度和发展阶段。

1. 心输出量的改变

高血压时心输出量可以增加，也可以减少。

（1）心输出量增加　多见于原发性高血压早期和临床性高血压及嗜铬细胞瘤、原发性醛固酮增多症、肾性高血压等继发性高血压。心输出量增加的机制各有不同：原发性醛固酮增多症和某些肾性高血压（如急性肾炎等引起的高血压）时，主要是由于血容量增加；嗜铬细胞瘤时，是因为肾上腺髓质激素对心脏的正性肌力和正性变时作用；原发性高血压时，心输出量增加的机制尚不清楚，可能与交感神经兴奋、肾上腺髓质激素分泌增多和/或血管对加压物质的敏感性增强，使外周容量血管收缩，促使回心血量增加有关。

（2）心输出量减少　常见于严重高血压和高血压性心脏病时。此时，患者血液中CO含量降低，其原因或者是因为心脏射血阻抗过大，或者是因为肥大心肌舒缩功能和/或顺应性降低，或者是因为冠脉供血不足使心肌收缩性减弱，也可能是上述诸因素综合作用的结果。一旦CO含量降低，即可加重外周血管的代偿性收缩，外周血管阻力进一步增大，从而促进高血压的发展，并可进一步影响重要器官的血液供应。

2. 血管阻力的改变

除因甲状腺功能亢进引起的血压升高外，其他各种高血压时外周血管阻力都不同程度的增加。血管阻力增加是外周血管功能和/或结构改变的结果。血管功能性改变主要是因为血管平滑肌对各种神经、体液加压因素作用的敏感性增强，多发生于血压升高之前，故为引起高血压的原因。待高血压发生后，由于血管的持续痉挛和高血压的长期作用，可导致血管结构改变，主要是小动脉和微动脉壁增厚和纤维化，进一步使外周阻力增大，促使高血压进一步发展并减少各重要器官的血液供应。此外，较大血管的管壁在长期高压机械力的冲击之下，可发生内膜损伤、平滑肌细胞增生和胆固醇的沉积，从而促进较大血管粥样硬化病变的发生和发展。

外周血管阻力和心输出量的改变在高血压不同发展阶段也是不同的。例如，原发性高血压的早期阶段心输出量增加，此时的外周血管阻力基本正常或稍高；随着高血压的发展，外周血管阻力逐渐增大，心输出量则逐渐降低甚至低于正常。

3. 细胞外液的改变

某些高血压时，细胞外液容量可以增多，如钠负荷过高、盐皮质激素过多、原发性醛固酮增多症及肾实质病变所致的高血压，部分原发性高血压，尤其是伴有心力衰竭时，细胞外液容量都可增加。血容量增加可通过加大心输出量而使血压升高，故此时利尿即可降压。

（二）高血压对机体的影响

高血压对机体的影响取决于血压升高和血流动力学改变的速度、程度、持续时间及原发性疾病的情况等各种因素。其影响主要表现在心、脑、肾等重要器官的功能和结构的改变及眼底血管的变化上。

1. 对心脏的影响

高血压对心脏的影响表现在两方面：一是适应代偿性改变，如心脏高功能状态和心肌的肥大；二是代偿失调性改变和损害，如冠状动脉粥样硬化、心力衰竭和心律失常等。开始时，多为适应代偿性改变，随着高血压的发展逐渐转为代偿失调和损害性变化。

（1）心脏的高功能状态　高血压时心脏的高功能状态是心脏最早发生的一种适应代偿性变化，主要表现是前负荷增加、心肌收缩力加强和心脏输出量增大。前负荷增加或者是由于血浆容量的增加，或者是因交感-儿茶酚胺系统的兴奋，使外周容量血管收缩，迫使回心血量增多。心脏收缩力加强主要是因为交感神经兴奋和肾上腺髓质激素的作用。心脏前负荷增加主要是在肾上腺髓质激素的作用下，外周血管收缩，回心血量增加。心脏前负荷增加和收缩力加强可使心输出量增大，从而使心脏能在较高的射血阻力下保证各重要器官的血液供应。

（2）心肌肥大　心肌肥大是心脏对压力负荷长期过度产生的一种慢性适应代偿性改变，主要表现是向心性肥大。此时，虽然单位质量心肌的收缩性在压力负荷过度的情况下有所降低，但由于心脏肥大，总的心功能提高了（见第二章“心功能不全”）。

早期的代偿性心肌肥大和心功能适应性改变一般是可逆的，即当血压恢复正常时，这些改变可恢复正常。

（3）心力衰竭　心力衰竭是高血压时常见的严重合并症。发生心力衰竭的主要原因如下：① 压力负荷过度、心肌耗氧量增多和冠脉供血减少（因小动脉硬化和冠状动脉粥样硬化使管腔狭窄和阻塞）导致心肌缺血、缺氧和能量利用障碍。② 心肌向心性肥大引起心脏舒张充盈障碍。高血压所致心力衰竭，多为慢性充血性心力衰竭，发生率随年龄的增长和血压升高程度而上升。约有 50% 伴发心力衰竭的高血压患者在 5 年内死亡。

2. 对大脑的影响

大脑是最易受高血压影响的靶器官。对大脑的影响是通过高血压对脑血管的损害（包括功能和结构）和压力本身的作用引起的。脑卒中是我国高血压患者最主要的并发症。脑卒中（stroke）是指脑部血液循环障碍引起的突发性脑功能丧失，又称为脑血管意外（cerebrovascular accident），包括缺血性脑卒中和出血性脑卒中。长期高血压可引起全身小动脉痉挛、血管内膜下玻璃样变、血管壁纤维性坏死和动脉硬化，从而影响大脑的血液供应。由于脑血管病变、血压升高和脑血管自身调节机制障碍，高血压患者可发生脑缺血、脑出血、血管性痴呆和高血压性脑病。

（1）高血压性脑病（hypertensive encephalopathy）　因脑血管在血压持续性升高时发生自身调节失控而导致的一种可逆性脑血管综合征，主要临床表现是剧烈头痛、呕吐、抽搐、意识模糊、视力障碍等。

正常情况下，当血压升高时，脑血管即自动收缩；反之，血压下降时，脑血管又自动舒张。大脑通过脑血管的这种自身调节机制使脑血流量不受血压波动的影响，保持相对稳定状态。正常人脑血管的自身调节范围是 8.00 ～ 16.00 kPa（60 ～ 120 mmHg）。高血压患者，由于对高血压产生了慢性适应，其调节范围可变为 14.7 ～ 24.0 kPa（110 ～ 180 mmHg）。血压波动在上述范围内，通过脑血管的自身调节，可使脑血维持稳定；但若血压突然升高且超过此调节上限时，脑血管的自身调节机制就会失效，不再继续收缩而发生被动扩张，使得脑血流量突然增加，毛细血管的压力急剧升高，体液外渗，引起水肿，甚至发生斑点出血等病理变化，进而引起高血压脑病。

（2）脑小血管阻塞　脑微动脉（内径 50 ～ 200 μm）在长期痉挛和高血压的机械性冲击的影响下，可发生纤维性坏死、管腔阻塞，其支配的脑组织因血供被阻断而发生梗塞，出现直径为 0.5 ～ 15 mm 大小的小灶性空腔病变，即腔隙性脑梗死（lacunar infarction）。脑小血管阻塞好发于脑深部神经核如壳核、尾状核及内囊后段等处，临床的表现取决于病变数目和部位，有的出现相应的临床症状，有的则无。因病灶较小，血管造影往往难以发现。

（3）小动脉破裂　小动脉破裂所引起的高血压性脑出血（hypertensive hemorrhage）为高血压常见的致命脑并发症。脑小动脉和微动脉在高压长期作用下发生机械性扩张，造成动脉瘤或动脉壁纤维性坏死。在此基础上，当血压突然升高时（如体力活动、精神激动或用力排便等），即可引起这些小血管的破裂而引发出血。内囊附近是出血的好发部位。发病前多无预兆，发病后常伴有剧烈头痛、呕吐和意识丧失等。

此外，有部分人由于 Willis 环中等大小的动脉壁先天性内膜缺乏，在高血压的作用下，也易形成动脉瘤和破裂出血。

（4）动脉粥样硬化与脑血栓形成　主要发生于较大的脑血管，虽非高血压所引起，但高血压可促进本病变的发生和发展。由于动脉粥样硬化，致使管腔狭窄，可引起脑缺血。如在这些病变的基础上形成脑血栓堵塞血管，则出现支配区脑组织坏死，患者突然出现失语、偏瘫、半身感觉缺失、同侧偏盲等。

高血压合并症以脑合并症为最多，占高血压总合并症的 50% ~ 70%。

3. 对肾的影响

高血压与肾病变的相互关系：① 高血压引起肾脏病变，肾病变又加重高血压。② 肾病变引起高血压，高血压又促进肾病变。

（1）高血压引起肾病变　见于非肾性高血压，尤其是原发性高血压。持续性高血压可引起肾小动脉和微动脉的硬化、纤维组织增生，促进肾大血管的粥样硬化与血栓形成，从而使肾缺血、肾单位萎缩和纤维化。轻者可致肾功能降低，出现多尿、夜尿和渗尿等；重者可导致肾功能衰竭。

肾病变发生后，可反过来加重高血压。这是由于：① 肾缺血激活 RAS。② 当大量肾单位被破坏时，肾小球滤过率降低，导致钠水潴留。

（2）肾病变引起高血压　见于肾性高血压。高血压发生后，又可通过肾小血管的功能和结构改变，加重肾缺血，促进肾病变和肾功能衰竭。

因高血压而发生肾功能衰竭者约占高血压合并症的 5%。

4. 对视网膜血管的影响

高血压时视网膜血管出现不同程度的改变和损害，如血管痉挛、硬化、渗出和出血等，有时还发生视神经乳头水肿。

视网膜血管痉挛是对血压升高的自身调节反应；渗出是小血管壁通透性增加和血管内压增高所致；出血则是小血管在高血压作用下管壁被破坏的结果。关于高血压时发生视神经乳头水肿的原因尚不完全清楚，可能是因为高血压时脑血管自身调节失效引起脑水肿，水肿液沿视神经流出并蓄积于视神经乳头所致。

上述渗出、出血和视神经乳头水肿多在舒张压明显升高［> 16.7 kPa（125 mmHg）］或收缩压急剧增高的情况下出现，一旦出现这些改变则预示病情严重，故检查眼底血管的变化是评定高血压严重程度的重要参考指标。

四、高血压的病理变化

（一）良性高血压

良性高血压（benign hypertension）又称缓进型高血压（chromic hypertension），多见于中、老年人。患者最终可因心力衰竭、心肌梗死或脑出血致死，因肾功能衰竭致死者少见。根据病变的发展过程，良性高血压可分为三期：

1. 功能紊乱期

此期是高血压病的早期阶段，其基本病变是全身细动脉和小动脉的痉挛，呈间断性，可伴有高级中枢神经功能失调，但血管本身无器质性病变。细小动脉是指血管中膜仅有1～2层SMC的细动脉及直径约1 mm及以下的小动脉。

临床上，此期患者仅有血压的波动状态，表现为头痛和头晕，服用镇静剂、心情放松或停止活动后症状可减轻或消失，不一定服用降压药。长期反复细小动脉痉挛和血压升高，使受累的血管逐渐发生器质性病变，则进展为下一期。

2. 动脉病变期

（1）细动脉硬化　细动脉硬化是高血压最主要的特征性病变，常累及腹腔器官、视网膜及肾上腺包膜的细动脉，最严重的是肾脏入球动脉。由于细动脉反复痉挛，血管内压持续升高，内皮细胞虽可通过其细胞骨架的适应性来加强适应，但仍不能承受血管内压力升高的作用而被分开，内皮细胞间间隙扩大，血浆蛋白（含免疫球蛋白及纤维蛋白原）渗入内皮下间隙。局部区域中膜SMC可发生坏死，溶酶体酶释出，并可引起局部性蛋白溶解，以致该处管壁通透性增强。血浆蛋白的渗入连同由未坏死SMC产生的修复性胶原纤维及蛋白多糖使细动脉壁细胞愈来愈少而陷于玻璃样变，形成细动脉硬化（arteriolosclerosis）。镜检下，细动脉内皮与中膜SMC之间有玻璃样物质沉积，其内的胶原纤维亦陷于均质化。随着疾病的发展，细动脉管壁变厚、变硬，管腔狭窄，甚至可使管腔闭塞。

（2）肌型器官动脉硬化　主要累及冠状动脉、脑动脉及肾动脉（弓形及小叶间动脉常被累及），表现为中膜SMC肥大和增生，中膜内胶原、弹性纤维及蛋白多糖增加，使中膜增厚。内膜亦有血浆蛋白渗入，SMC增生，产生胶原和弹性纤维，内弹力膜分裂，管腔可有某种程度的狭窄。

此期患者血压已失去波动性，呈持续性升高。需服用降压药才能降低血压，尿中可有少许蛋白。

3. 内脏病变期

（1）心脏的病变　主要为左心室肥大，这是对持续性血压升高、心肌工作负荷增加的一种适应性反应。在心脏处于代偿期时，肥大的心脏心腔不扩张，甚至略微缩小，称为向心性肥大。心脏质量增加，一般达400 g以上，甚至可增重1倍。肉眼观，左心室壁增厚，可达1.5～2 cm；左心室乳头肌和肉柱明显增粗（图5-4-1）。镜检下，肥大的心肌细胞变粗、变长，并有较多分支；细胞核较长、较大（可形成多倍体）。由于不断增大的心肌细胞与毛细血管供养之间的不相适应，加上高血压性血管病，以及并发动脉粥样硬化所致的血供不足，导致心肌收缩力减弱，逐渐出现心腔扩张，称为离心性肥大。严重者可发生心力衰竭。

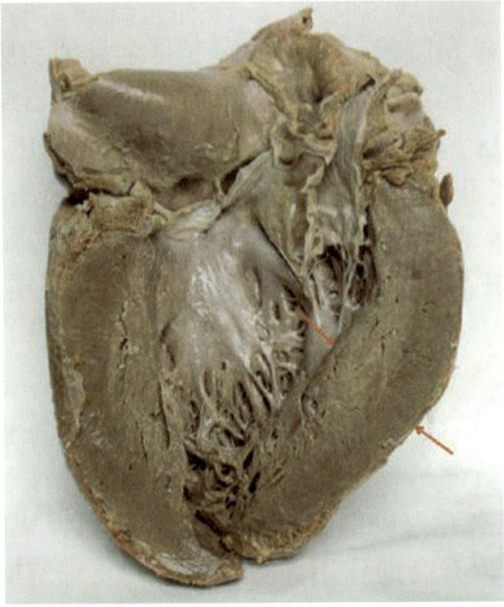

心脏体积增大，左心室肌明显增厚，约2.0 cm，乳头肌明显增粗，心外膜脂肪组织增多

图5-4-1 高血压病时左心室向心性肥大（大体）

（2）肾的病变 表现为原发性颗粒性固缩肾（图5-4-2），为双侧对称性、弥漫性病变。

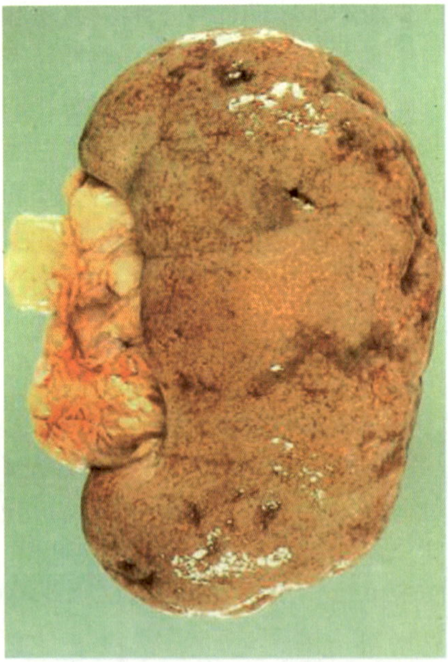

肾脏体积缩小，表面呈弥漫的细小颗粒状

图5-4-2 原发性颗粒性固缩肾（大体）

肉眼观，肾体积缩小，质地变硬，质量减轻，一侧肾质量一般小于100 g（正常成年人一侧肾重约为150 g）；表面布满无数均匀的红色细颗粒。切面，肾皮质变薄，一般在2 mm左右（正常厚3 ~ 5 mm）。髓质变化不明显，但肾盂和肾周围脂肪组织明显增生。

镜检下，肾细动脉硬化明显，小叶间动脉及弓形动脉内膜增厚。依病程有多少不等的入球动脉及肾小球发生玻璃样变（图5-4-3）。附近的肾小管由于缺血而萎缩、消失，有间质结缔组织增生及淋巴细胞浸润。该处由于肾实质萎缩和结缔组织收缩而形成凹陷的固缩病灶，周围健存的肾小球发生代偿性肥大，所属肾小管亦呈代偿性扩张，使局部肾组织向表面隆起，形成肉眼所见的无数红色细颗粒（由于该处血供良好而呈红色）。

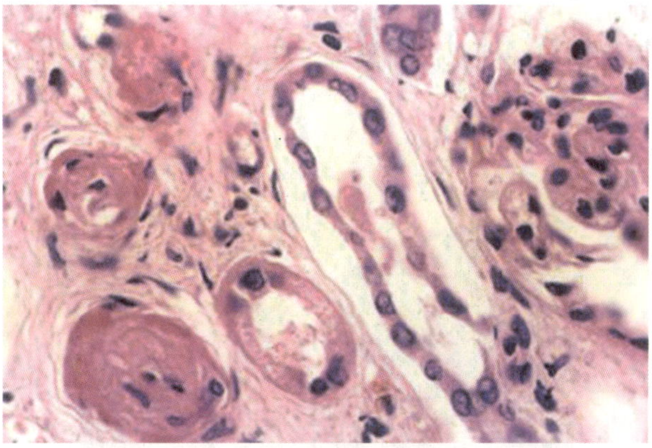

部分肾单位萎缩、玻璃样变，部分肾单位代偿性肥大

图 5-4-3　肾细小动脉硬化（镜下）

临床上，可多年不出现肾功能障碍。晚期由于病变的肾单位越来越多，肾血流量逐渐减少，肾小球滤过率逐渐降低，患者可发生水肿，出现蛋白尿及管型，严重者可出现尿毒症的临床表现。

（3）脑的病变　高血压时，由于脑内细动脉的痉挛和病变，患者可出现不同程度的高血压脑病症状，如头痛、头晕、眼花等，甚至出现高血压危象。患者有明显的中枢神经症状，如意识模糊、剧烈头痛、恶心、呕吐、视力障碍及癫痫发作等。

① 脑动脉病变。病变严重时，细动脉和小动脉管壁可发生纤维素样坏死，可并发血栓形成及微动脉瘤（microaneurysm）。后者好发于壳核、丘脑、脑桥、小脑和大脑，这些部位也是高血压性脑出血及脑梗死发生率最高之处。

② 脑软化。由于细动脉、小动脉病变造成其供养区域脑组织缺血，脑组织内可出现多数小软化灶，即微梗死灶（microinfarct）。镜检下，梗死灶内脑组织坏死、液化，形成染色较浅、质地疏松的筛网状病灶。灶内可见坏死的细胞碎屑，周围有胶质细胞增生及少量炎性细胞浸润。最后，坏死组织被吸收，由胶质瘢痕修复。由于软化灶较小，一般不引起严重后果。

③ 脑出血。脑出血是高血压最严重且往往具致命性的并发症，多为大出血灶，常发生于基底节、内囊，其次为大脑白质、脑桥和小脑。出血区域的脑组织完全被破坏，形成囊腔状，其内充满坏死的脑组织和凝血块。有时出血范围甚大，可破入侧脑室（图 5-4-4）。引起脑出血的原因：一方面，由于细、小动脉病变；另一方面，脑出血多发生于基底节区域（尤以豆状核最多见），供养该区的豆纹动脉从大脑中动脉呈直角分出，直接受到大脑中动脉压力较高的血流冲击，易使已有病变的豆纹动脉破裂出血。此外，血压突然升高（如情绪激动时）亦易使病变的动脉破裂出血。临床上，患者常骤然发生昏迷、呼吸加深和脉搏加快。严重者可发生陈-施（Cheyne-Stokes）呼吸、瞳孔反射及角膜反射消失、肢体弛缓、肌腱反射消失、大小便失禁等症状。出血灶扩展至内囊时，引起对侧肢体偏瘫及感觉消

失。出血灶破入侧脑室时，患者发生昏迷，常导致死亡。左侧脑出血常引起失语，脑桥出血可引起同侧面神经麻痹及对侧上下肢瘫痪。

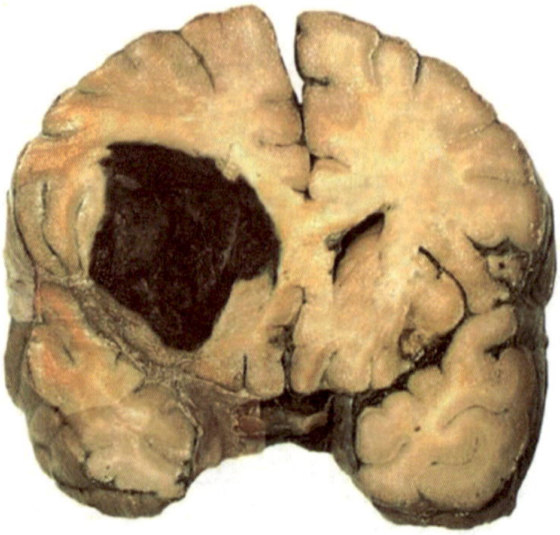

大脑左侧内囊出血并破入侧脑室

图 5-4-4　高血压病之脑出血（大体）

（4）视网膜的病变　视网膜中央动脉亦常发生硬化。眼底镜检，可见这些血管迂曲，颜色苍白，反光增强，呈银丝样改变。动、静脉交叉处静脉呈受压现象。严重者视乳头发生水肿，视网膜渗出和出血，患者视物模糊。

（二）恶性高血压

恶性高血压（malignant hypertension）又称为急进型高血压（accelerated hypertension），可由良性高血压恶化而来，或起病即为急进型。多见于青壮年，血压升高显著，以舒张压升高更为明显，常高于 17.33 kPa（130 mmHg），病理变化主要见于肾和脑。

1. 肾的变化

镜检下，可见细动脉纤维素样坏死（arteriolonecrosis），坏死累及内膜和中膜，并有血浆成分内渗，使管壁极度增厚。HE 染色切片上，受累血管壁呈嗜伊红性和折光性，免疫组织化学检查证明其中含有纤维蛋白、免疫球蛋白、补体。可见核碎片，但炎性细胞浸润极少见。有时可见坏死性细动脉炎，在坏死的血管壁及周围有单核细胞及中性粒细胞浸润，但这种动脉炎不累及弓形动脉及叶间动脉。入球动脉坏死常波及肾小球，使肾小球毛细血管丛发生节段性坏死。细动脉坏死常并发血栓形成，可引起出血及微梗死。小动脉的变化颇具特征性，表现为增生性小动脉硬化（hyperplastic arteriolosclerosis），内膜显著增厚，其内有多数 SMC 增生，并呈向心性排列，形成层状葱皮样病变（图 5-4-5）。SMC 产生大量胶原及蛋白多糖，管腔陷于高度狭窄。然而，这些变化并非恶性高血压所特有，类似的变化亦见于肾移植慢性排斥反应、进行性系统性硬化等。肉眼观，肾表面平滑，可见多数出血点，切面可见多数斑点状微梗死灶。

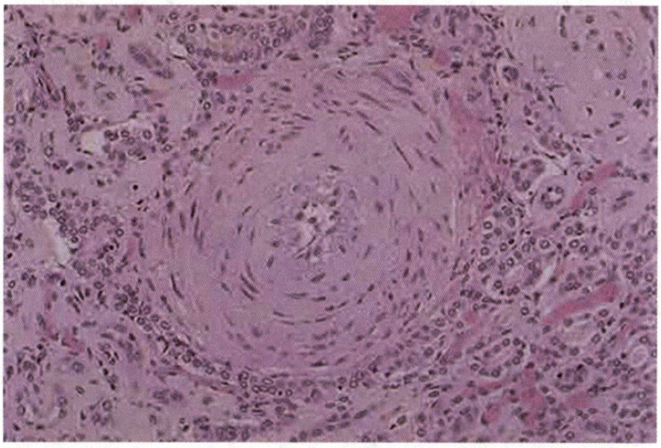

增生性小动脉硬化，管壁呈同心圆层状增厚，形成洋葱皮状病变，管腔狭窄

图 5-4-5　恶性高血压肾病变（镜下）

2. 脑的变化

脑的细、小动脉亦可发生同样病变，常引起局部缺血、微梗死和脑出血。

临床上，有严重的高血压，血压值超过 30.66/17.3 kPa（230/130 mmHg），可发生高血压脑病，常有持续蛋白尿、血尿及管型尿。患者多于一年内因尿毒症、脑出血或心力衰竭致死。

（鞠小丽）

第五节　抗高血压药

根据高血压发生的危险因素和病理生理机制，高血压的防治策略包括非药物治疗和药物治疗。

非药物治疗主要通过改变生活方式使血压达到正常范围，主要措施包括减少钠盐摄入、增加钾盐摄入、控制体重、戒烟限酒、进行适当的有氧运动和减轻心理应激等。改变生活方式不仅可以延迟高血压的发生，而且可以降低血压、提高降压药物的疗效。

药物治疗是目前控制高血压的主要措施。其治疗目标在于降低血压，使其达到相应患者的目标水平，以期通过降压治疗有效地降低心血管疾病的发病率和死亡率，防止脑卒中、冠心病、心力衰竭及肾病等并发症的发生与发展，有效控制高血压的进程。目前认为，对于 60 岁以下的高血压患者，应将血压降至 18.66 kPa/12 kPa（140/90 mmHg）以下；对于 60 岁及以上的患者，应将血压控制在 20 kPa/12 kPa（150/90 mmHg）以下。病理生理学研究证明，人体 24 小时血压出现昼夜节律变化，夜间血压逐渐下降，在觉醒后（早晨 6：00－10：00）血压上升出现第一峰值（血压晨峰），随后血压逐渐降低但仍维持在较高水平，在 16：00－20：00 出现第二个峰值。因此，血压高峰出现前是高血压患者服用降压药的最佳时期。除血压升高外，血压水平波动也是高血压患者靶器官损伤的重要影响因素，因此，高血压患者在降低血压的同时应尽量维持血压的稳定。

高血压的药物治疗始于20世纪50年代，神经节阻断药如六甲溴铵、美卡拉明等通过选择性阻断神经节突触后膜上nAchR产生强大的利尿作用，但不良反应较多。1957年，利尿药问世并用于高血压的治疗。大规模临床试验已证明，噻嗪类利尿药可降低高血压并发症如脑卒中和心力衰竭的发生率和病死率。2004年我国公布的高血压指南已将利尿药作为降压治疗的一线基础用药。1952年肼屈嗪作为血管扩张药用于降压。随后胍乙啶与利血平开始应用，两者均可通过影响儿茶酚胺的贮存和释放，导致去甲肾上腺素神经末梢囊泡内递质耗竭而降压，但因其神经系统与消化系统不良反应较多，目前仅作为工具药使用。20世纪60年代，中枢降压药可乐定、扩张血管药二氮嗪、β受体阻滞剂普萘洛尔等用于高血压的治疗。此后，选择性α_1受体阻断药哌唑嗪等、钾通道开放药米诺地尔等及选择性咪唑啉受体激动药莫索尼定、雷美尼定相继问世。20世纪70年代，血管紧张素转换酶抑制药卡托普利应用于临床。1978年，WHO将β受体阻滞剂作为治疗高血压的一线药物。1994年，第一代血管紧张素Ⅱ受体阻断药氯沙坦应用于临床。ACE抑制药和ARB应用于临床，使高血压的药物治疗进入一个新时代，这类药物不仅能有效降压，且能防止和逆转高血压所致的心室肥厚。

理想的抗高血压药物应具有如下特点：① 能有效降压而不产生耐受；② 不良反应少，不增加或能改善心血管疾病的危险因素；③ 可逆转靶器官的损伤；④ 能明显改善患者的生活质量；⑤ 服用方便，价格经济。随着对高血压发病机制研究的不断深入，基因与生物工程技术的不断发展，将会有更多适合于临床应用的新型抗高血压药物问世，以有效控制血压，防止或减少心、脑、肾等重要器官损伤，从而提高患者的生活质量，延长寿命。

一、抗高血压药物分类

血压形成的基本因素为心排出量和外周血管阻力。前者受心脏功能、回心血量和血容量的影响，后者主要受小动脉紧张度的影响。抗高血压药物通过作用于脑、心、血管、肾及神经、体液等因素，调整神经、体液紊乱，减少心排出量和/或降低外周血管阻力而发挥作用。

根据抗高血压药物的作用部位或机制，可将其分为以下几类：

（1）利尿药，如氢氯噻嗪等。

（2）交感神经抑制药：① 中枢性降压药，如甲基多巴、可乐定等；② 神经节阻断药，如樟磺咪芬等；③ 去甲肾上腺素能神经末梢阻滞药，如利血平、胍乙啶等；④ 肾上腺素受体阻断药，如普萘洛尔、美托洛尔等。

（3）肾素-血管紧张素系统抑制药：① 血管紧张素Ⅰ转化酶抑制药，如卡托普利、依那普利、雷米普利等；② 血管紧张素Ⅱ受体阻断药，如氯沙坦、替米沙坦、缬沙坦等；③ 肾素抑制药，如雷米克林等。

（4）钙通道阻滞药，如硝苯地平等。

（5）血管扩张药：① 直接舒张血管平滑肌药，如肼屈嗪、硝普钠等；② 钾通道开放药，如二氮嗪、米诺地尔等。

目前我国临床常用的一线抗高血压药是利尿药、肾上腺素受体阻断药、钙通道阻滞药、血管紧张素Ⅰ转化酶抑制药和血管紧张素Ⅱ受体阻断药。中枢性降压药和血管扩张药已较少单独应用，但在联合用药和复方制剂中仍经常使用。

二、常用的抗高血压药

（一）利尿药

血液容量能显著影响心排出量与总外周阻力，在血压的长期调节中起重要作用。限制 Na^+ 摄入能预防高血压。因此，利尿药通过改变体内 Na^+ 平衡，达到治疗高血压的目的。

各类利尿药单用即有降压作用，联合用药可增强其他降压药的作用。利尿降压药包括高效、中效和低效利尿药，临床治疗高血压以噻嗪类利尿药为主。

【药理作用与机制】噻嗪类利尿药降压作用温和、持久，对立位和卧位均有降压作用，长期用药无明显耐受性，大多数患者用药 2 ～ 4 周就可以达到最大疗效。大规模临床研究证明，高血压患者长期应用小剂量噻嗪类药物能较好地控制血压，降低脑卒中和心力衰竭的发生率和病死率，显著提高患者的生活质量。噻嗪类利尿药与扩血管药及某些交感神经抑制药合用，可产生协同或相加作用，并可对抗这些药物所致的水钠潴留。高效利尿药（如呋塞米）的排钠利尿作用显著，代偿性激活肾素-血管紧张素系统的作用也较强，因此该类药物虽能显著减少血容量和心排出量，但长期用药降压作用并不明显。

噻嗪类利尿药降低动脉血压的确切机制尚不清楚。初期降压作用可能是通过排钠利尿，减少细胞外液和血容量，导致心排出量减少。长期应用噻嗪类利尿药，虽然血容量和心排出量可逐渐恢复至用药前水平，但外周血管阻力和血压仍持续降低。实验证明，噻嗪类利尿药对血管平滑肌无直接作用，对肾切除的患者及动物也不产生降压作用。噻嗪类利尿药的长期降压作用可能因排钠而降低血管平滑肌内 Na^+ 的浓度，进而通过 Na^+-Ca^{2+} 交换机制，使胞内 Ca^{2+} 减少，从而降低血管平滑肌细胞表面受体对血管收缩物质的亲和力与反应性，增强对舒张血管物质的敏感性，降低动脉血管壁钠、水含量，从而减轻因细胞内液过度积聚所致的管腔狭窄，也可诱导血管壁产生扩血管物质，如激肽、前列腺素。

【临床应用】噻嗪类利尿药是治疗高血压的基础药物，安全、有效、价廉，可单用或与其他抗高血压药联合应用治疗各类高血压。在老年高血压患者，因肾单位减少，水容量增加，血浆肾素活性降低，这类药物疗效更佳。研究发现，许多患者使用 12. 5 mg 的氢氯噻嗪或氯酞酮即有降压作用，超过 25 mg 降压作用不一定增强，不良反应发生率反而增加。长期大剂量应用噻嗪类利尿药常致电解质、糖、脂质代谢改变，并可增强血浆肾素活性，患者适度将限钠或与留钾利尿药、β 受体阻断药、血管紧张素转化酶抑制药、血管紧张素Ⅱ受体阻断药合用可避免或减少不良反应。吲哒帕胺（indapamide）属非噻嗪类利尿药，具有轻度利尿和钙拮抗作用，降压作用温和，疗效确切，且有心脏保护作用；不良反应少，不引起血脂改变，对伴有高血脂症患者可用吲哒帕胺替代噻嗪类利尿药。

留钾利尿药作用温和，螺内酯适用于低血钾症、高尿酸血症或原发性醛固酮增多症；氨苯蝶啶与噻嗪类或袢利尿药合用，可增强疗效，并可对抗这些利尿药的排钾、排镁作用。肾功能不良或少尿者禁用留钾利尿药。高效利尿药不作为轻、中度高血压的一线药，只用于高血压危象及伴有慢性肾功能不良的高血压患者，因其增加肾血流量，并有较强的排钠利尿作用。

（二）钙通道阻滞药

钙通道阻滞药是一类治疗高血压的重要药物。钙通道阻滞药能选择性地阻断电压门控性 Ca^{2+} 通道，抑制细胞外 Ca^{2+} 内流，松弛血管平滑肌，降低外周血管阻力，使血压下降。二氢吡啶类（硝苯地平等）、苯烷胺类（维拉帕米等）和苯硫氮䓬类（地尔硫䓬）均具有一定的降压作用。各类钙通道阻滞药对心脏和血管的选择性不同，苯烷胺类对心脏作用最强，二氢吡啶类对血管作用较强，苯硫氮䓬类介于两者之间。

硝苯地平

【药理作用与机制】硝苯地平（nifedipine）对各型高血压均有降压作用，降压作用快而强，但对正常血压者影响不明显。硝苯地平降压时能反射性引起心率加快，心排出量增加，血浆肾素活性增高，但比直接扩血管药作用弱，加用 β 受体阻断剂可避免这些作用，并能增强降压效应。硝苯地平对糖、脂质代谢无不良影响。

【临床应用】用于轻、中、重度高血压，尤其适用低肾素性高血压，可单用，或与其他一线常用抗高血压药合用。普通制剂血药浓度波动大，且易引起交感神经反射性兴奋，已不常用；缓释与控释剂型使用方便，不良反应较少，适应于高血压病长期治疗。

【不良反应与注意事项】见第三章“心律失常”第五节“钙通道阻滞药”。

尼群地平

尼群地平（nitrendipine）的药理作用与硝苯地平相似，但舒张血管作用较硝苯地平强，降压作用温和、维持时间较长，反射性心率加快等不良反应较少，适用于各型高血压。每日口服 1 ～ 2 次。不良反应与硝苯地平相似，肝功能不良者慎用或减量。合用可增加地高辛血药浓度。

拉西地平

拉西地平（lacidipine）对血管的选择性高，降压作用起效缓慢，维持时间较长，不易引起反射性心率加快和心排出量增加，用于轻、中度高血压。每日口服 1 次。不良反应有面红、头痛、心悸、水肿等。

氨氯地平

氨氯地平（amlodipine）作用与硝苯地平相似，降压作用较硝苯地平温和，$t_{1/2}$ 长达 40 ～ 50 h，作用维持时间长，不易引起交感神经反射性兴奋。每日口服 1 次。

不良反应同拉西地平。

从保护高血压靶器官免受损伤的角度，以长效类新药为佳，但价格较贵。短效类如硝苯地平和中效类如尼群地平价格低廉，最为常用。

（三）β 受体阻断剂

β 受体阻断剂最初用于治疗心绞痛，临床应用中偶然发现该类药物能使心绞痛合并高血压患者的血压降低。随后的研究证实，普萘洛尔等 β 受体阻断剂均能有效地降低血压，对于有心绞痛或心力衰竭的高血压患者是常用药物。长期应用不会引起水钠潴留，也无明显的耐受性。用于治疗高血压的 β 受体阻断剂有普萘洛尔、纳多洛尔、美托洛尔、阿替洛尔等。不同的 β 受体阻断剂在 β_1 受体选择性、内在拟交感活性及膜稳定性等方面有所不同。不具内在拟交感活性的 β 受体阻断剂可增加血浆甘油三酯浓度，降低 HDL-胆固醇，而有内在拟交感活性的药物对血脂影响很小或无影响。

【药理作用与机制】该类药物起效较缓慢，连续用药数周后才出现显著疗效。长期应用 β 受体阻断剂可降低心、脑血管并发症的发生率和病死率。

无内在拟交感活性的 β 受体阻断剂初用可致心排出量降低，引起外周阻力血管反射性增高，但持续用药可使心排出量保持低水平，并降低总外周阻力，从而产生降压效应；有内在拟交感活性的药物对心率和心排出量影响较小，可使外周阻力降低，血压即时下降。

β 受体阻断剂的降压作用可能与下述机制有关：① 阻断心脏 β_1 受体，降低心排出量。然而不少证据不支持此学说，如口服与静脉给予普萘洛尔均可降低心排出量，但仅口服给药方能降低血压；这类药物均能降低心排出量，但其中部分药物不能降压；具有内在拟交感活性的 β 受体阻断剂不降低心排出量，仍能降低外周阻力和血压。② 阻断肾小球旁器的 β_1 受体，减少肾素分泌，从而抑制肾素-血管紧张素系统活性。但具有较强内在拟交感活性的药物在降压时并不影响肾素分泌。③ β 受体阻断剂能通过血脑屏障进入中枢，阻断中枢 β 受体，使外周交感神经活性减弱。但索他洛尔、阿替洛尔等难以通过血脑屏障却仍有确切降压作用。④ 阻断外周去甲肾上腺素能神经末梢突触前膜 β_2 受体，抑制正反馈调节作用，减少去甲肾上腺素的释放。⑤ 促进前列环素的生成。

【临床应用】β 受体阻断剂是安全、有效、价廉的降压药，可用于各型高血压，对高肾素活性、高血流动力学的青年高血压患者更为适宜，每日用药 2 次，可维持满意的降压效应，但老年人一般效果较差。吸烟者服用普萘洛尔效果差，但不影响选择性 β_1 受体阻断剂美托洛尔的降压效果。一般不引起水钠潴留，与利尿药合用可加强降压作用。β 受体阻断剂、利尿药与扩血管药联合应用能有效治疗重度或顽固性高血压。

【不良反应与注意事项】普萘洛尔等非选择性 β 受体阻断剂可升高三酰甘油水平，降低 HDL-胆固醇，其机制尚不十分清楚。长期应用该类药物如突然停药，可加重冠心病症状，并可使血压反跳性升高超过治疗前水平，停药前 10 ～ 14 d 宜逐步减量。非选择性 β 受体阻断剂能延缓用胰岛素后血糖水平的恢复，不稳定型糖尿病和经常出现低血糖反应的患者使用β受体阻断剂应十分慎重。禁用于急性左心室功能不全或慢性心功能不全急性加重、窦性心动过缓、房室传导阻滞及支气管哮喘患者。

普萘洛尔

普萘洛尔（propranolol）为β受体阻断剂中第一个用于临床且至今仍常用的药物。在心血管疾病中应用广泛，治疗高血压、心绞痛及心律失常均有效。

【体内过程】普萘洛尔生物利用度约25%，个体差异大。$t_{1/2}$约4 h，但药效维持时间较长，每天可给药1～2次。降压作用出现缓慢，口服后2～3周才开始降压，立位和卧位的收缩压和舒张压都能明显降低。

【药理作用】普萘洛尔为非选择性β受体阻断剂，对β_1、β_2受体有相同的亲和力，缺乏内在拟交感活性。其降压机制多样，如减少心输出量、抑制肾素释放、抑制交感神经系统活性和增加前列环素的合成等。

【临床应用】适用于轻度及中度高血压。对伴有心排出量偏高或血浆肾素水平偏高的高血压患者效果较好，对伴有冠心病、脑血管病变及夹层动脉瘤的高血压患者尤为适用。支气管哮喘患者禁用。

美托洛尔和阿替洛尔

美托洛尔（Metoprolol）和阿替洛尔（Atenolol）为选择性β_1受体阻断剂，无内在拟交感活性，其降压作用优于普萘洛尔。低剂量时主要作用于心脏，而对支气管的影响小，对伴有阻塞性肺疾病患者相对安全。阿替洛尔降压作用持续时间较长，每日服用1次。

卡维地洛

卡维地洛（Carvedilol）为α、β受体阻断剂，降压作用较普萘洛尔强2～4倍，可用于治疗轻、中度高血压或伴有肾功能不全、糖尿病的高血压患者。

（四）肾素-血管紧张素系统抑制药

肾素-血管紧张素系统抑制药分为血管紧张素转换酶抑制药、血管紧张素Ⅱ受体阻断药和肾素抑制药三类。此类药物的应用是抗高血压药物治疗学研究的一大进步，它不仅具有良好的降压效果，而且对高血压患者的并发症及一些伴发疾病有良好作用。该类药物亦作为伴有糖尿病、左心室肥厚、左心功能障碍及急性心肌梗死的高血压患者的首选药物。因阻断醛固酮，故有轻度保钾作用。血管神经性水肿是ACE抑制药少见但十分严重的不良反应，顽固性咳嗽是患者停药的主要原因。相比较而言，AT_1受体阻断药没有ACE抑制药的血管神经性水肿、咳嗽等不良反应。

肾素-血管紧张素系统（rennin-angiotensin system，RAS）由肾素、血管紧张素及其受体构成，在心血管活动和水电解质平衡调节中起十分重要的作用。血管紧张素原可在肾素（蛋白水解酶）的作用下转变为血管紧张素Ⅰ（angiotensin Ⅰ，

Ang Ⅰ)，后者在血管紧张素转换酶（ACE）的作用下转变为血管紧张素Ⅱ（Ang Ⅱ）。Ang Ⅱ的生成除了通过 ACE 途径外，还可通过糜酶（chymase）旁路（图 5-5-1）。Ang Ⅱ或 Ang Ⅰ可转化为 Ang Ⅲ。Ang Ⅲ的生物学效应与 Ang Ⅱ相似，其缩血管效应弱于 Ang Ⅱ，但其促醛固酮分泌作用较强。RAS 不仅存在于循环系统，而且存在于心脏、肾脏、脑及血管。循环系统和局部 RAS 活性变化与高血压、充血性心力衰竭等心血管疾病的发生、发展密切相关。

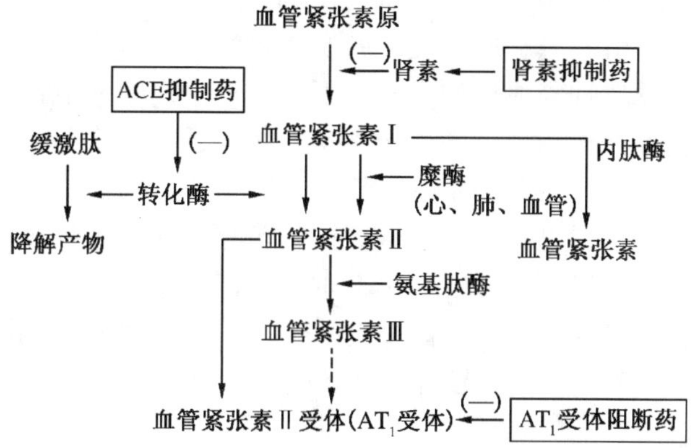

图 5-5-1　肾素-血管紧张素系统及其抑制药的作用环节

Ang Ⅱ具有广泛的心血管作用：

（1）对血管的作用　Ang Ⅱ直接激活血管平滑肌细胞的血管紧张素Ⅱ受体（AT_1受体），引起血管收缩。此外，通过促进中枢交感神经放电和外周交感神经末梢释放去甲肾上腺素，增高外周交感神经张力。

Ang Ⅱ作为一种血管生长刺激因子能促进原癌基因（*c-fos*、*c-jun*、*c-myc*）表达，促进多种生长因子的生成及细胞外基质蛋白合成，引起血管平滑肌的增生和血管构型重建。血管重构在高血压的长期维持中起重要作用。

（2）对心脏的作用　循环系统与局部的 Ang Ⅱ可直接作用于心肌细胞和非心肌细胞，也可作用于心脏交感神经末梢突触前膜 AT 受体，促进去甲肾上腺素释放，表现为正性肌力和正性频率作用。Ang Ⅱ能促进内皮素分泌，后者具有正性肌力和正性频率作用，可激活酪氨酸激酶和丝裂原激活蛋白激酶，促进成纤维细胞增生、心肌细胞肥大，心脏构型重建。

（3）对肾脏的作用　Ang Ⅱ可直接或通过增加肾交感神经张力而收缩肾血管，降低肾血流量；减少肾髓质血流可减少 Na^+ 排泄；作用于肾皮质的球状带促进醛固酮的合成与分泌，增加水钠潴留。此外，高浓度的 Ang Ⅱ可抑制远曲小管 Na^+ 转运，降低 Na^+ 排泄。

1. 血管紧张素转换酶抑制药

这类药物能有效地降低血压，对心功能不全及缺血性心脏病等也有效，目前临床应用的 ACE 抑制药有二十余种。卡托普利（captopril）是第一个口服有效的 ACE 抑制药（angiotensin Ⅰ converting enzyme inhibitor）。之后一系列高效、长效、不良反应少的ACE抑制药问世。ACE抑制药根据化学结构分为三类：含巯基的卡托普利、阿拉普利（alacepril）等；含羧基的依那普利（enalapril）、赖诺普利（lisinopril）、喹那普利（quinapril）、培哚普利（perindopril）等；含次磷酸基的福辛普利（fosinopril）等。

【药理作用与机制】ACE抑制药与其他降压药比较，具有以下特点：① 降压时不伴有反射性心率加快，对心排出量无明显影响；② 可预防和逆转心肌与血管构型重建；③ 增加肾血流量，保护肾脏；④ 能改善胰岛素抵抗，预防和逆转肾小球基底膜的糖化，不引起电解质紊乱和脂质代谢改变。ACE抑制药具有较强的降压作用，对肾性及原发性高血压均有效，不仅可治疗高肾素活性高血压，也能降低正常或低肾素活性高血压患者的血压。ACE抑制药治疗老年性高血压、高血压合并脑或外周血管疾病及高血压合并肾衰，具有其他抗高血压药物所没有的优点。

ACE是含锌大分子酸性糖蛋白，ACE抑制药与Ang Ⅰ或缓激肽竞争ACE。以卡托普利为例，该药有三个基团能与ACE的活性部位相结合：① 脯氨酸的末端羧基与酶的正电荷部位（精氨酸）以离子键结合；② 肽键的羰基与酶的供氢部位以氢键结合；③巯基与酶中锌离子结合（图5-5-2）。ACE抑制药与ACE结合后使其失去活性。

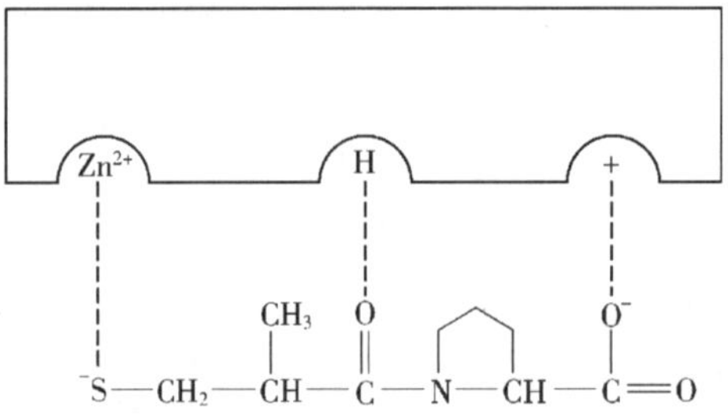

图5-5-2　ACE活性部位与卡托普利结合示意图

ACE抑制药的降压机制是通过抑制ACE，降低循环系统与血管组织RAS活性，减少Ang Ⅱ的生成和升高缓激肽水平发挥作用的。

（1）抑制血浆与组织中的ACE，减少Ang Ⅱ的生成，降低循环系统与组织中的Ang Ⅱ，降低外周阻力。

（2）减慢缓激肽降解，升高缓激肽水平，继而促进一氧化氮（NO）、前列腺素、CGRP生成，产生舒血管效应。

（3）减少去甲肾上腺素释放，并能抑制中枢RAS、交感神经活性，进而降低外周阻力。

（4）在心脏，ACE抑制药可预防与逆转心肌肥厚，对缺血的心肌具有保护作用，从而改善心脏的收缩与舒张功能；在血管，可抑制血管肥厚，降低血管僵硬度，改善动脉顺应性。

（5）减少肾脏组织中的Ang Ⅱ，减弱Ang Ⅱ的抗利尿作用及减少醛固酮分泌，促进水钠排泄，减轻水钠潴留。

（6）改善血管内皮功能。高血压常伴有血管内皮功能不全，而血管内皮功能不全是促进高血压发展和并发症发生的重要原因。

【体内过程】食物能影响卡托普利的吸收，宜在餐前 1 h 服用。大多数 ACE 抑制药如依那普利、喹那普利、培哚普利等为前体药，须在体内转化后才能发挥作用。除福辛普利和司派普利通过肝、肾清除外，ACE 抑制药主要通过肾脏清除，肾功能显著降低者，应减少用量。

【临床应用】适用于各型高血压，对肾性及原发性高血压均有效。轻、中度高血压患者单用 ACE 抑制药即可控制血压，与利尿药及 β 受体阻断药合用能增强疗效，用于治疗重度或顽固性高血压。ACE 抑制药对缺血心肌与肾脏具有保护作用，可增加胰岛素抵抗患者的胰岛素敏感性，尤其适用于伴有慢性心功能不全、缺血性心脏病、糖尿病、肾病的高血压患者，可延缓病情的发展，显著改善患者生活质量。

【不良反应与注意事项】主要的不良反应有首剂现象、高血钾、肾功能损害、咳嗽、血管神经性水肿等。RAS 高度激活的患者，可能出现“首剂现象”而致低血压，宜从小剂量开始使用，并密切监测。肾功能正常者服用 ACE 抑制药，一般较少见高血钾；肾功能受损时，或与留钾利尿药、非甾体抗炎药、β 受体阻断药合用易致高血钾。正常人应用 ACE 抑制药可使肾灌注压降低，肾血流量增加，因此肾小球滤过率一般无明显影响；肾动脉硬化或肾异体移植时，ACE 抑制药引起可逆性肾功能受损。咳嗽为刺激性干咳，多见于用药开始几周内。咳嗽与支气管痉挛的原因可能是由于这类药物抑制缓激肽和 P 物质代谢，导致这些物质在肺血管床积蓄。依那普利与赖诺普利诱发咳嗽的发生率比卡托普利高，而福辛普利较低。血管神经性水肿多见于颜面。卡托普利可出现青霉胺样反应，如皮疹、瘙痒、嗜酸细胞增多、白细胞减少、淋巴结肿大、发热、胃痛、口腔溃疡、味觉减退、肝功能损害等，可能与含巯基有关。在妊娠早期，ACE 抑制药无致畸胎作用，但妊娠中后期长期应用可引起胎儿畸形、胎儿发育不全甚至死胎，故孕妇禁用。亲脂性的 ACE 抑制药如雷米普利与福辛普利在乳汁中分泌，故哺乳期妇女忌服。

2. 血管紧张素Ⅱ受体阻断药

Ang Ⅱ与 Ang Ⅱ受体（AT 受体）相互作用产生药理效应。目前发现 AT 受体有四种亚型，即 AT_1、AT_2、AT_3和 AT_4受体。AT_1受体主要分布于心脏、血管和肾脏；AT_2受体主要分布于肾上腺髓质和脑。Ang Ⅱ的心血管作用主要由 AT_1受体介导；AT_2受体的生理作用尚未完全清楚，可能与抑制生长和抗增殖作用有关。

Ang Ⅱ的生成除通过 ACE 代谢途径外，其余大部分的 Ang Ⅱ是通过糜酶途径形成的。循环系统中 RAS 以 ACE 途径为主，而组织中的 RAS 则以糜酶途径为主。例如，在心脏，左心室有 80%、血管有 70% 的 Ang Ⅱ由糜酶催化形成。ACE 抑制药不能抑制糜酶途径，而 AT_1受体阻断药能特异性与 AT_1受体结合，阻断不同代谢途径生成的 Ang Ⅱ的作用，从而抑制 Ang Ⅱ的心血管作用。此外，ACE 抑制药可导致缓激肽、P 物质堆积，引起咳嗽等不良反应。AT_1受体阻断药无咳嗽、血管神经性水肿等不良反应。

最初发现的 AT 受体拮抗药为沙拉新（saralasin），因其属肽类，不能口服，且作用时间短，以及部分激动效应，限制了其临床应用。非肽类 AT_1 受体拮抗药包括氯沙坦（losartan）、厄贝沙坦（irbesartan）、缬沙坦（valsartan）、坎地沙坦（candesartan）、替米沙坦（telmisartan）等，具有受体亲和力高、选择性强、口服有效、作用时间长、无激动效应等优点。

【药理作用与机制】氯沙坦为第一个用于临床的 AT_1 受体阻断药，在体内转化为活性产物 E3174，后者与 AT_1 受体结合更牢固，拮抗 AT_1 受体的作用强于母药 15 ~ 30 倍。氯沙坦的效应是它与其代谢物 E3174 的共同作用，且以后者为主。选择性地阻断 AT_1 受体后，Ang Ⅱ的缩血管作用及增强交感神经活性作用受到抑制，血压降低。长期降压作用可能还与调节水盐平衡、抑制心血管肥厚有关。此外，当 AT_1 受体被阻断后，反馈性增加肾素活性，导致 Ang Ⅱ浓度升高，Ang Ⅱ仅能激活 AT_2 受体，产生抗增殖作用。氯沙坦对肾功能具有保护作用，对患有高血压的肾病患者，该药在降压的同时能保持正常肾小球滤过率，增加肾血流量与排钠，减少蛋白尿。大规模临床试验证明，氯沙坦能降低心血管疾病的病死率。

【体内过程】氯沙坦口服吸收迅速，首关消除明显，生物利用度约为 33%，$t_{1/2}$ 约 2 h，血浆蛋白结合率 >98%。在肝脏由 CYP2C9 与 CYP3A4 代谢为活性更强的 E3174，E3174 的 $t_{1/2}$ 为 6 ~ 9 h。大部分随胆汁排泄，部分随尿排出，动物实验发现可经乳汁排泄。每日服药 1 次，降压作用可维持 24 h。

【临床应用】本品用于轻、中度高血压，适用于不同年龄的高血压患者，对伴有糖尿病、肾病和慢性心功能不全的患者有良好的疗效。与利尿药或钙通道阻滞药合用，可增强降压疗效。

【不良反应与注意事项】不良反应较 ACE 抑制药少，可引起低血压、肾功能障碍、高血钾等。肝功能不全或循环不足时，应减少初始剂量。

三、其他抗高血压药

（一）中枢降压药

中枢降压药有甲基多巴、可乐定、利美尼定、莫索尼定等。其中，甲基多巴通过激动孤束核（nucleus tractus solitarii，NTS）α_2 肾上腺素受体产生降压作用。甲基多巴不良反应较重，现已少用。甲基多巴（methyldopa）进入中枢在 L-芳香氨基酸脱羧酶催化下转变为 α-甲基多巴胺，进一步在多巴胺 β-氧化酶催化下转变为 α-甲基去甲肾上腺素，后者代替去甲肾上腺素贮存在肾上腺素能神经末梢。α-甲基去甲肾上腺素激动孤束核的 α_2 肾上腺素受体，使交感神经传出冲动减少，降低外周阻力实现降压。可乐定的降压作用除 α_2 肾上腺素受体介导以外，还与激动延髓头端腹外侧区（rostral ventrolateral medulla，RVLM）咪唑啉-I_1 受体有关；利美尼定、莫索尼定主要作用于咪唑啉 I_1 受体。

可乐定

【药理作用与机制】可乐定（clonidine）通过抑制交感神经活性，减少心排血量和降低外周阻力而降压，作用中等偏强。对肾血流量和肾小球滤过率无显著影响。可乐定减弱交感反射，但不完全抑制，故较少引起直立性低血压；具有中枢镇静作用，还能抑制胃肠道的分泌和运动；对血脂代谢无明显影响。

可乐定主要的降压机制是激动延髓孤束核次一级神经元（抑制性神经元）α_{2A}肾上腺素受体，减少血管运动中枢交感冲动，使外周交感神经活性降低。近年来的研究证明，可乐定的作用与激动延髓头端腹外侧区咪唑啉I_1受体有关，使交感神经张力下降。这两种核团的两种受体之间有协同作用，可乐定的降压效应是作用于两种受体的共同结果。

大剂量可乐定可激活外周血管平滑肌上的α_{2B}受体，收缩血管，减弱降压效应。

【体内过程】口服易吸收，口服 30 min 后起效，1.5 ～ 3 h 作用达高峰，持续 6 ～ 8 h。生物利用度约 75%，$t_{1/2}$为 5.2 ～ 13 h。脂溶性高，易透过血脑屏障，也可经皮肤吸收。约 50% 在肝脏代谢，原形和代谢产物主要经肾排泄。

【临床应用】适用于中度高血压。本药不影响肾血流量和肾小球滤过率，能抑制胃肠道腺体分泌和平滑肌运动，故适用于肾性高血压或兼患消化性溃疡的高血压患者。可乐定与利尿药合用有协同作用。

【不良反应与注意事项】该药激动蓝斑核和外周唾液腺α_2肾上腺素受体分别引起嗜睡、口干等副作用，发生率约为 50%，绝大部分患者几周后可消失。其他不良反应有阳痿、恶心、眩晕、鼻黏膜干燥、腮腺痛等；抑制肾素分泌，长期应用可致水钠潴留，与利尿药合用能避免。长期服用可乐定，突触前膜α_2受体的敏感性下降，负反馈作用减弱，突然停药可引起去甲肾上腺素大量释放，出现短时的交感神经亢进现象，表现为心悸、出汗、血压突然升高等。逐渐减量可以避免血压反跳。出现停药反应时，可恢复应用可乐定或用 α 受体阻断药酚妥拉明治疗。可乐定不宜用于高空作业或驾驶机动车辆的人员，以免因精神不集中、嗜睡而导致事故发生。

莫索尼定

莫索尼定（moxonidine）为第二代中枢性降压药，降压作用与可乐定相似，但对咪唑啉I_1受体的选择性比可乐定高，降压效能略低于可乐定。由于选择性高，莫索尼定不良反应少，无显著的镇静作用，亦无停药反跳现象，长期用药也有良好的降压效果，并能逆转高血压患者的心肌肥厚，适用于治疗轻、中度高血压。

（二）血管扩张药

本类药通过松弛血管平滑肌，降低外周血管阻力，产生降压作用。血管扩张药包括扩张小动脉药（肼屈嗪、米诺地尔、二氮嗪等）和对动脉、静脉均有舒张作用的药物（哌唑嗪、硝普钠）。长期应用本类药物，因反射性神经-体液变化而减弱其降压作用，主要表现如下：① 交感神经活性增强，增加心肌收缩力和心排出量；② 增强肾素活性，使循环中血管紧张素浓度升高，导致外周阻力增加和水钠潴留。因此，不宜单独应用，常与利尿药和 β 受体阻断药等合用，以提高疗效、减少不良反应。

α_1受体阻断药

绝大多数高血压患者存在外周阻力增高，α 受体阻断药能阻断儿茶酚胺对血管平滑肌的收缩作用，使收缩状态的小动脉舒张，产生降压效应。非选择性 α 受体阻断药（如酚妥拉明）不良反应较多，长期使用降压效果差，除用于控制嗜铬细胞瘤患者的高血压危象外，不作为抗高血压药常规应用。选择性 α_1受体阻断药使用初期，因降低动脉阻力和静脉容量，使交感神经活性反射性增强，引起心率加快和血浆肾素活性增强。由于该类药物对 α_2受体阻断作用较弱，可避免负反馈减弱促神经递质释放作用，因而降低血压时不易引起反射性心率加快与血浆肾素活性增强，长期使用，可产生持久的扩血管作用，心排血量、心率和血浆肾素活性可能恢复正常。现用于临床的该类药物有哌唑嗪（prazosin）、特拉唑嗪（terazosin）、多沙唑嗪（doxazosin）等。

【药理作用与机制】α_1受体阻断药舒张小动脉和静脉，对立位和卧位血压均有降低作用。大规模临床试验证明，α_1受体阻断药治疗高血压安全有效。这类药物降压时不影响心率及肾素分泌，其原因除不阻断 α_2受体外，可能与其负性频率作用有关。α_1受体阻断药对肾血流量及肾小球滤过率均无明显影响。长期治疗还可降低血浆三酰甘油、总胆固醇、LDL-胆固醇的浓度，升高 HDL -胆固醇浓度。

【体内过程】哌唑嗪口服易吸收，生物利用度为 60%，$t_{1/2}$为 2.5 ～ 4 h，但降压作用可持续 10 h，血浆蛋白结合率约 90%，主要在肝脏代谢，10% 的原形药经肾排泄。特拉唑嗪、多沙唑嗪的生物利用度分别为 90% 和 65%，$t_{1/2}$分别为 12 h 和 19 ～ 22 h。

【临床应用】适用于各型高血压，单用治疗轻、中度高血压，重度高血压合用利尿药和 β 受体阻断药可增强降压效果。可阻断膀胱颈、前列腺包膜和腺体、尿道等处 α_1受体，改善前列腺肥大患者排尿困难症状，因此适宜用于高血压合并前列腺肥大者。

【不良反应与注意事项】哌唑嗪阻断交感神经的收缩血管效应，扩张容量血管，减少回心血量，首次给药可致严重的体位性低血压、晕厥、心悸等，称“首剂现象”，多见于首次用药 90 min 内，发生率高达 50%，已用利尿药或 β 受体阻断药者更易发生。将哌唑嗪首次剂量减为 0.5 mg，睡前服用，可避免发生首剂现象。长期用药可致水钠潴留，加服利尿药可维持其降压效果。特拉唑嗪首次应用时晕厥很少见。

肼屈嗪

【药理作用与机制】肼屈嗪（hydralazine）通过直接松弛小动脉平滑肌，降低外周阻力而降压。它对静脉的作用较弱，一般不引起直立性低血压。该药松弛血管平滑肌的机制尚不清楚。由于药物反射性交感神经兴奋而增加心肌耗氧量，扩张冠状动脉可能引起血液从缺血区流向非缺血区，即血液“窃流”现象，对有严重冠脉功能不全或心脏储备能力差者则易诱发心绞痛。

【体内过程】口服吸收好，但生物利用度低（16% ～ 35%），主要在肝脏代谢，生成无活性的乙酰化代谢产物，慢乙酰化者降压作用更明显。$t_{1/2}$为 1 ～ 2 h，作用维持 6 ～ 12 h。

【临床应用】适用于中、重度高血压，常与其他降压药合用。老年人或伴有冠心病的高血压患者慎用，以免诱发或加重心绞痛。

【不良反应与注意事项】常见不良反应有头痛、眩晕、恶心、颜面潮红、低血压、心悸等，与扩血管作用有关。长期大剂量应用可引起全身性红斑狼疮样综合征，多见于慢乙酰化的女性患者，停药后可自行痊愈，少数严重者也可致死。

硝普钠

【药理作用与机制】硝普钠（sodium nitroprusside，SNP）通过扩张动脉和静脉，降低外周血管阻力和心排出量而降压。硝普钠属硝基扩血管药，作用机制与硝酸酯类相似，通过释放 NO，激活鸟苷酸环化酶，增加血管平滑肌细胞内 cGMP 水平而起作用。硝普钠释放 NO 的机制不同于硝酸甘油，这可解释两者在不同部位的血管表现出的差异效应，以及硝酸甘油可产生耐受性而硝普钠不会。口服不吸收，需静脉滴注给药，30 s 内起效，2 min 内可获最大降压效应，停药 3 min 内血压回升。

【临床应用】主要用于高血压危象及伴有心力衰竭的高血压患者，也用于外科手术麻醉时控制性降压及难治性慢性心功能不全。

【不良反应与注意事项】呕吐、出汗、头痛、心悸等不良反应，均为过度降压所引起。连续大剂量应用，可因血中的代谢产物硫氰酸盐过高而发生中毒。易引起甲状腺功能减退。肝肾功能不全者禁用。

米诺地尔

米诺地尔（minoxidil）为 K^+ 通道开放药，主要开放 ATP 敏感性 K^+ 通道，促进 K^+ 外流，使细胞膜超极化，电压依赖性钙通道难以激活，阻止 Ca^{2+} 内流，导致血管舒张而降压。同类药物还有二氮嗪（diazoxide）、尼可地尔（nicorandil）、吡那地尔（pinacidil）、克罗卡林（cromakalim）等。

【药理作用与机制】米诺地尔对离体血管平滑肌无松弛作用，需经肝脏磺基转移酶代谢为米诺地尔硫酸盐而活化。该药增加心排出量可能与其反射性兴奋交感神经、增强心肌收缩力及增加静脉回心血流量有关。

【体内过程】口服吸收好，生物利用度为 90%，给药 1 h 后血药浓度达峰值，但降压作用出现较晚，可能是由于活性代谢物生成需要一定时间。在肝脏代谢，主要代谢产物从尿中排泄，$t_{1/2}$为 4 h。

【临床应用】主要用于难治性的严重高血压，不宜单用，与利尿药和 e 受体阻断药合用，可避免水钠潴留和交感神经反射性兴奋。

【不良反应】主要不良反应有水钠潴留、心悸、多毛症。

二氮嗪

二氮嗪（diazoxide）的降压机制同米诺地尔，通过激活 ATP 敏感性 K^+ 通道，松弛小动脉平滑肌而降低血压。该药静脉注射降压作用强而快，30 s 内起效，3 ～ 5 min 降压达峰值，主要用于高血压危象及高血压脑病。该药能抑制胰腺 B 细胞分泌胰岛素而引起高血糖。其他不良反应少见。

四、抗高血压药的合理应用

抗高血压药物种类繁多、各有特点，疗效存在很大个体差异，因此应根据病情并结合药物特点合理用药。

1. 有效治疗和终生治疗

高血压病因未明，不能根治，需要终生治疗。高血压人群如不经合理治疗，平均寿命较正常人缩短 15 ～ 20 年。必须告知患者建立确切降压与终生治疗的概念。一般认为，经过不同日的数次测压，血压均高于 20/12.66 kPa（150/95 mmHg）者需要治疗。有危险因素 1 ～ 2 条（老年、吸烟、肥胖、血脂异常、缺少体力活动、糖尿病等）的患者血压超过 18.66/12 kPa（140/90 mmHg）就需要治疗。但是，只有 10% 的高血压患者血压得到控制。因此，必须加强宣传工作，纠正"尽量不用药"的错误倾向。所有的非药物治疗，只能作为药物治疗的辅助。有些患者经过一段时间的治疗后血压接近正常，于是就自动停药，停药后血压可重新升高。

降压目标：普通高血压患者的血压降至 140/90 mmHg 以下。最近 HOT 研究结果指出，抗高血压治疗的目标血压是 138/83 mmHg。老年人的收缩压降至 150 mmHg 以下，有糖尿病或肾病的高血压患者的血压降至 130/80 mmHg 以下。

2. 保护靶器官

高血压药物治疗的目的不仅是降低血压，更重要的是改善靶器官的功能和形态，降低并发症的发生率和病死率。高血压的靶器官包括心肌肥厚、肾小球硬化和小动脉重构等。在抗高血压治疗中，必须考虑逆转或阻止靶器官损伤。一般而言，降低血压能减少靶器官损伤，但并非所有的降压药均如此。如肼屈嗪可降压，但对靶器官损伤无保护作用。根据以往的高血压治疗经验，认为对靶器官保护作用比较好的药物是 ACE 抑制药和长效钙拮抗剂。AT_1 受体阻断剂与 ACE 抑制药一样具有良好的器官保护作用。

3. 平稳降压

为避免降压过快、过强，药物一般宜从小剂量开始，逐步增量，达到满意效果后改维持量以巩固疗效，避免降压过快、过剧造成重要器官灌流不足等。血压不稳定可导致器官损伤。因此，必须在降低血压的同时使血压平衡，提倡使用长效降压药物以减小血压波动性，保证药物的降压谷/峰值大于 50%。此外，高血压治疗应长期系统用药，不宜中途随意停药，更换药物时亦应逐步替代。

4. 抗高血压药物的联合应用

根据高血压程度选用药物。轻、中度高血压开始采用单药治疗，世界卫生组织推荐的六大类第一线降压药物是利尿药、β 受体阻断药、ACE 抑制药、血管紧张素Ⅱ受体阻断药、钙通道阻滞药、α_1受体阻断药。单一药物有较好反应，但降压未达到目标者，可采用联合用药。抗高血压药物联合应用的目的是增加降压疗效，加强对靶器官的保护，减少不良反应。联合用药应从小剂量开始，并应采用作用机制不同的药物，以提高疗效、减少不良反应。利尿药、β 受体阻断药、二氢吡啶类钙通道阻滞药和 ACE 抑制药中，任何两类药物的联用都是可行的。其中，尤以 β 受体阻断药加二氢吡啶类钙通道阻滞药或 ACE 抑制药加二氢吡啶类钙通道阻滞药联用效果为好。

5. 个体化治疗和根据病情特点选用药物

高血压治疗应个体化，主要根据患者的年龄、性别、种族、病情程度及并发症等情况制订治疗方案，维持和改善患者的生存质量，延长寿命。在选药个体化的同时，剂量的个体化也非常重要，因不同患者或同一患者在不同病程时期所需剂量不同，或由于药物可能存在遗传代谢多态性，不同患者病情相似，但所需剂量也不同。所以，应根据“最好疗效、最少不良反应”的原则，为每位患者选择最适宜剂量。

根据病情特点选药：① 高血压合并心功能不全或支气管哮喘者，宜用利尿药、ACE 抑制药、哌唑嗪等，不宜用 β 受体阻断药；② 高血压合并肾功能不良者，宜用 ACE 抑制药、钙通道阻滞药；③ 高血压合并窦性心动过速，年龄在 50 岁以下者，宜用 β 受体阻断药；④ 高血压合并消化性溃疡者，宜用可乐定；⑤ 高血压伴潜在性糖尿病或痛风者，宜用 ACE 抑制药、α_1受体阻断药和钙通道阻滞药，不宜用噻嗪类利尿药；⑥ 高血压危象及脑病时，宜静脉给药以迅速降低血压，可选用硝普钠、二氮嗪，也可用高效利尿药如呋塞米等；⑦ 老年高血压，上述第一线药物均可应用，避免使用能引起直立性低血压的药物（大剂量利尿药、α_1受体阻断药等）和影响认知能力的药物（如可乐定等）。

（李永金）

本章小结

1. 循环系统有足够的血液充盈是形成血压的前提，心室射血和外周阻力是形成血压的基本因素。大动脉的弹性贮器作用有助于缓冲血压的变化，维持正常脉压，并使心室间断的射血变为连续的动脉血流。影响动脉血压的因素为搏出量、心率、外周阻力、主动脉和大动脉的弹性，以及循环血量和血管容量的比例。

2. 心血管活动主要受神经和体液调节。心交感神经兴奋，产生正性变时、正性变力和正性变传导作用；心迷走神经兴奋，产生相反作用。全身血管主要受交感缩血管神经支配。

3. 调节心血管活动的基本中枢在延髓。心迷走中枢、心交感中枢和交感缩血管中枢都具有紧张性活动，通过相应的传出神经调节心脏和血管的活动。

4. 颈动脉窦、主动脉弓压力感受性反射的负反馈调节对维持动脉血压的稳定具有重要意义。

5. 调节心血管活动的全身性体液因素主要有血管紧张素、肾上腺素、去甲肾上腺素和血管升压素。上述物质明显增多时可使外周阻力增大，血压升高。肾上腺素对心输出量的影响大于对外周阻力的影响。

6. 高血压是以体循环动脉血压持续升高［成年人收缩压≥140 mmHg（18.4 kPa）和/或舒张压≥90 mmHg（12.0 kPa）］为主要表现的疾病，分为两类：少部分高血压是其他疾病（如慢性肾小球肾炎、肾动脉狭窄、肾上腺和垂体腺瘤等）的一种症状，称为症状性高血压或继发性高血压。绝大部分高血压是原因尚未完全明了的一种独立性疾病，称为原发性高血压或特发性高血压，通称为高血压病。

7. 原发性高血压病发生发展的病理生理过程涉及多种因素，交感神经活动的增强导致心排出量增加，阻力血管收缩增强，血管壁肥厚及管腔狭窄，在高血压的发生与维持中起重要作用。肾素-血管紧张素系统是参与血压调节的重要体液因素。此外，多种舒缩血管的生物活性多肽及局部活性物质也参与了血压变化的调节。

8. 良性高血压功能紊乱期，无明显病理改变；动脉病变期，特征性的病变是细动脉玻璃样变；内脏病变期，高血压心脏病特征性病变是左心室肥大，由代偿期的向心性肥大逐渐转变为失代偿期的离心性肥大；肾脏特征性病变是原发性颗粒性固缩肾；脑部特征性病变是脑水肿、脑软化和脑出血。恶性高血压特征性的血管病变为坏死性细动脉炎和增生性小动脉硬化，主要累及肾脏。

9. 抗高血压药分为以下几类：① 利尿药，如氢氯噻嗪等。② 交感神经抑制药：a. 中枢性降压药，如甲基多巴、可乐定等；b. 神经节阻断药，如樟磺咪芬等；c. 去甲肾上腺素能神经末梢阻滞药，如利血平、胍乙啶等；d. 肾上腺素受体阻断药，如普萘洛尔、美托洛尔等。③ 肾素-血管紧张素系统抑制药：a. 血管紧张素Ⅰ转化酶抑制药，如卡托普利、依那普利、雷米普利等；b. 血管紧张素Ⅱ受体阻断药，如氯沙坦、替米沙坦、缬沙坦等。

10. 各类抗高血压药物的作用特点：① 利尿药：为基础降压药，初期可减少细胞外液容量及心输出量，长期使用可通过减少血管平滑肌细胞内 Na^+ 而降低血管阻力。氢氯噻嗪为最常用药物，长期使用可致电解质紊乱，同时对脂质代谢、糖代谢产生不良影响。② 钙通道阻滞药：通过减少细胞内 Ca^{2+} 浓度而松弛平滑肌，进而降低血压。可分为二氢吡啶类和非二氢吡啶类：前者对血管平滑肌具有选择性，较少影响心脏，常用的有硝苯地平等；后者对心脏和血管均有作用，如维拉帕米等。二氢吡啶类钙通道阻滞药物一般不良反应为颜面潮红、头痛、眩晕、便秘等。③ 血管紧张素转换酶抑制剂：能抑制血管紧张素转化酶活性，减少血管紧张素Ⅱ的生成及缓激肽的降解，扩张血管，降低血压，是伴有糖尿病、左心室肥厚、左心功能障碍及急性心肌梗死高血压患者的首选药。常见不良反应有刺激性干咳；少见不良反应为血管神经性水肿。④ 血管紧张素受体阻断药：通过阻断血管紧张素受体而阻断血管紧张素Ⅱ的作用，降低血压。此类药物有良好的降压作用，但无 ACEI 类药物的血管神经性水肿和刺激性干咳等不良反应。⑤ β 肾上腺素受体阻断药：在对 β 肾上腺素受体的选择性、内在拟交感活性及膜稳定性等方面具有不同的特点，可用于各种程度高血压的治疗，对心输出量及肾素活性偏高者疗效较好，长期应用一般不引起水钠潴留，无明显耐受性。

思考题

1. 试述主动脉的起始、走行、分部及各段的主要分支。
2. 腹主动脉有哪些壁支和脏支？
3. 出入心底的大血管有哪些？
4. 简述各种动脉管壁的组织学结构。
5. 动脉血压是如何形成的？试述影响动脉血压的因素。
6. 在动物实验中，夹闭一侧颈总动脉后，动脉血压有何变化？其机制如何？
7. 电刺激家兔完整的减压神经时动脉血压有何变化？若再分别刺激减压神经向中端（中枢端）及向心端（外周端）又会引起什么结果？为什么？
8. 电刺激家兔迷走神经向心端（外周端）引起动脉血压变化的机制是什么？为什么一般选择右侧迷走神经进行此项实验？
9. 静脉注射肾上腺素对动脉血压有何影响？为什么？
10. 简述原发性高血压晚期心、脑、肾的病变特点。
11. 何谓原发性高血压？其各型病变特点是什么？
12. 目前，一线抗高血压药主要有哪些？各举一例。
13. 试述卡托普利的降压作用机制及临床应用。
14. 第二代和第三代的硝苯吡啶类抗高血压药主要有哪些？与第一代比较，各有哪些优缺点？

主要参考文献

[1] 柏树令，应大君. 系统解剖学 [M]. 第 8 版. 北京：人民卫生出版社，2013.
[2] 姚泰. 生理学 [M]. 第 2 版. 北京：人民卫生出版社，2010.
[3] 朱大年，王庭槐. 生理学 [M]. 第 8 版. 北京：人民卫生出版

社，2013.
[4] 孙宁玲，林曙光. 高血压诊治新进展［M］. 北京：人民军医出版社，2009.
[5] 杨宝峰. 药理学［M］. 第8版. 北京：人民卫生出版社，2013.
[6] 王吉耀. 内科学［M］. 北京：人民卫生出版社，2011.
[7] 中国高血压防治指南修订委员会. 中国高血压防治指南2010［J］. 中华高血压杂志，2011，19（8）：701－743.
[8] 廖新学，王礼春，李欣. 高血压基础与临床［M］. 北京：人民军医出版社，2011.
[9] Guyton A C，Hall J E. Textbook of medical physiology［M］. 12th ed. Philadelphia：Saunders，2011.

第六章

静　脉　炎

静脉炎（全称血栓性静脉炎）是指静脉血管腔内急性无菌性炎症的同时伴有血栓形成，是一种常见的血管内血栓性疾病。病变主要累及四肢浅静脉和深静脉，发生血栓性浅静脉炎和深静脉血栓形成。前者的静脉壁有不同程度的炎症反应，如血管内膜增生增厚，管腔内血栓形成；后者血栓由大部分红细胞及少量纤维蛋白和血小板组成。静脉血栓形成后，造成肢体静脉回流障碍，出现浅表静脉曲张、肢体肿胀。促发静脉血栓形成的因素有静脉血流缓慢、血管损伤及高凝状态。

第一节　静脉形态学基础

静脉（vein）是引导血液回心的血管，小静脉起于毛细血管网，行程中逐渐汇成中静脉、大静脉，最后开口于心房。静脉因所承受压力小，故管壁薄、平滑肌和弹力纤维均较少，弹性和收缩性均较弱，管腔在断面上呈扁椭圆形。静脉的数目较动脉多，由于走行的部位不同，头颈、躯干、四肢的静脉有深、浅之分，深静脉与同名的动脉伴行，在肢体的中间段及远侧段，一条动脉有两条静脉与之伴行。浅静脉走行于皮下组织中。静脉间的吻合较丰富。静脉壁的结构也可分为内、中、外膜，大多数静脉内膜反折，形成半月形的静脉瓣，以保障血液的向心回流。

一、静脉的组织结构

静脉由小至大逐级汇合，管径渐增粗，管壁也渐增厚。中静脉及小静脉常与相应的动脉伴行。静脉的数量比动脉多，管径较粗，管腔较大，故容血量较大。与伴行的动脉相比，静脉管壁薄而柔软，弹性也小，故切片标本中的静脉管壁常呈塌陷状，管腔变扁或呈不规则形。

静脉也根据管径的大小分为大静脉、中静脉、小静脉和微静脉。但静脉管壁结构的变异比动脉大，甚至一条静脉的各段也常有较大的差别。静脉管壁大致也可分内膜、中膜和外膜三层，但三层膜常无明显的界限。静脉壁的平滑肌和弹性组织不及动脉丰富，结缔组织成分较多。

（1）微静脉　微静脉（venule）管腔不规则，管径 0.05 ~ 0.2 mm，内皮外的平滑肌或有或无，外膜薄。紧接毛细血管的微静脉称毛细血管后微静脉（postcapillary venule），其管壁结构与毛细血管相似，但管径略粗，内皮细胞间的间隙较大，故通透性较大，也有物质交换功能。淋巴组织和淋巴器官内的后微静脉还具有特殊的结构和功能。

（2）小静脉　小静脉（small vein）管径达0.2 mm以上，内皮外渐有一层较完整的平滑肌。较大的小静脉的中膜有一至数层平滑肌。外膜也渐变厚。

（3）中静脉　除大静脉以外，凡有解剖学名称的静脉都属中静脉（medium-size vein）。中静脉（图6-1-1）管径2～9 mm，内膜薄，内弹性膜不发达或不明显。中膜比其相伴行的中动脉薄得多，环形平滑肌分布稀疏。外膜一般比中膜厚，没有外弹性膜，由结缔组织组成，有的中静脉外膜可有纵行平滑肌束。

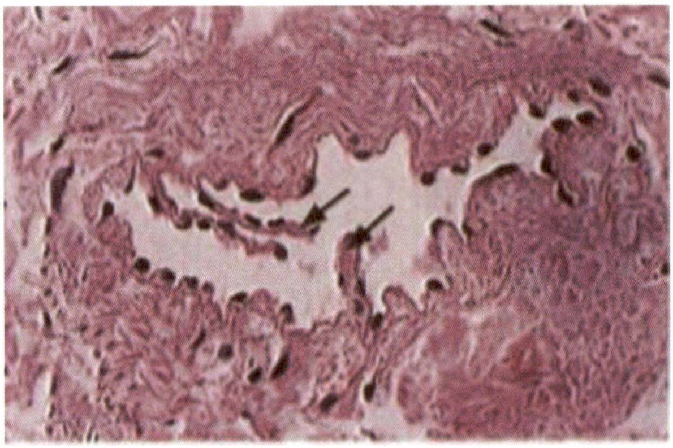

→静脉瓣

图6-1-1　中静脉（镜下）

（4）大静脉　大静脉（large vein）管径在10 mm以上，上腔静脉、下腔静脉、无名静脉和颈静脉等都属于此类。大静脉管壁内膜较薄；中膜很不发达，为几层排列疏松的环形平滑肌，有时甚至没有平滑肌；外膜则较厚，结缔组织内常有较多的纵行平滑肌束。

（5）静脉瓣　管径2 mm以上的静脉常有瓣膜。瓣膜为两个半月形薄片，彼此相对，根部与内膜相连，其游离缘朝向血流方向。瓣膜由内膜凸入管腔褶叠而成，中心为含弹性纤维的结缔组织，表面覆以内皮，其作用是防止血液逆流。

二、肺循环的静脉

肺静脉（pulmonary veins）的属支起于肺内毛细血管，逐级汇成较大的静脉，最后，左、右肺各汇成两条肺静脉，注入左心房。

三、体循环的静脉

体循环的静脉可分为上腔静脉系、下腔静脉系和心静脉系（见第二章“心的血管、淋巴管和神经”）。

1. 上腔静脉系

上腔静脉由左、右头臂静脉在右侧第一胸肋关节后合成，垂直下行，汇入右心房。在其汇入前有奇静脉注入上腔静脉，接纳头颈、上肢和胸部的静脉血（图6-1-2）。

头臂静脉，左右各一，分别由颈内静脉和锁骨下静脉在胸锁关节后方汇合而成，汇合处所形成的夹角，称为静脉角。

（1）头颈部的静脉 头颈部的静脉有深、浅之分。深静脉叫颈内静脉，起自颅底的颈静脉孔，在颈内动脉和颈总动脉的外侧下行。它除接受颅内的血流外，还接纳从咽、舌、喉、甲状腺和头面部来的静脉血。浅静脉叫颈外静脉，起始于下颌角处，越过胸锁乳突肌表面下降，注入锁骨下静脉（图 6-1-2）。

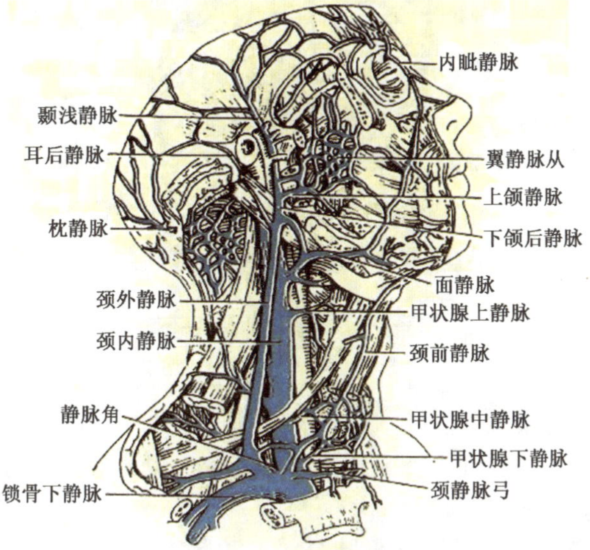

图 6-1-2 头颈部的静脉

（2）上肢的静脉 上肢的深静脉均与同名动脉伴行。上肢的浅静脉：头静脉，起自手背静脉网桡侧，沿前臂和上臂外侧上行，汇入腋静脉；贵要静脉，起自手背静脉网尺侧，沿前臂尺侧上行，在臂内侧中点与肱静脉汇合，或伴随肱静脉向上注入腋静脉；肘正中静脉，在肘部前面连于头静脉和贵要静脉之间（图 6-1-3）。

（3）胸部的静脉 右侧肋间静脉、支气管静脉和食管静脉汇入奇静脉；而左侧肋间静脉则先汇入半奇静脉或副半奇静脉，然后汇入奇静脉。奇静脉沿胸椎体右前方上行，弓形越过右肺根汇入上腔静脉（图 6-1-4）。

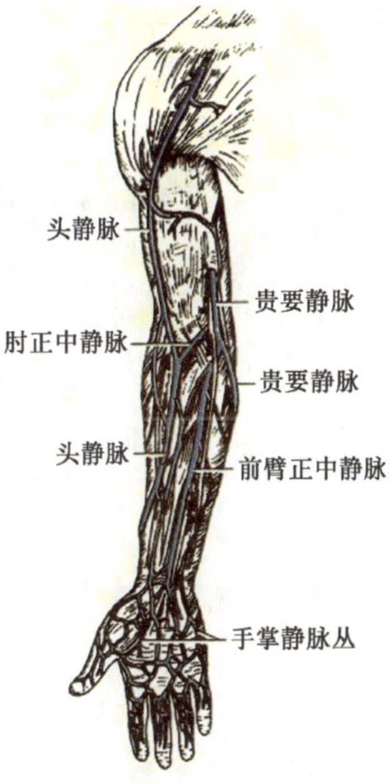

图 6-1-3 上肢的浅静脉

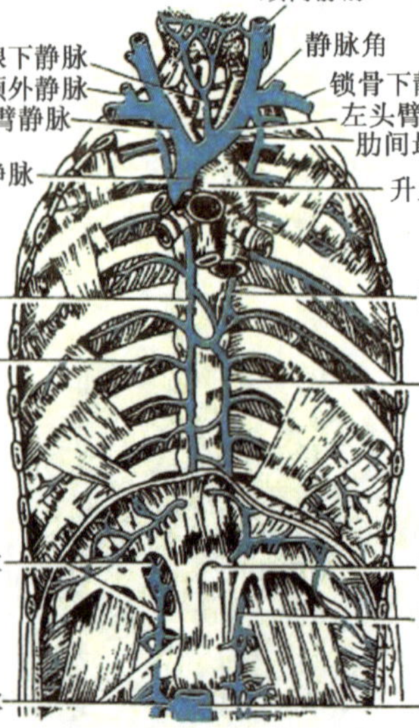

图 6-1-4　上腔静脉及其属支

2. 下腔静脉系

下腔静脉是人体最大的静脉，接受膈以下各部位（下肢、盆部和腹部）的静脉血，由左、右髂总静脉在第四腰椎下缘处汇合而成，沿腹主动脉右侧上行，穿过膈的腔静脉孔，注入右心房。

（1）下肢的静脉　下肢的深静脉与同名动脉伴行，由股静脉续于髂外静脉。下肢的浅静脉：大隐静脉，起自足背静脉弓的内侧端，经内踝前沿下肢内侧上行，在股前部靠上端处汇入股静脉；小隐静脉，起自足背静脉弓外侧端，经外踝后方，沿小腿后面上行，在腘窝注入腘静脉（图 6-1-5）。

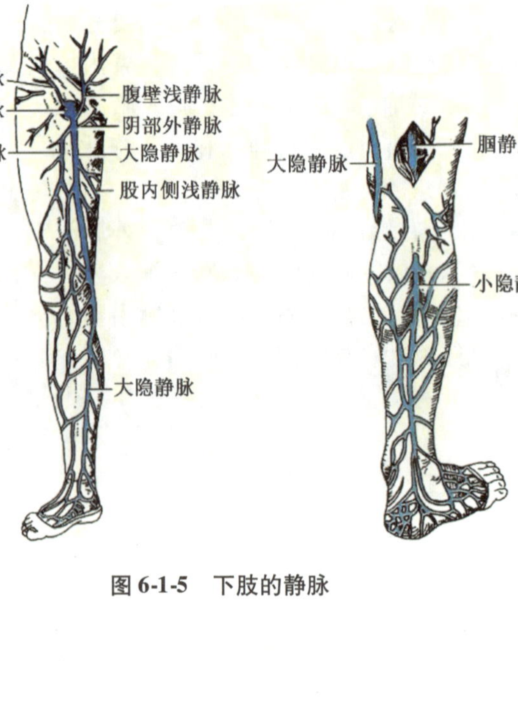

图 6-1-5　下肢的静脉

（2）盆部的静脉　有壁支和脏支之分。壁支与同名动脉伴行。脏支起自盆腔脏器周围的静脉丛（如膀胱丛、子宫阴道丛和直肠丛等）。壁支和脏支均汇入髂内静脉。

髂外静脉和髂内静脉在骶髂关节前方汇成髂总静脉（图 6-1-6）。

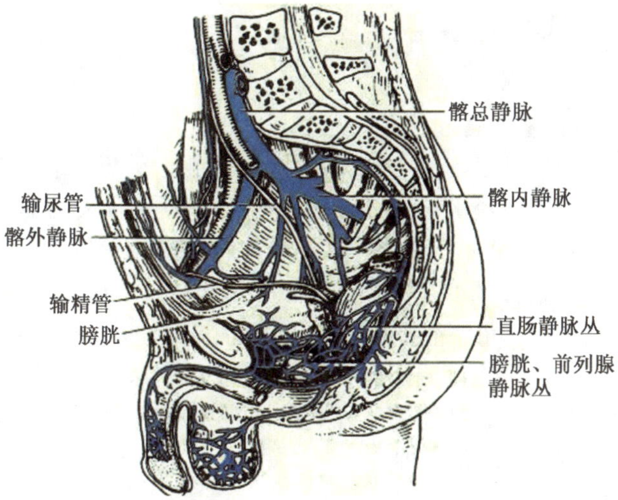

图 6-1-6　盆部的静脉（男性）

（3）腹部的静脉　腹部的静脉有壁支与脏支之分。壁支与同名动脉伴行，注入下腔静脉（图 6-1-7）。脏支与动脉相同，也可分为成对脏支和不成对脏支。成对脏支与动脉同名，大部分直接注入下腔静脉；不成对脏支有起自肠、脾、胰、胃的肠系膜上静脉、肠系膜下静脉和脾静脉等，它们汇合形成一条静脉主干叫门静脉。门静脉经肝门入肝，在肝内反复分支，最终与肝动脉的分支共同汇入肝窦

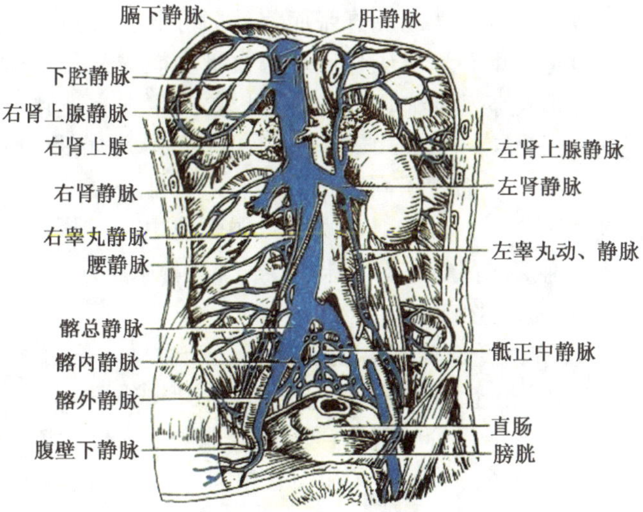

图 6-1-7　下腔静脉及其属支

状隙，肝窦状隙汇成肝内小静脉，最后形成三支肝静脉注入下腔静脉。门静脉是附属于下腔静脉系的一个特殊部分，它将大量由胃、肠道吸收来的物质，运送至肝脏，由肝细胞进行合成、解毒和贮存。

（杨　鲲　吴卫疆）

第二节　静脉血压和静脉回心血量

一、静脉作为容量血管起作用

静脉和相应的动脉相比，数量较多，口径较粗，管壁较薄，故其容量较大，而且可扩张性较大，即较小的压力变化就可使容积发生较大的变化。在安静状态下，循环血量的60%～70%容纳在静脉中。静脉的口径发生较小变化时，静脉内容纳的血量就可发生很大的变化，而压力的变化较小。因此，静脉在血管系统中起着血液贮存库的作用，可将静脉称为容量血管（capacitance vessel）。

静脉在功能上不仅作为血液回流入心脏的通道，由于整个静脉系统的容量很大，而且静脉容易被扩张，又能够收缩，可有效地调节回心血量和心输出量，以适应机体在不同生理条件下的需要。

二、静脉血压

当体循环血液经过动脉和毛细血管到达微静脉时，血压下降至2.0～2.7 kPa（15～20 mmHg）。右心房作为体循环的终点，血压最低，接近于零。通常将右心房和胸腔内大静脉的血压称为中心静脉压（central venous pressure），而各器官静脉的血压称为外周静脉压（peripheral venous pressure）。中心静脉压的高低取决于心脏射血能力和静脉回心血量之间的相互关系。如果心脏射血能力较强，能及时地将回流入心脏的血液射入动脉，中心静脉压就较低。反之，心脏射血能力减弱时，中心静脉压就升高。如果静脉回流速度加快，中心静脉压也会升高。因此，在血量增加，全身静脉收缩，或因微动脉舒张而使外周静脉压升高等情况下，中心静脉压都可能升高。可见，中心静脉压是反映心血管功能的又一指标。临床上在用输液治疗休克时，除须观察动脉血压变化外，也要观察中心静脉压的变化。中心静脉压的正常变动范围为4～12 mmH_2O。如果中心静脉压偏低或有下降趋势，常提示输液量不足；如果中心静脉压高于正常并有进行性升高的趋势，则提示输液过快或心脏射血功能不全。当心脏射血功能减弱而使中心静脉压升高时，静脉回流将会减慢，较多的血液滞留在外周静脉内，故外周静脉压升高。

三、重力对静脉压的影响

血管系统内的血液因受地球重力场的影响，产生一定的静水压（hydrostatic pressure）。因此，各部分血管的血压除由于心脏做功形成压力以外，还要加上该部分血管处的静水压。各部分血管的静水压的高低取决于人体所取的体位。在平卧时，身体各部分血管的位置大致都处在和心脏相同的水平，故静水压也大致相同。但当人体从平卧转为直立时，足部血管内的血压比卧位时高。其增高的部分相当于从足至心脏这一段血柱高度形成的静水压（图6-2-1），约12 kPa（90 mmHg）。

而在心脏水平以上的部分，血管内的压力较平卧时为低，如颅顶脑膜矢状窦内压可降至 -1.33 kPa（-10 mmHg）。重力形成的静水压的高低，对于处在同一水平上的动脉和静脉是相同的，但是它对静脉功能的影响远比对动脉功能的影响大。因为静脉较动脉有一明显的特点，即其充盈程度受跨壁压的影响较大。跨壁压（transmural pressure）是指血管内血液对管壁的压力和血管外组织对管壁的压力之差。一定的跨壁压是保持血管充盈膨胀的必要条件。跨壁压减小到一定程度，血管就不能保持膨胀状态，即发生塌陷。静脉管壁较薄，管壁中弹性纤维和平滑肌都较少，因此当跨壁压降低时就容易发生塌陷。此时静脉的容积也减小。当跨壁压增大时，静脉就充盈，容积增大。当人在直立时，足部的静脉充盈饱满，而颈部的静脉则塌陷。静脉的这一特性在人类特别值得注意。当人直立时，身体中大多数容量血管都处于心脏水平以下，如果站立不动，由于身体低垂部分的静脉充盈扩张，可比卧位时多容纳 400 ~ 600 mL 血液，这部分血液主要来自胸腔内的血管。这样就造成体内各部分器官之间血量的重新分配，并导致暂时的回心血量减少，中心静脉压降低，每搏输出量减少和收缩压降低，这些变化会触发神经和体液的调节机制，使骨骼肌、皮肤和肾、腹腔内脏的阻力血管收缩、心率加快，故动脉血压可以恢复。许多动物由于四足站地，多数容量血管都处于心脏水平以上，故体位改变时血量分配的变化不像在人类中那样明显。

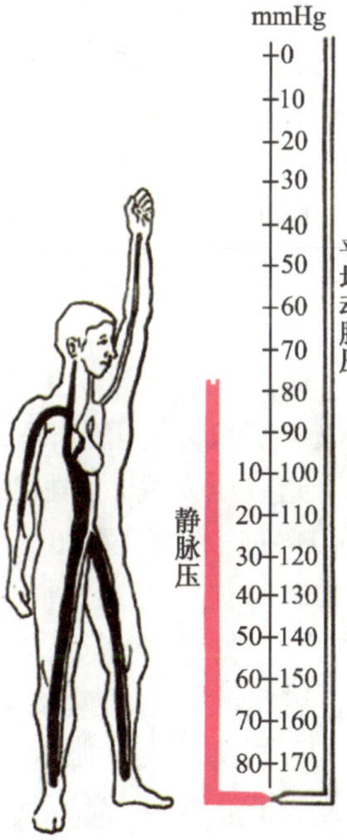

图 6-2-1　直立体位对肢体动脉和静脉血压的影响（1 mmHg = 0.13 kPa）

四、静脉回心血量

1. 静脉对血流的阻力

单位时间内由静脉回流入心脏的血量等于心输出量。在静脉系统中，由微静脉至右心房的压力降落仅约 2 kPa（15 mmHg）。可见，静脉对血流的阻力很小，约占整个体循环总阻力的 15%。静脉在血液循环中是将血液从组织引流回心脏的通道，并且起血液贮存库的作用。小的血流阻力与静脉的功能是相适应的。

微静脉在功能上是毛细血管后阻力血管。毛细血管后阻力的改变可影响毛细血管血压，因为毛细血管血压的高低取决于毛细血管前阻力和毛细血管后阻力的比值。微静脉收缩，使毛细血管后阻力升高，如果毛细血管前阻力不变，则毛细血管前阻力和毛细血管后阻力的比值变小，于是毛细血管血压升高，组织液的生成增多。因此，机体可通过对微静脉收缩状态的调节来控制血液和组织液之间的液体交换，并间接地调节循环血量。

跨壁压可影响静脉的扩张状态，从而改变静脉对血流的阻力。大静脉在处于扩张状态时，对血流的阻力很小；但当管壁塌陷时，因其管腔截面由圆形变成椭圆形，截面积减小，因此对血流的阻力增大。另外，血管周围组织对静脉的压迫也可增加静脉对血流的阻力。例如，锁骨下静脉在跨越第一肋骨处受肋骨的压迫；颈部皮下的颈外静脉直接受外界大气的压迫；腹腔内的大静脉受腹腔器官的压迫，等等。位于胸腔内的大静脉则因受胸膜腔内负压的作用，跨壁压较大，一般不会塌陷。颅腔、脊柱、骨和肝、脾等器官内的静脉，因受到血管周围结缔组织的支持，也不会塌陷。

2. 静脉回心血量及其影响因素

单位时间内的静脉回心血量取决于外周静脉压和中心静脉压的差，以及静脉对血流的阻力。故凡能影响外周静脉压、中心静脉压及静脉阻力的因素，都能影响静脉回心血量。

（1）体循环平均充盈压　体循环平均充盈压是反映血管系统充盈程度的指标。实验证明，血管系统内血液充盈程度愈高，静脉回心血量也就愈多。当血量增加或容量血管收缩时，体循环平均充盈压升高，静脉回心血量也就增多。反之，血量减少或容量血管舒张时，体循环平均充盈压降低，静脉回心血量减少。

（2）心脏收缩力　心脏收缩时将血液射入动脉，舒张时则可以从静脉抽吸血液。如果心脏收缩力强，射血时心室排空较完全，在心舒期心室内压就较低，对心房和大静脉内血液的抽吸力也就较大。右心衰竭时，射血力量显著减弱，心舒期右心室内压较高，血液淤积在右心房和大静脉内，回心血量大大减少。患者可出现颈外静脉怒张，肝充血肿大，下肢浮肿等特征。左心衰竭时，左心房压和肺静脉压升高，造成肺淤血和肺水肿。

（3）体位改变　当人体从卧位转变为立位时，身体低垂部分静脉扩张，容量增大，故回心血量减少。站立时下肢静脉容纳血量增加的程度可受到若干因素的限制，如下肢静脉内的静脉瓣，以及下肢肌肉收缩运动和呼吸运动等。下肢静脉瓣膜受损的人，常不能长久站立。即使在正常人，如长久站立不动，也会导致回心血量减少，动脉血压降低。体位改变对静脉回心血量的影响，在高温环境中更加明显。在高温环境中，皮肤血管舒张，皮肤血管中容纳的血量增多。因此，如果人在高温环境中长时间站立不动，回心血量就会明显减少，导致心输出量减少和脑供血不足，可引起头晕甚至昏厥。长期卧床的患者，静脉管壁的紧张性较低，可扩张性较高，加之腹腔和下肢肌肉的收缩力减弱，对静脉的挤压作用减小，故由平卧位突然站起时，可因大量血液积滞在下肢，回心血量过少而发生昏厥。

（4）骨骼肌的挤压作用　人体在站立位的情况下，下肢进行肌肉运动时，回心血量和没有肌肉运动时不一样。一方面，肌肉收缩时可对肌肉内和肌肉间的静脉发生挤压，使静脉血流加快；另一方面，因静脉内有瓣膜存在，使静脉内的血液只能向心脏方向流动而不能倒流。这样，骨骼肌和静脉瓣膜一起，对静脉回流起着“泵”的作用，作为“静脉泵”或“肌肉泵”。下肢肌肉进行节律性舒缩活动时，如步行，肌肉泵的作用就能很好地发挥。因为当肌肉收缩时，可将静脉内的血液挤向心脏，当肌肉舒张时，静脉内压力降低，有利于微静脉和毛细血管内的血液流入静脉，使静脉充盈。肌肉泵的这种作用，对于在立位情况下降低下肢静脉压和减少血液在下肢静脉内潴留有十分重要的生理意义。例如，在站立不动时，足部的静脉压为 12 kPa（90 mmHg），而在步行时则降低至 3.3 kPa（25 mmHg）以下。在跑步时，两下肢肌肉泵每分钟挤出的血液可达数升。在这种情况下，下肢肌肉泵的做功在相当程度上加速了全身的血液循环，对心脏的泵血起辅助作用。但是，如果肌肉不是做节律性的舒缩，而是维持在紧张性收缩状态，则静脉持续受压，静脉回流反而减少。

（5）呼吸运动　胸膜腔内压通常是低于大气压的，称为胸膜腔负压。由于胸膜腔内压为负压，胸腔内大静脉的跨壁压较大，故经常处于充盈扩张状态。在吸气时，胸腔容积加大，胸膜腔负压值进一步增大，使胸腔内的大静脉和右心房更加扩张，压力也进一步降低，因此有利于外周静脉内的血液回流入右心房。由于回心血量增加，心输出量也相应增加。呼气时，胸膜腔负压值减小，由静脉回流入右心房的血量也相应减少。可见，呼吸运动对静脉回流也起着“泵”的作用。有些人在站立时呼吸加深，这显然可以促进身体低垂部分的静脉血液回流。需要指出的是，呼吸运动对肺循环静脉回流的影响和对体循环的影响不同。吸气时，随着肺的扩张，肺部的血管容积显著增大，能贮留较多的血液，故由肺静脉回流至左心房的血量减少，左心室的输出量也相应减少。呼气时的情况则相反。

五、静脉脉搏

动脉脉搏波在到达毛细血管时已经消失，因此外周静脉没有脉搏波动。但是右心房在心动周期中的血压波动可以逆向传递到与心房相连续的大静脉，引起这些大静脉的周期性压力和容积变化，形成静脉脉搏。由于引起搏动的原因不同，故大静脉的脉搏波形和动脉脉搏的波形完全不同。正常情况下，静脉脉搏不很明显。但在心力衰竭时，静脉压升高，右心房内的压力波动较容易传递至大静脉，故在心力衰竭患者的颈部常可见到较明显的静脉搏动。

（王　瑛）

第三节 血栓性静脉炎

一、病因和病理生理

1. 病因

血栓性静脉炎常见于以下原因：静脉输入强刺激性、高浓度药物或使用时间较长，损伤静脉内皮细胞；浅表静脉曲张、血液淤滞；肥胖、吸烟、外伤造成静脉内皮损伤；细菌感染等。促发静脉血栓形成的因素包括静脉血流缓慢、血管损伤及高凝状态。

临床上很多涉及以上三方面的因素均可导致静脉血栓形成，常见因素如下：①手术，特别是骨科、胸腔、腹腔及泌尿生殖系的手术；②肿瘤，如胰腺、肺、生殖腺、乳腺及泌尿道恶性肿瘤；③外伤，特别是脊柱、骨盆及下肢骨折；④长期卧床，如急性心肌梗死、中风、手术后；⑤妊娠、雌激素的作用；⑥高凝状态，如抗凝血酶Ⅲ、C蛋白或蛋白缺乏，循环内狼疮样物质、骨髓增生性疾病、异常纤维蛋白血症、弥散性血管内凝血；⑦静脉介入诊断或治疗导致静脉损伤。以上各种病因导致静脉血栓形成的机制并非是单一的，往往是综合作用的结果。

2. 病理生理

深静脉血栓形成主要由血流缓慢及高凝状态引起，血栓大部分由红细胞、少量纤维蛋白和血小板组成，所以血栓的远端与血管壁仅有轻度粘连，容易脱落而形成肺栓塞。同时，深静脉血栓形成使血液回流受阻，导致远端组织水肿及缺氧，以及浅表静脉曲张，形成慢性静脉功能不全综合征。

浅静脉血栓形成常见于长时间或反复静脉输液，特别是输入刺激性较大的药物时，在曲张的静脉内也常可发生。其病理特点是静脉壁常有不同程度的炎症反应，血管内膜增生、增厚，血管腔内血栓形成，血栓常与管壁粘连而不易脱落。由于交通支的联系，有时可同时形成深、浅静脉血栓。由于浅静脉血栓形成不致造成肺栓塞和慢性静脉功能不全，因此在临床上远不如深静脉血栓形成重要。

二、临床表现

1. 血栓性浅静脉炎

血栓性浅静脉炎多发生在四肢表浅静脉，如大、小隐静脉或贵要静脉，表现为患肢局部红肿、疼痛，可触及痛性索状硬条或串珠样结节。游走性血栓浅静脉炎，是指浅静脉炎症发生部位不定，具有间歇性、游走性和全身各处交替发作的特点，是人体浅静脉炎中的一种特殊类型，多合并女性生殖器官及胰腺肿瘤。胸腹壁血栓性浅静脉炎，是指胸壁、乳房、两肋缘及上腹壁浅静脉血栓形成，并同时有炎性病理改变，亦称Mondor病。

2. 深部静脉炎

其症状轻重不一，取决于受累静脉的部位、阻塞的程度和范围。其临床表现是肢体凹陷性肿胀，股、胫周径较健肢粗1 cm以上，行走时肿痛加重，静卧后减轻，皮肤呈暗红色，有广泛的静脉曲张及毛细血管扩张。后期出现局部营养障碍性改变，伴有淤积性皮炎，色素沉着或浅表性溃疡。静脉造影可见患肢深静脉血管狭窄或阻塞，但也有患者以大块肺栓塞表现为第一症状。

三、辅助检查

1. 实验室检验

（1）血常规　根据白细胞和中性粒细胞的增高程度判断是否合并细菌感染。

（2）凝血　可有 D-二聚体（D-Dimer）升高等血栓形成表现。

2. 影像学检查

（1）多普勒超声　探测局部血流的变化，当有血栓性静脉炎时，可表现为局部血流信号消失或部分缺失，加压后管腔不能压扁。此种检查可发现约 95% 的近端深静脉血栓形成。

（2）放射性核素检查　放射性标记的人体纤维蛋白原能被正在形成的血栓摄取。可通过观察某一部位放射量的增减，判断血栓形成及演变过程。对腓肠肌内的静脉血栓形成检出率较高。

（3）电阻抗体积描记　静脉血栓形成时，电阻容积波幅变动小。该检查对于主干静脉阻塞的诊断效果较好。

（4）静脉造影　静脉注入造影剂，通过有无充盈缺损，判断有无血栓形成，同时可明确血栓的位置、范围、形态和侧支循环情况，为诊断的金标准。

（5）静脉压测定　患肢静脉压升高，提示测压处近心端静脉有阻塞。

四、诊断

根据病史、局部的表现、相关血液学阳性指标及准确的影像学结果可诊断本病。需注意，丹毒等急性皮肤感染也可有类似表现，但较之静脉炎，前者皮肤红肿、发热等局部炎症反应更重，也多伴全身反应，影像学也无明显血栓形成表现。

五、治疗

1. 一般治疗

去除导致静脉炎的病因，如静脉导管等。如合并细菌感染，可酌情予以抗生素。下肢病变在急性期需抬高患肢，避免久站、久坐等，同时可加用医用弹力袜，促进静脉血液回流。局部可采用热敷、物理治疗等促进炎症吸收，止痛。

2. 药物治疗

对于深静脉血栓形成，治疗的主要目的是预防肺栓塞，特别是病程早期，血栓松软，与血管壁粘连不紧，极易脱落，应积极抗凝治疗。对于位于大腿根部及膝关节周围的病变，需要采用低分子肝素或普通肝素抗凝治疗。血栓形成早期也可考虑溶栓治疗。对合并细菌感染者，需根据感染细菌类型选择对应抗生素。

3. 手术治疗

局部血栓性静脉炎在炎症期消退后，如仍有条索状硬物伴疼痛，可考虑手术切除。如下肢静脉曲张合并血栓形成浅静脉炎，可于炎症消退后行手术治疗。

六、预防

穿戴弹力袜改善下肢静脉曲张。对于血液高凝状态的患者在积极纠正基础疾病的同时，应注意避免四肢、躯干等好发部位的外伤。此外，静脉穿刺过程中避免同一部位反复穿刺及使用强刺激性药物。严格无菌操作，防止静脉植入物造成的感染。

（贾俊海）

本章小结

1. 静脉是血液回心的通道。静脉血压包括中心静脉压和外周静脉压。右心房和胸腔内大静脉的血压统称为中心静脉压，其高低取决于心脏射血能力和静脉回心血量之间的相互关系。在临床上，中心静脉压是反映心血管功能的重要指标。各器官静脉的血压称为外周静脉压。单位时间内由静脉回流入心脏的血量称为静脉回心血量，影响静脉回心血量的因素有体循环平均充盈压、心脏收缩力量、体位改变、骨骼肌的挤压作用和呼吸运动。

2. 血栓性静脉炎包括血栓性浅静脉炎及深部血栓形成。常先有静脉内血栓形成，以后发生静脉对血栓的炎性反应。其病因主要是血管壁的损伤（由外伤或静脉插管、输入刺激性液体所致）及静脉曲张引起的静脉内血液淤滞。该病的主要临床表现为沿静脉走行的红、肿、痛和明显的压痛，并可触及索状静脉，全身反应少见；下肢静脉的压力升高。静脉造影可显示阻塞的部位和严重程度。治疗原则主要是患肢休息并抬高超过心脏水平，必要时穿弹力袜或用弹性绷带包扎，有栓塞者应早期使用肝素抗凝治疗。

思考题

1. 试比较动、静脉的特点。
2. 上腔静脉由哪几条静脉合成？其属支有哪些？
3. 简述下腔静脉的合成和属支。
4. 门静脉有哪些主要属支？其主要通过哪几处静脉丛与上、下腔静脉系之间形成吻合？
5. 面静脉有何特点？如何与海绵窦相交通？
6. 试述影响静脉回流的因素。
7. 简述深静脉血栓形成的原因。

主要参考文献

[1] 柏树令，应大君. 系统解剖学［M］. 第8版. 北京：人民卫生出版社，2013.
[2] 朱大年，王庭槐. 生理学［M］. 第8版. 北京：人民卫生出版社，2013.
[3] 王吉耀. 内科学［M］. 北京：人民卫生出版社，2011.
[4] Guyton A C, Hall J E. Textbook of medical physiology［M］. 12th ed. Philadelphia: Saunders, 2011.

第七章

心性水肿

心性水肿（cardiac edema）是由于心脏功能障碍引发的机体水肿，表现为皮下水肿、腹水及胸水等，其发生主要与毛细血管血压增高和钠水潴留有关。此外，摄食减少、肝功能障碍引起的低蛋白血症也是导致心性水肿的因素。心性水肿的特点：水肿逐渐形成，首先表现为尿量减少，肢体沉重，体重增加，然后逐渐出现下肢及全身水肿。一般首先出现下肢可凹陷性水肿，以踝部最为明显。伴有右心衰竭和静脉压升高的其他症状和体征，如心悸、气喘、颈静脉怒张、肝大等。治疗心性水肿的原则是利尿、强心、改善患者预后。

第一节　毛细血管形态学基础

毛细血管（capillary）是管径最细，分布最广的血管。它们分支并互相吻合成网。各器官和组织内毛细血管网的疏密程度差别很大，在代谢旺盛的组织和器官如骨骼肌、心肌、肝、肾和许多腺体，毛细血管网很密；而在代谢较弱的组织和器官如骨、肌腱和韧带等，毛细血管网则较稀疏，而上皮、软骨和角膜则无毛细血管。

一、毛细血管的基本组织学结构

毛细血管管径一般为 6 ~ 8 μm，血窦较大，直径可达 40 μm。毛细血管壁由单层内皮细胞构成，外面有基膜包围，总的厚度约 0. 5 μm，在细胞核的部分稍厚。内皮细胞之间相互连接处存在着细微的裂隙，成为沟通毛细血管内外的孔道。内皮细胞基膜外有少许结缔组织。在内皮细胞与基膜之间散在一种扁而有突起的细胞，细胞突起紧贴在内皮细胞基底面，称为周细胞（pericyte）（图 7-1-1，图 7-1-2）。周细胞的功能尚不清楚，有人认为它们主要起机械性支持作用；也有人认为它们是未分化的细胞，在血管生长或再生时可分化为平滑肌纤维和成纤维细胞。

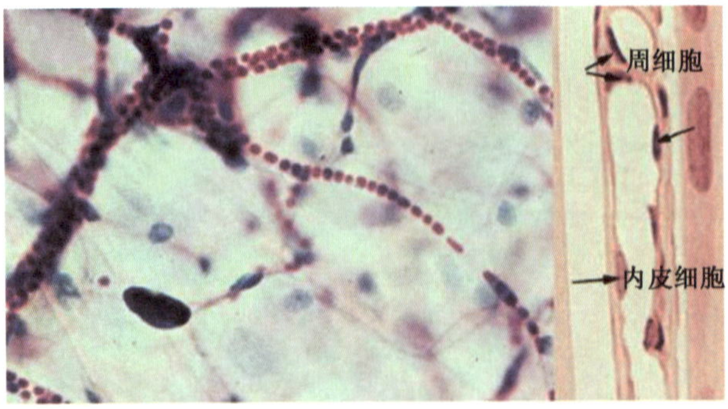

图 7-1-1　周细胞

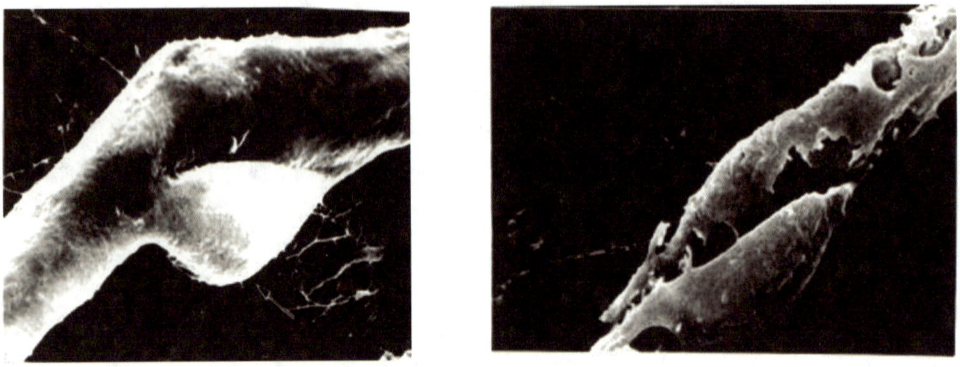

（a）　　（b）

图 7-1-2　周细胞电镜像

注：图 a 箭头所指为周细胞轮廓。图 b 经酶处理，除去基膜。

二、毛细血管的分类

光镜下观察，各种组织和器官中的毛细血管结构相似，但在电镜下，根据内皮细胞等的结构特点，可以将毛细血管分为三型。

1. 连续毛细血管

连续毛细血管（continuous capillary）的特点为内皮细胞相互连续，细胞间有紧密连接的结构，基膜完整，细胞质中有许多吞饮小泡。连续毛细血管分布于结缔组织、肌组织、肺和中枢神经系统等处。肺和中枢神经系统内的毛细血管内皮细胞甚薄，含吞饮小泡较少。

2. 有孔毛细血管

有孔毛细血管（fenestrated capillary）的特点是，内皮细胞不含核的部分很薄，有许多贯穿细胞的孔，孔的直径一般为 60 ～ 80 nm。许多器官的毛细血管的孔有隔膜封闭，隔膜厚 4 ～ 6 nm，较一般的细胞膜薄。内皮细胞基底面有连续的基膜。此型血管主要存在于胃肠黏膜、某些内分泌腺和肾血管球等处。肾血管球的内皮细胞的孔没有隔膜。

3. 血窦

血窦（sinusoid）或称窦状毛细血管（sinusoid capillary），管腔较大，形状不规则，主要分布于肝、脾、骨髓和一些内分泌腺中。血窦内皮细胞之间常有较大的间隙，故又称不连续毛细血管（discontinuous capillary）。不同器官内的血窦结构常有较大差别，某些内分泌腺的血窦，内皮细胞有孔，有连续的基膜；有些器官如肝的血窦，内皮细胞有孔，细胞间隙较宽，基膜不连续或不存在。脾血窦又不同于一般血窦，其内皮细胞呈杆状，细胞间的间隙也较大。

三、毛细血管的数量和交换面积

有人粗略估计，人体全身约有400亿根毛细血管。不同器官组织中毛细血管的密度有很大差异，如在心肌、脑、肝、肾，毛细血管的密度为每立方毫米组织2 500 ～ 3 000根；骨骼肌为每立方毫米组织100 ～ 400根；骨、脂肪、结缔组织中毛细血管密度较低。假设毛细血管的平均半径为3 μm，平均长度为750 μm，则每根毛细血管的表面积约为14 000 μm^2。由于微静脉的起始段也有交换功能，故估计每根毛细血管的有效交换面积为22 000 μm^2。由此可以估计全身毛细血管（包括有交换功能的微静脉）总的有效交换面积将近1 000 m^2。

（吴卫疆）

第二节 微循环

微循环（microcirculation）是指微动脉和微静脉之间的血液循环。血液循环最根本的功能是进行血液和组织之间的物质交换，这一功能就是在微循环部分实现的。

一、微循环的组成

各器官、组织的结构和功能不同，微循环的结构也不同。人手指甲皱皮肤的微循环形态比较简单，微动脉和微静脉之间仅由呈袢状的毛细血管相连。骨骼肌和肠系膜的微循环形态则比较复杂。典型的微循环由微动脉、后微动脉、毛细血管前括约肌、真毛细血管、通血毛细血管、动-静脉吻合支和微静脉等部分组成（图7-2-1）。

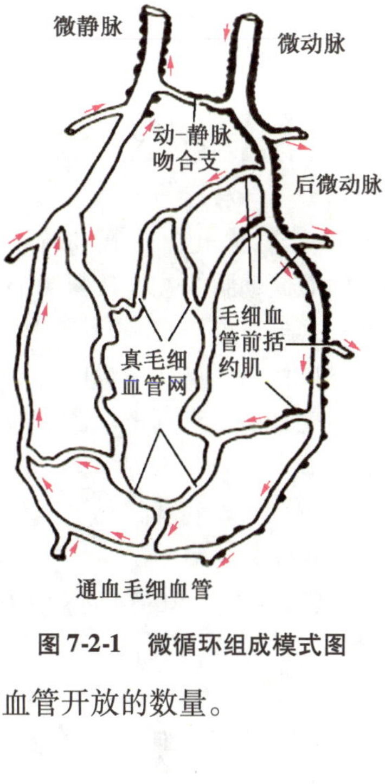

图7-2-1 微循环组成模式图

（1）毛细血管前阻力血管 小动脉和微动脉的管径小，对血流的阻力大，称为毛细血管前阻力血管。微动脉的管壁富含平滑肌，后者的舒缩活动可使血管口径发生明显变化，从而改变对血流的阻力和所在器官、组织的血流量。

（2）毛细血管前括约肌 在真毛细血管的起始部常有平滑肌环绕，称为毛细血管前括约肌（precapillary sphincter）。它的收缩或舒张可控制毛细血管的关闭或开放，因此可决定某一时间内毛细血管开放的数量。

（3）交换血管　交换血管指真毛细血管。其管壁仅由单层内皮细胞构成，外面有一薄层基膜，故通透性很高，成为血管内血液和血管外组织液进行物质交换的场所，故又称交换血管（exchange vessel）。

（4）毛细血管后阻力血管　毛细血管后阻力血管（postcapillary resistance vessel）指微静脉。微静脉因管径小，对血流也产生一定的阻力。它们的舒缩可影响毛细血管前阻力和毛细血管后阻力的比值，从而改变毛细血管压和体液在血管内和组织间隙内的分配情况。

（5）短路血管　短路血管（shunt vessel）指一些血管床中小动脉和小静脉之间的直接联系。它们可使小动脉内的血液不经过毛细血管而直接流入小静脉。在手指、足趾、耳廓等处的皮肤中有许多短路血管存在，它们在功能上与体温调节有关。

二、微循环的血流通路

微循环有三条血流通路，分别具有不同的生理意义。

1. 迂回通路

血液从后微动脉、毛细血管前括约肌、真毛细血管汇集到微静脉的通路，称为迂回通路（circuitous channel）。该通路因真毛细血管数量多且迂回曲折而得名，加之管壁薄、通透性好、血流缓慢，因此是血液和组织液进行物质交换的场所，故又称营养通路。该通路中的真毛细血管是交替开放的，安静状态下，同一时间内约有20%的真毛细血管开放，从而使微循环的血流量与组织的代谢活动相适应。

2. 直捷通路

血液从微动脉经后微动脉和通血毛细血管进入微静脉的通路，称为直捷通路（thoroughfare channel）。通血毛细血管是后微动脉的直接延伸，其管壁平滑肌逐渐稀小以至消失。直捷通路经常处于开放状态，血流速度较快，其主要功能并不是物质交换，而是使一部分血液能迅速通过微循环而进入静脉。直捷通路在骨骼肌组织的微循环中较为多见。

3. 动-静脉短路

动-静脉短路（arterio-venous shunt）是吻合微动脉和微静脉的通道，其管壁结构类似微动脉。在人体某些部分的皮肤和皮下组织，特别是手指、足趾、耳郭等处，这类通路较多。动-静脉吻合支在功能上不是进行物质交换，而是在体温调节中发挥作用。当环境温度升高时，动-静脉吻合支开放增多，皮肤血流量增加，皮肤温度升高，有利于发散身体热量。环境温度低时，则动-静脉短路关闭，皮肤血流量减少，有利于保存体热。动-静脉短路开放，会相对地减少组织对血液中氧的摄取。在某些病理状态下，如感染性和中毒性休克时，动-静脉短路大量开放，可加重组织的缺氧状况。

三、微循环的血流动力学

微循环中的血流一般为层流。血液在流经微循环血管网时血压逐渐降低。在直径为8～40 μm的微动脉处，对血流的阻力最大，血压降落也最大。到毛细血管的靠动脉端，血压为4.0～5.3 kPa（30～40 mmHg），毛细血管中段血压约

3.3 kPa（25 mmHg），至靠静脉端为 1.32 ～ 2.0 kPa（10 ～ 15 mmHg）。毛细血管血压的高低取决于毛细血管前阻力和毛细血管后阻力的比值。一般说来，当这一比例为 5∶1 时，毛细血管的平均血压约为 2.7 kPa（20 mmHg）。这一比值增大时，毛细血管血压就降低；比值变小时，毛细血管血压就升高。某一组织中微循环的血流量与微动脉和微静脉之间的血压差成正比，与微循环中总的血流阻力成反比。由于在总的血流阻力中微动脉处的阻力占较大比例，故微动脉的阻力对血流量的控制起主要作用。

测量一个器官的血流量时，常可见到在一定时间内其血流量是稳定的。但如果在显微镜下观察微循环中单个血细胞的移动速度，则可看到在同一时间内不同微血管中的流速是有很大差别的，而且同一血管在不同时间内流速也有较大变化。其原因是后微动脉和毛细血管前括约肌不断发生每分钟 5 ～ 10 次的交替性收缩和舒张，称为血管舒缩活动。后微动脉和毛细血管前括约肌收缩，其后的真毛细血管网关闭，舒张时真毛细血管网开放。在安静状态下，骨骼肌组织中在同一时间内只有 20% ～ 35% 的真毛细血管处于开放状态。血管舒缩活动主要与局部组织的代谢有关。毛细血管关闭时，该毛细血管周围组织中代谢产物积聚，氧分压降低。代谢产物和低氧都能导致局部的后微动脉和毛细血管前括约肌舒张及毛细血管开放，于是局部组织内积聚的代谢产物被血流清除，后微动脉和毛细血管前括约肌又收缩，使毛细血管关闭，如此周而复始。当组织代谢活动加强时，愈来愈多的微动脉和毛细血管前括约肌发生舒张，使愈来愈多的毛细血管处于开放状态，从而使血液和组织、细胞之间发生交换的面积增大，交换的距离缩短。因此，微循环的血流量和组织的代谢活动水平相适应。

四、血液和组织液之间的物质交换

组织、细胞之间的空间称为组织间隙，其中为组织液所充满。组织液是组织、细胞直接所处的环境。组织、细胞通过细胞膜和组织液发生物质交换。组织液与血液之间则通过毛细血管壁进行物质交换。因此，组织、细胞和血液之间的物质交换需以组织液作为中介。

血液和组织液之间的物质交换主要是通过以下几种方式进行的：

1. 扩散

扩散是指液体中溶质分子的热运动，是血液和组织液之间进行物质交换的最主要方式。毛细血管内外液体中的分子，只要其直径小于毛细血管壁的孔隙，就能通过管壁进行扩散运动。分子运动是可以向各个不同方向进行的杂乱的运动，故当血液流经毛细血管时，血液内的溶质分子可以扩散入组织液，组织液内的溶质分子也可以扩散入血液。对于某一种物质来说，其通过毛细血管壁进行的扩散的驱动力是该物质在管壁两侧的浓度差，即从浓度高的一侧向浓度低的一侧发生净移动。溶质分子在单位时间内通过毛细血管壁进行扩散的速率与该溶质分子在血浆和组织液中的浓度差、毛细血管壁对该溶质分子的通透性、毛细血管壁的有效交换面积等因素成正比，与毛细血管壁的厚度（即扩散距离）成反比。对于非脂溶性物质，毛细血管壁的通透性（紧密连接内皮除外）与溶质分子的大小有关，分子愈小，通透性愈大。毛细血管壁孔隙的总面积虽仅占毛细血管壁总面积的千分之一左右，但由于分子运动的速度高于毛细血管血流速度数十倍，故血液在流经毛细血管时，血浆和组织液的溶质分子仍有足够的时间进行扩散交换。脂溶性物质如 O_2、CO_2 等可直接通过内皮细胞进行扩散，因此整个毛细血管壁都成为扩散面，单位时间内扩散的速率更高。

2. 滤过和重吸收

当毛细血管壁两侧的静水压不等时，水分子就会通过毛细血管壁从压力高的一侧向压力低的一侧移动。水中的溶质分子，如其分子直径小于毛细血管壁的孔隙，也能随同水分子一起滤过。另外，当毛细血管壁两侧的渗透压不等时，可以导致水分子从渗透压低的一侧向渗透压高的一侧移动。由于血浆蛋白质等胶体物质较难通过毛细血管壁的孔隙，因此血浆的胶体渗透压能限制血浆中的水分子向毛细血管外移动；同样，组织液的胶体渗透压则限制组织液中的水分子向毛细血管内移动。在生理学中，将由于管壁两侧静水压和胶体渗透压的差异引起的液体由毛细血管内向毛细血管外的移动称为滤过（filtration），而将液体向相反方向的移动称为重吸收（reabsorption）。血液和组织液之间通过滤过和重吸收的方式发生的物质交换，和通过扩散方式发生的物质交换相比，仅占很小的一部分，但在组织液的生成中起重要的作用。

3. 吞饮

在毛细血管内皮细胞一侧的液体可被内皮细胞膜包围并吞饮入细胞内，形成吞饮囊泡。囊泡被运送至细胞的另一侧，并被排出至细胞外。因此，这也是血液和组织液之间通过毛细血管壁进行物质交换的一种方式。一般认为，较大的分子如血浆蛋白等可以由这种方式通过毛细血管壁进行交换。

（桑建荣）

第三节　组织液的生成与回流

正常成人体重的 60% 左右是水，其中约 5/8 存在于细胞内，称为细胞内液；其余 3/8 存在于细胞外，称为细胞外液。细胞外液中，约有 1/5 在血管内，即血浆的水分；其余 4/5 在血管外，即组织液和各种腔室内液体（脑脊液、眼球内液等）的水分。组织液存在于组织、细胞的间隙内，绝大部分呈胶冻状，不能自由流动，因此不会因重力作用而流至身体的低垂部分；将注射针头插入组织间隙内，也不能抽出组织液。组织液凝胶的基质是胶原纤维和透明质酸细丝。组织液中有极小一部分呈液态，可自由流动。组织液中各种离子成分与血浆相同。组织液中也存在各种血浆蛋白质，但其浓度明显低于血浆。

一、组织液的生成

组织液（interstitial fluid）是血浆滤过毛细血管壁而形成的。如前所述，液体通过毛细血管壁的滤过和重吸收取决于四个因素，即毛细血管血压（P_c）、组织液静水压（P_{if}）、血浆胶体渗透压（π_p）和组织液胶体渗透压（π_{if}）。其中，P_c 和

π_{if}是促使液体由毛细血管内向血管外滤过的力量，而 π_p 和 P_{if}是将液体从血管外重吸收入毛细血管内的力量。滤过的力量（$P_c+\pi_{if}$）和重吸收的力量（即 π_p+P_{if}）之差，称为有效滤过压。单位时间内通过毛细血管壁滤过的液体量 V 等于有效滤过压与滤过系数 K_f的乘积，即

$$V=K_f[(P_c+\pi_{if})-(\pi_p+P_{if})]$$

滤过系数的大小取决于毛细血管壁对液体的通透性和滤过面积。以图 7-3-1 所设的各种压力数值为例，可见在毛细血管动脉端的有效滤过压为 1.3 kPa（10 mmHg），液体滤出毛细血管；而在毛细血管静脉端的有效滤过压力为负值，故发生重吸收。总的说来，流经毛细血管的血浆，约有 0.5% 在毛细血管动脉端以滤过的方式进入组织间隙，其中约 90% 在静脉端被重吸收回血液，其余约 10% 进入毛细淋巴管，成为淋巴液。

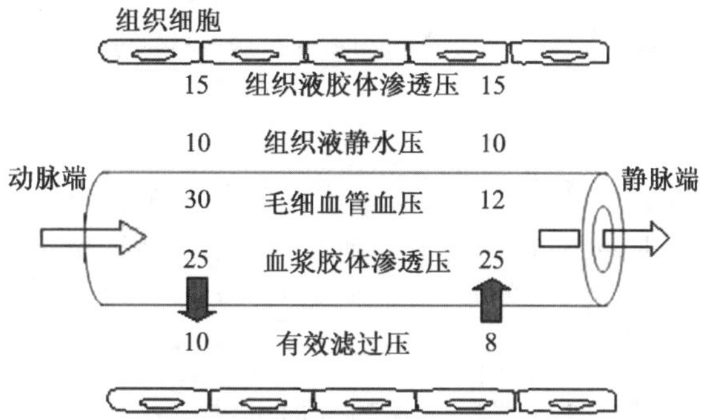

图 7-3-1　组织液生成与回流模式图（单位：mmHg）

二、影响组织液生成和回流的因素

在正常情况下，组织液的生成与回流维持动态平衡，以保证体液的正常分布，故血量和组织液量能维持相对稳定。如果这种动态平衡遭到破坏，发生组织液生成过多或回流减少，组织间隙中就有过多的液体潴留，形成组织水肿。

1. 毛细血管有效流体静压增高

毛细血管有效流体静压即毛细血管血压与组织液静水压的差值，当毛细血管血压大于组织液静水压时，毛细血管有效流体静压增高，可导致有效滤过压增高（有效滤过压等于有效流体静压减去有效胶体渗透压），有利于毛细血管血浆的滤出而不利于组织液的回收。全身或局部的静脉压升高，是有效流体静压增高的主要成因。静脉压升高可逆向转递到微静脉和毛细血管静脉端，使后者的流体静压增高，有效流体静压随之增高，组织液生成增多，引起组织水肿。

局部静脉压增高的常见原因是血栓阻塞静脉腔，肿瘤或瘢痕压迫静脉壁等；全身体循环静脉压增高的常见原因是右心衰竭；肺静脉压增高的常见原因是左心衰竭。

2. 有效胶体渗透压下降

有效胶体渗透压是血浆胶体渗透压减去组织液胶体渗透压的差值。它是限制

组织液生成的主要力量。血浆胶体渗透压主要取决于血浆蛋白尤其是白蛋白的浓度，当血浆蛋白浓度下降时，因血浆胶体渗透压相应下降，有效胶体渗透压也随之下降，严重时可引起水肿。血浆蛋白浓度下降的主要原因：① 蛋白质丢失：肾病综合征时大量蛋白质从尿中丢失，蛋白质丢失性肠病时蛋白丢失于肠腔中而随粪排出；② 合成障碍：见于肝实质严重损害（如肝硬变）或营养不良；③ 大量钠水滞留或输入大量非胶体溶液时使蛋白稀释。

3. 毛细血管壁通透性增高

正常毛细血管只容许微量血浆蛋白滤出，平均不超过5%，其他微血管则完全不容许蛋白滤过，因而毛细血管内外胶体渗透压梯度很大。但当毛细血管壁通透性增高时，血浆蛋白不仅可随液体从毛细血管壁滤出，也可从其他微血管尤其是微静脉壁滤出，其结果是毛细血管静脉端和微静脉内的胶体渗透压下降，而组织间液的胶体渗透压则上升，使有效胶体渗透压下降。此时，如淋巴回流不足以阻止组织液积聚，就出现水肿。渗出性炎症时，炎症区的微血管壁通透性增高最典型。

4. 淋巴回流受阻

平常淋巴管畅通，不仅能把滤出略多于回收而剩余的液体及所含少量蛋白质输送回血液循环，而且在组织液生成增多时，还能代偿性地加强回流，把增多的组织液排流出去，以防止液体在组织间隙中过多积聚，故可把它看成一种重要的抗水肿因素。但是，在某些病理情况下，当淋巴干道有了阻塞，使淋巴回流受阻或不能代偿性地加强回流时，含蛋白质的淋巴液就可在组织间隙中积聚而形成淋巴水肿（lymphedema）。

（桑建荣）

第四节　心性水肿

心性水肿的分布与心力衰竭发生的部位有关，左心衰竭主要引起肺水肿，右心衰竭主要引起全身水肿。这里主要讨论右心衰竭引起的水肿。

一、临床特点

右心衰竭时水肿的典型表现是皮下水肿，常先出现于低垂部。在立、坐位时，一般以内踝和胫前区较明显；若卧床日久，则以骶部最明显。水肿可波及躯体各部，严重时还可有腹水、胸水和心包积水。关于肺水肿有专门论述（参阅《呼吸系统》相关章节），这里主要讨论右心衰竭引起的水肿。

二、发病机制

右心衰竭时水肿的发生与许多因素有关，最重要的是毛细血管有效流体静压增高和钠水潴留。

1. 体循环静脉血压和毛细血管流体静压增高

右心衰竭时，体静脉血压增高由下述三个因素所引起：① 心收缩力减弱致排血量减少，不能适应静脉回流；② 静脉紧张度增高，心输出量减少，通过颈动脉窦压力感受器反射性地引起静脉壁紧张度升高，小静脉收缩使回心血量增加和静脉血管容量减少，从而导致静脉血压升高，因此用血管扩张药能使静脉血压下降和改善心力衰竭症状；③ 钠水潴留使血容量增加。

上述三因素的作用引起静脉血压升高，继而引起毛细血管有效流体静压增高。

2. 钠水潴留

右心衰竭时体液总量明显增多，严重时可超过原体重的 1/2。体液增多是由于钠水潴留，但血清钠的浓度可不增高，甚或偏低，这是因为过多体液的稀释作用、低钠饮食或服用利尿药造成利钠的缘故。当患者摄入较大量钠盐时体液潴留迅速加快，临床症状加重；当控制钠盐摄入时水肿就明显消减。

心力衰竭时，钠水潴留的基本机能是肾排出减少，主要成因是肾小球滤过率降低和肾小管重吸收钠水增多。心力衰竭时，肾血流减少可超过心排血量减少的程度，表明肾血管发生收缩，入球小动脉收缩可致滤过降低，肾小球滤过率因而下降。肾血管收缩可能与交感神经活动加强及肾素-血管紧张素系统活性加强有关。

肾小管滤过率下降不一定能单独引起钠水潴留，肾小管重吸收钠水增多是更重要的因素。肾小管重吸收钠水增多的机制是多方面的，首先是由于肾血流减少激活肾素-血管紧张素系统而使肾上腺皮质球状带分泌醛固酮增多。此外，肝淤血导致肝代谢减弱，以致对醛固酮的灭活减慢，这也是醛固酮增多的一个附加因素。

肾血流量减少时，肾小球的出球小动脉往往比入球小动脉收缩得更为明显，从而使肾小球滤过分数增加，近曲小管对钠水的重吸收因而增加。

肾小管重吸收增加还与 ADH 增多有关，ADH 起滞水作用。ADH 的增多是由于有效循环血量减少和血管紧张素Ⅱ增多。至于利钠激素或心房肽是否参与，尚待研究。

3. 其他次要因素

（1）血浆胶体渗透压下降　患者血浆蛋白浓度偏低，但不明显，只个别病例较明显。可能与食欲不振、蛋白质摄入少、呕吐、肠黏膜淤血（吸收减少），以及少量蛋白质丢失于腹水及胸水有关，更重要的是钠水潴留引起的血浆稀释。

（2）淋巴回流减少　体静脉压增高可能使淋巴排入静脉系统遇到阻力，也许在一定程度上限制淋巴回流的代偿作用。

总之，心性水肿的发病机制是综合性的，毛细血管有效流体静压增高和钠水潴留是不可缺少的基本因素。

三、治疗原则

心性水肿的治疗包括病因学疗法和发病学疗法两个方面。前者针对心力衰竭原因及其原发疾病，后者针对发病机制的主要环节。

（1）改善心肌收缩力以提高心排血量。

（2）消除滞积的钠水。给利尿药清除过多积聚的钠水，不仅能减轻水肿，还可减少静脉回心血量，从而解除衰竭心肌的额外负荷。

（3）适当限制钠水摄入　钠水潴留是摄入液体超过排出的结果，如果不限制摄入，必会增加体液滞积并抵消利尿药的效应，故在应用利尿药的同时，要限制钠水摄入。

（贾俊海）

本章小结

1. 微循环是指微动脉和微静脉之间的血液循环。典型的微循环由微动脉、后微动脉、毛细血管前括约肌、真毛细血管、通血毛细血管（或称直捷通路）、动-静脉吻合支和微静脉等部分组成。微循环的三条通路中，迂回通路主要完成血液和组织液之间的物质交换；直捷通路主要使一部分血液迅速回流入心；动-静脉短路主要参与体温调节。

2. 组织液是血浆滤过毛细血管壁而形成的，其生成的动力是有效滤过压。决定有效滤过压的各种因素，如毛细血管血压升高和血浆胶体渗透压降低时，都会使组织液生成增多，甚至引起水肿。静脉回流受阻时，毛细血管血压升高，组织液生成也会增加。淋巴回流受阻时，组织间隙内组织液积聚，可导致组织水肿。此外，在某些病理情况下，毛细血管壁的通透性增高，一部分血浆蛋白质滤过进入组织液，使组织液生成增多，发生水肿。

3. 心性水肿的分布与心力衰竭发生的部位有关，左心衰竭主要引起肺水肿，右心衰竭主要引起全身水肿。右心衰竭时，水肿的典型表现是皮下水肿，常先出现于低垂部。右心衰竭时水肿的发生与许多因素有关，最重要的是毛细血管流体静压增高和钠水潴留。

思考题

1. 简述毛细血管的基本组织结构。
2. 微循环有哪些重要的血流通路？它们各自的生理作用是什么？微循环是怎样进行调节的？
3. 说明组织液的生成过程及其影响因素。
4. 简述心性水肿的发生机制。

主要参考文献

[1] 柏树令，应大君. 系统解剖学［M］. 第8版. 北京：人民卫生出版社，2013.
[2] 高英茂，李合. 组织学与胚胎学［M］. 北京：人民卫生出版社，2013.
[3] 朱大年，王庭槐. 生理学［M］. 第8版. 北京：人民卫生出版社，2013.
[4] 姚泰. 生理学［M］. 第2版. 北京：人民卫生出版社，2010.

[5] 郑煜. 生理学 [M]. 北京：高等教育出版社，2010.
[6] Guyton A C, Hall J E. Textbook of medical physiology [M]. 12th ed. Philadelphia: Saunders, 2011.
[7] Noble A. Cardiovascular system [M]. 2th ed. 北京：人民卫生出版社，2011.

第八章

休　　克

休克（shock）是机体在受到各种有害因子作用后发生的，以组织有效循环血量急剧降低为特征，并导致细胞功能、结构损伤和各重要器官机能代谢紊乱的复杂的全身性病理过程。其典型的临床表现是面色苍白、四肢厥冷、血压下降、脉压减小、脉细速、呼吸加速和尿量减少等。

人类对休克的认识，经历了四个不同的阶段：

（1）现象描述阶段　19 世纪，Warren 和 Crile 首先对休克患者的临床症状进行了整体水平描述。

（2）外周循环衰竭学说阶段　该学说认为，休克是以中枢机能降低为主导，外周小动脉扩张为重点，以血压下降为特征的一个危重病理过程，指出休克的治疗原则就是提升血压。

（3）微循环灌流障碍学说阶段　这个学说认为，休克的本质是由于微循环灌注障碍导致全身机能普遍降低。其发病的关键是血流，而不是血压。由于有效循环血量减少和交感-肾上腺髓质系统强烈兴奋导致休克发生。

（4）细胞分子水平研究阶段　近年来，对休克的研究热点转向败血症休克，并从细胞、亚细胞和分子水平来研究休克发生机制。研究发现，休克的发生与许多炎症介质和细胞因子混乱有关，提出全身炎症反应综合征（systemic inflammatory response syndrome，SIRS）。当然，这些研究成果也将给休克的治疗带来新的治疗理念和重要的指导意义。

第一节　概　述

一、休克的病因

1. 失血与失液

大量失血又不能得到及时补充，可引起失血性休克（hemorrhagic shock），常见于外伤大出血、消化道大出血、肝或脾破裂、妇科疾病等引起的出血等。休克的发生取决于血量丢失的速度和丢失的量，一般 15 分钟内失血少于全血量的 10% 时，机体可通过代偿使血压和组织灌流量保持稳定；若快速失血量超过总血量的 20% 左右，即可发生休克；超过总血量的 50% 则导致迅速死亡。剧烈呕吐、腹泻、肠梗阻、大汗淋漓导致失液，也可引起有效循环血量的锐减，而发生失液性休克，过去称为虚脱（collapse）。

2. 烧伤

大面积烧伤体液大量外渗，伴有血浆大量丢失，可引起烧伤性休克（burn shock）。烧伤性休克早期与疼痛及低血容量有关，晚期可继发感染，发展为感染性休克。

3. 创伤

严重的外伤，如骨折、挤压伤、战伤、外科手术创伤等，创伤较重或面积较大往往伴发创伤性休克（traumatic shock），尤其是在战争时期多见，在合并一定量失血、疼痛或伤及重要生命器官时更易发生休克。

以上三种休克共同之处是都有血容量降低，属于低血容量性休克。

4. 感染

细胞、病毒、立克次体等感染均可引起感染性休克（infectious shock）。严重感染，特别是革兰氏阴性细菌感染常可引起感染性休克，常见于细菌性痢疾、流行性脑脊髓膜炎、泌尿道和胆道感染引起的败血症，故又称败血症性休克（septic shock）。在革兰氏阴性细菌引起的休克中，细菌内毒素起着重要作用，故亦称为内毒素性休克（endotoxin shock）。感染性休克按血流动力学的特点分为两型：低动力型休克和高动力型休克。革兰氏阳性细菌感染引起的休克常见于肺炎链球菌引起的肺炎等。

5. 过敏

过敏性休克（anaphylactic shock）的发病机制与 IgE 及抗原在肥大细胞表面结合，引起细胞的脱颗粒，导致组胺和缓激肽大量释放入血，造成血管床容积扩张，毛细血管通透性增加有关。给过敏体质的人注射某些药物（如青霉素）、血清制剂或疫苗可引起过敏性休克，这类休克属 I 型变态反应。过敏性休克和部分感染性休克都有血管床容量增加，其原因是休克时血管扩张，血管床面积增加，有效循环血量相对不足，导致组织灌流及回心血量减少。

6. 急性心力衰竭

大面积急性心肌梗死、急性心肌炎、心包填塞及严重的心律失常（房颤与室颤），引起心输出量明显减少，可使有效循环血量和灌流量下降，导致心源性休克（cardiogenic shock）。

7. 强烈的神经刺激

剧烈疼痛，高位脊髓麻醉或损伤，抑制了交感缩血管功能，不能维持动、静脉血管张力，引起一过性的血管扩张，静脉血管容量增加和血压下降，造成神经源性休克（neurogenic shock）。这类休克预后好，通常可自愈。

二、休克的分类

（一）按病因分类

临床上许多情况可引起休克，按原因分类有助于及时消除病因，常见的有失血性休克、失液性休克、烧伤性休克、创伤性休克、感染性休克、过敏性休克、心源性休克和神经源性休克。

（二）休克按发生的起始环节分类

尽管休克的原始病因不同，但微循环的有效灌流量减少是多数休克发生的共同基础。

1. 低血容量性休克

由于血容量减少引起的休克称为低血容量性休克（hypovolemic shock）。快速大量失血、大面积烧伤所致的大量血浆丧失及大量出汗、严重腹泻或呕吐等所引起的大量体液丧失，使血容量急剧减少，导致静脉回流不足，心输出量下降，血压下降。由于减压反射受到抑制，交感神经兴奋，外周血管收缩，组织灌流量进一步减少。创伤性休克常伴有不同程度的失血，其发生与疼痛和血容量不足有关。

2. 血管源性休克

由于外周血管扩张、血管容量扩大造成血液分布的异常，大量血液淤滞在扩张的小血管内，使有效循环血量减少而引起的休克称为血管源性休克（vasogenic shock），也称为分布异常性休克（maldistributive shock）。某些感染性休克，由于组织长期缺血、缺氧、酸中毒，以及组胺及一氧化氮等活性物质的释放，使小血管特别是腹腔内脏的小血管扩张，加上白细胞、血小板在微静脉端黏附，造成微循环血液淤滞，毛细血管开放数增加，导致有效循环血量锐减，引起休克。过敏性休克，主要是由于组胺、激肽、补体、慢反应物质作用，使后微动脉扩张，微静脉收缩，微循环淤血，通透性增加。

3. 心源性休克

心源性休克是由于急性心泵功能衰竭或严重的心律失常（房颤、室颤等），心输出量急剧减少，使有效循环血量和微循环灌流量下降所导致的休克。心源性休克可能是心脏内部即心肌源性的原因所致，也可能是非心肌源性即外部的原因引起。

心源性休克发病的中心环节是心输出量迅速下降［心指数 $CI<2.2\ L/(min \cdot m^2)$］，血压显著下降。根据外周阻力情况可分为 2 型：① 多数患者外周阻力增高（低排高阻型），这是因为血压降低，使主动脉弓和颈动脉窦的压力感受器冲动减少，反射性引起交感神经传出冲动增多，进而引起外周小动脉收缩，使血压能有一定程度的代偿；② 少数病例外周阻力降低（低排低阻型），这类患者心肌梗死面积大，心输出量显著降低，血液淤滞在心室，使心室壁牵张感受器受牵拉，反射性地抑制交感神经中枢，使交感神经传出的冲动减少，外周阻力降低，引起血压进一步下降。

从上述三类型休克的划分可见，血容量减少、心泵功能障碍和血管床容量增加是休克发生的三个起始环节，或称基本环节。这三个因素最终都使有效循环血量下降，组织灌流量减少，从而导致休克。

（三）按休克时血流动力学的特点分类

休克按其血流动力学的特点分为低排高阻型休克和高排低阻型休克两类。

（1）低排高阻型休克　又称低动力型休克（hypodynamic shock），其血流动力学特点是心排血量（心输出量）低，而总外周血管阻力高。由于皮肤血管收缩，血流量减少，皮肤温度降低，所以又称为“冷休克”（cold shock）。本型休克在临床上最为常见。低血容量性、心源性、创伤性和大多数感染性休克均属此类。

（2）高排低阻型休克　又称高动力型休克（hyperdynamic shock），其血流动力学特点是总外周阻力低，心排血量高。由于皮肤血管扩张，血流量增多，脉充实有力，皮肤温度升高，所以又称“暖休克”（warm shock）。部分感染性休克属于此类型。该型休克产生，可能是因为：感染灶释出一些扩血管物质，如组胺、激肽、PGI_2、NO、TNF-α、IL-1、内啡肽等；儿茶酚胺作用于β受体，使微循环中动-静脉短路开放；感染性休克早期心功能尚未受到抑制，交感-肾上腺髓质系统兴奋，心输出量增加。该型休克真毛细血管组织灌流量仍减少，动-静脉氧差减少。

三、休克的微循环机制

休克的发病机制尚未阐明。尽管休克的原始病因不同，但有效循环血量减少所致的微循环障碍是多数休克的共同基础。以典型的失血性休克为例，根据血流动力学和微循环变化的规律可将休克的发生发展过程分为三个时期：微循环缺血期、微循环淤血期和微循环衰竭期。

（一）休克Ⅰ期（休克早期，微循环缺血期，休克代偿期）

1. 微循环灌流变化

在休克早期，微循环灌流变化的特点以缺血为主。全身的小血管，包括小动脉、微动脉、后微动脉、毛细血管前括约肌和微静脉、小静脉都持续收缩或痉挛，口径明显变小，毛细血管前阻力（由微动脉、后微动脉和毛细血管前括约肌组成）增加显著，微血管运动增强；同时，大量真毛细血管网关闭，此时微循环内血流速度显著减慢，不时出现“齿轮”状运动，开放的毛细血管减少，毛细血管血流限于直捷通路，动-静脉吻合支回流，这样组织灌流量减少，出现少灌少流，灌少于流的情况，所以该期为缺血性缺氧期（ischemic anoxia phase），图 8-1-1b。

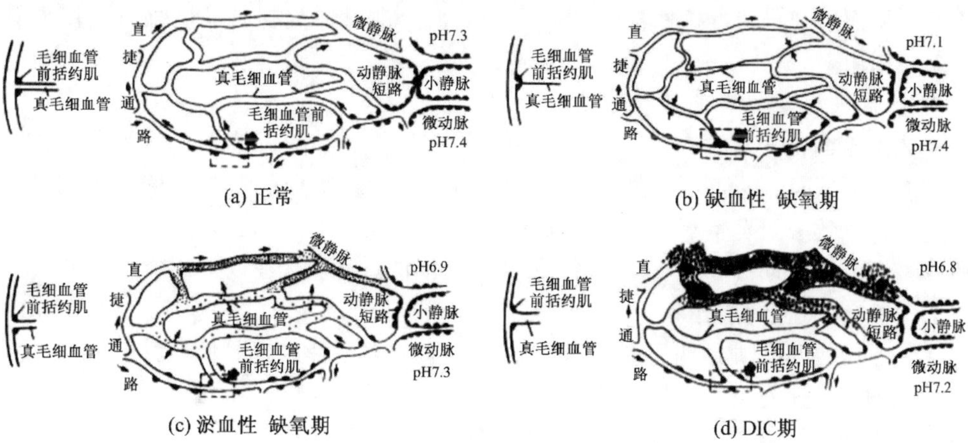

(a) 正常　(b) 缺血性 缺氧期　(c) 淤血性 缺氧期　(d) DIC期

图 8-1-1　休克各期微循环变化示意图

2. 微循环障碍的机制

引起微循环缺血的关键性变化是交感-肾上腺素髓质系统兴奋。交感-肾上腺髓质系统兴奋，使儿茶酚胺大量释放入血，休克时血中儿茶酚胺含量比正常高几十倍甚至几百倍，这是休克早期引起小血管收缩或痉挛的主要原因。然而对于不同器官的血管，交感神经兴奋和儿茶酚胺增多的作用却有很大的差别。皮肤、腹腔内脏、骨骼肌和肾的血管，由于具有丰富的交感缩血管纤维支配且 α-受体占优势，因而在交感神经兴奋、儿茶酚胺增多时，这些部位的小动脉、小静脉、微动脉、微静脉和毛细血管前括约肌都发生收缩。其中，以微动脉和毛细血管前括约肌的收缩最为强烈，因为微动脉的交感缩血管纤维分布最密，毛细血管前括约肌对儿茶酚胺的反应性最强，结果是毛细血管的前阻力明显升高，毛细血管前、后阻力比值增大，微循环灌流量急剧减少，毛细血管的平均血压显著降低，只有少量血液经直捷通路和少数真毛细血管流入微静脉，该处的组织因而发生严重的缺血缺氧。脑血管的交感神经缩血管纤维的分布最少，α-受体密度也低，故交感神经兴奋、儿茶酚胺增多时，脑血管的口径并无明显的改变。心脏冠状动脉虽然也有交感神经支配，也有 α-受体和 β-受体，但交感神经兴奋和儿茶酚胺增多却可通过心脏活动增强、代谢水平提高以致血管代谢产物特别是腺苷的增多使冠状动脉扩张。

此外，休克时体内产生其他体液因子，如交感神经兴奋和血容量的减少还可激活肾素-血管紧张素-醛固酮系统，而血管紧张素Ⅱ有较强的缩血管作用，其中也包括对冠状动脉的收缩作用，这一点对机体的代偿功能不仅无益，而且有害。血管升压素具有缩血管和抗利尿的作用。增多的儿茶酚胺还能刺激血小板产生更多血栓素 A_2（TXA_2），它也有强烈的缩血管作用。内皮素是体内已知的缩血管物质中作用最强、作用时间最久的物质。休克时，胰腺血液灌流量减少所引起的缺血、缺氧和酸中毒可使胰腺外分泌细胞的溶酶体破裂而释出组织蛋白酶，后者可分解组织蛋白而生成心肌抑制因子。小分子肽心肌抑制因子进入血流后，除了引起心肌收缩力减弱、抑制单核细胞系统的吞噬功能外，还能使腹腔内脏的小血管收缩，从而进一步加重这些部位微循环的缺血。白三烯类物质等也都有促使血管收缩的作用。

3. 微循环变化的意义

休克Ⅰ期各方面的变化，一方面引起了皮肤、肾、腹腔内脏、骨骼肌等许多器官的缺血缺氧，心脏活动加强也可使心肌耗氧量增加而引起相对的冠状动脉流量不足，以致心肌发生一定程度的缺氧，但是另一方面，却也有重要的代偿意义，所以该期为代偿期（compensatory stage），其代偿意义表现在以下几个方面。

（1）动脉血压的维持

① 回心血量增加。儿茶酚胺等缩血管物质的大量释放也可使肌性微静脉和小静脉收缩，迅速而短暂地增加回心血量，减少血管床容量，以利于动脉血压的维持。因为静脉系统属于容量血管，可容纳总血量的 60% ~ 70%，这种代偿起到“自身输血”的作用，是休克时增加回心血量的“第一道防线”。

② 组织液回流入血。由于微动脉、后微动脉和毛细血管前括约肌比微静脉对儿茶酚胺更敏感，导致毛细血管前阻力增加比后阻力增加更多，毛细血管中流体静压下降，使组织液进入血管，起到“自身输液”的作用，具有重要的代偿意义。据测定，中度失血的病例，毛细血管再充盈每小时达 50 ～ 120 mL，成年人组织液入血总共可达 1 500 mL。此时血液稀释，血细胞比容降低。

③ 肾素-血管紧张素-醛固酮系统的激活，可促进钠、水潴留；血容量减少所引起的抗利尿激素分泌的增多，又可使肾重吸收水增多，这也是循环血量增多的原因。

④ 心输出量增多。交感神经兴奋和儿茶酚胺增多，可使心率加快，心收缩力加强而使心输出量增加。

⑤ 外周阻力增高。多个部位器官组织的微、小动脉收缩可增加外周阻力，有助于动脉血压的维持。

（2）血液重新分布　由于儿茶酚胺对不同器官、不同部位的血管作用不同，所导致的血管收缩效应也不同。如前所述，皮肤、内脏、骨骼肌、肾的血管 α-受体密度高，对儿茶酚胺的敏感性较高，收缩更甚；而脑动脉和冠状动脉血管则无明显改变，平均动脉压在 7 ～ 18 kPa 范围内，微血管可进行自我调节，使灌流量稳定在一定水平。这种微循环反应的不均一性，保证了心、脑重要生命器官的血液供应。

4. 临床表现

休克Ⅰ期患者的临床表现为脸色苍白、四肢冰凉、出冷汗、脉搏细速、脉压降低、尿量减少、神志清楚、烦躁不安。该期血压可骤降（如人失血），也可略降，甚至正常（代偿）或升高，但是脉压可有明显降低，因此血压下降并不是判断早期休克的指标。由于血液的重新分布，心、脑灌流可以正常，所以早期休克的患者，神志一般是清楚的（图 8-1-2）。

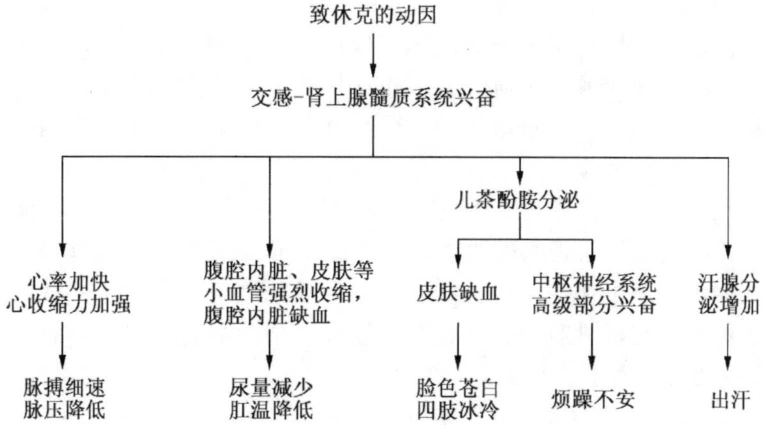

图 8-1-2　缺血性缺氧期临床表现及机制

（二）休克Ⅱ期（休克期，微循环淤血期，可逆性失代偿期）

1. 微循环及组织灌流改变

本期微循环的特征是淤血。微动脉和毛细血管前括约肌的收缩逐渐减退甚至舒张；微静脉血流缓慢，红细胞聚集，白细胞滚动、贴壁嵌塞，血小板聚集，血黏度增加，微血流状态的改变引起毛细血管的后阻力大于前阻力，组织血液供应灌入多而流出少。毛细血管中血流淤滞，部分血管失去代偿性紧张状态，故又称淤血性缺氧期（stagnant anoxia phase）。终末血管床对儿茶酚胺的反应性降低，微动脉和后微动脉痉挛也较前减轻，此时血液不再局限于通过直捷通路，而是经过毛细血管前括约肌大量涌入真毛细血管网，内脏微循环血液灌流出现灌多而少流，呈淤滞状态。该期真毛细血管开放数目虽然增多，但血流更慢，甚至出现“泥化”（sludge）样淤滞，组织处于严重的低灌流状态，缺氧更加严重（图8-1-1c）。

2. 微循环淤血的机制

（1）酸中毒　休克早期，微循环的持续性缺血和缺氧引起组织氧分压下降、CO_2和乳酸堆积，发生酸中毒。因微动脉和毛细血管前括约肌对酸中毒的耐受性较差，故对儿茶酚胺等缩血管物质的反应性首先丧失而开始松弛；而微静脉、小静脉对酸中毒的耐受性较强，所以在缩血管物质的作用下继续收缩。结果是，毛细血管网大量开放，微循环处于灌多于流的状态，大量血液淤积在毛细血管中，回心血量急剧减少，再加上外周阻力因微动脉等阻力血管的扩张而降低，因而动脉血压显著降低。动脉血压的降低，一方面将使心、脑的血液供应严重不足，另一方面将使全身各器官微循环的动脉灌流量进一步减少，导致缺氧、酸中毒更加严重，如此形成恶性循环，使病情不断恶化。

（2）局部扩血管产物增多　严重的缺血、缺氧及酸中毒刺激肥大细胞脱颗粒释放组胺增多；ATP分解的产物腺苷增多；细胞分解时释出的K^+增多，组织间液渗透压增高；激肽类物质生成增多，这些都可以造成血管扩张。

（3）内毒素作用　内毒素除了存在于革兰阴性菌所致内毒素性休克患者的血液中以外，其他类型休克晚期的血液中也可出现。因为失血、创伤等引起的非感染性休克时，肠源性细菌（大肠杆菌）和脂多糖（LPS）入血。内毒素除可激活接触因子（凝血因子Ⅻ）而促进凝血外，还可激活激肽释放酶原转变为激肽释放酶，后者可使激肽原变成激肽（缓激肽）。激肽类物质有较强的扩张小血管和使毛细血管通透性增加的作用。内毒素既能激活补体系统，从而产生C_{3a}和C_{5a}刺激肥大细胞产生组胺，又能使毛细血管通透性增高；且C_{3a}还能激活激肽释放酶系统而形成激肽。此外，内毒素还可作用于中性粒细胞、巨噬细胞，使之产生并释放组胺和肿瘤坏死因子等多肽类活性物质，通过多种途径，引起血管扩张，导致持续性低血压，从而进一步加重微循环障碍。

（4）血液流变学的改变　近年来血液流变学（hemorheology）的研究表明，血液流变学的改变，在休克期微循环淤血的发生发展中起着非常重要的作用。

① 血小板流态的改变。休克时，当血小板受到内毒素、创伤及多种体液性因素或血流速度加快、血细胞的碰撞等作用后可被激活、聚集。引起血小板黏附性

与聚集性增高的因素主要有：① 微血管内皮细胞损伤，胶原纤维暴露，血小板黏附；② 损伤的内皮细胞释放 ADP，引起血小板的第一时相聚集；③ 黏附聚集的血小板可进一步释放 ADP、TXA_2及 PAF 等，进一步促进血小板的黏附与聚集，聚集的血小板再进一步发生释放反应，造成恶性循环，形成血小板聚集的团块，阻塞微血管，加重微循环的障碍。

② 红细胞流态的变化。休克时，红细胞流态最早出现的变化是红细胞聚集。其原因主要有：a. 休克时，红细胞表面电荷减少。创伤和内毒素等休克的病因可以直接作用于红细胞，使其表面带的负电荷减少而聚集。红细胞聚集成大团块可以堵塞微血管，使相应的微循环缺少血液灌流。b. 红细胞变形能力降低。休克时因缺氧、酸中毒等原因，细胞变形能力受到影响，表现为僵硬，变形能力降低，无法顺利通过毛细血管，甚至阻塞微循环。

③ 白细胞流态变化。休克期白细胞滚动、贴壁、黏附于内皮细胞上，甚至嵌塞于毛细血管，加大了毛细血管的后阻力，血流变慢，甚至停止。白细胞附壁的可能原因：a. 休克时血流速度慢，切变率降低，促使白细胞附壁，这种黏附受细胞表面黏附分子（CAMs）所介导。参加血细胞黏附的细胞黏附分子（Leu-CAMs）即 CD11 和 CD18 ，存在于白细胞膜上，受 PAF、LTB_4、C_{3a}、C_{5a}、TXA_2及佛波醇脂激活后产生。而内皮细胞在 TNF-α、IL-1、LPS 及氧自由基刺激下，产生细胞间黏附分子-1（ICAM-1）和内皮细胞-白细胞黏附分子（ELAM），起着 CD11 和 CD18 黏附受体的作用，介导白细胞黏附并激活白细胞，引起微循环障碍及组织损伤。b. 白细胞变形能力降低。休克时白细胞变圆变大，变形能力降低，不易通过毛细血管而发生嵌塞。c. 休克时血压下降，血流速度减慢，驱动力减小。d. 微血管内皮细胞肿胀，微血管痉挛等使白细胞易于嵌塞。这些都将带来不良的后果，如增加了毛细血管的阻力、促使白细胞释放氧自由基和溶酶体酶等。

④ 血浆流态改变。休克时，尤其是严重创伤或烧伤引起的休克，一方面由于应激反应，机体合成纤维蛋白原增多；另一方面，由于休克时有血液浓缩，纤维蛋白原浓度也随之增高，这不仅影响血流速度和组织血液灌流，而且可以促进红细胞聚集。

3. 休克Ⅱ期属可逆性失代偿期

此期交感-肾上腺髓质系统更为兴奋，血液灌流量进行性下降，组织缺氧日趋严重。本期微循环血管床大量开放，血液分隔并淤滞在内脏器官，如肠、肝和肺，造成有效循环血量的锐减，静脉充盈不良，回心血量减少，心输出量和血压进行性下降，形成恶性循环。如前所述，毛细血管后阻力大于前阻力，血管内流体静压升高，自身输液停止，血浆外渗到组织间隙。此外，由于组胺、激肽、前列腺素 E 和心肌抑制因子等引起毛细血管通透性增高，促进了血浆外渗，加上组织间液亲水性增加，出现血管外组织间水分被封闭和分隔在组织间隙，引起血液浓缩，血细胞比容上升，血液黏滞度进一步上升，促进了红细胞聚集，造成有效循环血量进一步减少，加重了恶性循环。

休克时，毛细血管内皮细胞间缝隙加大变化显著，它对毛细血管通透性的影响较大。因为此时体内出现较多的组胺、5-羟色胺、缓激肽及酸性增强、渗透压明显增高等变化，这些因素均使内皮细胞中的微丝发生收缩，从而使缝隙加大，毛细血管通透性增加。组胺能刺激腺苷酸环化酶，使 cAMP 升高，后者使膜蛋白磷酸化，引起内皮细胞收缩，通透性增加。

由于回心血量进行性减少，血压进行性下降，当平均动脉压小于 7 kPa 时，心脑血管失去自身调节，冠状动脉和脑血管灌流不足，出现心脑功能障碍，甚至衰竭。

4. 临床表现

休克Ⅱ期的主要临床表现为血压进行性下降（可低于 7 kPa），心搏无力，心音低钝，因脑血流量不足，患者神志由淡漠转入昏迷，肾血流量严重不足，而出现少尿甚至无尿，脉搏细弱频速，静脉塌陷，皮肤紫绀，可出现花斑（图 8-1-3）。

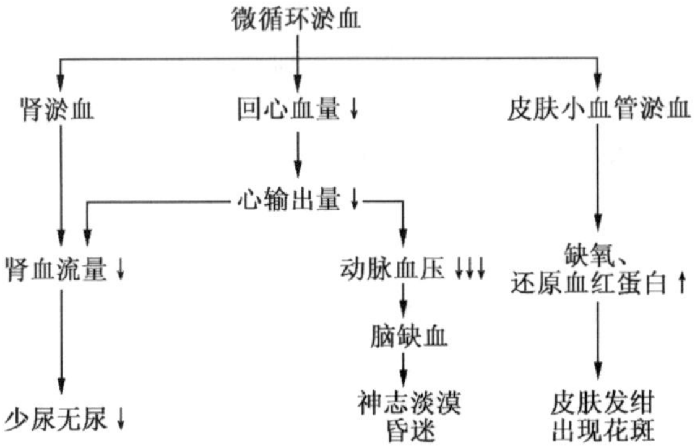

图 8-1-3 淤血性缺氧期临床表现及机制

（三）休克Ⅲ期（DIC 期，微循环衰竭期，不可逆期）

休克Ⅱ期持续较长时间以后，休克进入难治期或不可逆期。Ⅱ期时出现的某些脏器的微循环淤滞更加严重，并且出现细胞、器官的功能障碍。

1. 微循环的变化

本期微循环中血流更加缓慢，血液进一步浓缩，血细胞聚集，血管内皮细胞严重受损，大量微血栓阻塞微循环；随后由于凝血因子耗竭，纤溶活性亢进，血流停止，处于不灌不流的状态，组织得不到足够的氧气和营养物质供应，可出现多部位不同程度的出血，微血管麻痹性扩张，对血管活性物质失去反应，因此又称弥散性血管内凝血（disseminated intravascular coagulation，DIC）期或称为微循环衰竭期（microcirculatory failare stage），见图 8-1-1d。

2. 微循环改变的机制

休克晚期发生 DIC 的机制主要与如下因素有关：

（1）血流流变学的改变　微循环淤血的不断加重，使血液浓缩，血浆黏度增大，导致微循环中血流更加缓慢，使血小板和红细胞较易聚集形成团块等。这些血流流变学的改变，不仅加重了微循环障碍和组织缺氧，而且促进了 DIC 的发生。

（2）血管内皮细胞损伤　严重缺氧、酸中毒或内毒素等都可损伤血管内皮细胞，暴露胶原纤维，从而激活内源性凝血系统和外源性凝血系统。

（3）组织因子释放入血　创伤、烧伤等所致的休克，常有大量组织破坏，使组织因子释放入血，激活外源性凝血系统；感染性休克时，内毒素也可使中性粒细胞合成并释放组织因子，因而也可启动外源性凝血系统。

（4）其他促凝物质释放　例如，异型输血导致休克时，红细胞大量破坏而释放出的 ADP 可触动血小板释放反应，使血小板第三因子大量入血而促进凝血过程。

（5）TXA_2-PGI_2平衡失调　休克时组织缺氧及补体系统的激活等可促使血中合成血栓素 A_2（TXA_2）增多；同时血管内皮细胞因缺氧、酸中毒或内毒素作用而受损，故血管内皮细胞生成前列腺素（PGI_2）减少。TXA_2具有促进血小板聚集作用，而 PGI_2具有抑制血小板聚集作用。因此，此期 TXA_2-PGI_2的平衡失调，促进 DIC 的发生。

3. 微循环改变的后果

（1）DIC 及其后果　休克一旦并发 DIC，将使休克病情进一步恶化，并对微循环和各器官功能产生严重影响，这是因为：① 微循环的阻塞进一步加重微循环障碍，并使回心血量锐减；② 凝血物质消耗、纤溶系统被激活等因素引起出血，使循环血量进一步减少而加重循环障碍；③ 纤维蛋白（原）降解产物（FDP）和某些补体成分增加血管通透性，加重了微血管舒缩功能紊乱；④ 器官栓塞、梗死及出血，加重了器官急性功能衰竭，这样就给治疗造成极大的困难。

（2）重要器官功能衰竭　休克患者在此期，由于微循环淤血的不断加重和 DIC 的发生，以及全身微循环灌流量的严重不足，全身性缺氧和酸中毒也愈发严重，促使细胞受损乃至死亡，各重要器官包括心、脑、肝、胰、肾的功能、代谢障碍愈加严重；休克时的许多体液因子，尤其是溶酶体酶、活性氧和细胞因子的释放，进一步加重了重要生命器官发生不可逆损伤，甚至发生多系统器官衰竭(multiple system organ failure，MSOF)。

休克发展到 DIC 或生命重要器官功能衰竭时给临床治疗带来极大的困难，通常称该期为“不可逆”性休克（irreversible shock）或难治性休克。

4. 临床表现

临床上，本期患者除了血压进一步下降等表现外，还有出血、器官功能障碍、微血管病性溶血性贫血等 DIC 的临床表现。

由于引起休克的病因和始动环节不同，休克各期的出现并不完全遵循循序渐进的发展规律。上述典型的三期微循环变化，常见于失血、失液性休克。而其他休克虽有微循环功能障碍，但不一定遵循以上典型的三期变化。如严重过敏性休克的微循环障碍可能从淤血性缺氧期开始；严重感染性休克，更易诱发 DIC 或多器官功能障碍。微循环学说的创立对于阐明休克的发病机制、改善休克的防治发挥了重要作用。现将休克的发病机制概括如图 8-1-4 所示。

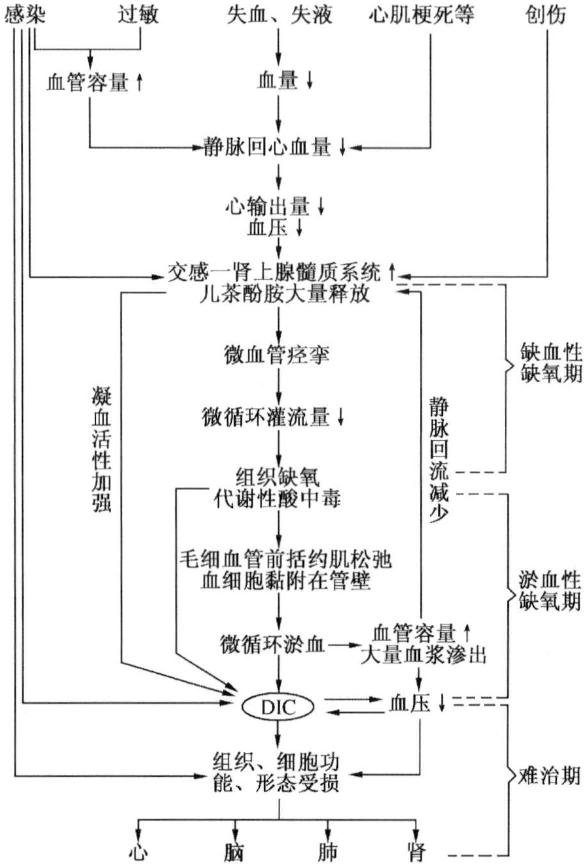

图 8-1-4 休克发病机制示意图

四、休克的细胞代谢改变及器官功能障碍

（一）细胞代谢改变

休克时，细胞代谢改变比较复杂，由于休克的类型、发展阶段及组织器官的特异性，其代谢改变的特点和程度也有所不同，但仍有基本的共同的代谢改变。

1. 供氧不足，糖酵解增强

休克时，微循环严重障碍，组织低灌流，细胞供氧减少，细胞内最早发生的代谢变化是从优先利用脂肪酸供能转向优先利用葡萄糖供能。由于缺氧，糖有氧氧化受阻，使 ATP 生成显著减少，无氧酵解增强，乳酸生成显著增多。

2. 局部酸中毒

缺氧导致糖酵解增强，丙酮酸不能氧化转化为乳酸，同时肝也不能充分摄取乳酸转变为葡萄糖，高乳酸血症是造成局部酸中毒的原因。此外，灌流障碍、CO_2 不能及时清除等也加重了酸中毒。酸中毒时还可导致高血钾、激活溶酶体中多种酶等使休克进入不可逆阶段。

3. 能量不足，钠泵失灵

休克时，由于 ATP 供给不足，使细胞膜上的钠泵运转失灵，复极化时细胞内钠离子泵出减少，导致细胞内钠水潴留，细胞水肿（图 8-1-5）。

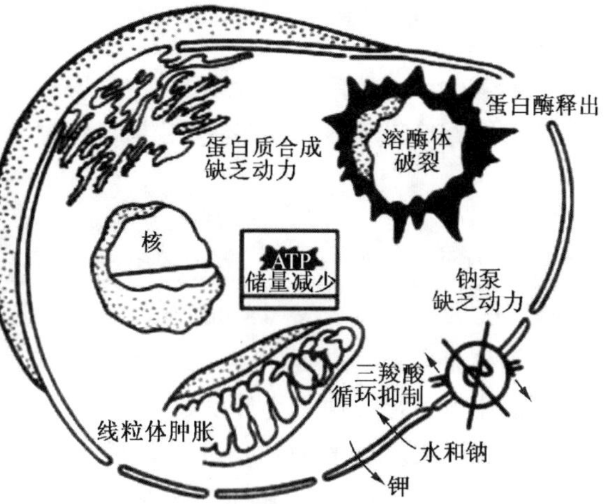

图 8-1-5 休克时细胞损伤示意图

（二）细胞结构的破坏

休克时，细胞结构的破坏主要是指生物膜（包括细胞膜、线粒体膜和溶酶体膜等）发生损害。

（1）细胞膜损害 最早的改变是细胞膜通透性增加，这与下述原因有关：休克时组织细胞缺血缺氧，细胞膜不能维持正常结构和功能；脂肪酸氧化受阻，蓄积于细胞内的游离脂肪酸和脂酰辅酶 A 对细胞膜有直接破坏作用；细胞内酸中毒对细胞膜有直接损害作用；休克时氧自由基大量产生，通过膜脂质过氧化反应而破坏生物膜；溶酶体酶、内毒素等也可破坏细胞膜的功能和结构。由于细胞膜的完整性在维持细胞的生命活动过程中起着重要作用，故当细胞膜完整性遭到破坏时，即意味着细胞发生了不可逆性损伤。

（2）线粒体损害 线粒体是维持细胞生命活动的“能源供应站”。休克时，最早出现的线粒体损害是呼吸功能受抑和 ATP 合成减少，线粒体 ATP 酶活性降低。随后发生线粒体超微结构的改变，如基质颗粒减少或消失，嵴内腔扩张，嵴肿胀等。休克时，线粒体损害与内毒素、细胞缺血缺氧及氧自由基产生增加有关。

（3）溶酶体膜破裂 休克时，组织缺血、缺氧、酸中毒、氧自由基及内毒素增加可导致溶酶体膜破裂。溶酶体释放多种水解酶，如组织蛋白酶、多肽酶、磷酸酶等，溶解和消化细胞内、外的各种大分子物质，尤其是蛋白类物质，加速细胞结构和功能损害（图 8-1-5）。

（三）炎症介质释放和缺血-再灌注损伤

休克的原发致病因素或休克发展过程中所出现的内环境和血流动力学的改变等，都可刺激炎症细胞活化，使其产生大量炎症介质，形成“瀑布样”连锁放大效应。炎症介质包括白细胞介素、肿瘤坏死因子、集落刺激因子、干扰素、黏附分子、一氧化氮、氧自由基等。活性氧自由基可引起脂质过氧化和细胞膜破裂。

经过治疗，组织微循环恢复后，可能出现组织器官的缺血-再灌注损伤，这与活性氧自由基大量释放有关。

（四）重要器官功能衰竭

在休克过程中，由于微循环功能障碍及全身炎症反应综合征，使肾、肺、心、脑等器官功能受累，且常因某个或数个重要器官相继或同时发生功能障碍甚至衰竭而导致死亡。

1. 急性肾功能衰竭

休克时，最易受损伤的器官是肾脏。休克患者往往发生急性肾功能衰竭，称休克肾（shock kidney）。临床表现为少尿（<400 mL/d）或无尿（<100 mL/d），同时伴有氮质血症、高钾血症及代谢性酸中毒。在休克早期，有效循环血量的减少，不仅能直接通过肾血流量不足促使肾小球滤过率下降，而且可通过肾素-血管紧张素系统和交感-肾上腺髓质系统的激活使儿茶酚胺分泌增多，引起肾血管收缩，进而导致肾小球滤过率锐减；同时，由于肾缺血不久，肾小管上皮细胞尚未发生器质性损伤，且此时醛固酮和抗利尿激素分泌增多，因而肾小管对钠、水的重吸收作用加强，导致少尿或无尿。此时，若没有发生肾小管坏死，恢复肾灌流后，肾功能立刻恢复，称为功能性肾功能衰竭（functional renal failure）或肾前性功能衰竭（prerenal failure）；休克持续时间较长，严重的肾缺血或肾毒素可发生急性肾小管坏死（acute tubular necrosis，ATN），即使恢复肾灌流后，肾功能也不可能立刻逆转，只有在肾小管上皮修复再生后，肾功能才能恢复，称为器质性肾功能衰竭（parenchymal renal failure）。

2. 急性呼吸功能衰竭

休克初期，由于呼吸中枢兴奋，通气过度可引起低碳酸血症和呼吸性碱中毒。当休克进一步发展，交感-肾上腺髓质系统的兴奋和5-羟色胺等缩血管活性物质的作用可使肺血管阻力升高。严重休克患者晚期，在脉搏、血压和尿量平稳以后，患者常发生急性呼吸功能衰竭。病理形态学可见肺质量增加，呈褐红色，有充血、水肿、血栓形成及肺不张，可有肺出血和胸膜出血、透明膜形成等重要病理变化，这些病变称为休克肺（shock lung），属于急性呼吸窘迫综合征（acute respiratory distress syndrome，ARDS）之一。休克肺导致的死亡约占休克死亡人数的1/3，其发生的机制与休克动因通过补体-白细胞-氧自由基损伤呼吸膜（毛细血管内皮和肺泡上皮）有关；同时，来自肺血管内皮细胞上的黄嘌呤/黄嘌呤氧化酶系统产生的氧自由基，可能也是损伤呼吸膜的原发因素；白细胞呼吸爆发产生的氧自由基和溶酶体酶起到继发和放大作用，ARDS发生还与许多炎症介质均有关。

上述休克肺的病理变化可影响肺的通气功能，妨碍气体弥散，改变部分肺泡通气和血流的比例，引起进行性低氧血症和呼吸困难，从而导致急性呼吸衰竭甚至死亡。

3. 心功能障碍

除了急性心肌梗死等原因引起的心源性休克伴有原发性心功能障碍外，其他类型休克持续到一定阶段以后，也可以伴有心功能障碍，甚至可出现心力衰竭。

其主要机制如下：

（1）动脉血压降低使冠脉血流量减少，从而使心肌发生缺血缺氧；由于儿茶酚胺的大量释放引起心率加快，心率过快时，心室舒张期缩短，致使冠脉血流量减少；休克时交感神经兴奋和儿茶酚胺释放所致的心率加快、心收缩力加强，使心肌耗氧量增加，因而加重心肌缺氧。

（2）休克时的酸中毒和高钾血症均可抑制心肌收缩功能。

（3）心肌微循环中形成的微血栓，可引起心肌局灶性坏死。

（4）心肌抑制因子等内源性介质，可引起心功能抑制。

（5）细菌毒素（特别是革兰阴性菌的内毒素）对心肌有直接抑制作用。

上述因素中，缺血、缺氧还可引起局灶性的心肌坏死和心内膜下出血，加重心功能障碍。

4. 脑功能障碍

休克早期，由于血液的重分布和脑循环的自身调节，保证了脑的血液供应，因而除了因应激引起的烦躁不安外，没有明显的脑功能障碍表现。但是，随着休克的发展，脑的血液供应因全身动脉血压降低而显著减少，当血压降低到 7 kPa 以下或脑循环出现 DIC 时，脑的血液循环障碍加重，脑组织缺血缺氧，患者神志淡漠，甚至昏迷。有时，脑组织缺血、缺氧及合并酸中毒，使脑血管通透性增加，可以引起脑水肿和颅内压升高，严重时形成脑疝。脑疝压迫生命中枢，可很快使患者死亡。

5. 肝功能障碍

休克时，肝细胞缺血缺氧，严重时可导致肝细胞坏死，同时肠道产生的毒性物质经门静脉入肝，导致肝功能障碍。患者出现转氨酶、血氨升高。受损肝的解毒能力和代谢能力下降，蛋白质和凝血因子合成障碍，可引起内毒素血症、低蛋白血症和出血。

6. 消化道功能障碍

胃肠道也是休克时易受损害的器官之一。胃肠道最早发生的缺血缺氧可使消化液分泌受抑，胃肠道运动减弱，胃肠黏膜糜烂或形成应激性溃疡，肠壁水肿甚至坏死。休克时，肠道黏膜屏障功能破坏，致使肠道细菌毒素被吸收入血，易引起中毒和感染。

7. 免疫系统功能障碍

休克时，免疫器官会出现巨噬细胞增生，中性粒细胞浸润，淋巴细胞变性、坏死和凋亡。血浆中补体成分 C_{4a}和 C_{3a}升高，而 C_{5a}降低。由于 IL-4、IL-10、IL-13 等抗炎介质的表达，使免疫系统处于全面抑制状态，抑制单核-巨噬细胞和淋巴细胞产生细胞因子如 TNF、IL-1、IL-6、IL-8 等，并使中性粒细胞和单核-巨噬细胞的吞噬功能受到抑制，杀菌能力降低。B 细胞分泌抗体能力下降，使整个免疫系统处于全面抑制状态，炎症反应失控，无法局限化，因此感染容易扩散或引发新的感染。

8. 多器官功能障碍

休克严重时，可同时或先后引起机体多个器官功能受损，导致多器官功能障碍综合征（multiple organ dysfunction syndrome，MODS）。在休克的晚期，衰竭的器官越多，病死率越高。如有三个器官发生功能衰竭时，病死率可高达 80% 以上。多器官功能障碍综合征应是一个从早期器官功能轻度障碍到晚期器官功能衰竭的连续性动态发展过程。以前提出的多器官衰竭或多系统器官衰竭都过于强调器官衰竭的终点，未能反映衰竭以前的状态，以致诊断成立时病情已十分严重，不利于及早防治。因此，MODS 更能反映器官损害从轻到重的全过程，更强调早期诊断和早期干预。

MODS 在临床上有两种表现形式：一是创伤和休克直接引起的速发型，又称单相型，发生迅速，患者发病后很快出现肝、肾和呼吸功能障碍，在短期内或者死亡，或者恢复；二是创伤、休克后继发感染所致的迟发型，又称双相型，此型患者往往有一个相对稳定的间歇期，多在败血症发生后才相继出现多器官功能衰竭。引起 MODS 的主要原因：① 重症感染：70% ~ 80% 的 MODS 是在重症感染的基础上发生的；② 休克时组织较长时间的低灌流和交感神经的高反应；③ 非感染性的严重病变如急性胰腺炎、广泛性组织损伤等。尤其是当机体的免疫功能和单核吞噬细胞系统功能减弱时，或者是治疗不当、延误时，如未及时纠正组织低灌流和酸碱平衡紊乱、过多过快输液、大量输血或过量应用镇静剂、麻醉剂等情况下，更易引起 MODS。

MODS 的发病机制尚不清楚，现认为 MODS 的发生是多因素参与作用的结果，其中休克时组织低灌流所致的组织缺血缺氧、代谢障碍和酸中毒都起着重要作用。其中，SIRS 在 MODS 的发生机制中起着关键作用。SIRS（systemic inflammatory response syndrome）是指在感染或非感染因素作用于机体时，刺激炎症细胞的活化，导致各种炎症介质的大量产生而引起的一种难以控制的全身性瀑布式炎症反应。在感染性休克时，细菌内毒素不但能直接或间接（如激活补体和凝血系统）损害各器官的功能，而且可通过激活补体使中性粒细胞聚集和激活，从而使中粒细胞释放各种水解酶，包括酸性和碱性蛋白酶，这些酶既能破坏结构蛋白（如弹性蛋白酶破坏弹性纤维，胶原酶破坏胶原纤维等），又可分解血浆蛋白，激活凝血系统，从而导致弥散性血管内凝血；中性粒细胞也产生并释放活性氧和脂类代谢产物（如白三烯等），这些物质可破坏生物膜，增加血管通透性，加重微循环障碍。在一般情况下，中性粒细胞向感染和损伤处趋化和聚集，是炎性的正常反应，但在休克或严重感染时，由于机体免疫功能降低等原因，对这种炎性反应失去控制，从而使中性粒细胞释放的上述各种毒性物质得以广泛地破坏各器官细胞的结构和功能。故有人认为，MODS 是一种非特异性失控的全身性炎性反应。此外，儿茶酚胺-腺苷酸环化酶- cAMP 系统异常也可能起着重要的作用，在休克时一方面因为细胞的缺血缺氧，使膜功能异常，腺苷酸环化酶系统受体受损后，对儿茶酚胺的反应减弱；另一方面由于组织 ATP 含量降低，缺乏产生 cAMP 的底物，结果使细胞内 cAMP 水平下降，进而影响细胞内的许多代谢过程和功能。

五、休克的防治原则

（一）病因学治疗

积极处理造成休克的原始病因，如止血、止痛、补液和输血、修复创伤、抗感染、抗过敏、强心等。

（二）发病学治疗

有效循环血量相对或绝对减少、微血管的收缩或扩张、酸中毒及组织缺氧，是休克发病过程中最主要的问题。因此，改善微循环，提高组织灌流量是发病学治疗的中心环节。

1. 改善微循环，提高组织灌流量

（1）补充血容量　各种休克均出现有效循环血量不足，或者是由于血容量绝对减少（如失血、脱水、血浆丧失）或者是因为血容量相对不足（如血管扩张），最终都导致组织灌流量的减少。因此，补充血容量是提高心输出量、改善组织灌流的根本措施。

补液应当遵循“量需而入”的原则，以达到迅速改善微循环的目的。为了掌握适当的补液量，应严密观察患者的颈静脉充盈程度、尿量、血压、脉搏等临床指标，并将其作为监护输液的尺度。有条件时，应当动态地监测患者的中心静脉压，最好还能测定肺动脉楔压。此外，在补充血容量的同时，应考虑纠正血液流变学的改变，如由于血浆外渗而导致的血液浓缩，白细胞的黏附和阻塞等。故除失血性休克宜输全血外，对其他休克患者应补充适量的胶体溶液（如血浆及其代用品、右旋糖酐等）及晶体溶液（如生理盐水、任氏液等）。

（2）纠正酸中毒　在休克状态下，由于组织灌注不足和细胞缺血缺氧，常存在不同程度的代谢性酸中毒。这种酸性环境对心肌、血管平滑肌和肾功能都有抑制作用，应予以纠正。但在机体代偿机制的作用下，患者产生过度换气，呼出大量二氧化碳可引起呼吸性碱中毒，这时患者的动脉血 pH 值可在正常范围内。按照血红蛋白氧离曲线的规律，碱中毒环境不利于氧从血红蛋白释出，会加重组织缺氧，因此对早期休克患者不宜盲目地输注碱性药物。机体在获得充足血容量和微循环得到改善后，轻度酸中毒常可缓解而不需再用碱性药物。但当严重休克经扩容治疗后仍有严重的代谢性酸中毒时，需要使用碱性药物。

（3）合理应用血管活性药物，调整血管容量　在补足血容量的基础上，根据休克的不同类型和不同的发展阶段及不同的表现，合理选用血管活性药物，对于改善微循环、提高组织灌流量有重要意义。对于过敏性休克、神经源性休克应首先使用缩血管药物；在休克初期可选用舒血管药物，而在休克后期一般选用缩血管药物。

2. 改善细胞代谢，防止细胞损害

休克时细胞损伤可原发，亦可继发于微循环障碍之后。去除休克病因，改善微循环是防止细胞损伤的根本措施。此外，还可采用葡萄糖、胰岛素及钾液、ATP 等改善细胞能量代谢，稳定溶酶体膜；采用自由基清除剂、钙拮抗剂等减轻细胞损伤。

3. 防治器官功能障碍及衰竭

休克时如出现器官功能衰竭，则除了采取一般治疗措施外，还应针对不同的器官衰竭采取不同的治疗措施，如出现心力衰竭时，除停止或减慢补液外，还应强心、利尿，并适当降低前、后负荷；如出现呼吸衰竭时，则应给氧，改善呼吸功能；如发生急性肾功能衰竭时，则可考虑采用利尿、透析等措施。

4. 支持与保护疗法

如营养支持、确保热量平衡，提高蛋白质、氨基酸摄入等。

（贾俊海）

第二节　心源性休克

心源性休克是指由于心脏功能极度减退，心输出量显著减少并引起严重的急性周围循环衰竭的一组综合征。心源性休克是心泵衰竭的极期表现，由于心脏排血功能衰竭，不能维持其最低限度的心输出量而导致血压下降，重要脏器和组织供血严重不足，引起全身微循环功能障碍，从而出现一系列以缺血、缺氧、代谢障碍及重要脏器损害为特征的病理生理过程。本病死亡率极高（国内报道死亡率在70%以上），及时、有效地综合抢救可提高患者生存率。

本型休克的主要特点：① 由于心泵衰竭，心输出量急剧减少，血压降低，其微循环变化过程基本上和低血容量性休克相同，但常在早期因缺血缺氧死亡；② 多数患者由于应激反应和动脉充盈不足，使交感神经兴奋、儿茶酚胺分泌增多，小动脉、微动脉收缩，外周阻力增加，致使心脏后负荷加重，但有少数患者外周阻力是降低的（可能是由于心室容量增加，刺激心室壁压力感受器，反射性地引起心血管运动中枢的抑制）；③ 交感神经兴奋，静脉收缩，回心血量增加，而心脏不能把血液充分输入动脉，因而中心静脉压、心室舒张末期容量和压力升高；④ 常较早出现较为严重的肺淤血和肺水肿，这些变化又进一步加重心脏的负担，促使心泵衰竭。

一、病因

凡能严重地影响心脏排血功能，使心输出量急剧降低的原因，都可引起心源性休克。例如，大范围心肌梗死、弥漫性心肌炎、急性心包填塞、肺动脉栓塞、严重心律失常及各种严重心脏病晚期等。其中，最主要的是心肌梗死，占80%左右。

1. 心肌收缩力极度降低

原因包括大面积心肌梗死、急性暴发性心肌炎（病毒性、白喉性及少数风湿性心肌炎等）、原发性及继发性心肌病（前者包括扩张型、限制型及肥厚型心肌病晚期；后者包括各种感染、甲状腺毒症、甲状腺功能减退引起的心肌病）、家族性贮积疾病及浸润（血色病、糖原贮积病、黏多糖体病、淀粉样变、结缔组织病）、家族遗传性疾病（肌营养不良、遗传性共济失调）、药物性和毒性过敏性反应（放射治疗及阿霉素、酒精、奎尼丁、锑剂、依米丁等所致心肌损害）、心肌抑制因素

（严重缺氧、酸中毒、药物、感染毒素）、药物（钙通道阻滞药、β 受体阻滞药等）、心瓣膜病晚期、严重心律失常（心室扑动或颤动），以及各种心脏病的终末期表现。

2. 心室射血障碍

原因包括大块或多发性大面积肺梗死（其栓子来源于体静脉或右心腔的血栓、羊水栓、脂肪栓、气栓、癌栓和右心心内膜炎赘生物或肿瘤脱落等）、乳头肌或腱索断裂、瓣膜穿孔所致严重的心瓣膜关闭不全、严重的主动脉口或肺动脉口狭窄（包括瓣上瓣膜部或瓣下狭窄）。

3. 心室充盈障碍

原因包括急性心包压塞（急性暴发性渗出性心包炎、心包积血、主动脉窦瘤或主动脉夹层血肿破入心包腔等），严重二、三尖瓣狭窄，心房肿瘤（常见的如黏液瘤）或球形血栓嵌顿在房室口，心室内占位性病变，限制型心肌病等。

4. 混合型

原因即同一患者可同时存在两种或两种以上原因。例如，急性心肌梗死并发室间隔穿孔或乳头肌断裂，其心源性休克的原因既有心肌收缩力下降因素，又有心室间隔穿孔或乳头肌断裂所致的血流动力学异常。又如，风湿性严重二尖瓣狭窄并主动脉瓣关闭不全患者风湿活动时引起的休克，既有风湿性心肌炎所致心肌收缩力下降因素，又有心室射血障碍和充盈障碍所致血流动力学紊乱因素。

5. 心脏直视手术后低排综合征

多数患者是由于手术后心脏不能适应前负荷增加所致，主要原因包括心功能差、手术对心肌的损伤、心内膜下出血或术前已有心肌变性坏死、心脏手术纠正不完善、心律失常手术造成的某些解剖学改变，如人造球形主动脉瓣置换术后引起左室流出道梗阻及低血容量等，导致心排血量锐减而休克。

二、临床表现

（一）临床分期

根据心源性休克发生发展过程，大致可分为早、中、晚三期。

1. 休克早期

由于机体处于应激状态，儿茶酚胺大量分泌入血，交感神经兴奋性增高，患者常表现为烦躁不安、恐惧和精神紧张，但神志清醒，面色、皮肤稍苍白或轻度发绀，肢端湿冷，大汗，心率增快，可有恶心、呕吐，血压正常甚至可轻度增高或稍低，但脉压降低、尿量稍减。

2. 休克中期

休克早期若不能及时纠正，则休克症状进一步加重，患者表情淡漠，反应迟钝、意识模糊，全身软弱无力，脉搏细速无力或不能扪及，心率常超过 120 次/分钟，收缩压 <80 mmHg（10.64 kPa），甚至测不出，脉压 <20 mmHg（2.67 kPa），面色苍白、发绀，皮肤湿冷发绀或出现大理石样改变，尿量更少（<17 mL/h）或无尿。

3. 休克晚期

可出现弥散性血管内凝血（DIC）和多器官功能衰竭的症状。前者可引起皮肤黏膜和内脏广泛出血；后者可表现为急性肾、肝和脑等重要脏器功能障碍或衰竭的相应症状。如急性肾功能衰竭可表现为少尿或尿闭，血中尿素氮、肌酐进行性增高，产生尿毒症、代谢性酸中毒等症状；尿比重固定，可出现蛋白尿和管型等。肺功能衰竭可表现为进行性呼吸困难和发绀，吸氧不能缓解症状，呼吸浅速而规则，双肺底可闻及细啰音和呼吸音降低，产生急性呼吸窘迫综合征的征象。脑功能障碍和衰竭可引起昏迷、抽搐、肢体瘫痪、病理性神经反射、瞳孔大小不等、脑水肿和呼吸抑制等征象。肝功能衰竭可引起黄疸、肝功能损害和出血倾向，甚至出现昏迷。

（二）休克程度划分

按休克严重程度大致可分为轻、中、重和极重度休克。

1. 轻度休克

患者神志尚清，但烦躁不安、面色苍白、口干、出汗、心率 >100 次/分钟、脉速有力、四肢尚温暖，但肢体稍发绀、发凉，收缩压≥80 mmHg（10.64 kPa）、尿量略减，脉压 <30 mmHg（4.0 kPa）。

2. 中度休克

面色苍白，表情淡漠，四肢发冷，肢端发绀，收缩压在 60 ~ 80 mmHg（8 ~ 10.64 kPa），脉压 <20 mmHg（2.67 kPa），尿量明显减少（<17 mL/h）。

3. 重度休克

神志欠清、意识模糊、反应迟钝，面色苍白发绀、四肢厥冷发绀、皮肤出现大理石样改变，心率 >120 次/分钟、心音低钝、脉细弱无力或稍加压后即消失，收缩压降至 40 ~ 60 mmHg（5.32 ~ 8.0 kPa），尿量明显减少或尿闭。

4. 极重度休克

神志不清、昏迷，呼吸浅而不规则，口唇皮肤发绀、四肢厥冷，脉搏极弱或扪不到，心音低钝或呈单音心律，收缩压 <40 mmHg（5.32 kPa），无尿，可有广泛皮肤黏膜及内脏出血，出现多器官衰竭征象。

（三）其他临床表现

由于心源性休克病因不同，除上述休克的临床表现外，还有其他临床表现。以急性心肌梗死为例，本病多发生于中老年人，常有心前区剧痛，可持续数小时，伴恶心、呕吐、大汗、严重心律失常和心功能不全，甚至因脑急性供血不足而产生脑卒中征象。体征包括心浊音界轻至中度扩大，第一心音低钝，可有第三或第四心音奔马律；若并发乳头肌功能不全或腱索断裂，在心尖区可出现粗糙的收缩期反流性杂音；并发室间隔穿孔者在胸骨左缘第 3，4 肋间出现响亮的收缩期杂音，双肺底可闻及湿啰音。

三、检查

1. 实验室检查

如患者继发于急性心肌梗死，可有心肌标记物显著升高。如患者继发于终末期心衰或出现多器官障碍，可出现心衰标记物明显升高、电解质紊乱、肝肾功能障碍、酸碱平衡紊乱、低氧血症及凝血系统异常。

2. 心电图

可发现急性心肌梗死或陈旧性心肌梗死的心电图表现。对诊断急性心肌梗死的患者应进行常规 18 导联心电图检查，这样有助于发现右室心肌梗死。心源性休克患者可出现各种类型的心律失常，常见的有频发室性早搏、阵发性室性心动过速、房颤、窦性心动过速、窦性心动过缓、窦性停搏、房室传导阻滞等。

3. 胸部 X 线

可发现心影增大、肺淤血或肺水肿。急性心肌梗死伴室间隔穿孔或二尖瓣反流者可以仅有肺淤血表现，而心影不大。右心衰伴低血容量的患者，肺淤血或肺水肿可不明显。

4. 心脏超声

继发于心肌梗死患者可出现节段性室壁运动异常、瓣膜反流、室间隔穿孔、乳头肌断裂、心包积液等。继发于缺血性或扩张性心肌病患者，心脏超声显示心腔扩大及收缩、舒张功能下降。继发于心脏瓣膜病的患者，可见二尖瓣或主动脉瓣的狭窄或关闭不全。

5. Swan-Ganz 漂浮导管检查

自 1970 年 Swan 和 Ganz 在新英格兰医学杂志首次介绍利用5F 的双腔导管测定肺毛细血管压以来，Swan-Ganz 导管的作用已由原来单一测压和抽取血标本，发展到利用 Swan-Ganz 导管进行心脏起搏及心输出量、混合静脉血氧饱和度、右室射血分数、连续心输出量测定等多种功能，在临床诊断和治疗中应用十分广泛。

心源性休克可利用 Swan-Ganz 漂浮导管进行血流动力学管理。经皮颈内静脉或锁骨下静脉穿刺，床旁应用 Swan-Ganz 漂浮导管，分别测定右心房压（right atrial pressure，RAP）、右心室压（right ventricular pressure，RVP）、肺动脉压（pulmonary artery pressure，PAP）、肺毛细血管楔压（pulmonary capillary wedge pressure，PCWP）及心输出量，并计算心指数。PCWP 为 15 ～ 18 mmHg 提示为最佳的左室充盈压。如果 PCWP 增高超过 20 mmHg，提示心室充盈过度，如果 PCWP≤15 mmHg，提示心脏充盈不足。将连续血流动力学监测数据作为补液、使用血管活性药物或利尿剂的依据，避免了治疗的盲目性，提高了心源性休克的抢救成功率。

四、诊断

根据以下表现可诊断心源性休克：

（1）严重的基础心脏病（广泛心肌梗死、心肌炎、心包填塞、心律失常、机械瓣失灵等）。

（2）休克的典型临床表现（低血压、少尿、意识改变等）。

（3）经积极扩容治疗后，低血压及临床症状无改善或恶化。

（4）血流动力学指标符合以下典型特征：① 动脉收缩压≤12 kPa（90 mmHg）或平均动脉压下降≥4 kPa（30 mmHg），至少持续 30 min；② 心指数≤2.2 L/($min \cdot m^2$)；③ 肺毛细血管楔嵌压≥15 mmHg（2 kPa）；④ 心输出量极度降低。

五、鉴别诊断

急性心肌梗死并发心源性休克应与急性心包炎（尤其是急性非特异性心包炎）、急性心脏压塞、急性肺动脉栓塞、主动脉夹层及某些急腹症如急性胰腺炎、消化性溃疡穿孔、急性胆囊炎、胆石症等疾病作鉴别。

六、并发症

1. 呼吸衰竭

休克肺的形成与多种因素有关：肺毛细血管灌注不足使Ⅰ型肺泡细胞和毛细血管内皮细胞肿胀，肺的空气-血流屏障加厚；肺泡毛细血管内皮受损，通透性增加，在肺淤血的情况下引起间质性水肿；肺循环出现弥散性血管内凝血；肠道内大量内毒素通过血液作用于肺；严重创伤、感染，不适当输液和输注库存血，不合理的给氧等，也可能与“休克肺”有关。

2. 肾衰竭

休克可直接影响肾脏的血流灌注，引起肾脏功能性和器质性病变，导致尿量减少，严重时可造成急性肾功能衰竭，而急性肾功能衰竭又反过来直接加剧了休克。

3. 心血管并发症

严重休克在发生弥散性血管内凝血病程中可出现心肌梗死，并产生相应的临床表现，出现胸痛、胸闷、胸部压榨感及心源性休克等表现。

4. 心律失常

给休克患者做心电图可发现 89.3% 的患者发生各种心律失常，可见窦性心动过速、室上性心动过速、房性期前收缩、室性期前收缩、室颤、传导阻滞等。

5. 神经系统并发症

在平均动脉压降至 50 mmHg 以下时，脑灌流量不足，可造成脑组织损伤和功能障碍。如在短时间内不能使脑循环重新建立，脑水肿将继续发展。如平均动脉压继续下降或下降时间过长（5 ~ 10 min），则可导致脑细胞损伤、坏死和脑功能衰竭。

6. 消化道并发症

休克时，肝脏血流减少，肝脏功能受损，可出现肝小叶中心坏死，严重时可发展到大块肝坏死，最终导致肝功能衰竭。在心源性休克时，胃肠道灌注不足，不仅可引起消化、吸收功能障碍，还可引起黏膜水肿、出血、坏死，并发应激性溃疡和急性出血性肠炎。

7. 弥散性血管内凝血

心源性休克易导致全身血流速度缓慢，血流淤滞，极易导致血栓形成，甚至微血栓形成。DIC 时，心肌内微血管栓塞，心肌细胞变性坏死，心肌断裂及急性心肌梗死等病变已被病理学所证实，临床可出现出血、休克、多发性微血栓形成、多发性微血管病性溶血等。

七、治疗

1. 治疗原则

急性心肌梗死合并心源性休克的诊断一旦确立，应遵循以下基本治疗原则：

（1）绝对卧床休息 立即吸氧，有效止痛，尽快建立静脉给药通道，尽可能迅速地进行心电监护和建立必要的血流动力学监测，留置尿管以观察尿量，积极对症治疗和加强支持治疗。

（2）扩充血容量 如有低血容量状态，先扩充血容量。若合并代谢性酸中毒，应及时给予 5% 碳酸氢钠，纠正水、电解质紊乱。根据心功能状态和血流动力学监测资料，估计输液量和输液速度。一般情况下，每天补液总量宜控制在 1 500 ~ 2 000 mL。

（3）使用血管活性药物 补足血容量后，若休克仍未解除，应考虑使用血管活性药物。常用药物包括多巴胺、多巴酚丁胺、间羟胺、去甲肾上腺素、硝酸甘油和硝普钠等。

（4）尽量缩小心肌梗死范围 挽救濒死和严重缺血的心肌，措施包括静脉和/或冠脉内溶血栓治疗，施行紧急经皮冠脉腔内成形术（PTCA）或冠脉搭桥术。

（5）积极治疗并发症 积极治疗心律失常及脑、肺、肝等重要脏器功能衰竭，防治继发感染。

（6）其他 药物治疗同时或治疗无效情况下，有条件可采用机械性辅助循环，如主动脉内球囊反搏术、左室辅助泵或双室辅助泵，甚至施行全人工心脏及心脏移植手术等。

2. 一般治疗

（1）止痛 应用止痛剂时必须密切观察病情，止痛后患者血压可能回升，但必须警惕这些药物可能引起的副反应，包括低血压、恶心、呕吐、呼吸抑制、缺氧、二氧化碳张力增高及心动过缓等。在应用止痛剂的同时，可酌情应用镇静药如地西泮、苯巴比妥等，既可加强止痛剂的疗效，又能减轻患者的紧张和心理负担。

（2）供氧 急性心肌梗死患者应常规吸氧和保持呼吸道通畅，以纠正低氧血症，维持正常或接近正常的氧分压，以利于缩小梗死范围，改善心肌功能。

（3）扩容疗法（补充血容量） 休克患者均有血容量不足（包括绝对或相对不足），约 20% 的急性心肌梗死患者由于呕吐、出汗、发热、使用利尿药和进食少等原因，可导致血容量绝对不足。因此应首先建立静脉输液通道，迅速补充有效血容量，以保证心排出量，这是纠正休克的关键措施之一。

3. 血管活性药物和正性肌力药物

（1）血管活性药物　主要指血管扩张药和血管收缩药两大类：一类使血管扩张，一类使血管收缩，两者作用截然不同，但均广泛用于治疗休克。

（2）正性肌力药物　急性心肌梗死所致泵衰竭以应用吗啡或哌替啶、利尿药为主，亦可选用血管扩张药以减轻心脏前、后负荷。若经上述治疗后，泵衰竭仍难以控制，可考虑应用非洋地黄类正性肌力药物。但也有人认为，若有心脏扩大而其他药物治疗无效时，也可酌情应用快作用洋地黄制剂。

4. 药物治疗休克的若干进展

近年来，新型抗休克药物不断问世，加上对休克认识的日益深入，对某些药物的抗休克作用有了新的认识。

（1）纳洛酮　许多神经肽在介导多种休克状态的心血管反应中起作用。休克时，血中β-内啡肽水平增高，它通过中枢的阿片受体抑制心血管功能，使血压下降，而纳洛酮属于阿片受体阻滞药，故可逆转休克状态。

（2）1，6-二磷酸果糖　1，6-二磷酸果糖系葡萄糖代谢过程中的重要中间产物，具有促进细胞内高能基团重建的作用，可用于心源性休克的辅助治疗。

（3）血管紧张素转换酶抑制药　应用血管紧张素转换酶抑制药可拮抗血管紧张素Ⅱ的缩血管作用，增加胃血流，改善酸碱平衡失调，降低交感神经兴奋性。常用制剂包括卡托普利、依那普利等。

5. 机械性辅助循环

目前，国内应用较广的是主动脉内球囊反搏术（IABP），其作用原理是将附有可充气的球囊导管插至胸主动脉，用患者心电图的 QRS 波触发反搏或压力触发反搏使球囊在收缩期排气，以降低主动脉的收缩压和心脏的后负荷；舒张期球囊充气使主动脉舒张压明显升高，增加冠状动脉舒张期灌注，提高心肌供氧，促进侧支循环建立，以减少心肌坏死面积和改善心功能。若内科治疗无效后或休克已相当严重时，再施行主动脉内球囊反搏，往往已失去抢救时机。目前主动脉内球囊反搏术已成为紧急 PTCA 和冠脉搭桥术的术前、术中和术后维持循环的重要措施之一。

6. 病因治疗

病因治疗是心源性休克能否逆转的关键措施，如急性心肌梗死施行紧急经皮冠脉腔内成形术（PTCA）或冠脉搭桥术（CABG），这些新措施为心梗治疗开创了新纪元。

7. 防治并发症和重要脏器功能衰竭

尽早防治并发症和重要脏器功能衰竭也是治疗心源性休克的重要措施之一。休克合并水、电解质和酸碱平衡失调时，均应做相应处理。若继发感染，临床上以呼吸道感染和泌尿道感染最常见，应根据细菌药物敏感试验选择合适抗生素予以治疗。

8. 预后

心源性休克住院病死率大多在 80% 以上。近年来，积极开展急性心肌梗死各种早期冠状动脉再灌注治疗和维持血压的措施已使病死率有所下降，但心源性休克仍是目前急性心肌梗死患者住院死亡的主要原因。在急性心肌梗死的治疗中，由于及时发现致命性心律失常并给予有效的治疗，死于心律失常者大大减少，而泵衰竭成为最主要的死亡原因。

（贾俊海）

第三节　其他类型休克

一、失血性休克

失血后是否引起休克，取决于失血量和失血速度。一般 15 ~ 20 分钟内失血少于全身总血量的 10% ~ 15% 时，机体可通过代偿使血压和组织灌流量基本保持在正常范围内；若在 15 分钟内快速大量失血超过总血量的 20%（约 1 000 mL），则超出了机体的代偿能力，即可引起心排血量和平均动脉压下降而发生失血性休克。如果失血量超过总血量的 45% ~ 50%，会很快导致死亡。

失血性休克分期较明显，临床症状典型，是休克研究的基础模型。它基本上遵循缺血缺氧期、淤血缺氧期和微循环衰竭期逐渐发展的特点，具有“休克综合征”的典型临床表现。失血性休克易并发急性肾衰和肠源性内毒素血症。大量失血后，血容量迅速减少。为保证心脑血流供应，血液发生重新分配，故休克早期就出现肾血流灌注不足，导致急性肾衰，即休克肾；同时，肠血流灌注减少而使肠屏障功能降低，引起肠源性内毒素移位及细菌移位，导致肠源性内毒素血症或感染性休克。这是失血性休克向休克难治期发展的重要原因之一。

二、感染性休克

感染性休克可见于各种微生物引起的败血症，特别是革兰氏阴性细菌的感染，由内毒素引起的休克（内毒素性休克），是临床上常见的休克类型之一。

1. 感染性休克的发生机理

由于细菌的毒素各异，作用不尽相同，感染性休克的发生机理是极为复杂的，不可能是一个模式。感染性休克和内毒素性休克是不一样的，目前研究最多的是内毒素在休克发生中的作用。给狗注射内毒素，几分钟内即出现血压急剧降低，末梢血液内血小板和中性粒细胞数减少现象；随后血压又逐渐升高，血小板、中性粒细胞增多；3 ~ 4 小时后，血压再次降低，血小板和中性粒细胞数又减少，外周血管阻力往往是先降低，而后逐渐升高。关于内毒素如何引起微循环障碍和血流动力学变化，目前尚未完全弄清楚，可能通过以下机制：

① 内毒素作用于血管内皮细胞、血小板和中性粒细胞，使大量血小板和中性粒细胞聚集和黏附在微循环内（特别是肝和肺内），血流受阻（血小板和中性粒细胞的聚集和黏附，早期是可逆的，可被血流冲散）。同时，内毒素还可激活补体，使组织胺和 5-羟色胺释放，激活激肽系统，产生缓激肽，而使血管扩张，毛细血

管开放数目增多（组织胺还使肝、肺微静脉和小静脉收缩），结果大量血液淤积在微循环内，回心血量和心输出量减少，血压降低。

② 由于心输出量减少，可使交感神经兴奋和儿茶酚胺分泌增多，内毒素还有拟交感作用，可引起小动脉收缩和动-静脉吻合支开放，使毛细血管内动脉血灌流减少。

③ 内毒素损害血管内皮细胞、激活凝血因子Ⅻ、促使血小板聚集和释放，再加上微循环淤血，通透性增加，血液浓缩，容易产生 DIC。DIC 在内毒素性休克中较为常见，有的是先发生 DIC，进而导致休克的发生和发展。

④ 内毒素性休克，除由于微循环动脉血灌流不足，使细胞代谢发生障碍外，内毒素还可直接损害细胞（线粒体肿胀），抑制氧化过程，引起细胞代谢和功能变化。例如，给动物注射内毒素后，在未出现严重的微循环障碍之前，就可发现血浆内溶酶活性升高，心肌抑制因子的产生，使心肌收缩性减弱。因此内毒素对细胞的损害在休克发生过程中，也有一定的意义。

2. 感染性休克的表现

由于细菌的毒素不同，作用不同，因而各种感染性休克的表现也很不同，有的表现为低动力型（低排高阻型），有的表现为高动力型（高排低阻型），见表 8-3-1。

表 8-3-1　高动力型休克和低动力型休克比较

项　目	高动力型休克	低动力型休克
血压	降低	降低
循环血量	正常	减少
中心静脉压	正常或偏高	偏低
心输出量	正常或偏高	减少
外周血管阻力	降低	升高
皮肤颜色	潮红→发绀	苍白→发绀
皮肤温度	温暖→湿冷	湿冷
尿量	减少	少尿或无尿
动-静脉氧差	缩小	不定
发病机理	以肾上腺素能 β 受体兴奋为主，动-静脉吻合支开放，毛细血管灌流减少	以肾上腺素能 α 受体兴奋为主，小动脉微动脉收缩，微循环缺血

为什么会有这样不同的表现，目前还不清楚，可能与下列因素有关：

（1）细菌种类不同　革兰氏阳性细菌引起的多为高动力型，革兰氏阴性细菌引起的多为低动力型，但也有人报道高动力型休克多数也是由革兰氏阴性细菌引起的。

（2）休克的发展阶段不同　开始阶段和轻型休克，常表现为高动力型；休克进一步发展和重型休克，多表现为低动力型。有人把高动力型休克看作感染性休克发展过程的早期阶段。

（3）休克前的血量和血管反应性不同　如休克前已有血量减少，则易引起小动脉收缩，表现为低动力型；如休克前没有血量减少，细菌毒素通过某种机理，使β受体兴奋，动-静脉吻合支开放和心收缩力加强，因而外周阻力降低，循环速度加快，心输出量增加，表现为高动力型。因皮肤微循环动-静脉吻合支比较丰富，此时血流量增加，表现为皮肤潮红、温暖。

因为有感染存在，在发生休克时，除有休克表现外，还有因感染而引起的其他损害，所以病情更加严重和复杂。

三、过敏性休克

过敏性休克可见于对某些药物（如青霉素、奴夫卡因）和血清制剂（如破伤风抗毒素、白喉类毒素）过敏的人。机体受到过敏原刺激后易产生特应性抗体（IgE），持久地吸附在细胞膜上（特别是小血管周围的肥大细胞和血液的嗜碱性粒细胞）。当再次遇到相应的过敏原时，细胞膜上的IgE即与过敏原结合，激发细胞释放组织胺和其他血管活性物质（如5-羟色胺、慢反应物质）；抗原与抗体在细胞表面结合，还可激活补体系统，并通过被激活的补体激活激肽系统。组织胺、缓激肽、补体C_{3a}和C_{5a}等可使后微动脉和毛细血管前括约肌舒张，大量毛细血管开放，通透性增加。另外，组织胺还可选择性地使一些器官的微静脉和小静脉收缩，造成微循环淤血，容量扩大，大量血液淤积在微循环内，致使静脉回流量和心输出量急剧减少，血压降低。另外，组织胺还能引起支气管平滑肌收缩，造成呼吸困难。这种休克发病非常迅速，可立即注射缩血管药物（如肾上腺素），解除支气管平滑肌收缩，改善通气功能；使小动脉、微动脉收缩，增加外周阻力，提高血压，保证心脑等重要器官的血液供给。

四、神经源性休克

在正常情况下，血管运动中枢不断发放冲动，沿传出的交感缩血管纤维到达全身小血管，使其维持一定的紧张性。当血管运动中枢发生抑制或传出的交感缩血管纤维被阻断时，小血管将因紧张性的丧失而发生扩张，结果使外周血管阻力降低，大量血液淤积在微循环中，回心血量急剧减少，血压下降，引起神经源性休克。此类休克常发生于深度麻醉、强烈疼痛刺激后（由于血管运动中枢被抑制）、脊髓高位麻醉或损伤时（因为交感神经传出通路被阻断）。本类休克的病理生理变化和发生机制比较简单，预后也较好，有时不经治疗即可自愈，有的则在应用缩血管药物后迅速好转。有人认为，这种情况只能算是低血压状态（hypotensive state），而不能算是休克，因为从休克的概念来看，此类患者的微循环灌流并无急剧的减少。

（贾俊海）

本章小结

1. 休克是机体遭受强烈的致病因素如失血、创伤、过敏、烧伤等侵袭后，由于有效循环血量锐减，机体无法进行代偿，使组织缺血缺氧、细胞代谢紊乱和功能受损的一种危急全身的临床综合征。急性心肌梗死是心源性休克最常见的病因。

2. 各类休克由于动因不同，在发生发展过程中各有特点，但有效循环血量锐减、器官组织缺血缺氧和炎症介质激活是其共同的病理生理基础。其中，微循环的病理生理改变可分为微循环缺血期、微循环淤血期和微循环衰竭期。

3. 休克是临床常见的危急情况，一旦确诊应及时救治。控制引起休克的原发病因，纠正器官组织缺血缺氧，防止多器官功能障碍，可改善预后。血管活性药物辅助扩容治疗，可迅速改善微循环，升高血压。血管活性药物包括缩血管药物和扩血管药两大类。缩血管药有多巴胺、间羟胺和去甲肾上腺素等。扩血管药物有硝酸酯类、酚妥拉明等。80% 的心源性休克患者继发于急性心肌梗死，应当采用静脉溶栓、PCI（经皮冠状动脉介入治疗）、CABG（冠状动脉旁路移植术）等方法尽快开通梗死相关血管。

思考题

1. 简述休克早期微循环变化的特征及其机制。
2. 试述休克早期变化的代偿意义。
3. 试述休克期微循环变化的特征及其机制。
4. 为什么感染性休克时患者易发生心力衰竭？
5. 试述休克晚期微循环变化的特征及 DIC 形成的机制。
6. 试述休克晚期变化对机体的影响。
7. 心源性休克最常见的病因是什么？针对该病因最主要的救治措施是什么？
8. 抢救休克常用的缩血管药物和扩血管药物有哪些？

主要参考文献

[1] 王建枝，殷莲花. 病理生理学 [M]. 第 8 版. 北京：人民卫生出版社，2013.
[2] 肖献忠. 病理生理学 [M]. 第 2 版. 北京：高等教育出版社，2008.
[3] 吴在德，吴肇汉. 外科学 [M]. 第 7 版. 北京：人民卫生出版社，2008.

第九章

动脉粥样硬化和冠状动脉粥样硬化性心脏病

动脉粥样硬化（atherosclerosis，AS）是心脑血管疾病的主要病理基础，防治动脉粥样硬化则是防治心脑血管疾病的重要措施。动脉粥样硬化主要发生在大、中动脉，特别是冠状动脉、脑动脉和主动脉。动脉呈现不同程度的内膜增厚、脂质沉着、纤维组织增生、形成脂质条纹及斑块、管腔狭窄乃至阻塞，所支配的器官可发生缺血性病变，动脉壁弹性减弱，易于破裂而造成出血。

虽然动脉粥样硬化的病因未明，但近年来越来越多的资料证明，动脉粥样硬化是一种炎性反应，是多种遗传基因和环境危险因素相互关联的结果。脂代谢紊乱、高血压、糖尿病、吸烟、肥胖等多种危险因素，有形或无形地损伤血管内皮，导致单核细胞为主的白细胞沿血管壁游走，并黏附于血管内皮，移向内皮下间隙，转化为巨噬细胞，无限制地摄取脂质，特别是氧化低密度脂蛋白（Ox-LDL），成为泡沫细胞；在受损内皮细胞释放某些活性因子的影响下，导致血管平滑肌细胞增殖和向内皮迁移，也摄取 ox-LDL 成为泡沫细胞。泡沫细胞的脂质逐渐累积形成脂质条纹。这种反应持续发生和发作终成动脉粥样硬化斑块。斑块自内膜突向血管腔而阻塞血流，导致靶器官供血不足，如果斑块破裂和血栓形成，则出现急性临床事件。为防治动脉粥样硬化，早期或轻度者可采用饮食疗法并适当增加体力活动，较重者应及时应用药物治疗。

冠状动脉粥样硬化性心脏病（coronary atherosclerotic heart disease）是由于冠状动脉粥样硬化而引起的心脏病，简称冠心病，是最常见的狭窄性冠状动脉疾病，也是动脉粥样硬化对人体威胁最大的疾病。冠心病是西方发达国家病患的主要死因，其年死亡率占到总死亡数的 1/3 左右。我国冠心病的发病率和死亡率，在近 20 年内呈显著的上升趋势。冠心病中心肌梗死的危害最大，我国每年约有 200 万新发心肌梗死患者，且以每年 10.42% 的速度在增长，严重威胁人类健康并给社会带来沉重负担。

第一节　冠脉循环

冠脉循环（coronary circulation）是指心脏自身的血液循环。左、右冠状动脉运送血液营养心肌细胞；血液流经毛细血管和静脉后回流入右心房。多数人的左冠状动脉主要供应左心室的前部，右冠状动脉主要供应左心室的后部和右心室（见第二章“心的血管、淋巴管和神经”）。

一、冠脉循环的特点

（一）冠脉循环的解剖特点

心肌的血液供应来自左、右冠状动脉。冠状动脉的主干行走于心脏的表面，其小分支以垂直于心脏表面的方向穿入心肌，并在心内膜下层分支成网。这种分支方式使冠脉血管容易在心肌收缩时受到压迫。左、右冠状动脉及其分支的走向可有多种变异。在多数人中，左冠状动脉主要供左心室的前部，右冠状动脉主要供应左心室的后部和右心室。左冠状动脉的血液流经毛细血管和静脉后，主要经由冠状窦回流入右心房，而右冠动脉的血液则主要经较细的心前静脉直接回流入右心室。另外，还有一小部分冠脉血液可通过心最小静脉直接流入左、右心房和心室腔内。

心肌的毛细血管网分布极为丰富。毛细血管数和心肌纤维数的比例为 1 ∶ 1。在心肌横截面上，每平方毫米面积内有 2 500 ~ 3 000 根毛细血管。因此心肌和冠脉血液之间的物质交换可很快地进行。冠状动脉之间有侧支互相吻合。在人类，这种吻合支在内膜下较多。正常心脏的冠脉侧支较细小，血流量很少。因此当冠状动脉突然阻塞时，不易很快建立侧支循环，常可导致心肌梗死。但如果冠状动脉阻塞是缓慢形成的，则侧支可逐渐扩张，并可建立新的侧支循环，起代偿作用。

（二）冠脉循环的生理特点

在安静状态下，人冠脉血流量为每百克心肌每分钟 60 ~ 80 mL。中等体重的人，总的冠脉血流量为 225 mL/min，占心输出量的 4% ~ 5%。冠脉血流量的多少主要取决于心肌的活动，故左心室单位克重心肌组织的血流量大于右心室。当心肌活动加强，冠脉达到最大舒张状态时，冠脉血流量可增加到每百克心肌每分钟 300 ~ 400 mL。

由于心脏血管的大部分分支深埋于心肌内，心脏在每次收缩时对埋于其内的血管产生压迫，从而影响冠脉血流。图 9-1-1 表示了主动脉血压和冠脉血流量的关系。在左心室等容收缩期，由于心肌收缩的强烈压迫，左冠状动脉血流急剧减少，甚至发生倒流。在左心室射血期，主动脉压升高，冠状动脉血压也随之升高，冠脉血流量增加。到缓慢射血期，冠脉血流量又有

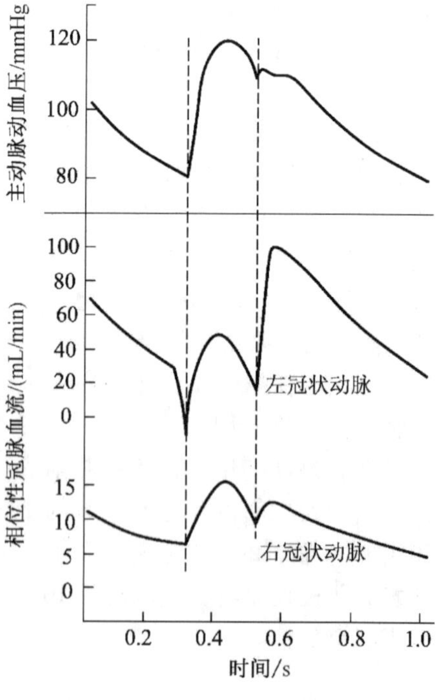

图 9-1-1　一个心动周期中左、右冠状动脉血流变化情况（1 mmHg = 0. 133 kPa）

所下降。心肌舒张时，对冠脉血管的压迫解除，故冠脉血流的阻力显著减小，血流量增加。在等容舒张期，冠脉血流量突然增加，在舒张期的早期达到最高峰，然后逐渐回降。在左心室深层，心肌收缩对冠脉血流的影响更为明显。左心房收缩时对冠脉血流也可产生一定的影响，但并不显著。一般说来，左心室在收缩期血流量只有舒张期的 20% ~ 30%。当心肌收缩加强时，心缩期血流量所占的比例更小。由此可见，动脉舒张压的高低和心舒期的长短是影响冠脉血流量的重要因素。体循环外周阻力增大时，动脉舒张压升高，冠脉血流量增多。心率加快时，由于心动周期的缩短主要是心舒期缩短，故冠脉血流量也减少。右心室肌肉比较薄弱，收缩时对血流的影响不如左心室明显。在安静情况下，右心室收缩期的血流量和舒张期的血流量相差不多，甚至多于后者。

（三）冠脉血流量的调节

对冠脉血流量进行调节的各种因素中，最重要的是心肌本身的代谢水平。交感和副交感神经也支配冠脉血管平滑肌，但它们的调节作用是次要的。

1. 心肌代谢水平对冠脉血流量的影响

心肌收缩的能量几乎唯一地依靠有氧代谢。心肌因连续不断地进行舒缩，故耗氧量较大，即使在人体处于安静状态时，动脉血流经心脏后，其中 65% ~ 75% 的氧都被心肌摄取。因此心脏的动脉血和静脉血的含氧量相差很大，换句话说，心肌提高从单位血液中摄取氧的潜力小。在肌肉运动、精神紧张等情况下，心肌代谢活动增强，耗氧量也随之增加。此时，机体主要通过冠脉血管舒张，即增加冠脉血流量来满足心肌对氧的需求。实验证明，冠脉血流量是和心肌代谢水平成正比的。在没有神经支配和循环激素作用的情况下，这种关系仍旧存在。目前认为，心肌代谢增强引起冠脉血管舒张的原因并非低氧本身，而是由于某些心肌代谢产物的增加。在各种代谢产物中，腺苷可能起最重要的作用。当心肌代谢增强而使局部组织中氧分压降低时，心肌细胞中的 ATP 分解为 ADP 和 AMP。在冠脉血管周围的间质细胞中有 5′-核苷酸酶，后者可使 AMP 分解产生腺苷。腺苷具有强烈的舒张小动脉的作用。腺苷生成后，在几秒钟内即被破坏，因此不会引起其他器官的血管舒张。心肌的其他代谢产物如 H^+、CO_2 和乳酸等，虽也能使冠脉舒张，但作用较弱。此外，缓激肽和前列腺素 E 等体液因素也能使冠脉血管舒张。

2. 神经调节

冠状动脉受迷走神经和交感神经支配。迷走神经兴奋对冠状动脉的直接作用是引起舒张，但迷走神经兴奋又使心率减慢，心肌代谢率降低，这些因素可抵消迷走神经对冠状动脉的直接舒张作用。在动物实验中，如果使心率保持不变，刺激迷走神经则引起冠脉舒张。刺激心交感神经时，可激活冠脉平滑肌的 α 肾上腺素能受体，使血管收缩，但交感神经兴奋又同时激活心肌的 β 肾上腺素能受体，使心率加快，心肌收缩加强，耗氧量增加，从而使冠脉舒张。给予 β 肾上腺素能受体拮抗剂后，刺激交感神经表现出直接的冠脉收缩反应。冠脉平滑肌上也有 β 肾上腺素能受体，后者被激活时引起冠脉舒张。交感神经兴奋对冠脉 β 肾上腺素能受体的激动一般不很明显。一些药物如异丙肾上腺素对冠脉 β 肾上腺素能受体作用明显。

总之，在整体条件下，冠脉血流量主要是由心肌本身的代谢水平调节的。神经因素对冠脉血流的影响在很短时间内就被心肌代谢改变所引起的血流变化所掩盖。

3. 激素调节

肾上腺素和去甲肾上腺素可通过增强心肌的代谢活动和耗氧量使冠脉血流量增加；也可直接作用于冠脉血管 α 或 β 肾上腺素能受体，引起冠脉血管收缩或舒张。甲状腺素增多时，心肌代谢加强，耗氧量增加，使冠状动脉舒张，血流量增加。大剂量血管升压素使冠状动脉收缩，冠脉血流量减少。血管紧张素Ⅱ也能使冠状动脉收缩，冠脉血流量减少。

（金　雯）

第二节　动脉粥样硬化

各种原因导致的动脉血管壁增厚并失去弹性，进而管腔缩小的血管病变称为动脉硬化（arteriosclerosis），包括 AS、Mönckeberg 动脉中膜钙化和细动脉硬化。动脉粥样硬化（atherosclerosis，AS）是最常见和最具危害性的疾病，其病变特征为在大、中动脉内膜和中膜内层，出现由脂质沉积、坏死而形成的粥样物，伴有平滑肌细胞和纤维组织增生。冠心病和脑卒中是 AS 的常见并发症，也是世界范围内两大主要死亡病因。近年来，该病的发病率在我国也有明显上升的趋势。尸检结果显示，在 40 ~ 49 岁的人群中，冠状动脉和主动脉粥样硬化病变的检出率分别为 58.36% 和 88.31%，并随着年龄的增长而逐渐增加。

一、动脉粥样硬化的危险因素

动脉粥样硬化的病因至今仍不十分清楚，但有一些危险因素被认为与动脉粥样硬化发病密切相关（表 9-2-1）。

表 9-2-1　动脉粥样硬化的危险因素

可控危险因素	不可改变危险因素	新型危险因素
高脂血症	年龄	高同型半胱氨酸血症
高血压	性别	脂蛋白（a）
吸烟	遗传	C-反应蛋白和其他炎症标志物
糖尿病及高胰岛素血症		
缺乏运动		

1. 可控危险因素

某些危险因素与生活环境和行为习惯密切相关，很大程度上是可以改变的，为可控制的危险因素，正日益受到人们的重视。这些因素包括血脂异常、吸烟、高血压、糖尿病、缺乏体力活动和肥胖等。研究显示，冠心病的危险因素中 90% 以上属于可控的，对于这类危险因素进行干预，可以降低冠心病和脑卒中的发生率。

（1）高脂血症　众所周知，高脂血症（hyperlipidemia）是动脉粥样硬化的重要危险因素。高脂血症实际上也可认为是高脂蛋白血症，一般以成人空腹 12 ~ 14 小时血甘油三酯超过 160 mg/dL（1.81 mmol/L），胆固醇超过 260 mg/dL（6.76 mmol/L）称为高脂血症。大量流行病学调查证明，血浆低密度脂蛋白（LDL）、极低密度脂蛋白（VLDL）水平持续升高与动脉粥样硬化的发病率呈正相关。越来越多的资料表明，LDL 必须以某种方式修饰后（如氧化修饰）才致病。近年来，许多学者开始改用纯的脂蛋白颗粒进行研究，如脂蛋白 A ［Lp(a)］是一种混合颗粒，这种颗粒含有特别多的碳水化合物，它通过影响脂质代谢参与动脉粥样硬化的发生。目前国人仍多以碳水化合物为主食，高碳水化合物膳食易发生高甘油三酯血症。高甘油三酯是本病的独立危险因素。相反，高密度脂蛋白（HDL）可通过胆固醇逆向转运机制清除动脉壁的胆固醇，将其转运至肝代谢并排出体外。此外，HDL 有抗氧化作用，防止 LDL 氧化，并可通过竞争性抑制阻止 LDL 与内皮细胞的受体结合而减少其摄取，因此，HDL 有抗动脉粥样硬化作用。

（2）高血压　据统计，高血压患者与同年龄组、同性别的人相比较，其动脉粥样硬化发病较早，病变较重。一方面，高血压时血流对血管壁的剪应力（shear stress，即血流冲击力）较高，同时，高血压可引起内皮损伤和/或功能障碍，从而造成血管张力增高、脂蛋白渗入内膜、单核细胞黏附并迁入内膜、血小板黏附及中膜平滑肌细胞（smooth muscle cells，SMC）迁入内膜等一系列变化，促进动脉粥样硬化发生。另一方面，高血压时有脂质和胰岛素代谢异常。有报道认为，高血压患者脂质异常较血压正常者多见；高血压患者有高胰岛素血症及胰岛素抗性（患者对胰岛素不敏感，给予胰岛素，患者的血糖降低不明显；给患者口服葡萄糖刺激后，胰岛素释放反应显著增高）。这些均可促进动脉粥样硬化发生。

（3）吸烟　大量吸烟可使血液中 LDL 更易于氧化，并导致血内一氧化碳浓度升高，从而造成血管内皮缺氧性损伤；烟内含有一种糖蛋白，可激活凝血因子Ⅻ及某种致突变物质，后者可引起血管壁 SMC 增生。吸烟可使血小板聚集功能增强及血液中儿茶酚胺浓度升高，但使不饱和脂肪酸及 HDL 水平降低。这些均会引起动脉粥样硬化的发生。

（4）糖尿病及高胰岛素血症　糖尿病患者的血液 HDL 水平较低，而且由于高血糖可致 LDL 糖基化及高甘油三酯血症，后者可产生小而紧密的 LDL 颗粒，这种 LDL 较易氧化。这些修饰的 LDL 可促进血液单核细胞迁入内膜及转变为泡沫细胞。另外，大量调查资料证明，高胰岛素血症（hyperinsulinemia）与动脉粥样硬化的发生密切相关。胰岛素水平越高，冠状动脉性心脏病（冠心病）的发病率及死亡率越高；反之，冠心病的发病率及死亡率较低。高胰岛素水平可促进动脉壁 SMC 增生，而且胰岛素水平与血 HDL 含量呈负相关。

（5）缺乏运动　适度的体育锻炼能降低心血管疾病的死亡率。缺乏体力活动，加上食物热量摄入过高，常引起肥胖，加速 AS 的发展。体育锻炼有利于脂质正常代谢，抑制心血管疾病的其他危险因素，如高血压、高血脂、胰岛素抵抗和肥胖的发生，从而起到预防 AS 发生的作用。

2. 不可改变危险因素

不可改变危险因素主要包括年龄、性别和家族遗传史等（一级亲属中，男性 55 岁以前和女性 65 岁以前出现冠心病）。

（1）年龄和性别　动脉粥样硬化性疾病发病与年龄增长明显相关。一方面，动脉粥样硬化病变随年龄增长缓慢发展，终至临床事件缓慢发生；另一方面，随着年龄增长，动脉粥样硬化的其他危险因素如高血压、糖尿病等也明显增多。就性别而言，女性的血浆 HDL 水平高于男性，而 LDL 水平却较男性为低。女性在绝经期前动脉粥样硬化的发病率低于同龄组男性，但在绝经期后这种性别差异即告消失，这是由于雌激素能影响脂类代谢，降低血浆胆固醇水平的缘故。

（2）遗传因素　冠心病的家族聚集现象提示遗传因素是本病的危险因素。家族性高胆固醇血症（familial hypercholesterolemia，FH）患者由于细胞的 LDL 受体基因突变以致其功能缺陷，导致血浆 LDL 水平极度升高。已知，至少有 20 种遗传性脂蛋白疾病，除 FH 外，有家族性高乳糜微粒血症（familial hyperchylomicronemia），表现为血浆乳糜微粒增高；家族性脂蛋白脂酶缺乏（familial lipoprotein lipase deficiency），表现为血浆乳糜微粒增高；家族性高甘油三酯血症（familial hypertriglyceridemia），表现为血浆 VLDL、乳糜微粒增高，HDL 降低；家族性联合高脂血症等。

3. 新型危险因素

约 20% 的冠心病患者不存在上述经典的危险因素。随着对 AS 研究的深入，一些新型标志物逐渐受到重视，包括同型半胱氨酸、特殊脂蛋白颗粒 Lp(a) 和炎症标志物等。

（1）高同型半胱氨酸血症　循环中同型半胱氨酸水平与冠状动脉、脑动脉和外周动脉粥样硬化的存在及严重程度有明显相关性，轻度或中度的同型半胱氨酸水平升高，患冠心病的危险性增加 20%。高水平同型半胱氨酸能够促进氧化应激，增加血管炎症反应，诱导血小板性血栓形成，参与 AS 的发生和发展。

同型半胱氨酸是蛋氨酸代谢的中间产物，蛋氨酸代谢遗传缺陷或者蛋氨酸代谢所需微量元素叶酸和维生素 B_6、B_{12} 缺乏，是产生高同型半胱氨酸血症的主要原因。尽管叶酸可以减低血中同型半胱氨酸水平，但目前证据还不足以证实其能降低冠心病发病的危险性。

（2）脂蛋白(a)　Lp(a) 是一种化学结构与 LDL 极为相似的脂蛋白，其载脂蛋白为 apoB－100 与 apo(a) 通过二硫键共价连接。apo(a) 具有与纤溶酶原 80% 的相同氨基酸序列，因此与纤溶酶原竞争位于 EC、单核细胞和血小板等表面的 PLG 受体，干扰纤溶酶原变成纤溶酶，从而抑制血栓溶解。流行病学资料表明，高浓度 Lp（a）是冠心病的独立危险因素之一。临床病理学检查也发现动脉粥样硬化斑块中存在大量的 Lp（a）沉积。

（3）C-反应蛋白和其他炎症标志物　炎症反应贯穿了从脂质条纹到斑块破裂的全过程。此过程中产生的各种炎症因子作为生物标记物已被广泛深入地研究。

包括白细胞介素（interleukin-6，10）、单核细胞趋化蛋白（monocyte chemoattractant protein 1，MCP-1）、TNF-α 及急性期反应蛋白（C-反应蛋白和淀粉样物质 A）。其中，C-反应蛋白（C-reactive protein，CRP）是一种敏感的炎症损伤标记物。研究显示，CRP 水平较高的健康个体，未来患心血管疾病的可能性增加，而且不依赖血浆胆固醇水平。严重不稳定心绞痛患者血清 CRP 大于 3 mg/L 者，其心绞痛复发、心肌梗死和心血管死亡事件发生率增加，CRP 持续升高者预后更差。

CRP 可以通过以下方式影响 AS 的进程：促进巨噬细胞摄取 LDL 并转化为泡沫细胞；刺激血管 EC 分泌细胞黏附分子（intercellular adhesion molecule-1，ICAM-1），诱导 EC 表达致炎因子；诱导巨噬细胞产生组织因子，促进动脉内血栓形成。

大规模流行病学研究发现，AS 的发生很少取决于单一的危险因素，而是多个危险因素协同作用的结果。

二、动脉粥样硬化的发生机制

（一）动脉粥样硬化发生机制学说

动脉粥样硬化的发病机制至今尚未完全明了，主要学说有以下几种。

1. 脂源性学说

此学说基于高脂血症与本病的因果关系。实验研究也证明，给动物喂饲富含胆固醇和脂肪的饮食可引起与人类动脉粥样硬化相似的血管病变。高脂血症可引起内皮细胞损伤和灶状脱落，导致血管壁通透性增加，血浆脂蛋白得以进入内膜，而后引起巨噬细胞的清除反应和血管壁 SMC 增生，并形成斑块。Anitschkow（1925）的浸润学说、Rössle（1943）的渗入学说，以及 Doerr（1963）的灌注学说都是在这样的事实基础上建立的。

2. 致突变学说

此学说由 E P Benditt 和 J M Benditt（1973）提出，他们认为，动脉粥样硬化斑块内的平滑肌细胞呈单克隆性，即由一个突变的 SMC 产生子代细胞，迁移入内膜，分裂增生而形成斑块，犹如平滑肌瘤一般。引起突变的原因可能是化学致突变物或病毒，其根据是，若女性的二倍体细胞核中 X 染色体的任一个基因是杂合子，机体将由两种不同等位基因型的细胞混合组成（镶嵌性）。目前以 6-磷酸葡萄糖脱氢酶（G-6-PD）作为检测这两个等位基因的标记物。G-6-PD 有两个异构体（A 及 B）。若增生病变来自镶嵌个体的单个细胞，则这种病变与正常组织含有两个表型相反，仅含有一个表型的 G-6-PD。Benditt 等在检查杂合子黑人妇女的正常主动脉及斑块中发现，斑块由产生一种表型的 G-6-PD 的 SMC 组成，而正常动脉壁则由两种表型的 G-6-PD 的 SMC 混合组成，因此认为这些病变是单克隆来源。

3. 损伤应答学说

此学说为 Ross（1976）所提出，1986 年又加以修改。他认为，动脉粥样硬化斑块形成至少有两个途径：① 各种原因（机械性、LDL、高半胱氨酸、免疫性、毒素、病毒等）引起内皮损伤，使之分泌生长因子（growth factor，GF），并吸引单核细胞黏附于内皮。单核细胞迁移入内皮下间隙，摄取脂质，形成脂纹，并释放血小板源性生长因子（PDGF）样生长因子。脂纹可直接演变为纤维斑块，或由于内皮细胞脱落而引起血小板黏附。这样，血小板、巨噬细胞及内皮细胞均可产生生长因子，刺激中膜 SMC 增生。增生病灶内的 SMC 也可分泌 PDGF 样生长因子；② 内皮细胞受损，但尚完整，内皮细胞更新增加，并产生生长因子，从而刺激中膜 SMC 迁移进入内膜，SMC 及受损内皮细胞均可产生 PDGF 样生长因子，这种相互作用导致纤维斑块形成，并继续发展。

损伤应答学说实际上也是一种炎症观点。近年来，随着研究工作的不断深入，动脉粥样硬化发生的炎症学说又重新被强调。

4. 受体缺失学说

Brown 和 Goldstein（1973）首先发现人纤维母细胞有 LDL 受体。已知，该受体广泛分布于肝、动脉壁等全身各种组织细胞膜表面。血浆 LDL 与 LDL 受体结合后，聚集成簇，被内吞入细胞，并与溶酶体融合。在溶酶体酶的作用下，LDL 中的 apo B-100 被水解为氨基酸，胆固醇酯被水解为游离胆固醇及脂肪酸，前者通过以下途径调节细胞的胆固醇代谢：① 抑制内质网的 HMG CoA 还原酶而抑制细胞本身胆固醇合成；② 在转录水平上抑制细胞 LDL 受体蛋白质的合成；③ 激活内质网脂酰 CoA 胆固醇脂酰转移酶（ACAT）活性，使游离胆固醇酯化而储存于胞质内。LDL 被细胞摄取的量取决于细胞膜上受体的多少，若 LDL 受体数目过少，则导致细胞从循环中清除 LDL 减少，从而使血浆 LDL 升高。家族性高胆固醇血症是常染色体显性遗传病，患者由于细胞表面 LDL 受体功能缺陷而导致血浆 LDL 水平极度升高。患者多在早年发生冠心病而死亡。

（二）AS 发病机制中的作用因素

目前较多学者认为，损伤应答学说具有较强的说服力，但任何一种学说均不能单独而全面地解释 AS 的发病机制，说明本病的发病机制是非常复杂的，也可能是多机制的。

综合以上学说，可以勾勒出当前动脉粥样硬化病因发病学的大致轮廓和共同环节，包括血管内皮细胞损伤、血管壁脂质沉积、炎症细胞浸润引发炎症反应和平滑肌细胞迁移增殖并分泌细胞外基质，以及新生血管形成等，下面介绍这些共同环节在 AS 发病机制中的作用。

1. 血管内皮细胞的作用

慢性或反复内皮细胞损伤是 AS 的起始病变，为损伤应答学说的基础。目前认为，多种危险因素如机械力、血流动力学、免疫复合物沉积、放射线、引起内膜增厚的化学物质、高脂饮食、低氧、吸烟或感染等均可引起内皮细胞的损伤。此外，早期的动脉粥样硬化病变可发生于内皮细胞形态完整的动脉内膜。近年研究认为，内皮细胞的非剥脱性功能障碍或活化在动脉粥样硬化病变中起着更为重要的作用。内皮细胞的功能障碍及形态学损伤可增加内皮通透性、增强白细胞黏附和改变内皮细胞基因产物的表达。如内皮细胞的通透性增加使血液中的脂质易于沉积在内膜；内皮细胞的损伤或功能障碍可使单核细胞、血小板黏附增加，并产生多种生长因子促进动脉粥样硬化斑块中平滑肌细胞的增生及分泌基质等。

2. 脂质的作用

高脂血症在动脉粥样硬化发病中的机制，除了慢性高脂血症（主要是高胆固醇血症）可以直接引起内皮细胞的功能障碍及内皮细胞的通透性增加外，主要与LDL的氧化修饰有关，特别是内皮细胞和单核-巨噬细胞可使LDL氧化修饰而成ox-LDL，ox-LDL对动脉粥样硬化的病变形成有几种作用：可与单核-巨噬细胞的清道夫受体结合使之形成泡沫细胞；对血液中的单核细胞具有较强的趋化作用，使单核细胞在病灶蓄积；通过内皮细胞黏附分子增加对单核细胞的黏附力；刺激各种生长因子和细胞因子的产生；对内皮细胞和平滑肌细胞产生细胞毒性作用等。

3. 炎症的作用

炎症反应贯穿动脉粥样硬化的开始、进展和并发症的全过程。正常内皮细胞不与血液中的白细胞黏附，而在动脉粥样硬化的发病早期，内皮细胞就开始在其表面选择性地表达黏附分子。单核细胞的黏附被认为是动脉粥样硬化的早期病变。单核细胞可在内皮细胞表达的黏附分子（如细胞间黏附分子或血管黏附分子）的作用下黏附于内皮细胞表面，并在趋化因子作用下迁入内膜下间隙，转化为巨噬细胞，吞噬脂质尤其是ox-LDL，转变成泡沫细胞，是动脉粥样硬化的早期病变脂纹、脂斑的主要成分。

4. 平滑肌细胞的作用

中膜平滑肌细胞迁移入内膜并增生，是动脉粥样硬化进展期病变形成的主要环节。由于渗入脂质的刺激、附着于内皮的血小板、单核细胞、内皮细胞及平滑肌细胞自身产生的一些生长因子，如血小板源性生长因子、纤维母细胞生长因子、转化生长因子和平滑肌源性趋化因子等，均具有促进平滑肌细胞迁移和增殖的作用，动脉中膜的平滑肌细胞经内弹力膜窗孔迁入内膜并增生。迁移或增生的平滑肌细胞发生表型转变，即由收缩型转变成合成型。此种平滑肌细胞表面亦有LDL受体，可以结合、摄取LDL及VLDL而成为肌源性泡沫细胞，是此时泡沫细胞的主要来源。这些增生的内膜平滑肌细胞又称为肌内膜细胞，能合成大量胶原蛋白、弹性蛋白和蛋白多糖等细胞外基质，巨噬细胞吞噬LDL并释放游离脂质，使病变的内膜显著增厚、变硬，促进硬化斑块的形成。

5. 新生血管形成

在生长因子作用下，主要是源于滋养血管的内皮细胞分裂增殖，向斑块内形成新生血管，称为血管生成（angiogenesis）。新生血管可保证增厚了的中膜和新生内膜中的细胞得到充分的血液供应，并进行分裂增殖，促进斑块生长。此外，氧化应激和炎症因子也有促新生血管形成的作用。新生血管常见于炎症细胞含量丰富的斑块肩部。新生血管管壁仅有单层内皮细胞围绕，易在外力作用下如血管痉挛时发生破裂，形成斑块内出血。小量斑块内出血促使斑块体积增加，大量斑块内出血将导致斑块突然破裂引起急性临床事件。

三、动脉粥样硬化的病理变化

动脉粥样硬化主要发生于大、中动脉，最好发于腹主动脉，其他依次为冠状动脉、降主动脉、颈动脉和脑底动脉环。这些动脉分叉、分支开口及血管弯曲的凸面为病变的好发部位。动脉粥样硬化的基本病变是在动脉内膜形成粥样斑块，主要有三种成分：① 细胞，包括平滑肌细胞、巨噬细胞和 T 淋巴细胞；② 细胞外基质，包括胶原、弹性纤维和蛋白多糖；③ 细胞内和细胞外脂质。这种成分的含量和分布随斑块的变化有所不同。典型病变的发生和发展经过以下 4 个阶段。

1. 脂纹

脂纹（fatty streak）是动脉粥样硬化的早期病变。尸检普查显示，9 岁以下儿童的主动脉脂纹检出率为 11.5%，10 ~ 19 岁检出率为 48.96%。肉眼观，主动脉的脂纹常位于其后壁及分支开口处，为帽针头大小斑点及宽 1 ~ 2 mm、长短不一的黄色条纹，不隆起或稍微隆起于内膜表面（图 9-2-1）。

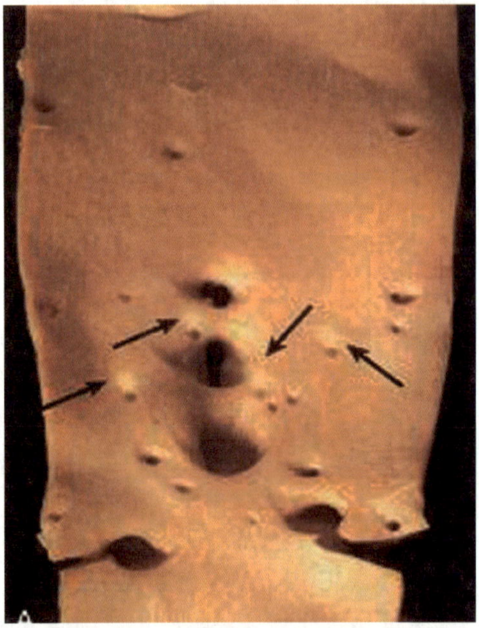

动脉内膜面可见针头大小的斑点，微隆起

图 9-2-1　主动脉粥样硬化（脂纹）

脂纹的形成多先有高脂血症，高脂血症或其他有害因子可造成内皮损伤，使其表面糖萼变薄，内皮细胞间隙增宽。LDL 与内皮细胞的高亲和性受体结合而被摄取，通过胞质，进入内皮下间隙，并被内皮细胞及 SMC 释放的氧自由基氧化修饰，产生 ox-LDL 及氧化 ox-Lp(a)。

在动脉分叉、分支开口处及弯曲动脉的凸面血流剪应力减小，并可出现涡流，这使单核细胞易离开轴流与内皮接触。已知，内皮细胞能分泌几种黏附分子，如 ICAM-1 及血管黏附分子（vascular adhesion molecule-1，VCAM-1）。ICAM-1 可与白细胞表面的受体 β_2-整合素（β_2-integrin，包括 LFA-1 及 MAC-1）结合，VCAM-1 可与白细胞的受体（VLA-4）结合，从而使单核细胞黏附于内皮表面。

单核细胞迁入内皮下间隙受多种因素影响。其中，最重要的是 SMC 分泌的单核细胞趋化蛋白 1（monocyte chemotactic protein-1，MCP-1），对单核细胞有很强的趋化活性。此外，动脉壁细胞产生的生长因子（如 PDGF）及 ox-LDL 等对单核细胞亦有趋化活性。迁入内皮下间隙的单核细胞被激活并分化成巨噬细胞。

ox-LDL、ox-Lp(a) 可与巨噬细胞表面的清道夫受体结合而被摄取。这些受体对胆固醇无下调作用，因而被巨噬细胞摄取的脂质愈来愈多，直至形成泡沫细胞（foam cell），见图 9-2-2。

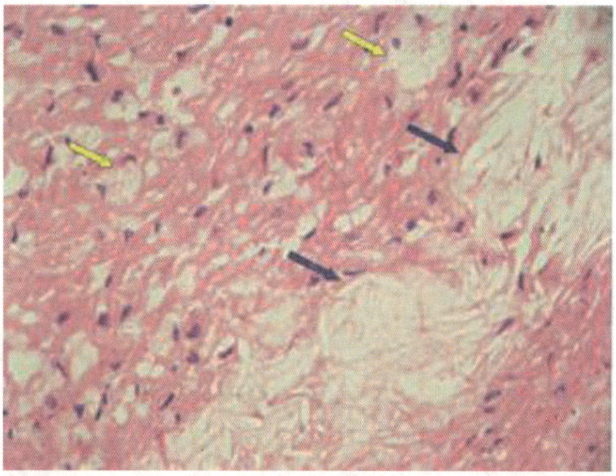

内皮下大量泡沫细胞聚集（黄色箭头），斑块内可见竹叶状胆固醇结晶裂隙（蓝色箭头）

图 9-2-2　动脉粥样硬化（镜下）

LDL 渗入内皮下间隙（SES），被氧自由基氧化修饰；MCP-1 释放，单核细胞（MC）迁入内膜，ox-LDL 与巨噬细胞表面的清道夫受体结合而被摄取，泡沫细胞形成。

大量泡沫细胞聚集即形成脂纹，内皮隆起及变形。电镜下，巨噬细胞源性泡沫细胞表面富有突起，形成丝状伪足；胞质内含有大量较小的脂质空泡和溶酶体，有时还见到胆固醇结晶；核卵圆或略呈肾形，异染色质常呈块状紧靠核膜，偶见 1 ~ 2个核仁。内皮细胞、巨噬细胞及 SMC 均可分泌生长因子［PDGF、纤维母细胞生长因子（FGF）、表皮生长因子（EGF）等］，在其作用下，原已存在于内膜的 SMC 增生；中膜 SMC 发生表型转变（phenotypic modulation），即由收缩型（胞质内含大量肌丝及致密体）转变为合成型（含大量粗面内质网、核蛋白体及线粒体）；同时，SMC 穿过内弹力板窗孔迁移入内皮下间隙并增生。SMC 表面有 LDL 受体，可结合、摄取 LDL 及 VLDL 而成为泡沫细胞（肌源性泡沫细胞）。电镜下，肌源性泡沫细胞多呈长形，或有突起，多少保持 SMC 的特点，胞质内可见肌丝和致密体，脂质空泡多少不定，一般稍大，有时能见到基底膜。

病变的进展：已知 ox-LDL 具有细胞毒性，当大量 ox-LDL 被巨噬细胞摄取，超过了其清除能力时可引起泡沫细胞的坏死，导致细胞外脂质核心形成。加之，SMC 大量增生，穿插于巨噬细胞源性泡沫细胞之间，产生胶原、弹性纤维及蛋白多糖，使病变演变为纤维斑块。

2. 纤维斑块

肉眼观，纤维斑块（fibrous plaque）为隆起于内膜表面的灰黄色斑块。随着斑块表层的胶原纤维不断增加及玻璃样变，脂质被埋于深层，斑块逐渐变为瓷白色。镜检下，斑块表面为一层纤维帽，由大量 SMC 及细胞外基质（包括胶原、弹性纤维、蛋白聚糖及细胞外脂质）组成。纤维帽之下有不等量增生的 SMC、巨噬细胞及两种泡沫细胞，以及细胞外脂质及基质。

由于 ox-LDL 的细胞毒性作用及很可能由内皮细胞及 SMC 产生的氧自由基的作用，可引起斑块内细胞损伤及坏死。比较脆弱的巨噬细胞源性泡沫细胞坏死后，其胞质内的脂质被释放出来，成为富含胆固醇脂的脂质池。泡沫细胞坏死崩解，释放出许多溶酶体酶，促使其他细胞坏死崩解。随着病理过程的发展，纤维斑块逐渐演变为粥样斑块。

3. 粥样斑块

粥样斑块（atheromatous plaque）亦称粥瘤（atheroma）。肉眼观，为明显隆起于内膜表面的灰黄色斑块。切面，表层的纤维帽为瓷白色，深部为多量黄色粥糜样物质（由脂质和坏死崩解物质混合而成，见图 9-2-3）。镜检下，纤维帽趋于老化，胶原纤维陷于玻璃样变，SMC 被分散埋藏在细胞外基质之中。深部为大量无定形坏死物质，其内富含细胞外脂质，并见胆固醇结晶（石蜡切片上为针状空隙）、钙化等。底部和边缘可有肉芽组织增生，外周可见少许泡沫细胞和淋巴细胞浸润。病变严重者中膜 SMC 呈不同程度萎缩，中膜变薄。外膜可见新生毛细血管、不同程度的结缔组织增生及淋巴细胞、浆细胞浸润。一些学者认为，这种外膜炎症（慢性主动脉周围炎）可能是对粥瘤中的类蜡质（ceroid，一种含高度不饱和脂肪酸的黄色腊样物质）成分的一种自身免疫反应。

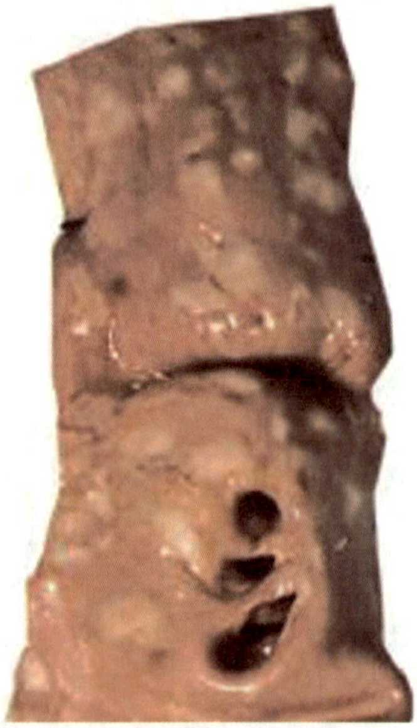

主动脉内膜可见黄白色和灰黄色纤维斑块及粥样斑块

图 9-2-3 主动脉粥样硬化（大体）

4. 继发病变

（1）斑块内出血 在粥样斑块的边缘常见到许多薄壁的新生血管。在血流剪应力作用下，这些薄壁血管易破裂出血，形成血肿，使斑块更加隆起，其后血肿被机化。

（2）斑块破裂 为最危险的并发症，斑块破裂常形成溃疡（粥瘤性溃疡）及并发血栓形成；坏死性粥样物质可排入血流而造成胆固醇栓塞。斑块破裂常见于腹主动脉下端、髂动脉和股动脉。富含软的细胞外脂质的斑块，特别是脂质池偏位时，容易破裂。斑块外周部分纤维帽最薄，含胶原、氨基葡聚糖及 SMC 较少，细胞外脂质较多，抗张强度较差，该处巨噬细胞源性泡沫细胞浸润也最多。因此，破裂往往发生在纤维帽的外周。

（3）血栓形成 表浅的或由于斑块破裂造成较深的内膜损伤，均可使胶原暴露，通过 von Willebrand 因子的介导，引起血小板聚集而形成血栓，可引起器官动脉阻塞而导致梗死（如脑梗死、心肌梗死）。冠状动脉血栓的机化及再通可在一定程度上恢复该支动脉的血流，有助于保持梗死灶周围心肌的存活。

（4）钙化 多见于老年患者，钙盐可沉积于坏死灶及纤维帽内，动脉壁因而变硬、变脆。钙化灶可进一步发生骨化。

（5）动脉瘤形成 严重的粥样斑块底部的中膜 SMC 可发生不同程度的萎缩，以致逐渐不能承受血管内压力（张力）的作用而扩张，形成动脉瘤（aneurysm），见图 9-2-4。另外，血流可从粥瘤性溃疡处侵入主动脉中膜，或中膜内血管破裂出血，造成中膜撕裂，形成夹层动脉瘤（aneurysma dissecans）。

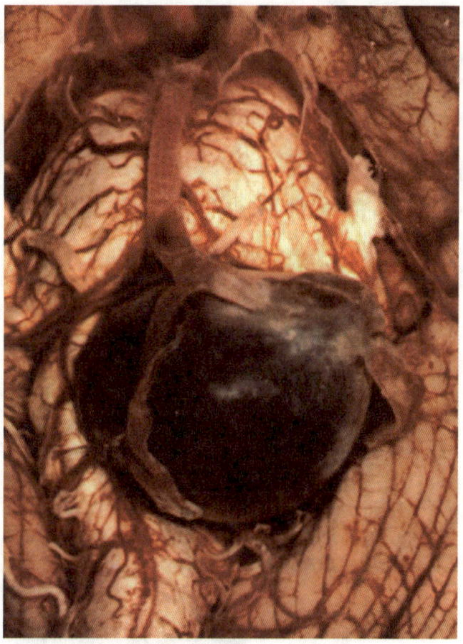

图 9-2-4 动脉瘤形成

综上所述，AS 的发生是一个长期、复杂的过程。各种有害因素作用于血管 EC，使之功能紊乱，脂蛋白和巨噬细胞侵入动脉壁，变成泡沫细胞，形成最初的脂纹。随着白细胞的激活和多种炎症因子的释放，吸引 SMC 迁移增殖，加之细胞外基质代谢异常，脂纹发展为纤维斑块。由于脂质核心增大、泡沫细胞坏死，导致粥样斑块和继发病变形成。

四、重要器官的动脉粥样硬化

1. 主动脉粥样硬化

病变多发生于主动脉后壁和其分支开口处。腹主动脉病变最严重，其次是降主动脉和主动脉弓，再次是升主动脉。病变严重者，斑块破裂，形成粥瘤性溃疡，其表面可有附壁血栓形成。有的病例因中膜 SMC 萎缩，弹力板断裂，局部管壁变薄弱，在血压的作用下管壁向外膨出而形成主动脉瘤。这种动脉瘤主要见于腹主动脉。偶见动脉瘤破裂，发生致命性大出血。有时可发生夹层动脉瘤。有的病例主动脉根部内膜病变严重，累及主动脉瓣，使瓣膜增厚、变硬，甚至钙化，形成主动脉瓣膜病。

2. 冠状动脉粥样硬化

详见本章第三节。

3. 脑动脉粥样硬化

脑动脉粥样硬化发生较迟，一般在 40 岁以后才出现斑块。病变以 Willis 环和大脑中动脉最显著。近年来报道，颈内动脉起始部及颅内部的粥样硬化病变相当常见，可有不同程度的管腔狭窄、斑块内出血、溃疡及附壁血栓形成。

患本病时，由于脑动脉管腔狭窄，脑组织因长期供血不足而发生萎缩；大脑皮质变薄，脑回变窄，脑沟变宽、加深，质量减轻。严重者常有智力减退，甚至痴呆。

严重的脑动脉粥样硬化使管腔高度狭窄，常继发血栓形成而导致管腔阻塞，因脑组织缺血而发生梗死（脑软化）。脑软化多见于颞叶、内囊、尾状核、豆状核和丘脑等部位。镜检下，脑软化灶早期，组织变疏松，神经细胞变性、坏死，数量减少，周围有少量炎性细胞浸润。由小胶质细胞转变来的巨噬细胞摄取坏死组织崩解产生的脂质，使胞体增大，胞质呈泡沫状。小软化灶可被吸收，由胶质细胞增生修复。较大的软化灶周围由增生的胶质纤维和胶原纤维围绕，坏死组织液化吸收形成囊腔。严重脑梗死可引起患者失语、偏瘫，甚至死亡。发生在延髓的软化灶可引起呼吸、循环中枢麻痹。脑动脉粥样硬化病变可形成小动脉瘤，当血压突然升高时可破裂出血。

4. 肾动脉粥样硬化

据统计，80%的肾动脉粥样硬化性狭窄见于肾动脉开口处或主干近侧端，多为偏心的纤维斑块。严重者可导致肾动脉高度狭窄，甚或因并发血栓形成而完全阻塞。前者引起肾血管性高血压，后者引起受累动脉供血区域的梗死，梗死灶机化后形成较大块的凹陷瘢痕。多个瘢痕使肾缩小，称为动脉粥样硬化性固缩肾（图 9-2-5）。

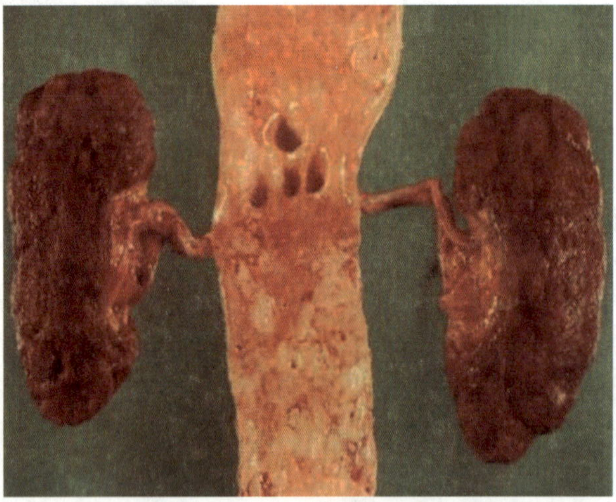

双肾体积缩小，表面呈现不规则瘢痕状

图 9-2-5 动脉粥样硬化性固缩肾

5. 四肢动脉粥样硬化

下肢动脉粥样硬化较上肢为常见，且较严重。股浅动脉在内收肌腱裂孔水平处最常发生阻塞，可能是由于动脉在该处易受大内收肌的腱弓反复机械作用。四肢动脉吻合支较丰富，较小的动脉管腔逐渐狭窄以至闭塞时，一般不发生严重后果。当较大动脉管腔明显狭窄时，可因肢体缺血在行走时出现跛行症状。当动脉管腔严重狭窄，继发血栓形成而侧支循环又不能代偿时，可发生供血局部的缺血性坏死（梗死），甚至发展为坏疽。

6. 肠系膜动脉粥样硬化

肠系膜动脉因粥样斑块而狭窄甚至闭塞时，可引起肠坏死，患者有剧烈腹痛、腹胀和发热，还可有便血、麻痹性肠梗阻及休克等症状。

（鞠小丽）

第三节　冠状动脉粥样硬化及冠状动脉性心脏病病理

冠状动脉粥样硬化（coronary atherosclerosis）是最常见的狭窄性冠状动脉疾病，也是动脉粥样硬化对人体威胁最大的疾病。冠状动脉性心脏病（coronary heart disease），简称冠心病，是指因狭窄性冠状动脉疾病而引起的心肌缺氧（供血不足）所造成的缺血性心脏病。冠心病绝大多数由冠状动脉粥样硬化引起。

一、冠状动脉粥样硬化

冠状动脉粥样硬化是冠状动脉最常见的疾病，占发病率的95%～99%，特别是好发于肌壁外冠状动脉支的动脉粥样硬化。冠状动脉近侧段之所以好发动脉粥样硬化，是由于它比所有器官动脉都靠近心室，因而承受最大的收缩压撞击。再者，冠状动脉血管树因心脏的形状而有多数方向改变，亦承受较大的血流剪应力。

（1）好发部位　大样本统计结果显示，病变的总检出率、狭窄检出率和平均级别均以前降支最高，其余依次为右主干、左主干或左旋支、后降支。

（2）性别差异　20～50岁病变检出率，男性显著高于女性；60岁以后男女无明显差异。

（3）病变特点　粥样硬化斑块的分布多在近侧段，且在分支口处较重。早期，斑块分散，呈节段性分布，随着疾病的发展，相邻的斑块可互相融合。在横切面上，斑块多呈新月形，管腔呈不同程度的狭窄。有时可并发血栓形成，使管腔完全阻塞。根据斑块引起管腔狭窄的程度可将其分为4级：Ⅰ级，管腔狭窄在25%以下；Ⅱ级，管腔狭窄在26%～50%；Ⅲ级，管腔狭窄在51%～75%；Ⅳ级，管腔狭窄在76%以上。

冠状动脉粥样硬化常伴发冠状动脉痉挛，后者可使原有的管腔狭窄程度加剧，甚至导致供血的中断，引起心肌缺血及相应的心脏病变（如心绞痛、心肌梗死等），并可成为心源性猝死的原因。

二、冠状动脉性心脏病

冠状动脉性心脏病简称冠心病，是指因狭窄性冠状动脉疾病而引起的心肌缺氧（供血不足）所造成的心脏功能障碍，故又称缺血性心脏病（ischemic heart disease，IHD）。冠心病是多种冠状动脉疾病的结果，但冠状动脉粥样硬化占冠心病的绝大多数，因此，习惯上把冠状动脉性心脏病视为冠状动脉粥样硬化性心脏病的同义词。冠心病临床表现为心绞痛、心肌梗死和冠状动脉性猝死等。根据WHO的统计，冠心病是世界上最常见的死亡原因，被称为“第一杀手”。

（一）心绞痛

心绞痛（angina pectoris）是最常见的临床综合征，由心肌耗氧量和供氧量暂时失去平衡而引起。心绞痛既可因心肌耗氧量暂时增加，超出了已狭窄的冠状动脉供氧能力而发生（劳力型心绞痛，如可在体力活动、情绪激动、寒冷、暴饮暴食等的影响下发作），亦可因冠状动脉痉挛导致心肌供氧不足而引起（自发型心绞痛）。

1. 心绞痛的发生机制

心绞痛的发生是由于心肌缺氧造成代谢产物堆积，这些物质刺激心脏局部的交感神经末梢，信息由传入神经经下段颈及上段胸交感神经节和相应脊髓段送至大脑后，在相应脊髓段的脊神经所分布的皮肤区域产生不适感，其性质往往不是疼痛而是憋闷或紧缩感。所以，心绞痛是心肌缺血所引起的反射性症状。

2. 心绞痛的分型

心绞痛根据引起的原因和疼痛的程度，可分为稳定型心绞痛、不稳定型心绞痛和变异型心绞痛三种。

（1）稳定型心绞痛　稳定型心绞痛（stable angina pectoris）亦称轻型心绞痛，一般不发作，可稳定数月，仅在重体力劳动时发作。此类心绞痛是由于暂时性急性或慢性相对性心肌缺血所引起。

（2）不稳定型心绞痛　不稳定型心绞痛（instable angina pectoris）临床上颇不稳定，可在负荷时或休息时发作，其强度和/或频度可增加。此类患者大多至少有1支冠状动脉大支近侧端高度狭窄。在心绞痛强度增加的病例中常见冠状动脉主干和3支冠状动脉狭窄。镜下，常见到因弥散性心肌细胞坏死引起的弥漫性间质性心肌纤维化，可导致慢性肌原性心功能不全，伴左心室扩张。

（3）变异型心绞痛　变异型心绞痛（variant angina pectoris）亦称Prinzmetal心绞痛，多无明显诱因而在休息时发病，仅少数在工作负荷中发病。发作时，心电图可有ST段升高。血管造影证明，此型心绞痛发作时可见冠状动脉痉挛，直至其管腔狭窄。这种血管痉挛大多发生在有明显狭窄的冠状动脉，但有时也可见于冠状动脉无明显病变的患者。

（二）心肌梗死

心肌梗死（myocardial infarction）是指冠状动脉的血流急剧减少或中断，其供血区的心肌出现严重而持续的缺血，最终导致心肌的缺血性坏死。绝大多数的梗死心肌可累及心壁全层（透壁性梗死），少数病例仅累及心肌的心内膜下层（心内膜下梗死）。

1. 病因和发病机制

（1）冠状动脉血栓形成　由于在众多尸检例中发现，供养梗死区的冠状动脉支有狭窄性动脉粥样硬化并发闭塞性血栓形成，因此，许多学者认为，冠状动脉血栓形成是心肌梗死的原因。然而，心肌梗死例中冠状动脉血栓的发生率各家报道相差悬殊，因此，关于冠状动脉血栓形成与心肌梗死的关系问题至今仍有争论。

（2）冠状动脉痉挛　随着心血管造影技术的发展，冠状动脉痉挛问题已获得突破。现已证实，变异型心绞痛是由冠状动脉痉挛引起的。有人用冠状动脉造影术研究大量的透壁心肌梗死病例，发现冠状动脉闭塞率随发作后时间的延长而递减，提示梗死原因为冠状动脉痉挛。近来研究证明，有严重狭窄的冠状动脉仍可发生收缩。

（3）心肌供血不足　在狭窄性冠状动脉粥样硬化的基础上，由于过度负荷而造成心肌供血相对不足，亦可引起心肌梗死。

（4）其他　冠脉栓塞、炎症、先天畸形、医源性冠脉阻塞等。

2. 好发部位和范围

心肌梗死的部位与闭塞的冠状动脉供血区域一致。由于左冠状动脉比右冠状动脉病变更为常见，所以心肌梗死多发生在左心室。其中，左心室前壁、心尖部及室间隔前 2/3，约占全部心肌梗死病例的 40% ~ 50%，该区正是左冠状动脉前降支供血区；30% ~ 40% 的心肌梗死发生在左心室后壁、室间隔后 1/3 及右心室，此乃右冠状动脉供血区；此外，15% ~ 20% 的心肌梗死见于左心室侧壁，相当于左冠状动脉回旋支供血区域。

冠状动脉的分布变异较大，据统计有以下 3 型：① 右优势型：右冠状动脉除发出后降支外，还分支供养右心室膈面及左心室一部分；② 均衡型：两心室的膈面各由本侧冠状动脉供血，互不越过两心房、两心室交界，并可有两支后降支；③ 左优势型：左冠状动脉分布于左心室膈面，发出后降支，有的还分支至右心室膈面的一部分。这种变异不但影响心肌梗死的分布，而且当一支优势的冠状动脉阻塞时，另一支较弱的冠状动脉的吻合支往往不能满足阻塞支供血区心肌对氧的需求，导致该区发生坏死。

3. 分型

根据心肌梗死的范围和深度可分为心内膜下心肌梗死和区域性心肌梗死两种主要类型。

（1）心内膜下心肌梗死　心内膜下心肌梗死（subendocardial myocardial infarction）的特点是坏死主要累及心室壁内层 1/3 的心肌，并波及肉柱和乳头肌，常表现为多发性小灶状坏死，坏死灶大小为 0.5 ~ 1.5 cm。病灶分布常不限于某一支冠状动脉的供血范围，而是不规则地分布于左心室四周。最严重的病例，坏死灶扩大融合成为累及整个心内膜下心肌的坏死，称为环状梗死（circumferential infarction）。患者通常存在三支冠状动脉严重的狭窄性动脉粥样硬化，但绝大多数既无血栓性，亦无粥瘤性阻塞，说明严重、弥漫的冠状动脉病变是此型心肌梗死发生的前提。当患者由于某种原因（如休克、心动过速、不适当的体力活动）引起冠状动脉供血不足时，可造成各支冠状动脉最远端区域（心内膜下心肌）缺氧，而三大支冠状动脉已陷于严重狭窄，侧支循环不能改善心肌的供血，因而导致心肌坏死，而且是多发性小灶状坏死。

（2）区域性心肌梗死　区域性心肌梗死（regional myocardial infarction）亦称透壁性心肌梗死（transmural myocardial infarction），为典型的心肌梗死类型。梗死区大小不一，多为数厘米大小，或更大些。该型心肌梗死坏死心肌累及心壁全层，其发生率远比心内膜下心肌梗死高。

4. 病变

肉眼观，心肌梗死灶形状不规则。一般于梗死6小时后肉眼才能辨认，梗死灶呈苍白色，8～9小时后呈黄色或土黄色，干燥，较硬，失去正常光泽(图9-3-1)。第4天在梗死灶周边出现明显充血、出血带。2～3周后由于肉芽组织增生而呈红色。5周后梗死灶逐渐被瘢痕组织取代，呈灰白色（陈旧性梗死灶）。

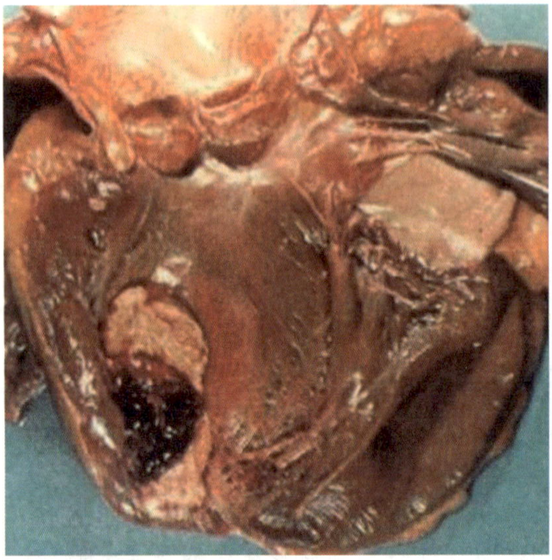

心脏横断面由下向上观，上方为心前壁、左心室前壁和室间隔前部梗死

图9-3-1 心肌梗死（大体）

镜下，心肌梗死最常表现为凝固性坏死，心肌细胞胞质嗜伊红性增高，继而核消失。肌原纤维结构可保持较长时间，最终融合成均质红染物。梗死灶边缘可见充血带及中性粒细胞浸润，在该处，可见到心肌细胞肿胀，胞质内出现颗粒状物及不规则横带。另一部分心肌细胞则出现空泡变性，继而肌原纤维及细胞核溶解消失，残留心肌细胞肉膜，仿佛一个空的扩张的肉膜管子。

5. 心肌梗死的生化变化

梗死的心肌细胞内糖原减少或消失出现较早，一般在冠状动脉闭塞5分钟后即可出现。这是由于某一支冠状动脉阻塞后，该部分心肌所需的氧和葡萄糖来源中断，细胞内储存的糖原发生酵解所致。近来有报道称，心肌缺血早期可引起心肌肌红蛋白缺失。心肌受损时，肌红蛋白迅速从肌细胞释出，进入血液，并从尿中排出，因此急性心肌梗死时能很快从血和尿中测出肌红蛋白值升高。心肌坏死时，一些酶，如谷氨酸-草酰乙酸转氨酶（SGOT）、谷氨酸-丙酮酸转氨酶（SGPT）、肌酸磷酸激酶（CPK）及乳酸脱氢酶（LDH）可释放入血，使这些酶在血中的浓度升高。目前新型的心肌损伤标志物肌酸激酶同工酶（CK-MB）、肌钙蛋白I或T特异性强，已成为诊断心肌梗死的敏感指标。

6. 并发症

尤其是透壁性心肌梗死，可并发下列病变：

（1）心脏破裂　是严重并发症，占心肌梗死所致死亡病例的3%～13%。常发生在心肌梗死后1～2周内，主要由于梗死灶周围中性粒细胞和单核细胞释出的蛋白水解酶及坏死的心肌自身溶酶体酶使坏死的心肌溶解所致。好发部位：①左心室前壁下1/3处，心脏破裂后血液流入心包，引起心包填塞而致急死；②室间隔穿孔，左心室血流入右心室，引起右心功能不全；③左心室乳头肌断裂，引起急性二尖瓣关闭不全，导致急性左心衰竭。

（2）室壁瘤形成（ventricular aneurysm）　10%～38%的心肌梗死病例合并室壁瘤，可发生于心肌梗死急性期，但更常发生在愈合期。由梗死区坏死组织或瘢痕组织在室内血液压力作用下，局部组织向外膨出而成。多发生于左心室前壁近心尖处，可引起心功能不全或继发附壁血栓。

（3）附壁血栓形成（mural thrombosis）　多见于左心室。梗死区心内膜粗糙，室壁瘤处及心室纤维性颤动时出现涡流等，为血栓形成提供了条件。血栓可发生机化或脱落，引起大循环动脉栓塞。

（4）心外膜炎　心肌梗死波及心外膜时，可出现无菌性纤维素性心外膜炎。

（5）心功能不全　梗死的心肌收缩力显著减弱以至丧失，可引起左心、右心或全心充血性心力衰竭，是患者死亡最常见的原因之一。

（6）心源性休克　当左心室梗死范围达40%时，心室收缩力极度减弱，心输出量显著减少，即可发生心源性休克，导致患者死亡。

（7）心律失常　心肌梗死累及传导系统，可出现窦缓、房室传导阻滞、室性早搏等多种心律失常，室速、室颤等恶性心律失常诱发心跳骤停临床也较常见。

（三）冠状动脉性猝死

冠状动脉性猝死（sudden coronary death）是心源性猝死中最常见的一种，多见于30～49岁的人，男性比女性多3.9倍。发病有两种情况：①在某种诱因作用下发作，如饮酒、劳累、吸烟、运动、争吵、斗殴等。患者可突然昏倒在地、四肢肌肉抽搐、小便失禁，或突然发生呼吸困难、口吐泡沫、大汗淋漓，并很快昏迷。症状发作后迅即死亡，或在1至数小时内死亡。②在夜间睡眠中发病，多在家中或集体宿舍中死亡，且往往不被人察觉，所以多无目击者。

引起猝死的原因：多数病例在1支或2支以上冠状动脉有狭窄性动脉粥样硬化，其中有的病例并发血栓形成。据一项尸检报道，在128例冠状动脉性猝死中，89例有较为严重的冠状动脉粥样硬化，18例并发血栓形成，17例有斑块内出血。然而，部分病例冠状动脉仅有轻度，甚至无动脉粥样硬化病变，这部分病例猝死的发生可能是由冠状动脉痉挛引起的。此外，冠状动脉畸形（如左冠状动脉起源于右冠状动脉窦或一支冠状动脉主干起源于肺动脉干等）、梅毒性主动脉炎所致的冠状动脉口狭窄或闭塞，以及感染性心内膜炎时，主动脉瓣或二尖瓣上的血栓物质脱落，进入冠状动脉口所致的冠状动脉栓塞等均可引起猝死。

（鞠小丽）

第四节 抗动脉粥样硬化药

抗动脉粥样硬化药（antiatherosclerotic drugs）可用于防治动脉粥样硬化。目前临床常见的抗动脉粥样硬化药根据其作用机制的不同可分为调血脂药、抗氧化药、多烯脂肪酸类和保护动脉内皮药。其中，调血脂药是主要的抗动脉粥样硬化药物。

一、调血脂药

血脂是血浆或血清中所含的脂类，包括胆固醇（cholesterol，Ch）、三酰甘油（triglyceride，TG）、磷脂（phospholipid，PL）和游离脂肪酸（free fatty acid，FFA）等。Ch 又分为胆固醇酯（cholesteryl ester，CE）和游离胆固醇（free cholesterol，FC），两者相加为总胆固醇（total cholesterol，TC）。

血脂与载脂蛋白（apoprotein，Apo）结合成脂蛋白（lipoprotein，Lp）后溶于血浆，并进行转运和代谢。脂蛋白呈微小颗粒状，由于所含脂类和蛋白的不同，应用超速离心或电泳的方法，可将 Lp 分为乳糜微粒（chylomicron，CM）、极低密度脂蛋白（very low density lipoprotein，VLDL）、低密度脂蛋白（low density lipoprotein，LDL）和高密度脂蛋白（high density lipoprotein，HDL）。此外，还有中间密度脂蛋白（intermediate density lipoprotein，IDL），是 VLDL 在血浆的代谢物，密度为 1.006 ~ 1.019。有些 Lp 尚需进一步分为若干亚类，如 HDL 一般又分为 HDL_2 和 HDL_3，其密度分别为 1.063 ~ 1.125 和 1.125 ~ 1.21。

Apo 主要有 A、B、C、D、E 五类，又各分为若干亚组分，不同的 Lp 含不同的 Apo，它们的主要功能是结合和转运脂质。此外，各有其特殊的功能。各种脂蛋白在血浆中有基本恒定的浓度以维持相互间的平衡，如果比例失调则为脂代谢失常。某些血脂或脂蛋白高出正常范围则称为高脂血症。一般认为，高脂血症可促进动脉粥样硬化病变的形成和发展。流行病学调查 TC 及 LDL 的血浆水平与冠心病和脑血管病的发病率及病死率密切相关，应用药物使血浆 TC 和 LDL 降低，能相应地减少冠心病的发病率和死亡率，降低血浆 TC 和 LDL 的药物是调血脂药的重点。但是脂代谢失常的含义，除高脂血症外，还应包括 HDL 降低和 Lp（a）增加等，它们也是动脉粥样硬化的危险因素。可见，并非所有的脂蛋白升高都能促使动脉粥样硬化形成，因此将降血脂药（hypolipidemic drugs）称为调血脂药较确切。调血脂药是抗动脉粥样硬化药的主要组成部分，已有多项大规模试验证明，调血脂药作为心脑血管病的一级或二级预防和治疗药物，均能显著降低其发病率和病死率，改善介入性治疗的预后。

（一）主要降低总胆固醇和低密度脂蛋白的药物

1. 他汀类

人体内的 Ch 大约 1/3 来自饮食，其他大部分靠肝脏合成。3-羟-3-甲基戊二酰辅酶 A（3-hydroxy-3-methylglutaryl CoA，HMG-CoA）还原酶是肝细胞合成 Ch 过程中的限速酶，能催化 HMG-CoA 生成甲羟戊酸（mevalonic acid，MVA），为内源性 Ch 合成的关键步骤，抑制此酶则阻碍内源性 Ch 合成。他汀类即 HMG-CoA 还原酶抑制剂，包括洛伐他汀（lovastatin）、辛伐他汀（simvastatin）、普伐他汀（pravastatin），以及阿托伐他汀（atorvastatin）、西伐他汀（cerivastatin）、氟伐他汀（fluvastatin）和瑞舒伐他汀（rosuvastatin）等。

【体内过程】洛伐他汀和辛伐他汀是无活性的前药，口服后方能代谢为有活性的调血脂药物。氟伐他汀、阿托伐他汀为含氟的活性物质。口服后生物利用度较高，其余他汀类的口服吸收率介于40% ~ 75%。除瑞舒伐他汀外，他汀类均有较高的肝脏首过效应。多数药物从胆汁中排泄，5% ~ 20% 从尿中排泄。阿托伐他汀的 $t_{1/2}$ 较长为24 h，瑞舒伐他汀的 $t_{1/2}$ 约为19 h，其余的他汀类 $t_{1/2}$ 为1 ~ 3 h。

【药理作用与作用机制】

（1）调血脂作用　研究证明，他汀类药物有明显的调血脂作用，在治疗剂量下，降LDL-C的作用最强，降TC次之，降TG作用很小，而HDL-C略有升高；呈剂量依赖性，约2周出现明显疗效，4 ~ 6周达高峰，长期应用可保持疗效。

如前所述，人体内Ch主要来自肝脏合成，在Ch合成过程中HMG-CoA还原酶使HMG-CoA转换为中间产物MVA。他汀类具有与HMG-CoA相似的结构，且和HMC-CoA还原酶的亲和力高出HMC-CoA数千倍，对该酶发生竞争性抑制，使Ch合成受阻，除使血浆Ch浓度降低外，还通过负反馈调节导致肝细胞表面LDL受体代偿性增加及活性增强，致使血浆LDL降低，继而导致VLDL代谢加快；加上肝脏合成及释放VLDL减少，也导致VLDL及TG相应下降。HDL的升高，可能是VLDL减少的间接结果。由于各种他汀类药物与HMG-CoA还原酶亲和力不同，所以调脂的效应各异。

（2）非调血脂作用　他汀类尚有多种非调血脂作用，如：① 改善血管内皮功能，提高血管内皮对扩血管物质的反应性；② 抑制血管平滑肌细胞（VSMCs）的增殖和迁移，促进VSMCs凋亡；③ 减少动脉壁巨噬细胞及泡沫细胞的形成，使动脉粥样硬化斑块稳定和缩小；④ 降低血浆C反应蛋白，减轻动脉粥样硬化过程的炎性反应；⑤ 抑制单核细胞-巨噬细胞的黏附和分泌功能；⑥ 抑制血小板聚集和提高纤溶活性等。这些称为他汀类的多效性作用。最近的研究证明，他汀类可降低骨质疏松患者骨折的危险，并能延缓阿尔茨海默病的病理过程。

【临床应用】

（1）动脉粥样硬化　适用于杂合子家族性和非家族性Ⅱa型高脂蛋白血症，Ⅱb和Ⅲ型高脂蛋白血症亦可应用；可用于2型糖尿病和肾病综合征引起的高Ch血症。对病情较严重者，可与胆汁酸螯合剂合用。对纯合子家族性高脂血症难以生效，对高TC血症疗效不显著。

（2）肾病综合征　对肾功能有一定的保护和改善作用。此作用除与调血脂有关外，可能与他汀类抑制肾小球系膜细胞的增殖，延缓肾动脉硬化有关。

（3）血管成形术后再狭窄　一般认为，血管成形术后再狭窄的发生与动脉粥样硬化病变有类似性，他汀类对再狭窄有一定的预防效应。

（4）预防心脑血管急性事件　他汀类能增加动脉粥样硬化斑块的稳定性或使斑块缩小，从而减少脑中风或心肌梗死的发生。

（5）其他应用　可用于缓解器官移植后的排异反应和治疗骨质疏松症。

【不良反应与应用注意】他汀类药物不良反应小而轻，大剂量应用时患者出现胃肠反应、肌痛、皮肤潮红、头痛、无症状性氨基转移酶升高，偶见肌酸磷酸激酶（CPK）升高，停药后即恢复正常。偶有横纹肌溶解症（rhabdomyolysis），以辛伐他汀和西伐他汀引起肌病的发病率最高，分别为 1.1% ～ 3.3% 和 6% ～ 9.4%，氟伐他汀的发病率最低。其中，绝大多数是肌病，极少数发展成为横纹肌溶解症。动物试验可见，超大剂量引起犬的白内障。因此，用药期间应定期监测肝功能，有肌痛者应检测 CPK，必要时停药。孕妇及有活动性肝病（或氨基转移酶持续升高）者禁用。原有肝病史者慎用。

【药物相互作用】他汀类与胆汁酸螯合剂联合应用，可增强降低血清 TC 及 LDL-C 的效应。若与贝特类或烟酸联合应用可增强降血清 TG 的效应，但也能提高肌病的发生率。若与免疫抑制剂环孢素或大环内酯类抗生素红霉素等配伍，可能增加肌病的危险性。若与香豆素类抗凝药同时应用，有可能使凝血酶原时间延长，应注意监测凝血酶原时间，及时调整抗凝血药的剂量。

2. 胆汁酸螯合剂

考来烯胺等胆汁酸螯合剂进入肠道后不被吸收，与胆汁酸牢固结合阻滞胆汁酸的肝-肠循环和反复利用，从而消耗大量的 Ch，使血浆 TC 和 LDL-C 水平降低。

【药理作用与作用机制】考来烯胺是苯乙烯型强碱性阴离子交换树脂，通过结合胆汁酸影响 Ch 水平，能降低 TC 和 LDL-C，其强度与剂量有关，Apo B 也相应降低，HDL 几乎无改变。对 TG 和 VLDL 的影响轻微而不恒定，用药初期可能有所升高，然后逐渐恢复。

考来烯胺在肠道内通过离子交换与胆汁酸结合后发生下列作用：① 被结合的胆汁酸失去活性，减少食物中脂类（包括 Ch）的吸收；② 阻滞胆汁酸在肠道的重吸收；③ 由于大量胆汁酸丢失，肝内 Ch 经 7α-羟化酶的作用转化为胆汁酸；④ 由于肝细胞中 Ch 减少，导致肝细胞表面 LDL 受体增加和活性增强；⑤ 大量含 Ch 的 LDL 经受体进入肝细胞，使血浆 TC 和 LDL 水平降低；⑥ 此过程中的 HMG-CoA 还原酶可有继发活性增加，但不能补偿 Ch 的减少，若与他汀类联合应用，有协同作用。

【临床应用】适用于Ⅱa 及Ⅱb 型高脂蛋白血症、家族性杂合子高脂蛋白血症，多在用药后 4 ～ 7 日见效，2 周内呈最大效应。对纯合子家族性高 Ch 血症无效。对Ⅱb 型高脂蛋白血症者，应与降 TG 和 VLDL 的药物配合应用。

【不良反应】由于本药的剂量较大，又有特殊的臭味和一定的刺激性，少数人用后可能有便秘、腹胀、嗳气和食欲减退等不良反应，大部分在 2 周后可逐渐消失；若便秘过久，应该停药。还有可能出现短时的氨基转移酶升高、高氯酸血症或脂肪痢等。

（二）主要降低三酰甘油及极低密度脂蛋白的药物

1. 贝特类

贝特类（苯氧芳酸衍生物）主要有氯贝丁酯、吉非贝齐、非诺贝特、苯扎贝特，多为口服制剂。

【药理作用与作用机制】贝特类既有调血脂作用，也有非调血脂作用，主要降低血浆 TC、VLDL-C，对 TC 和 LDL-C 也有一定降低作用，能升高 HDL-C。但是各药的作用强度不同，吉非贝齐、非诺贝特和苯扎贝特的作用较强。非调血脂方面有抗凝血、抗血栓和抗炎性作用等，共同发挥抗动脉粥样硬化效应。

贝特类调血脂的作用机制可能是：① 抑制乙酰辅酶 A 羧化酶，减少脂肪酸从脂肪组织进入肝脏合成 TG 及 VLDL；② 增强 LPL 活化，加速 CM 和 VLDL 的分解代谢；③ 增加 HDL 的合成，减慢 HDL 的清除，促进 Ch 逆化转运；④ 促进 LDL 颗粒的清除。研究发现，非诺贝特能激活类固醇激素受体类的核受体一过氧化物酶增殖激活受体-α（peroxisome proliferator activated receptor，PPAR-α），此受体属于激素受体超家族激活转录因子，激活后增加 LPL、Apo AI 等基因的表达，降低 Apo CⅢ转录，增加 LPL 和 Apo AI 的生成，加速血脂的分解。

【不良反应】一般耐受良好，不良反应发生率为 5% ～ 10%，主要为消化道反应，如食欲减退、恶心、腹胀等，其次为乏力、头痛、失眠、皮疹、阳痿等。偶有肌痛、尿素氮增加、氨基转移酶升高，停药后可恢复。各药的不良反应不尽相同，氯贝丁酯不良反应较多且严重，可致心律失常、胆囊炎和胆石症等。肝胆疾病、肾功能不全者及孕妇、儿童禁用。

【临床应用】适用于原发性高 TG 血症，对Ⅲ型高脂蛋白血症和混合型高脂蛋白血症有较好的疗效，亦可用于 2 型糖尿病的高脂蛋白血症。但是各药的效应不同，如非诺贝特除调血脂外，尚可降低血尿酸水平，可用于伴有高尿酸血症的患者；苯扎贝特能改善糖代谢，可用于糖尿病伴有 TG 血症患者。

2. 烟酸类

烟酸（nicotinic acid）是 B 族维生素之一。早年发现，大剂量烟酸能降低血清 TG，预防实验性动脉粥样硬化，并证明其抗动脉粥样硬化作用与在体内转化烟酰胺的作用无关，如将烟酸与其他物质结合成酯，服后在体内释放出烟酸仍然有效。

【体内过程】口服吸收迅速而完全，生物利用度高。很少与血浆蛋白结合，迅速被肝、肾和脂肪组织摄取，代谢物及原形经肾排出，$t_{1/2}$为 20 ～ 45 min。

【药理作用与作用机制】大剂量能降低血浆 TG 和 VLDL，服后 1 ～ 4 h 生效，作用强度因剂量和高脂血症类型不同而异。降低 LDL 作用慢而弱，用药 5 ～ 7 日生效，3 ～ 5 周达最大效应，若与胆汁酸螯合剂合用，疗效增强，若再加用他汀类，作用还可加强。烟酸能升高血浆 HDL。最近的研究证明，烟酸为少有的降低 Lp（a）药物。

烟酸可调血脂，可能是因其降低了 cAMP 的水平，使脂肪酶的活性降低，脂肪组织中的 TG 不易分解释出 FFA，肝脏合成 TG 的原料不足，则难以进一步合成和释放 VLDL，继而 LDL 来源减少。烟酸升高 HDL，是由于使 TC 浓度降低导致 HDL 分解代谢减少。HDL 的增加有利于 Ch 的逆行转运，阻滞动脉粥样硬化病变的发展。此外，烟酸还能抑制 TXA_2 的生成，增加 PGI_2 的生成，发挥抑制血小板聚集和扩张血管的作用。

【临床应用】为广谱调血脂药，对多种高脂血症均有一定效应，对Ⅱb和Ⅳ型效果最好。适用于混合型高脂血症、高TG血症、低HDL血症及高Lp（a）血症。长期大规模观察认为，该药能减少冠心病的发作和病死率。若与他汀类或贝特类合用，可提高疗效。

【不良反应】由于用量较大，开始数周常有皮肤潮红及瘙痒等，故应从小剂量开始，逐渐增加剂量。若与阿司匹林合用，可使反应减轻。阿司匹林不仅能缓解烟酸所致的皮肤血管扩张，还能延长其半衰期，并防止烟酸所致的尿酸浓度升高。另外，烟酸刺激胃黏膜发生消化道症状，加重或引起消化道溃疡，餐时或餐后服用可以减轻。长期应用可致皮肤干燥、色素沉着或棘皮症。个别患者可有肝功能异常、血尿酸增多、糖耐量降低等，停药后可以恢复。溃疡病、糖尿病及肝功能异常者禁用。

二、抗氧化药

活性氧（reative oxgen species，ROS）在动脉粥样硬化致病中的作用日益受到重视。ROS可直接损伤内皮细胞、平滑肌细胞和血细胞，影响NO的保护作用、引起脂质过氧化等病理损伤，还可通过氧化修饰的脂类引起AS的各种效应。因此，抗氧化剂（antioxidants）的应用对动脉粥样硬化防治有一定的意义。

1. 普罗布考

普罗布考（probucol）是较早应用的的降血脂药，降血脂效果弱，近年来被认为有较强的抗氧化作用。

【体内过程】口服吸收差。用药后24 h达血药浓度高峰，1 ~ 3 d出现最大效应。主要分布于脂肪组织，血浆以脂蛋白中最多。消除半衰期为23 ~ 47 d。大部分经粪排出。

【药理作用与作用机制】口服能使患者血浆TC下降25%，LDL-C下降10% ~ 15%，HDL-C降低30%，对VLDL、TG影响较少。细胞培养法证明，普罗布考有高脂溶性，能结合到脂蛋白之中，从而抑制细胞对LDL的氧化修饰。现已知，氧化修饰的LDL有细胞毒性，能损伤血管内皮，进而促进血小板、白细胞黏附并分泌生长因子等物质，造成平滑肌细胞移行和过度生长。普罗布考能抑制动脉粥样硬化形成，并使病变消退；可缓解心绞痛，改善缺血性心电图，还能使纯合子家族性高胆固醇血症患者皮肤及肌腱的黄色瘤明显缩小。

【临床应用】用于杂合子及纯合子家族性高胆固醇血症、非家族性高胆固醇血症及糖尿病、肾病所致高胆固醇血症。与考来烯胺、烟酸、HMG-CoA还原酶抑制剂合用作用加强。

【不良反应】仅约10%的用药者有腹泻、腹胀、腹痛、恶心的反应。偶有嗜酸白细胞增多、感觉异常、血管神经性水肿。个别患者心电图Q-T延长，心肌损伤、心室应激增强患者应避免使用。

2. 维生素E

维生素E（vitamine E）是典型的生物抗氧化剂，具有较强的抗氧化作用：能抑制磷脂酶A_2和脂氧酶的活性，以减少自由基的生成；能清除自由基；能防止脂质过氧化，减少脂质过氧化产物丙二醛（MDA）及 MDA-LDL 的生成。通过抗氧化作用，阻止 ox-LDL 的形成，减少由 ox-LDL 等引起的 AS 的发生，保护膜结构，减少对动脉内皮的损伤。此外，维生素 E 还具有抗血小板聚集的作用。临床上多作为动脉粥样硬化性疾病的辅助用药。一般无不良反应，大剂量长期服用可出现胃肠功能紊乱。

三、多烯脂肪酸类

多烯脂肪酸是指有 2 个或 2 个以上不饱和键结构的脂肪酸，也称多不饱和脂肪酸（polyunsaturated fatty acids，PUFAs）。根据第一个不饱和键的位置不同，可分 n-6、n-3 二大类。n-6 型 PUFAs 包括亚油酸（linoleic acid）、γ-亚麻油酸（γ-linolenic acid），主要含于玉米油、葵花子油、红花油、亚麻子油等植物油中，降脂作用较弱，临床应用疗效可疑。n-3 型 PUFAs 除 α-亚麻油酸外，主要有二十碳五烯酸（eicosapentaenoic acid，EPA）和二十二碳六烯酸（docosahexaenoic acid，DHA）等长链 PUFAs，含于海洋生物藻、鱼及贝壳类中。

人摄取长链 PUFAs 后，易结合到血浆磷脂、血细胞、血管壁及其他组织中，改变体内脂肪酸代谢。实验表明，口服 EPA、DHA 或富含 EPA 与 DHA 的鱼油，可使血浆 TG、VLDL 明显下降，TC 和 LDL 也下降，HDL 有所升高，能抑制血小板聚集，全血黏度下降，红细胞可变性增加，出血时间略有延长。长期服用 n-3 型 PUFAs，能预防动脉粥样硬化斑块形成，并使斑块消退。n-3 型 PUFAs 也可使白细胞表面白三烯含量减少，血小板与血管内皮反应减弱，并能抑制血小板活化因子、血小板衍化生长因子的产生，可抑制移植血管增厚，有预防血管再造术后再梗阻作用。目前，国内外已有鱼油或纯 EPA、DHA 制品。

四、保护动脉内皮药

在动脉粥样硬化的发病过程中，血管内皮损伤有重要意义。机械、化学、细菌毒素因素都可损伤血管内皮，改变其通透性，引起白细胞和血小板黏附，并释放各种活性因子，导致内皮进一步损伤，最终促使动脉粥样硬化斑块形成。所以保护血管内皮免受各种因子损伤，是抗动脉粥样硬化的重要措施。

目前应用的保护动脉内皮药（agent used to protect arterial endothelium）主要为硫酸多糖。硫酸多糖（polysaccharide sulfate）是一类含有硫酸基的多糖，从动物脏器或藻类中提取或半合成的硫酸多糖如肝素（heparin）、硫酸类肝素（heparan sulfate）、硫酸软骨素 A（chondroitin sulfate A）、硫酸葡聚糖（dextran sulfate）等都有抗多种化学物质致动脉内皮损伤的作用。这类物质具有大量负电荷，结合在血管内皮表面，能防止白细胞、血小板及有害因子的黏附，因而有保护内皮的作用，同时可抑制平滑肌细胞增殖，防止再狭窄。

第五节　抗心绞痛药

一、心绞痛的病理生理基础及抗心绞痛药物的分类

心绞痛是心脏冠状动脉供血不足引起的心肌急剧的、暂时的缺血与缺氧综合

征，是缺血性心脏病的主要症状。其临床表现为急性发作时，患者突然感到胸骨后部及心前区阵发性压迫性绞痛，常放射到左肩并沿左臂的屈肌下传。引起心绞痛的直接因素可能与心肌在缺血缺氧情况下积聚过多的代谢产物，如乳酸、丙酮酸及类似激肽样多肽物质，刺激心肌自主神经传入纤维末梢有关。

心绞痛的主要原因是心脏的氧供需之间的失衡，可能由于耗氧量（主要决定因素为室壁张力、心率和心室收缩状态）增加，或供氧量（主要决定因素为冠状动脉流量，偶尔也受血液携氧能力改变的影响）降低，或二者都存在。

临床将心绞痛分为以下几种类型：① 劳累性心绞痛，其特点是疼痛由体力劳累、情绪激动或其他足以增加心肌需氧量的情况所诱发，休息或舌下含服硝酸甘油后迅速缓解。劳累性心绞痛又可分为稳定型心绞痛、初发型心绞痛和恶化型心绞痛。② 自发性心绞痛，其特点为疼痛发生与体力或脑力活动引起心肌需氧量增加无明显关系，与冠状动脉血流储备量减少有关。疼痛程度较重，时限较长，不易被含用硝酸甘油所缓解。自发性心绞痛又包括：a. 卧位型心绞痛，休息或熟睡时发生；b. 变异型心绞痛，为冠状动脉痉挛所致；c. 急性冠状动脉功能不全；d. 梗死后心绞痛。③ 混合性心绞痛，其特点是患者既可在心肌需氧量增加时发生心绞痛，亦可在心肌需氧量无明显增加时发生心绞痛。为冠状动脉狭窄使冠状动脉血流储备量减少，而这一血流储备量的减少又不固定，经常波动性地发生进一步减少所致。

针对心绞痛的病理学基础，抗心绞痛药物（anti-angina pectoris drugs）主要通过以下方式产生作用：① 通过扩张血管、减慢心率和降低左室舒张末期容积而减少心肌耗氧量；② 通过扩张冠脉、促进侧支循环开放和促进血液重新分布等增加心肌氧的供给；③ 通过促进脂代谢转化为糖代谢而改善心肌代谢；④ 抑制血小板聚集和血栓形成。

目前临床常用的三类抗心绞痛药物是硝酸酯类、β 受体阻断剂和钙通道阻滞剂等。

二、常用抗心绞痛药物

1. 硝酸酯类

硝酸酯类药中最常用的为硝酸甘油，其次为硝酸异山梨酯、戊四硝酯和单硝酸异山梨酯。此类药物用于治疗心绞痛已有百年历史，疗效确切，目前仍为临床所常用。其药物作用机制类似，而体内过程各有特点。

硝酸甘油

【体内过程】硝酸甘油（nitroglycerin）在黏膜、肺、皮肤都可吸收。舌下给药 1 ～ 2 min 就可生效，3 ～ 10 min 作用达高峰，持续 20 ～ 30 min，吸收后迅速离开血液并在各组织中分解。口服时肝脏首过消除明显，生物利用度仅 8%，故不宜口服，常舌下含服。

【药理作用】

（1）扩张外周血管，改善心肌血流动力学　硝酸甘油主要扩张全身的小静脉，使回心血量减少，降低心室容积及左心室舒张末期压力，因而室壁张力降低，耗氧量降低。此外，硝酸甘油有较小的扩张小动脉的作用，使外周阻力降低，平均血压下降，减少左心室做功，也使耗氧量降低。

硝酸酯类舒张血管平滑肌的机制，主要与产生的一氧化氮（NO）有关。NO 通过鸟苷酸环化酶，使细胞内环磷酸鸟苷（cGMP）升高，进而激活依赖 cGMP 的蛋白激酶，降低胞质中 Ca^{2+} 浓度，使肌球蛋白轻链去磷酸化（肌球蛋白在收缩过程中以磷酸化形式起作用），产生舒张血管平滑肌的作用。

（2）改善缺血区心肌血液供应　此作用主要通过以下途径改变心肌血液的分布实现：① 硝酸甘油能扩张较大的冠状动脉及供应缺血区的侧支血管，使总的冠状动脉流量较多地分配到缺血区，改善局部缺血。② 明显舒张较大的心外膜血管及狭窄的冠状动脉及侧支血管，此作用在冠状血管痉挛时更为明显，而对阻力血管作用较弱。用药后使血液从输送血管经侧支血管流向缺血区，从而改善缺血区的血流供应。③ 使冠状动脉血流重新分配，硝酸甘油可降低左心室舒张末期压力，舒张心外膜血管及侧支血管，使血液易从心外膜区域流向心内膜下缺血区，从而增加缺血区的血流量。④ 硝酸甘油还能抑制血小板聚集，有利于冠心病的治疗。对由于冠状动脉痉挛引起的变异型心绞痛，硝酸甘油可舒张冠状动脉，解除冠状动脉痉挛，呈现有益作用。

【临床应用】硝酸甘油主要用于治疗和预防各种类型的心绞痛。舌下给药能迅速缓解急性发作，是目前抗心绞痛药中最有效的药物。此外，也用于充血性心力衰竭及急性心肌梗死的治疗，减轻心脏的前、后负荷，降低心肌耗氧量，改善缺血区血流供应，缩小心肌梗死的范围。

【不良反应】常见血管扩张类药物的不良反应，如头痛（由脑内皮血管扩张引起），以及头、面、颈皮肤发红，直立性低血压也较常见。剂量过大时，可使血压过度降低，以致交感神经兴奋，心率加快和心收缩力加强，增加心肌耗氧量，加剧心绞痛，因此要注意控制剂量。剂量过大还可引起高铁血红蛋白血症，可静脉注射亚甲蓝对抗。低血压、青光眼及颅内压增高的患者禁用。

连续使用硝酸甘油易产生耐受性，并与其他硝酸酯类产生交叉耐受性。一般用药 2 ～ 3 周可达高峰，但停药 1 ～ 2 周又可迅速消失，恢复敏感性。硝酸甘油耐受性产生的机制尚未阐明，可能与鸟苷酸环化酶系统活性的改变，引起血管平滑肌细胞内巯基耗竭有关。采取调整给药剂量，减少给药频率，以及间歇给药，可减少耐受性的发生。补充巯基的药物如加用卡托普利或加硫氨酸等，也可能阻止耐受性的发生。

硝酸异山梨酯

硝酸异山梨酯（isosorbide dinitrate）和戊四硝酯（pentaerythritol tetranitrate）与硝酸甘油作用相似而较弱，属于长效硝酸酯类，舌下含服，起效稍慢于硝酸甘油，但作用持续时间持久。口服后 40 ～ 60 min 起效，作用可持续 3 ～ 5 h，可用于预防心绞痛的发作。但口服剂量范围个体差异较大，不良反应较多。

单硝酸异山梨酯

单硝酸异山梨酯（isosorbide mononitrate）的特点是无首过消除，能经胃肠道迅速而完全吸收，生物利用度达 100%，服后 1 h 血药浓度达峰值，作用持续 8 h，$t_{1/2}$约 5 h。临床用于冠心病的长期治疗和预防心绞痛发作，也适用于心肌梗死后的治疗和肺动脉高压的治疗。

2. 受体阻断剂

β 受体阻断剂主要用于治疗稳定及不稳定型心绞痛（变异型心绞痛除外），可减少发作次数，对伴有高血压或心律失常者更为适用。对心肌梗死也有效，能缩小梗死范围。临床可用于心绞痛治疗的受体阻断药物有十余种，包括普萘洛尔（propranolol）、吲哚洛尔（pindolol）及选择性 β_1 受体阻断药阿替洛尔（atenolol）、美托洛尔（metoprolol）、醋丁洛尔（acebutolol）等。其中普萘洛尔、美托洛尔、阿替洛尔是临床最为常用的抗心绞痛药。

【药理作用与作用机制】

（1）降低心肌耗氧量　β 受体阻断剂可使心率减慢，心脏舒张期延长，抑制心肌收缩力，降低心肌耗氧量，这是此类药物抗心绞痛作用的主要机制。但 β 受体阻断剂所致的心肌收缩力减弱，会使射血时间延长，心排血不完全，心室容积扩大，又增加了心肌耗氧量，但总体效应仍是减少心肌耗氧量，缓解心绞痛。临床常将本类药物与硝酸酯类药物合用，以抵消其副作用，并产生协同作用。

（2）改善缺血区血液供应　首先 β 受体阻断剂因能降低心肌耗氧量，使非缺血区血管阻力增高，促使血液流向已代偿性扩张的缺血区，从而增加缺血区血流量。其次，由于减慢心率，心舒张期相对延长，有利于血液从心外膜流向易缺血的心内膜区。此外，也可增加缺血区侧支循环，增加缺血区灌注量。

（3）改善心肌代谢　心肌缺血时，肾上腺素分泌增加，使游离脂肪酸（FFA）增多。FFA 本身代谢时需消耗大量的氧，加重心肌缺血、缺氧的程度。应用 β 受体阻断剂后，阻断 β 受体，抑制脂肪分解酶活性，减少心肌 FFA 的含量，并能改善缺血区心肌对葡萄糖的摄取和利用，改善糖代谢，使心肌耗氧量降低。

（4）增加组织供氧　β 受体阻断剂可促进氧合血红蛋白解离，从而增加全身组织包括心脏的供氧。

【临床应用】β 受体阻断剂是治疗心绞痛的有效药物，但对不同类型的心绞痛具有不同的作用。

（1）稳定型心绞痛　主要用于对硝酸酯类不敏感或疗效差的稳定型心绞痛患者，疗效肯定。特别适用于伴有心率快和高血压的心绞痛患者。与硝酸酯类药物合用可减少硝酸酯类药物的用量，从而减缓硝酸酯类耐受性的产生。

（2）不稳定型心绞痛　其发病机制是冠脉器质性狭窄和痉挛，应用 β 受体阻断剂可减少心肌耗氧量，改善冠脉血流量，增加缺血心肌供血，尤其是交感神经张力高的患者，能降低疼痛阈值，预防缺血复发和猝死。在无禁忌证时效果较好，联合用药可提高疗效。而对于变异型心绞痛，因本类药物阻断 β 受体后，使 α 受体作用占优势，易致冠脉痉挛，从而加重心肌缺血症状，不宜应用。

综上所述，β 受体阻断剂与硝酸酯类合用，在降低心肌耗氧量方面产生协同作用，同时通过循环系统互相作用，可以取长补短（表 9-5-1），提高疗效，减少不良反应。

表 9-5-1　硝酸酯类与 β 受体阻断剂合用的特点

作用	硝酸酯类	β 受体阻断剂
室壁张力	↓	±
心室容量	↓	↑
心室压力	↓	↓
心室体积	↓	↑
心率	↑	↓
收缩性	↑	↓
心内外膜血流比例	↑	↑
侧支血流量	↑	↑

3. 钙通道阻滞剂

抗心绞痛常用的钙通道阻滞剂有硝苯地平、地尔硫䓬和维拉帕米等。

【药理作用与作用机制】钙通道阻滞剂通过阻滞血管平滑肌与心肌细胞的电压依赖性钙通道，抑制 Ca^{2+} 内流而产生以下作用：

（1）降低心肌耗氧量　钙通道阻滞剂能使心肌收缩力减弱，心率减慢，血管平滑肌松弛，血压下降，心脏负荷减轻，从而使心肌耗氧减少。

（2）增加心肌的血液供应　本类药物对冠脉中较大的输送血管及小阻力血管有扩张作用，特别是对处于痉挛状态的血管有显著的解除痉挛作用，从而增加缺血区的灌注。此外，还可增加侧支循环，改善缺血区的供血和供氧。

（3）保护缺血心肌细胞　心肌缺血时，可增加细胞膜对 Ca^{2+} 的通透性，增加外 Ca^{2+} 内流或干扰细胞内 Ca^{2+} 向细胞外转运，使胞内 Ca^{2+} 积聚，特别是使线粒体内 Ca^{2+} 超负荷，从而失去氧化磷酸化的能力，促使细胞死亡。Ca^{2+} 通道阻滞剂通过抑制外 Ca^{2+} 内流，减轻缺血心肌细胞的 Ca^{2+} 超负荷而保护心肌细胞，对急性心肌梗死者，能缩小梗死范围。

【临床应用】钙通道阻滞剂对冠状动脉痉挛诱发的变异型心绞痛最有效，对稳定型和不稳定型心绞痛也有效。本类药对支气管平滑肌有一定程度的扩张作用，对伴有哮喘和阻塞性肺疾病患者更为适用。

三、抗心绞痛药物的联合应用

由于单一用药治疗心绞痛常导致疗效不佳，故联合用药是心绞痛治疗的重要措施。目前有 β 受体阻断剂与硝酸酯类合用，硝酸酯类和钙通道阻滞剂合用，以及钙通道阻滞剂和 β 受体阻断剂合用等联合用药方案。

1. β 受体阻断剂与硝酸酯类合用

通常以普萘洛尔与硝酸异山梨酯合用，两药能协同降低心肌耗氧量，同时 β

受体阻断剂能对抗硝酸酯类所引起的反射性心率加快和心肌收缩力的增强；而硝酸酯类能缩小β受体阻断剂引起的心室容积的增大和心室射血时间的延长，两药合用可取长补短。合用时用量减少，副作用也相应减少，但因两药均可降压，如血压下降过多，冠脉血流减少，对心绞痛治疗不利，故应从小剂量开始逐渐增加剂量，并注意剂量的个体差异。且停用β受体阻断剂时应逐渐减量，防止突然停用导致心绞痛加剧或诱发心肌梗死。

2. 硝酸酯类和钙通道阻滞剂合用

一般选择作用缓和或新型钙通道阻滞剂如氨氯地平。硝酸酯类主要舒张静脉，钙通道阻滞剂主要扩张冠脉和小动脉，两者联合应用可显著增加患者的运动耐受性。但硝苯地平与一般硝酸酯类合用因其可导致反射性心动过速、头痛和皮肤潮红，应慎重。

3. 钙通道阻滞剂和β受体阻断剂合用

一般选用硝苯地平与β受体阻断剂合用相对安全，既降低心肌耗氧，同时又抑制钙通道阻滞剂诱导的反射性心动过速，特别适用于心绞痛伴高血压的患者。但由于维拉帕米和地尔硫䓬的心脏抑制作用，与β受体阻断剂合用可明显抑制心肌收缩力、减慢心肌传导速度，故禁用于伴心力衰竭及明显房室传导阻滞的心绞痛患者。

（李永金）

本章小结

1. 冠脉血流呈周期性变化，心室舒张期的长短和动脉舒张压的高低是影响冠脉血流量的重要因素。心肌代谢水平增高可使冠脉血流增多。

2. 动脉粥样硬化是一种与血脂异常及血管壁成分改变有关的动脉疾病，主要累及大动脉（弹力型——主动脉及其一级分支）、中动脉（弹力肌型——冠状动脉、脑动脉等），病变特征是血中脂质在动脉内膜沉积、平滑肌细胞和结缔组织增生，引起内膜灶性纤维性增厚及粥样斑块形成，使动脉壁变硬，管腔狭窄。

3. 动脉粥样硬化危险因素可分为可控危险因素、新型的危险因素及不可改变的危险因素。可控危险因素有高脂血症、高血压、糖尿病及高胰岛素血症、吸烟和缺乏运动；新型的危险因素有脂蛋白升高、高同型半胱氨酸血症、C反应蛋白和其他炎症标志物；不可改变的危险因素有年龄、性别和遗传因素。

4. 动脉粥样硬化的基本病变有脂纹、纤维斑块、粥样斑块，继发性病变包括斑块内出血、斑块破裂、血栓形成、钙化和动脉瘤形成。

5. 心绞痛是冠状动脉供血不足和/或心肌耗氧量骤增致使心肌急性或暂时性缺血、缺氧所引起的临床综合征。心绞痛的主要原因是心脏的氧供需之间失衡，可能由于耗氧量（主要决定因素为室壁张力、心率和心室收缩状态）增加，或供氧量（主要决定因素为冠状动脉流量，偶尔也受血液携氧能力改变的影响）降低，或二者都存在。

6. 针对心绞痛的病理学基础，抗心绞痛药物主要通过以下方式产生作用：① 通过扩张血管、减慢心率和降低左室舒张末期容积而减少心肌耗氧量；② 通过扩张冠脉、促进侧支循环开放和促进血液重新分布等增加心肌氧的供给；③ 通过促进脂代谢转化为糖代谢而改善心肌代谢；④ 抑制血小板聚集和血栓形成。目前临床常用的三类抗心绞痛药物是硝酸酯类、β 受体阻断剂和钙通道阻滞剂等，最常用的药物为硝酸甘油。

7. 心肌梗死是指急性、持续性缺血、缺氧（冠状动脉功能不全）所引起的心肌坏死，临床上多有剧烈而持久的胸骨后疼痛，休息及硝酸酯类药物不能完全缓解，伴白细胞增高、发热、血沉加快，血清心肌酶活性增高及进行性心电图变化，并可发生心律失常、休克或心力衰竭。

8. 抗动脉粥样硬化药可用于防治动脉粥样硬化。目前，临床常见的抗动脉粥样硬化药根据其作用机制的不同可分为调血脂药、抗氧化药、多烯脂肪酸类药和保护动脉内皮药。其中，调血脂药是主要的抗动脉粥样硬化药物。

思考题

1. 试述冠脉循环的特点及冠脉血流量的调节。
2. 简述动脉粥样硬化的危险因素。
3. 简述动脉粥样硬化的基本病变。
4. 动脉粥样硬化发生后有哪些继发病变？
5. 简述心肌梗死的类型及特点。
6. 简述心肌梗死的并发症。
7. 冠状动脉性心脏病在临床上有哪些类型？
8. 试比较风湿性心脏病、高血压性心脏病、冠状动脉粥样硬化性心脏病的心脏病变特点。
9. 试述硝酸甘油与普萘洛尔联合应用治疗心绞痛的优缺点。
10. 简述抗心绞痛药的分类、主要机制及代表药。
11. 简述普萘洛尔及硝酸甘油抗心绞痛的作用机制。
12. 抗动脉粥样硬化药的分类及主要代表药有哪些？
13. 硝酸甘油和心得安合用治疗心绞痛可相互取长补短，指的是什么？
14. 硝酸甘油用于心绞痛产生耐受性的机制是什么？怎样预防？
15. 简述钙拮抗剂抗心绞痛的机制及常见的三类钙拮抗剂即硝苯地平、维拉帕米、地尔硫䓬药理作用的主要区别。

16. 试述他汀类药物的临床应用。
17. 简述考来烯胺调血脂作用的机制。

主要参考文献

[1] 柏树令，应大君. 系统解剖学 [M]. 第8版. 北京：人民卫生出版社，2013.
[2] 姚泰. 生理学 [M]. 第2版. 北京：人民卫生出版社，2010.
[3] 朱大年，王庭槐. 生理学 [M]. 第8版. 北京：人民卫生出版社，2013.
[4] 王建枝，殷莲花. 病理生理学 [M]. 第8版. 北京：人民卫生出版社，2013.
[5] 杨宝峰，药理学 [M]. 第8版. 北京：人民卫生出版社，2013.
[6] 王吉耀. 内科学 [M]. 北京：人民卫生出版社，2011.
[7] 中华医学会心血管病分会，中华心血管病杂志编辑委员会. 慢性稳定型心绞痛诊断与治疗指南 [J]. 中华心血管病杂志，2007，35（3）：195－206.
[8] Guyton A C，Hall J E. Textbook of medical physiology [M]. 12th ed. Philadelphia：Saunders，2011.
[9] 李玉林. 病理学 [M]. 第8版. 北京：人民卫生出版社，2013.

第十章

缺血-再灌注损伤

机体组织器官正常代谢、功能的维持，有赖于良好的血液循环。各种原因造成的局部组织器官的缺血，常常使组织细胞发生缺血性损伤（ischemia injury），尽早恢复组织的血液再灌注是改善缺血性损伤的根本措施。但在动物试验和临床观察中发现，在一定条件下恢复血液再灌注后，部分动物或患者细胞功能代谢障碍及结构破坏不但未减轻，反而更加严重，这种在缺血基础上恢复血液再灌注后，缺血性损伤进一步加重，甚至发生不可逆性损伤的现象，称为缺血-再灌注损伤（ischemia-reperfusion injury）。

早在 1955 年 Swell 就报道，结扎狗冠状动脉一段时间后再恢复冠脉血流，部分动物可出现心室纤颤而死亡。1960 年 Jennings 发现缺血后再灌注可导致心肌组织水肿、收缩带形成和线粒体内磷酸钙沉积等心肌超微结构损伤，并首次提出了心肌再灌注损伤的概念。随后的研究发现，脑、肾、肺、肝、胃肠道、骨骼肌等组织器官也可发生缺血-再灌注损伤。

在对缺血-再灌注损伤的研究中发现了氧反常（oxygen paradox）、钙反常（calcium paradox）和 pH 值反常（pH paradox）现象。用低氧溶液灌注组织器官或在缺氧的条件下培养细胞一定时间后，再恢复正常氧供应，组织及细胞的损伤不仅未能恢复，反而更趋严重，这种现象称为氧反常。用无钙溶液灌流大鼠心脏后，再用含钙溶液进行灌流时，心肌细胞的损伤反而加重，称为钙反常。缺血引起的代谢性酸中毒是细胞功能及代谢紊乱的重要原因，但在再灌注时迅速纠正缺血组织的酸中毒，反而会加重缺血-再灌注损伤，称为 pH 值反常。这些反常提示氧、钙和 pH 可能参与了缺血-再灌注损伤的发生与发展。

近年来，随着一些新的治疗手段和技术的应用，如动脉搭桥术、溶栓疗法和介入术等再灌注方法的建立和推广应用，如心脏外科体外循环，断指再植与器官移植，以及休克治疗和心肺脑复苏等，使许多组织器官缺血后重新获得血液供应。但是，临床观察发现，在恢复缺血组织血液再灌注的治疗过程中，有时不仅不能使组织器官功能恢复，反而会加重组织结构损伤和器官功能障碍。缺血-再灌注损伤已成为阻碍缺血组织从血运重建医疗新技术治疗中获得最佳疗效的主要难题。因此，探索缺血-再灌注损伤的发生机制，对于推广和提高新治疗技术的应用具有重要意义。

第一节 缺血-再灌注损伤发生的原因及条件

一、缺血-再灌注损伤发生的原因

（1）组织器官缺血后恢复血液供应，如休克时微循环的疏通、冠状动脉痉挛的缓解、心脏骤停后心脑肺复苏等。

（2）动脉搭桥术、PTCA、溶栓疗法等血管再通术后，以及心脏外科体外循环、器官移植及断肢再植等。

二、缺血-再灌注损伤发生的条件

并不是所有缺血的组织器官在血流恢复后都会发生缺血-再灌注损伤，许多因素可影响其发生、发展和严重程度，常见的影响因素如下：

（1）缺血时间　缺血时间的长短与再灌注损伤的发生与否相关，缺血时间过短或过长都不易发生再灌注损伤。如大鼠心肌缺血 2 min 以内或 20 min 以上进行再灌注，不易发生再灌注损伤；狗心肌缺血 15 min 以内或 40 min 以上进行再灌注，再灌注损伤不易发生，缺血 15 ~ 20 min 再灌注，心肌再灌注损伤的发生率高达 25% ~ 50%。

（2）侧支循环　缺血后侧支循环容易形成者（心肺脏），因可缩短缺血时间和减轻缺血程度，不易发生再灌注损伤。

（3）需氧程度　代谢旺盛、对氧需求量高的组织器官，如心、脑等，易发生再灌注损伤。

（4）再灌注条件　一定程度的低压、低温（25 ℃）、低 pH、低钠、低钙溶液灌流，可减轻组织器官的再灌注损伤，使其功能迅速恢复。反之，高压、高温、高钠、高钙灌注可诱发或加重再灌注损伤。

（贾俊海）

第二节 缺血-再灌注损伤的发生机制

缺血-再灌注损伤的发生机制复杂，尚未完全阐明，目前认为缺血-再灌注损伤的重要发病学环节与自由基损伤作用、细胞内钙超载和白细胞的作用等有关。

一、自由基的作用

（一）自由基的概念及分类

自由基（free radical）是指在外层电子轨道上具有单个不配对电子的原子、原子团或分子的总称，又称游离基，如氯自由基（Cl·）、羟自由基（OH·）、甲基自由基（CH_3·）等。自由基的种类很多，主要包括非脂性自由基和脂性自由基，前者主要指氧自由基。

（1）氧自由基　由氧诱发的自由基称为氧自由基（oxygen free radical，OFR），包括超氧阴离子（superoxide anion，O_2^-·）和羟自由基（hydroxyl radical，OH·）。

（2）脂性自由基　指氧自由基与多价不饱和脂肪酸作用后生成的中间代谢产

物，如烷自由基（L·）、烷氧自由基（LO·）、烷过氧自由基（LOO·）等。

（3）其他 如氯自由基（Cl·）、甲基自由基（CH_3·）和一氧化氮自由基（NO·）等。

此外，过氧化氢（hydrogen radical，H_2O_2）和单线态氧（$^1O_2$）虽不是自由基，但因其氧化作用很强，故常与氧自由基共同称为活性氧（reactive oxygen species，ROS）。活性氧是一类由氧形成的、化学性质比较活泼的含氧代谢物质。

自由基的化学性质活泼，易失去电子（氧化）或夺取电子（还原），特别是其氧化作用强，故可引发脂质过氧化反应。

（二）自由基的代谢

生理情况下，自由基的产生和清除维持动态平衡。

（1）自由基的产生 在生理情况下，氧通常通过细胞色素氧化酶系统接受4个电子还原为水，同时释放能量。但也有1%～2%的氧接受一个电子生成O_2^-·，或再接受一个电子生成H_2O_2，接受3个电子则生成OH·，活性氧生成的反应式为：

$$O_2 \xrightarrow{e^-} O_2^- \cdot \xrightarrow{e^- + 2H^+} H_2O_2 \xrightarrow[H_2O]{e^- + H^+} OH \cdot \xrightarrow{e^- + H^+} H_2O$$

此外，在血红蛋白、肌红蛋白、儿茶酚胺及黄嘌呤氧化酶等氧化过程中也可产生O_2^-·。O_2^-·可在Fe^{2+}或Cu^{2+}的催化下与H_2O_2反应生成OH·，这种由金属离子催化的反应称为fenton反应。

（2）自由基的清除 在生理情况下，体内主要有两大抗氧化防御系统，可以及时清除机体产生的少量自由基。

① 酶性抗氧化剂 主要包括超氧化物歧化酶（superoxide dismutase，SOD）、谷胱甘肽过氧化物酶（glutathione peroxidase，GSH-PX）和过氧化氢酶（catalase，CAT）等抗氧化酶，它们可以及时清除活性氧。

② 非酶性抗氧化剂 主要包括维生素和泛醌等。

在病理条件下，由于自由基产生过多或自由基清除能力下降，可发生氧化应激（oxidative stress）反应损伤细胞，进而使细胞死亡。

（三）缺血-再灌注时氧自由基生成增多的机制

（1）黄嘌呤氧化酶形成增多 黄嘌呤氧化酶（xanthine oxidase，XO）及其前身黄嘌呤脱氢酶（xanthine dehydrogenase，XD），二者主要存在于毛细血管内皮细胞内。正常时XD占90%，XO只占10%。当组织缺血、缺氧时，由于ATP生成减少，膜泵失灵，钙离子进入细胞增多，激活钙依赖性蛋白酶，使XD大量转变为XO。同时因缺血、缺氧，ATP依次分解为ADP、AMP、腺苷、肌苷和次黄嘌呤（hypoxanthine），而次黄嘌呤自身不能代谢生成黄嘌呤（xanthine），使XO的底物堆积。再灌注时，缺血组织重新得到氧，在缺血时大量蓄积的次黄嘌呤在XO的作用下形成黄嘌呤，继而又催化黄嘌呤转化为尿酸，这两步反应都是以分子氧作为电子受体，结果产生大量的O_2^-·和H_2O_2，O_2^-·和H_2O_2在金属铁参与下，形成OH·，因此，再灌注时组织内O_2^-·、H_2O_2、OH·等活性氧大量增加（图10-2-1）。

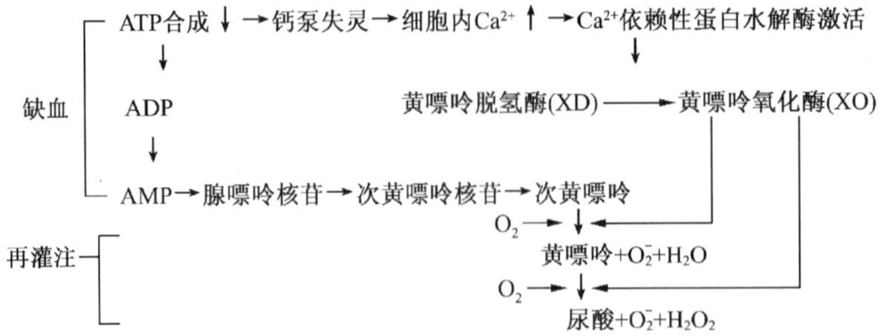

图 10-2-1　黄嘌呤氧化酶形成增多的机制

（2）中性粒细胞呼吸爆发　中性粒细胞被激活时耗氧量显著增加，摄入 O_2 的 70%～90% 在还原型辅酶Ⅱ氧化酶（NADPH oxidase）和还原型辅酶Ⅰ氧化酶（NADH oxidase）的催化下，接受电子形成氧自由基，以杀灭病原微生物。另外，组织缺血可激活补体系统，或经细胞膜分解产生多种具有趋化活性的物质，如 C3 片段、白三烯等，吸引、激活中性粒细胞。再灌注期间组织重新获得氧供应，激活的中性粒细胞耗氧显著增加，产生大量氧自由基，称为呼吸爆发（respiratory burst）或氧爆发（oxygen burst），可损伤组织细胞。

（3）线粒体功能受损　因缺血、缺氧使 ATP 减少，钙进入线粒体增多，导致线粒体功能受损，细胞色素氧化酶系统功能失调，进入细胞的氧经 4 价电子还原生成水减少，而经单电子还原生成氧自由基增多。而钙离子进入线粒体可使锰-超氧化物歧化酶减少，对自由基的清除能力降低，使氧自由基生成进一步增加。

（4）儿茶酚胺自身氧化增加　各种应激性刺激，包括缺血、缺氧，均可使交感-肾上腺髓质系统兴奋产生大量的儿茶酚胺。儿茶酚胺一方面具有重要的代偿调节作用，另一方面在单胺氧化酶的作用下，通过自身氧化产生大量的自由基。

（四）自由基对细胞的损伤作用

自由基的化学性质十分活泼，可与各种细胞成分，如膜磷脂、蛋白质、核酸等发生反应，造成细胞结构和功能代谢障碍（图 10-2-2）。

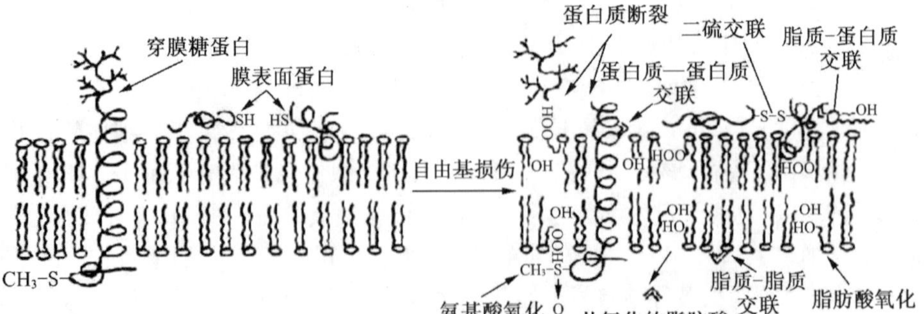

图 10-2-2　自由基对膜的损伤

1. 膜脂质过氧化增强

膜脂质微环境的稳定是保证膜结构完整和膜蛋白功能正常的基本条件，而膜损伤是自由基损伤细胞的早期表现。自由基同膜脂质不饱和脂肪酸作用引发脂质过氧化（lipid peroxidation）反应，使膜结构受损、功能障碍，表现如下：

（1）破坏膜的组分，使膜磷脂减少，膜胆固醇和胆固醇/磷酸比值增加；

（2）由于膜组分改变，使膜的流动性降低；

（3）使与膜结合的酶的巯基氧化，导致酶活性下降；

（4）形成新的离子通道，当细胞膜两层磷脂中的磷脂过氧化氢沿膜长轴以相互吸引的方向作用时，同一层的磷脂过氧化氢聚集，并进一步形成跨膜过氧化物，从而形成新的离子通道。

（5）使膜脂质和蛋白质之间、蛋白质和蛋白质之间交联或聚合，促进膜损伤；

（6）促进“脂质三联体”（lipid triad）形成。

膜脂质过氧化、磷脂酶活化及过量的游离脂肪酸和溶血磷脂的“去污剂”作用（即具有破坏膜结构和功能的作用）合称“脂质三联体”作用。膜脂质过氧化能促进“脂质三联体”的形成，因为膜脂质过氧化能使细胞内 Ca^{2+} 含量增加，促进磷脂酶活化。磷脂酶活化水解膜磷脂，导致溶血磷脂及游离脂肪酸的聚集，进而引起细胞膜的损伤。此外，自由基还可减少 ATP 生成，导致线粒体的功能抑制，使细胞的能量代谢障碍加重。

2. 对蛋白质的损伤作用

自由基可引起蛋白质的交联、聚合和肽链的断裂，也可使蛋白质与脂质结合形成聚合物，从而使蛋白质功能丧失。

3. 对核酸的破坏作用

自由基可作用于 DNA，与碱基发生加成反应，而造成对碱基的修饰，从而引起基因突变，并可从核酸戊糖中夺取氢原子而引起 DNA 链的断裂。自由基还可引起染色体的畸变和断裂。

4. 对细胞外基质的破坏

自由基可使细胞外基质中的胶原纤维的胶原蛋白发生交联，使透明质酸降解，从而引起基质疏松，弹性下降。

二、钙超载的作用

各种原因引起的细胞内钙浓度明显增多并导致细胞结构损伤和功能代谢障碍的现象称为钙超载（calcium overload）。静息状态下，细胞外钙浓度约为细胞内钙浓度的数万倍。但是，再灌注损伤发生时，再灌注区细胞内钙离子浓度明显增加，并且钙浓度升高的程度往往与细胞受损程度呈正相关。正常状态下，维持细胞内外钙浓度差的机制有：① 细胞膜对 Ca^{2+} 的低通透性；② 细胞膜钙泵（Ca^{2+}-Mg^{2+}-ATP 酶）逆电化学梯度将 Ca^{2+} 主动转运至细胞外；③ 通过肌浆网和线粒体膜上的钙泵和 Na^{+}-Ca^{2+} 交换将胞质 Ca^{2+} 贮存至细胞器内；④ 通过细胞膜 Na^{+}-Ca^{2+} 交换，将胞质转运到细胞外；⑤ 钙与特殊配基形成可逆性复合物等。

（一）细胞内钙超载的发生机制

1. Na^+-Ca^{2+}交换异常

生理条件下，Na^+-Ca^{2+}交换蛋白转运方向是将细胞内 Ca^{2+} 运出细胞，与细胞膜钙泵共同维持心肌细胞静息状态的低钙浓度。Na^+-Ca^{2+}交换蛋白以 3 个 Na^+ 交换 1 个 Ca^{2+} 的比例对细胞内外 Na^+、Ca^{2+} 进行双相转运。Na^+-Ca^{2+}交换蛋白的活性主要受跨膜 Na^+浓度的调节，此外还受 Ca^{2+}、ATP、Mg^{2+}、H^+浓度的影响。已有大量的资料证实，Na^+-Ca^{2+}交换蛋白是缺血-再灌注损伤和钙超载时钙离子进入细胞的主要途径。

（1）细胞内高 Na^+对 Na^+-Ca^{2+}交换蛋白的直接激活作用　缺血使细胞内 ATP 含量减少，钠泵活性降低，造成细胞内钠含量增高。再灌注时，缺血的细胞重新获得氧及营养物质供应，细胞内高 Na^+除激活钠钾泵外，还迅速激活 Na^+-Ca^{2+}交换蛋白，以加速 Na^+向细胞外转运，同时将大量 Ca^{2+}转入细胞内，造成细胞内 Ca^{2+}超载。

（2）细胞内高 H^+对 Na^+-Ca^{2+}交换蛋白的间接激活作用　质膜 Na^+-H^+交换蛋白主要受细胞内 H^+浓度变化影响，以 1∶1 的比例将细胞内的 H^+排出胞外，而将 Na^+摄入细胞，这是维持细胞内 pH 稳定的重要机制。缺血缺氧期，由于细胞的无氧代谢增强，使 H^+生成增加，组织间液和细胞内液 pH 明显降低。再灌注使组织间液 H^+浓度迅速下降，而细胞内 H^+浓度很高，形成跨膜 H^+浓度梯度。细胞膜两侧 H^+浓度差可激活心肌 Na^+-H^+交换蛋白，促进细胞内 H^+排出，而使细胞外 Na^+内流。如果内流的 Na^+不能被钠泵充分排出，细胞内高 Na^+可继发性激活 Na^+-Ca^{2+}交换蛋白，促进 Ca^{2+}内流，加重细胞钙超载。

（3）蛋白激酶 C（PKC）活化对 Na^+-Ca^{2+}交换蛋白的间接激活作用　生理条件下，心功能主要受 β 肾上腺素能受体调节，α_1肾上腺素能受体的调节作用较小。但缺血-再灌注损伤时，内源性儿茶酚胺释放增加，α_1肾上腺素能受体的调节相对起重要作用。α_1肾上腺素能受体激活 G 蛋白-磷脂酶 C（PLC）介导的细胞信号转导通路，促进磷脂酰肌醇分解，生成三磷酸肌醇（IP_3）和甘油二酯（DG），促进细胞内 Ca^{2+}的释放；DG 通过激活 PKC 促进 Na^+-H^+交换，进而促进 Na^+-Ca^{2+}交换，使胞质 Ca^{2+}浓度增加（图 10-2-3）。

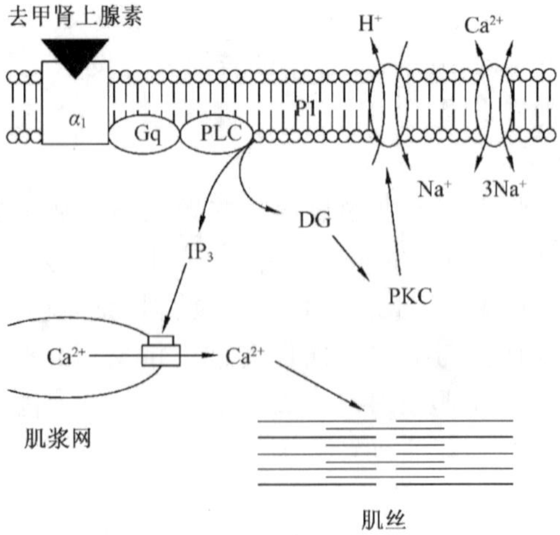

图 10-2-3　蛋白激酶 C 对 Na^+-Ca^{2+}交换的间接激活

2. 生物膜损伤

（1）细胞膜损伤　生理情况下，细胞膜外板和糖被膜由 Ca^{2+} 紧密联结在一起。当 Ca^{2+} 反常时，细胞糖被膜受损。细胞缺血缺氧可导致细胞膜受损、破裂。当心肌缺血、缺氧时，一方面交感-肾上腺髓质系统兴奋，血中儿茶酚胺含量增加，儿茶酚胺能产生氧自由基，从而损伤细胞膜；另一方面，心肌缺血部位 α 肾上腺素能受体上调，α 肾上腺素能受体兴奋可导致 Ca^{2+} 内流增加。

（2）线粒体及肌浆网膜损伤　自由基增加和膜磷脂分解增强可造成肌浆网膜损伤，钙泵功能抑制使肌浆网摄 Ca^{2+} 减少，胞质 Ca^{2+} 浓度升高。线粒体损伤抑制氧化磷酸化过程，使 ATP 生成减少，细胞膜和肌浆网膜钙泵能量供应不足，促进钙超载的发生。

（二）钙超载引起再灌注损伤的机制

（1）线粒体功能障碍　再灌注后，胞质中 Ca^{2+} 浓度急剧升高，可刺激线粒体和肌浆网的钙泵摄取钙，使胞质中的 Ca^{2+} 向线粒体和肌浆网中转移。这在再灌注早期具有一定的代偿意义，可减少胞质中钙超载的程度。但细胞内钙增多使肌浆网及线粒体消耗大量 ATP，同时，线粒体内的 Ca^{2+} 离子与含磷酸根的化合物反应形成磷酸钙，干扰线粒体氧化磷酸化，使能量代谢障碍，ATP 生成减少。二者均使细胞能量供应不足。

（2）激活磷脂酶　细胞内 Ca^{2+} 超载可激活多种磷脂酶，促进膜磷脂的分解，使细胞膜及细胞器膜均受到损伤。此外，膜磷脂的降解产物花生四烯酸、溶血磷脂等增多，增加了膜的通透性，进一步加重膜的功能紊乱。

（3）通过 Na^{+}-Ca^{2+} 交换蛋白形成一过性内向离子流，在心肌动作电位后形成延迟后除极而引起心律失常。

（4）促进自由基形成　细胞内钙超载使钙依赖性蛋白水解酶活性增高，促进黄嘌呤脱氢酶转变为黄嘌呤氧化酶，使自由基生成增多，损害组织细胞。

（5）使肌原纤维挛缩、断裂，生物膜机械损伤，细胞骨架破坏　其发生机制为：① 缺血-再灌注使缺血细胞重新获得能量供应，在胞质存在高浓度 Ca^{2+} 的条件下，肌原纤维发生过度收缩。这种肌纤维过度甚至不可逆性缩短可损伤细胞骨架结构，引起心肌纤维断裂。② 再灌注使缺血期堆积的 H^{+} 迅速移出，减轻或消除了 H^{+} 对心肌收缩的抑制作用。

三、白细胞的作用

研究表明，白细胞聚集、激活介导的微血管损伤在脏器缺血-再灌注损伤的发生中起重要作用。

1. 白细胞增加的机制

（1）趋化物质的作用　组织缺血使细胞膜受损，再灌注损伤可使膜磷脂降解，花生四烯酸代谢产物增多，其中有些物质，如白三烯具有很强的趋化作用，吸引大量的白细胞进入组织或吸附于血管内皮。白细胞与血管内皮细胞黏附后进一步被激活，本身也释放具有趋化作用的炎症介质，如白三烯 B_4（LTB_4），使微循环中白细胞进一步增多。

（2）细胞黏附分子的作用　黏附分子是指由细胞合成的、可促进细胞与细胞、细胞与细胞外基质黏附的一大类分子的总称。实验发现，在缺血组织内已有白细胞聚集，其数量可随缺血时间的延长而增加；再灌注早期（数秒～数分钟），血管内皮细胞内原先储存的一些蛋白质前体被激活，释放多种细胞黏附分子。

2. 白细胞对组织损伤作用的机制

（1）对血液流变学的作用　实验证实，在缺血和再灌注早期，白细胞即黏附于内皮细胞上，随后有大量血小板沉积和红细胞缗钱状聚集，造成毛细血管阻塞。实验表明，红细胞解聚远较白细胞与内皮细胞黏附的分离容易，提示白细胞黏附是微血管阻塞的主要原因。通过测量缺血和再灌注心肌的血流量，发现呈进行性下降趋势，特别在心内膜层降低更明显。由于血管的阻塞，平均氧弥散的距离增加，局部氧分压可降低到零，一组毛细血管网阻塞，使所支配的细胞处于低氧环境中，造成细胞功能代谢的障碍。此外，缺血再灌注组织可见到无复流现象（no-reflow phenomenon），是指缺血再灌注时，部分或全部缺血组织不出现血液灌流的现象。

影响无复流现象的原因很多，包括缺血时间的长短、缺血程度、梗死灶大小等。无复流现象的可能机制：① 血管障碍及中性粒细胞栓塞；② 血小板、血栓堵塞微血管；③ 细胞肿胀挤压微血管；④ 血液黏附性变化等。其中，中性粒细胞引起的毛细血管栓塞可能是主要原因，因为用去中性粒细胞的血液灌流，能明显减轻无复流现象。

（2）产生自由基　白细胞能产生多种自由基，如活性氧、卤氧化合物等，激发细胞膜的脂质过氧化，并损伤细胞内的重要成分。

（3）颗粒成分释出　在缺血损伤区，从白细胞释放酶性颗粒成分能导致细胞组织进一步受损。中性粒细胞可释放出20多种酶，其中3种引起组织损伤最严重。一种是含丝氨酸蛋白酶的弹性硬蛋白酶（elastase），另外两种是含金属的蛋白酶即胶原酶（collagenase）和明胶酶（gelatinase）。弹性硬蛋白酶几乎能降解细胞外液基质中的所有成分，裂解免疫蛋白、凝血因子，并攻击完整的未受损的细胞，激活的胶原酶和明胶酶也能降解各种类型的胶原，导致细胞的损伤。

（4）其他作用　白细胞一旦激活，也可激活磷脂酶 A_2，游离出花生四烯酸，导致瀑布效应，产生许多血管活性物质，如白三烯、血小板激活因子等，使血管收缩，通透性增加，促进白细胞对血管壁的黏附等。

综上所述，缺血-再灌注损伤的基本机制，主要受自由基、细胞内钙超载及白细胞的共同作用，其中细胞内钙超载是细胞不可逆性损伤的共同通路；而细胞膜损伤则是不同机制相互作用引起的共同病理改变。在缺血-再灌注损伤机制的各种学说中，均与自由基的作用有关，因此大量自由基生成即使不是再灌注损伤的唯一发病因素，至少也是十分重要的发病环节。白细胞尤其是中性粒细胞与血管内皮细胞之间的黏附、聚集，在缺血-再灌注损伤的发生、发展中的作用越来越受到关注。

（贾俊海）

第三节　心肌缺血-再灌注损伤的功能代谢与形态结构变化

近年来，心肌缺血-再灌注损伤已从动物实验进入临床研究，特别是随着一些新的治疗手段和技术，如冠脉搭桥术、溶栓疗法和介入术等再灌注方法的建立和推广应用，以及心脏外科体外循环、心肺复苏和心脏移植等，拓宽了再灌注损伤的临床研究领域。心肌缺血-再灌注损伤时，其功能、代谢和心肌形态结构均发生明显变化。

一、心功能变化

1. 心肌舒缩功能降低——心肌顿抑

短期缺血后再灌注，心功能可得到恢复，若阻断冠脉 1 h 后再灌注，血流动力学常进一步恶化。早在 20 世纪 70 年代就发现，夹闭犬冠状动脉 15 min 并不引起心肌坏死，但缺血-再灌注后心肌收缩功能抑制可持续 12 h。这种短期缺血早期恢复灌注时，心肌收缩功能不能迅速恢复，在较长一段时间内（数天到数周），心肌收缩功能低下，甚至处于无功能状态，称为心肌顿抑（myocardial stunning）。心肌顿抑是缺血-再灌注损伤的表现形式之一，其发病机制与自由基爆发性生成和钙超载有关（图 10-3-1）。有研究发现，再灌注早期应用自由基清除剂可改善心肌顿抑。

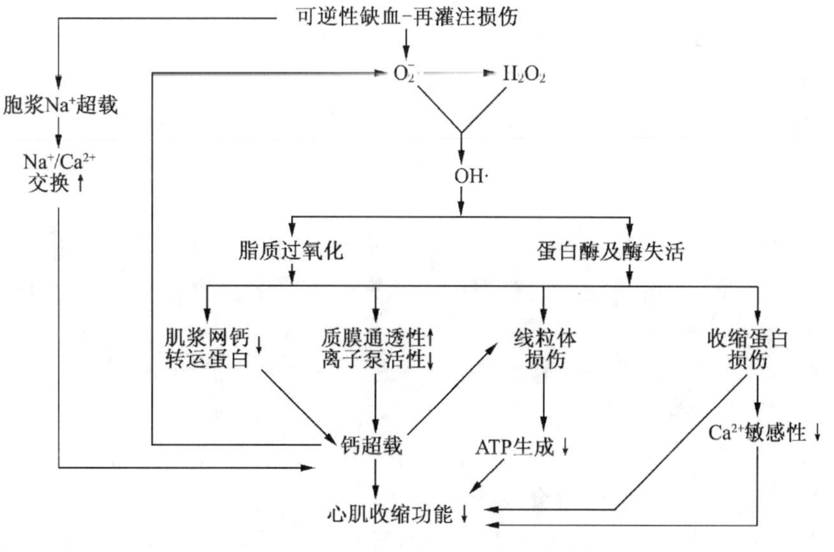

图 10-3-1　心肌顿抑的发生机制

2. 再灌注对心肌电活动的影响——再灌注性心律失常

心肌细胞急性缺血时的电生理改变为静息电位降低，动作电位上升的速度变慢，时值缩短，兴奋性和传导性均降低，一些快反应细胞转变为慢反应细胞。在心电图上表现为缺血心肌对应部位 ST 段抬高，R 波振幅增加。再灌注使缺血中心区 R 波振幅迅速降低，ST 段高度恢复到原水平，Q 波很快出现，从而出现再灌注性心律失常（reperfusion arrhythmia）。缺血心肌对激动的传导时间延长，自律性增强，都为心律失常创造了条件。再灌注后心脏由窦性心律转变为心室颤动，或出现室性心动过速转变为室颤，这是规律、迅速、反复的室性异位活动的结果。动物实验发现，缺血再灌注性心律失常的发生率可达50%～70%，临床上解除冠状动脉痉挛及溶栓疗法后缺血再灌注性心律失常的发生率也高达50%～70%。

再灌注性心律失常的发生机制十分复杂，目前认为主要与下列因素有关：

（1）再灌注心肌动作电位时程的不均一性　实验研究发现，再灌注的最初30 s，心肌动作电位迅速恢复，但缺血区心肌与正常区心肌动作电位的恢复明显不同，即使是缺血细胞，动作电位的恢复也不相同。有的幅度高，持续时间长；有的幅度低，持续时间短。再灌注时不同区域心肌之间动作电位时程的不均一性增强了心肌兴奋折返，可能是导致再灌注性心律失常发生的主要原因。

（2）钙超载　研究证实，再灌注时细胞内高 Na^+ 激活 Na^+-Ca^{2+} 交换蛋白进行反向转运，使动作电位平台期进入细胞内的 Ca^{2+} 增加，出现一过性内向电流，在心肌动作电位后形成短暂除极，即延迟后除极，可造成传导减慢，触发多种心律失常。

（3）纤颤阈降低　近年来研究证明，再灌注可使纤颤阈降低，易致严重心律失常。其机制可能与体内一氧化氮水平下降有关。此外，再灌注时增加的PIP2可导致线粒体ATP－敏感性 K^+ 通道（K_{ATP}）激活，使动作电位时程更加缩短，加重再灌注性心律失常。再灌注血流将集聚在细胞外的 K^+、乳酸等代谢产物冲走，也可暂时性影响心肌的电生理特性，促使心律失常的发生。

二、心肌能量代谢变化

一些研究表明，心肌短时间缺血后，发生的损伤是可逆的，如果此时得到血液再灌，细胞不至死亡，但心肌收缩功能却不能很快恢复，说明心肌能量代谢发生障碍。

通过实验进一步观察发现，再灌注时心肌的高能磷酸化合物明显缺乏，说明缺血及再灌注损伤的心肌有氧代谢障碍，高能磷酸化合物缺乏影响了心功能的恢复。

再灌注时高能磷酸化合物缺乏和总腺苷酸水平减少的原因：

（1）线粒体受损　因缺血缺氧，线粒体产生氧自由基增多，再灌注时组织产生自由基也增多。二者均使线粒体膜发生脂质过氧化，使线粒体结构和功能受损，表现为利用氧能力障碍，同时合成ATP减少。

（2）ATP的前身物质减少　ATP的前身物质包括腺苷、肌苷、次黄嘌呤等，在再灌注时被血流冲洗出去，使总腺苷酸水平下降。因此，如在再灌注液中补充肌苷或谷氨酸等，可促进ATP的合成及心功能的恢复。

三、心肌超微结构变化

缺血-再灌注损伤时，超微结构可见细胞水肿，细胞膜损伤加重，细胞挛缩加重，某些线粒体嵴破裂消失，线粒体内 Ca^{2+} 大量沉积，形成致密颗粒，肌原纤维断裂，节段性溶解和收缩带形成。

再灌注也可使毛细血管内皮细胞肿胀加重，胞质形成突起物伸向管腔，内质网扩张成大小不一的空泡，引起管腔变窄，甚至阻塞，同时血小板、白细胞聚集、阻塞在微循环中。上述变化使心肌恢复灌流后得不到血液供应，出现无复流现象。

总之，心肌缺血-再灌注损伤的始动环节是能量代谢障碍，而直接损伤因素是自由基，其结果导致钙超载，并形成恶性循环。

（贾俊海）

第四节 缺血-再灌注的适应性保护

缺血-再灌注的适应性保护是机体的内源性保护机制，按照适应性保护发生的时间可以分为缺血预适应和缺血后适应。

一、缺血预适应

（一）缺血预适应的发现和证实

缺血预适应（ischemic preconditioning，IPC）是指组织器官经反复短暂缺血后，会明显增强对随后较长时间缺血及再灌注损伤耐受力的现象。

1986 年，Murry 等人首先描述了心肌缺血预适应现象，结扎犬冠状动脉 40 min 可引起心肌细胞不可逆性损伤，出现心肌梗死。但是，在结扎冠状动脉之前给予反复 4 次的 5 min 缺血/5 min 再灌注，即可使随后冠状动脉 40 min 结扎所致的心肌梗死面积明显缩小。随后，这种保护作用在小鼠、大鼠、家兔甚至猪等不同物种，以及在体、离体心脏及体外细胞等不同对象中得到了广泛的证实。研究表明，小肠、肾等心外组织短暂缺血预处理亦可使心肌发生缺血预适应。并且，临床上试用 IPC 可预防 PCI 或心脏手术所致的心肌缺血性损伤。

（二）缺血预适应的发生机制

缺血预适应主要有早期保护及延迟保护两个时相。早期保护时相是指细胞在预适应后抗损伤能力立即增强，可持续 1 ～ 3 h；延迟保护时相又称第二窗口保护作用，是细胞的亚急性适应保护反应，是指在早期保护时相消失后重新出现的保护作用，一般在 24 h 内出现，持续 1 ～ 3 d。早期保护时相与延迟保护时相的机制不尽相同，现分述如下：

1. 早期保护作用的机制

（1）触发因子　短暂缺血过程中释放的可以刺激细胞内信号途径并导致细胞保护反应的一类物质称为内源性触发因子。已有多种神经内分泌、旁分泌及自分泌因子被证实为早期保护作用发生的启动剂或中介物，主要包括：① 腺苷：腺苷是 ATP 分解的代谢产物，是第一个被证实的重要激活物；IPC 可诱导腺苷受体密度的增加及受体的激活。大量研究证实，腺苷具有扩张冠脉、保护心肌与血管内皮细胞、增加葡萄糖摄取及改善能量供应等多种生物学效应。② 活性氧：大量自由基生成是造成缺血-再灌注损伤的重要机制，但在短暂缺血-再灌注时，少量活性氧和一氧化氮可以启动心肌的自我保护机制。目前认为，缺血过程中由线粒体呼吸链、黄嘌呤氧化酶系统、中性粒细胞 NADPH 氧化酶及内皮型一氧化氮合酶等产生的亚致损剂量的 ROS 也是预适应保护机制的触发因素。③ 缓激肽：IPC 可增加内源性缓激肽的生成。研究发现，缓激肽可刺激心肌细胞摄取葡萄糖，减少细胞内钾离子丢失，缩小心肌梗死面积。④ 去甲肾上腺素：在大鼠和家兔实验中发现，短暂缺血可诱导去甲肾上腺素水平增加，短暂给予外源性去甲肾上腺素可模拟 IPC 的保护作用。

（2）信号转导通路和效应蛋白　激活相后，是一系列信号转导瀑布事件，主要包括：① 蛋白激酶：有研究表明，缺血或药物预适应可引起 PKC 活性升高，使用 PKC 激活剂可模拟 IPC 的保护作用，而非特异性 PKC 抑制剂多粘菌素 B 则能消除预适应的保护作用。而且 PKC 抑制剂可以消除腺苷受体激动剂或 α 受体激动剂的预适应性保护作用。以上结果表明，PKC 活化是预适应保护调节中的中心信号转导环节。PKC 激活可通过调节多种蛋白的磷酸化及与细胞内多条信号转导通路发生交互作用参与预适应的早期保护作用。② PI3K/Akt 信号通路：磷脂酰肌醇 3 激酶/蛋白激酶 B 信号通路是细胞内重要的信号转导通路。PI3K 下游的 Akt/PKB 是一种丝/苏氨酸蛋白激酶。激活的 Akt 通过促进下游多种底物磷酸化而发挥抗凋亡及促细胞生存的生物学效应。③ G 蛋白-磷脂酶 C（PLC）：腺苷 A_1 和 A_2 受体、缓激肽 β 受体、α_1 受体等均可通过 G 蛋白耦联信号转导。内源性物质与相应的 G 蛋白耦联受体结合后，可激活 PLC，分解 PIP_2 生成 IP_3 和 DG，后者进一步激活 PKC。④ 线粒体 ATP-敏感性 K^+ 通道（K_{ATP}）：线粒体内膜上 K_{ATP} 的开放可以减少线粒体及细胞内 ATP 水解和 Ca^{2+} 超载，减轻缺血-再灌注损伤。IPC 时多种重要的信号通路汇聚于线粒体，促进线粒体 K_{ATP} 的开放，有研究表明，应用线粒体 K_{ATP} 开放剂可模拟 IPC 的保护作用，而线粒体 K_{ATP} 阻滞剂可取消 IPC 的保护作用。

2. 延迟保护作用的机制

（1）触发因子　除上述腺苷、自由基、缓激肽及去甲肾上腺素等早期保护作用触发因子外，NO 被认为是延迟保护作用中的一个十分重要的触发因子。研究表明，IPC 可增加内源性 NO 的表达。预先给予外源性 NO，可模拟 IPC 的延迟保护作用。而 NOS 抑制剂可取消 IPC 的延迟保护作用。而且临床上应用的 NO 释放剂具有 IPC 延迟保护作用的能力。

（2）信号转导通路和效应物　除涉及早期保护作用的多种激酶外，延迟保护作用主要依赖于启动核转录因子，增加基因表达，从而合成一系列保护性蛋白及酶。核因子-κB（NF-κB）是目前公认的在延迟保护作用中发挥重要作用的一种核转录因子。此外，活化蛋白-1（AP-1）、信号转导与转录活化因子（STAT）、热休克因子 HSF 等转录因子亦被证实参与 IPC 的延迟保护作用。细胞保护蛋白的合成及其活性是延迟保护发挥作用的重要机制。目前的研究主要集中在热休克蛋白（HSP）和超氧化物歧化酶（SOD）：① HSP：IPC 可诱导多种 HSP 的表达上调。在心肌预适应保护中 HSP70 是研究最多的亚家族。大量动物实验表明，HSP70 预适应 24 h 后，表达上调，并对心肌缺血-再灌注损伤具有重要的保护作用。此外，HSP27 及 α 晶体蛋白可能通过稳定细胞骨架参与预适应的心肌保护作用。② Mn-SOD：Mn-SOD 是消除超氧阴离子的线粒体抗氧化剂，具有细胞保护作用。研究发现，IPC 可显著增加心肌细胞中 Mn-SOD 的含量，减轻炎症反应。

（三）缺血预适应的临床意义

随着缺血预适应的研究不断深入，其临床应用价值亦逐步凸显。有研究发现，临床心绞痛患者存在缺血预适应，其病死率低于无心绞痛病史的患者。心电图运动负荷实验表明，心肌缺血患者第一次负荷运动后，其第二次负荷运动时心肌缺血的阈值明显增高。这些临床研究为缺血预适应的应用提供了依据，预适应已成为缺血损伤内源性保护的热点。

二、缺血后适应

1. 缺血后适应的发现和证实

缺血后适应（ischemic postconditioning）是指组织缺血后，在恢复血流之前先进行多次短暂的再灌注和缺血，然后恢复再灌注，可减轻再灌注损伤。

临床上在治疗心肌梗死时，心肌缺血早已发生，心肌缺血发生时间的不可预知，使得缺血预适应的临床应用受到很大限制。2003 年 Zhao 等人首先报道，结扎犬心左冠状动脉前降支 60 min，予以再灌注 30 s，再结扎 30 s 的连续 3 次循环，随后再灌注 3 h，可以减少活性氧生成，减轻微血管损伤和细胞凋亡，缩小心肌梗死范围，从而提出心肌缺血后适应的概念。目前，已在多种属动物模型上证实缺血后适应具有明显的保护效果。临床研究发现，30 例急性心肌梗死患者的冠脉造影术中，后适应明显降低肌酸激酶 CK 的释放及心肌梗死面积。缺血后适应的保护作用及机制研究已从多方面取得进展，为减轻再灌注损伤提供了新的思路和依据。

2. 缺血后适应的发生机制

（1）触发因子　缺血后适应与预适应的保护机制相似，在再灌注的最初几分钟内触发腺苷、阿片肽、缓激肽等多种内源性生物活性物质的释放。这些生物活性物质的作用机制在缺血预适应中已详细阐述。

（2）信号转导通路　缺血后适应保护涉及再灌注损伤救助激酶通道，包括细胞外信号调节激酶 1/2 及通路。研究表明，与缺血预适应相似，缺血后适应可以通过激活这些促细胞存活的信号通路，引起激酶级联反应，对心肌缺血-再灌注损伤发挥保护作用。

3. 缺血后适应的临床意义

心肌梗死是严重危害人类健康的常见病，多年来医学界一直在探索治疗该疾病的有效方法，溶栓、PCI、CABG 等再灌注疗法可以恢复缺血心肌的血供，挽救缺血心肌组织，是最常见的治疗心肌梗死的方法。但是，缺血-再灌注对心肌造成的损伤却是一个无法忽视和避免的问题。与缺血预适应相同，缺血后适应是一种重要的缺血损伤的内源性保护机制。但是，由于缺血后适应是在疾病发生后进行的保护性措施，更易为临床所接受，因此较缺血预适应具有更加重要的临床应用价值。

（贾俊海）

第五节 缺血-再灌注损伤防治的病理生理基础

迄今为止，对于缺血-再灌注损伤，绝大部分实验研究是在动物身上开展的，实验资料为缺血-再灌注损伤的临床防治提供了重要的启示和借鉴，为临床研究奠定了重要的基础。目前，值得临床上参考的防治措施如下：

一、尽早恢复血流与控制再灌注条件

针对缺血原因，采取有效措施，尽可能在再灌注损伤发生的缺血时间以前恢复血流，减轻缺血性损伤，而补充糖酵解底物如磷酸已糖有保护缺血组织的作用；外源性 ATP 可使细胞膜蛋白磷酸化，有利于细胞膜功能的恢复，避免严重的再灌注损伤。低流低压灌注的意义在于，使灌注氧的供应不至突然增加而引起大量氧自由基的形成；低温灌注可使缺血器官代谢降低，代谢产物聚积减少。

二、清除自由基与减轻钙超载

实验证明，外源性 SOD、黄嘌呤氧化酶抑制剂别嘌呤醇（allopurinol）、维生素 E、维生素 C、过氧化氢酶、二甲基亚砜（dimethyl sulfoxide，DMSO）等自由基清除剂对缺血-再灌注损伤的心肌有防护作用。例如，外源性 SOD 能显著地降低缺血所致的血管通透性增加。预先用 SOD 给动物做静脉内注射，然后进行肠管缺血实验，则血管通透性无大变化。又如，在氧自由基中起主要作用的是继发于 O_2^- · 的 OH · 。如预先用 OH · 清除剂 DMSO 处理肠管，可以明显地减轻缺血所致的血管通透性增加。

实验证明，再灌注前或再灌注即刻使用钙通道阻滞剂，可减轻损伤时细胞内钙超载和维持细胞的钙稳态。近年来研究证明，应用 Na^+-H^+ 交换蛋白及 Na^+-Ca^{2+} 交换蛋白抑制剂可以更有效地防止钙超载的发生。

三、细胞保护剂与细胞抑制剂的应用

有学者提出了细胞保护的概念，即某些因素或药物，不是通过改变组织的血流量，而是直接增强组织、细胞对内环境紊乱的耐受力而起到细胞保护作用。许多内、外源性细胞保护剂应用于缺血-再灌注损伤，收到了良好的效果，如牛磺酸、金属硫蛋白等，具有抗脂质过氧化、调节 Ca^{2+} 及溶酶体膜的作用。采用非甾体抗炎药物、脂氧化剂和环氧化酶抑制剂、前列环素及抑制中性粒细胞黏附的单克隆抗体均具有减轻缺血-再灌注损伤的作用。

四、启动机体内源性保护作用

适应性保护作用是机体对于缺血-再灌注损伤的内源性保护现象，主要包括缺血预适应和缺血后适应。在心肌缺血-再灌注损伤时，适应性保护作用主要可以通过减轻心肌梗死面积、减轻缺血及再灌注后恶性心律失常的发生及促进心肌功能恢复三个方面发挥保护作用。

缺血预适应具有普遍性，但由于临床上发生缺血往往是无法预知的，因此该方法的应用具有很大的局限性。研究发现，使用其他方法，如药物预处理也能起到减轻缺血-再灌注损伤的作用。药物预处理是根据缺血预适应的机制，预先给予

亚致损量的药物处理，从而调动机体对后续缺血-缺氧抵抗力的方法。目前多种药物，如氮磷酰脂 A 和腺苷等均可用于预处理。

缺血后适应的保护措施发生在缺血后，而且与传统的预适应具有同等的保护作用，故具有更显著的临床意义。常规缺血后适应的应用方法，由于需要介入缺血器官施加额外的缺血，因此，该方法的临床应用受到一定的限制。最近，一种新的后适应措施——远隔后适应被提出，远隔后适应是指通过远端器官或组织，如四肢，形成缺血后适应保护性信号分子，作用于缺血靶器官，代替传统后适应发挥内源性组织保护作用。动物实验与临床研究均发现，远隔后适应对缺血-再灌注损伤具有一定的保护作用。

（贾俊海）

本章小结

1. 缺血-再灌注损伤是组织缺血一段时间，当血流重新恢复后，组织的损伤程度较缺血时进一步加重，器官功能进一步恶化的综合征。

2. 再灌注损伤是否出现及严重程度，受缺血时间、组织微循环状态、再灌注条件等多种因素的影响。

3. 缺血-再灌注损伤的主要机制与自由基的作用、细胞内钙超载、白细胞的激活有关。

4. 心肌缺血再灌注时，心功能的损伤主要表现为心肌顿抑与再灌注心律失常。心肌顿抑是指缺血心肌在恢复血液灌注后一段时间内出现的可逆性舒缩功能降低的现象。自由基爆发性生成和钙超载是心肌顿抑的主要发生机制。缺血心肌再灌注中出现的心律失常，称为再灌注性心律失常。其发生与再灌注心肌动作电位时程的不均一性、钙超载、纤颤阈降低有关。

5. 缺血-再灌注的适应性保护是机体的内源性保护机制，可以分为缺血预适应和缺血后适应。缺血预适应保护的机制与短暂缺血过程中或再灌注的最初几分钟内释放的触发因子，如腺苷和缓激肽及其激活的细胞内保护作用的信号通路有关。随着缺血适应性保护的研究不断深入，其临床应用价值也逐步凸显，尤其是缺血后适应是在疾病发生后进行的保护性措施，更易为临床接受。

6. 心肌缺血-再灌注损伤的防治主要是在治疗原发疾病和控制再灌注条件的基础上，针对发病机制通过抗氧化、减轻钙超载、抑制中性粒细胞聚集和激活、改善组织代谢等减轻组织损伤，同时通过缺血适应及药物处理启动机体的内源性保护机制。

思考题

1. 简述缺血-再灌注损伤的发生机制。
2. 简述缺血-再灌注时白细胞聚集对组织的损伤机制。
3. 简述缺血-再灌注时氧自由基产生过多的可能机制。
4. 为什么再灌注时纠正酸中毒的速度不宜过快？
5. 简述缺血-再灌注损伤细胞内钙超载的机制。
6. 简述缺血-再灌注时组织器官局部白细胞增多和聚集的机制。
7. 自由基如何通过生物膜脂质过氧化增强而导致细胞损伤？
8. 试述缺血-再灌注性心律失常的特点和发生机制。
9. 为什么说缺血与再灌注时氧自由基产生增多和细胞内钙超载互为因果？
10. 缺血预适应与缺血后适应有何不同？

主要参考文献

[1] 王建枝，殷莲花. 病理生理学 [M]. 第8版. 北京：人民卫生出版社，2013.

[2] 肖献忠. 病理生理学 [M]. 第2版. 北京：高等教育出版社，2008.

[3] 陈琪. 中华医学百科全书-病理生理卷 [M]. 北京：中国协和医科大学出版社，2013.